Kohlhammer

Die Autoren

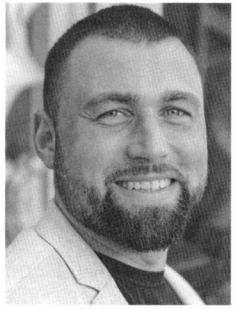

Martin Mengel, Geschäftsleitung des Vereines Zukunftsfeste Pflege e. V. War sieben Jahre Pflegedienstleitung an der Universitätsmedizin Greifswald und zuletzt für das Zentrum für Anästhesie und OP-Pflege, Ambulantes OP-Zentrum, Neurologie - Post Stroke und Stroke Unit und Zentrale Notaufnahme zuständig. Zuvor auch für die Stationen der Unfall- und Wiederherstellungschirurgie der Ortopädie sowie der Psychiatrie und Psychotherapie. Vorsitzender des Landespflegerates Mecklenburg-Vorpommern, Vorsitzender der Landesgruppe Mecklenburg-Vorpommern des Bundesverbandes Pflegemanagement, Coach und Dozent für Leitungskräfte in der Pflege

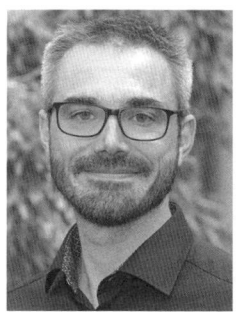

Dr. Olaf Martin, Bereichsgeschäftsführung und Schulleitung der Wirtschaftsakademie Nord in Greifswald. Langjährige Forschung und Lehrtätigkeit zur Kommunikation in der medizinischen Versorgung an der Universität Leipzig und Halle. Entwicklung und Implementierung des Studiengangs Klinische Pflegewissenschaft an der Universitätsmedizin Greifswald. Dozent für unterschiedliche Weiterbildungen in didaktischen und kommunikativen Bereichen.

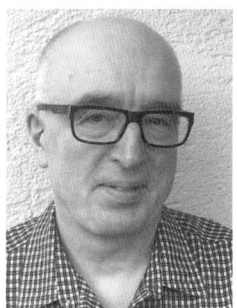

Wolfgang Schäfer war Stationsleiter einer gastroenterologischen Allgemeinstation des Klinikums der Universität München.

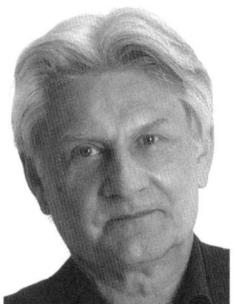

Peter Jacobs war bis März 2014 Pflegedirektor des Klinikums der Universität München. Seit 2014 ist er als Berater für Personen und Institutionen im Gesundheitswesen tätig. Der Schwerpunkt liegt dabei auf dem Coaching von Führungskräften.

Martin Mengel
Olaf Martin
Wolfgang Schäfer
Peter Jacobs

Praxisleitfaden Stationsleitung

Handbuch für ein erfolgreiches Pflegemanagement

6., überarbeitete Auflage

Verlag W. Kohlhammer

6., überarbeitete Auflage 2026

Alle Rechte vorbehalten
© W. Kohlhammer GmbH, Stuttgart
Gesamtherstellung: W. Kohlhammer GmbH, Heßbrühlstr. 69, 70565 Stuttgart
produktsicherheit@kohlhammer.de

Print:
ISBN 978-3-17-043654-1

E-Book-Formate:
pdf: ISBN 978-3-17-043655-8
epub: ISBN 978-3-17-043656-5

Geleitwort von Annemarie Fajardo

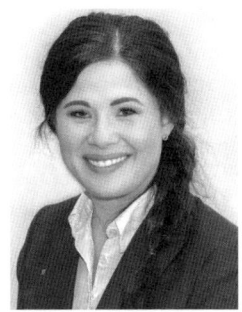

Die Stationsleitung ist die Schlüsselfigur im Spektrum sämtlicher Organisations- und Personalprozesse in der stationären wie ambulanten Pflege. In der Regel ist sie eine ausgebildete und/oder studierte Pflegefachperson, in einer bestimmten Disziplin des Pflegeberufes (fach-) weitergebildet sowie berufserfahren. Sie verfügt außerdem oft über Fähigkeiten in den Bereichen Organisation und Kommunikation, die für die Funktion der Stationsleitung sehr gut zum Einsatz kommen können.

Die Herausforderungen, die sie umgeben, sind jedoch aufgrund zahlreicher gesetzlicher und organisatorischer Veränderungen in den vergangenen Jahren stark gewachsen. Klassische Themen sind zum Beispiel die Demographie, der Klimawandel und die Digitalisierung. Damit verbunden werden der Fachkräftemangel, die klimatisch bedingten Gesundheitsrisiken der Bevölkerung wie auch digitale Anwendungen zur Unterstützung von Pflegekräften in ihrem Berufsalltag. Oft scheint es so, dass diesen Herausforderungen aus dem direkten operativen Wirken einer Stationsleitung nicht immer sofort begegnet werden kann. Es entsteht der Eindruck, dass möglicherweise entweder nur die Pflegedienstleitung, die Ebene der Pflegedirektion bzw. Geschäftsführung oder die Politik etwas an diesen vielfältigen Themen ändern könnten. Wenn es jedoch um die direkte Zusammenarbeit mit Berufskolleginnen und -kollegen,

anderen Leitungspersonen oder auch anderen Berufsgruppen geht, kann dieser Eindruck tatsächlich täuschen, denn übergeordnete Managementebenen kennen zumeist äußere Einflüsse auf das eigene Krankenhaus sehr genau, nicht jedoch die Versorgungsprozesse in unmittelbarer Nähe der Patientin*innen. Für diese Prozesse sind Pflegedienstleitungen und weitere Leitungspersonen des oberen Managements auf die Fähigkeiten und Erfahrungen der Stationsleitung angewiesen.

Doch um welche Fähigkeiten und Erfahrungen geht es genau, wenn die Stationsleitung im mittleren Management eines Krankenhauses sämtliche Kernprozesse der Patientenversorgung kommuniziert, lenkt und steuern muss? Es gehören sehr viele Fähigkeiten und (berufliche) Erfahrungen dazu, um in erster Linie Verantwortung für eine Station zu übernehmen und gleichzeitig übergeordnete Aufgaben des Managements nicht aus dem Blick zu verlieren. Die häufig im kommunikativen Bereich liegenden Fähigkeiten können für die (neue) Rolle der Stationsleitung erlernt und ausgebildet werden, wie zum Beispiel Beurteilungs- und Kritikgespräche führen oder das eigene Team mit bestimmten Veranstaltungsformaten motivieren. Weitere Führungsinstrumente können Delegation, Zeitmanagement und Mitarbeitendenbindung sein, wobei letzteres nicht selten durch gute bis sehr gute kommunikative Fähigkeiten begünstigt werden kann.

Natürlich sind auch Erfahrungen wichtig, auf die jede Stationsleitung bei der Umsetzung von Führungsinstrumenten zurückgreifen kann, z. B. wenn es um die eigenen Erfahrungen in der kollegialen Zusammenarbeit geht oder wenn es um Erfahrungen von anderen Stationsleitungen geht, die ihr Wissen weitergeben möchten und die mit der Anwendung von Führungsinstrumenten gute Erfahrungen gemacht haben. In beiden Fällen ist der Austausch wichtig, aber auch der konkrete Wissenserwerb.

Das vorliegende Buch widmet sich ausführlich dem konkreten Wissenserwerb für Stationsleitungen, die ihr persönliches Wissen erweitern wollen und dazu auf fundierte theoretische Grundlagen zurückgreifen möchten. In diesem Buch werden neben der Rolle und Funktion der Stationsleitung sowohl Tätigkeitsfelder wie auch Führungsinstrumente praxisbezogen vorgestellt und mit verschiedenen Erfahrungsberichten untermauert. Auch die rechtlich relevanten Aspekte, wie das Arbeitszeitgesetz oder das Pflegezeitgesetz, die für eine umsichtige Dienstplanung notwendig sind, werden vorgestellt. Besonders unterstützend ist das Buch, wenn Sie sich als (angehende) Stationsleitung autodidaktisch weiterbilden möchten, denn es handelt sich um ein Handbuch, dass sowohl Leitfaden wie auch Nachschlagewerk zugleich ist. Die einzelnen Kapitel eigenen sich sehr gut, um sich etwa auf den Bereich der Mitarbeiterführung zu fokussieren oder gänzlich auf den Bereich der Stationsorganisation. Selbstverständlich hängen Mitarbeiterführung und Stationsorganisation oft zusammen, sodass in diesem Fall die angeführten Beispiele helfen können, bestimmte Führungsinstrumente und Steuerungsprozesse in der Gesamtbetrachtung der eigenen Stationseinheit besser nachvollziehen zu können.

Alles in allem ist es den Autoren dieses Buches gelungen, ein vollumfängliches Werk bereitzustellen, dass der Stationsleitung von heute signalisiert: »Sie selbst haben die Managementinstrumente für Ihre Station in der Hand. Sie können trotz zahlreicher Herausforderungen eine optimale Versorgung der Menschen mit Pflegebedarf sichern!«

Holzwickede, im März 2024

Dipl.-Pflegewirtin (FH) Annemarie Fajardo, RN, MSc, PhD stud.
Selbständige Beraterin und Dozentin im Gesundheitswesen
Bis Mai 2025 Vize-Präsidentin des Deutschen Pflegerates e. V., Berlin

info@annemarie-fajardo.de
www.annemarie-fajardo.de

Geleitwort von Sarah Lukuc

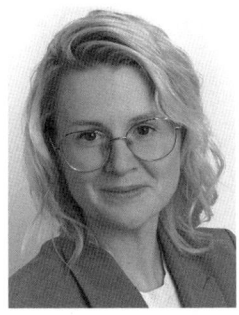 In den letzten Jahren konnten in Deutschland umfangreiche Erkenntnisse gewonnen werden, dass Stationsleitungen eine der wichtigsten Rollen im Krankenhausmanagement darstellen. Viele Krankenhäuser haben unterschiedliche Modelle und Hierarchieebenen von Führung ausprobiert und immer wieder ist deutlich geworden, dass die Ebene der Stationsleitungen nicht aufzulösen ist. Sie sind direkter Ansprechpartner für ihre Mitarbeitenden und alle weiteren Berufsgruppen vor Ort und sorgen dafür, dass der Stationsablauf und die Patient*innenversorgung kontinuierlich weiterlaufen. Die Stationsleitung ist das Bindeglied zwischen der oberen Managementebene und den Mitarbeitenden auf den Stationen und muss ihre Mitarbeitenden bei der Umsetzung von Unternehmenszielen mitnehmen und Anregungen und Ideen nach oben weitergeben. Als Vorstandsvorsitzende des Bundesverbandes Pflegemanagement habe ich bereits einige Erfahrungen im und mit dem mittleren Management gemacht. Durch meine Erfahrungen als Stationsleitung wurde mir deutlich, was es bedeutet, Prozesse und Abläufe auf der Station umzustellen, um eine optimale Verbesserung der Arbeitsbedingungen zu initiieren und somit eine patientenorientierte Versorgung herbeizuführen. Schnittstellenkonflikte, Mitarbeitendengespräche, Kritikgespräche, Krankheitsausfälle, wirtschaftliches Handeln und der Umgang mit relevanten Kennzahlen waren Bestandteil meiner täglichen Arbeit als Stationsleitung. Die Erfahrungen, die ich in dieser Position gemacht habe, haben mich auf meine weitere berufliche Entwicklung vorbereitet. In der aktuellen Lage stehen die Krankenhäuser in einem enormen Konkurrenzdruck untereinander und versuchen mit vielen unterschiedlichen Mitteln die Fachkräfte zu akquirieren und ans Unternehmen zu binden. In meinen Augen ist die Qualifizierung und Befähigung der Stationsleitungen einer der wichtigsten Bausteine in der Attraktivitätssteigerung des Unternehmens. Durch das Zertifizierungsverfahren »pflegeattraktiv«, welches der Bundesverband Pflegemanagement als Standardeigner zertifiziert hat, machen sich Unternehmen auf den Weg, durch eine gezielte Anleitung einen nachhaltigen Kulturwandel herbeizuführen. Im Rahmen der Zertifizierung spielt die Durchdringung und Mitgestaltung der Pflegekräfte im Optimierungsprozess eine enorme Rolle, um auch nachhaltig eine Veränderung herbeizuführen. Die Umsetzung der Projekte und die damit verbundenen Entscheidungen zu den Mitarbeitenden zu transportieren, liegt zum großen Teil in der Verantwortung der Stationsleitungen. Bei Stationsleitungen, die von Beginn an in die Entscheidungsprozesse eingebunden werden, spüren wir deutlich, dass ein positiver Outcome dadurch initiiert wird. Aus meinen Erfahrungen als Referentin der Pflegedirektion kann ich auch aus der eigenen Praxis berichten, das hoch motivierte und qualifizierte Stationsleitungen für eine nachweislich geringere Fluktuationsrate verantwortlich sind. Die Herausforderungen, die in der Position als Stationsleitung zu meistern

sind, nehmen kontinuierlich zu. Neben der Führung von Mitarbeitenden, die sich in unterschiedlichen Generationen befinden und somit auch unterschiedliche Bedürfnisse und Anforderungen mitbringen, werden wirtschaftliche Aspekte immer wichtiger. Die Einhaltung der Pflegepersonaluntergrenzen-Verordnung unter der Berücksichtigung des Patientenklientels ist ein Beispiel unter vielen. Um diese Anforderungen, neben vielen weiteren, gerecht zu werden, ist es von großer Bedeutung, die Stationsleitung

zu befähigen. Das Handbuch unterstützt dabei, das Wissen unter Berücksichtigung von Theorie und Praxis zu erweitern und den Umgang mit allen Herausforderungen gerecht zu werden.

Vielen Dank an die Autoren und viel Spaß beim Lesen.

Sarah Lukuc, B. Sc., Vorstandsvorsitzende des Bundesverbandes Pflegemanagement, Referentin der Pflegedirektion der Knappschaft Kliniken GmbH

Inhaltsverzeichnis

Tabellenverzeichnis

Abbildungsverzeichnis

1 Stationsorganisation

»Die Stationsleitung ist der unterschätzteste Faktor zum Erfolg der Organisation.« (Martin Mengel)

1.1 Einbindung der Station in das Unternehmen Krankenhaus

Die Station ist ein fester Bestandteil des Krankenhauses. Sie als Stationsleitung sind eine der wichtigsten Größen des operativen Betriebes. Das Krankenhaus benötigt die Station als eine der wesentlichen Organisationseinheiten, um dem Versorgungsauftrag gerecht zu werden und um somit Erlöse zu generieren. Die Station kann die Patient*innen nur versorgen, wenn das Krankenhaus beziehungsweise die Einrichtung die Räumlichkeiten, das Personal und das Material zur Verfügung stellt. Diese symbiotische Verknüpfung der Interessen gewährleistet die Existenz eines Krankenhauses. Bedingt durch diese gegenseitige Abhängigkeit kann es bei gegensätzlichen Interessen von Stationspersonal und Krankenhausleitung zu tiefgreifenden Konflikten kommen, die unter Umständen die Existenz eines Krankenhauses bedrohen können.

Das Unternehmen Krankenhaus steht in unserer Zeit unter einem enormen Druck zum wirtschaftlichen Handeln. Zudem befinden sich die Organisationen in einer ständigen Konkurrenzsituation mit anderen Krankenhäusern und Leistungserbringenden. Somit müssen alle Akteur*innen sich laufend einer neuen Gesetzgebung anpassen und werden mit den wachsenden Qualitätsansprüchen der Patient*innen konfrontiert (opta data Zukunfts-Stiftung gGmbH 2024).

Das Pflegepersonal der Station beziehungsweise des Bereiches sollte den wachsenden Qualitätsansprüchen der Patient*innen durch professionelle Pflegekonzepte gerecht werden, hat jedoch weniger Personal zur Verfügung als in der Bedarfserfassung erhoben wurde (Aussetzung der Pflegepersonalregelung = PPR). Dies führt dazu, dass auch ein geringeres Budget zur Verfügung steht als auch mehr Patient*innen pro Jahr versorgt werden müssen. Auch nimmt die Verweildauer zu, was bedeutet, dass kürzere Liegezeiten kompensiert werden. Wichtig ist letzteres da gerade in den ersten Tagen die Patient*innen sehr pflegeaufwändig sind. Der Pflegeberuf, der schon seit jeher zu den physisch und emotional am stärksten belastenden Berufen gehört, ist nun dazu aufgefordert, diesen neuen Anforderungen gerecht zu werden.

Eckdaten der Zahlen aus dem Jahr 2022 der Krankenhäuser in Deutschland

- 1891 Krankenhäuser in Deutschland
- 16,8 Millionen Patient*innen

- 480.382 Betten aufgestellt
- 16.802.693 Fallzahlen
- Verweildauer 7,2 Tage
• 12,7 Milliarden Euro Kosten

Zur besseren Visualisierung der Daten ist die folgende Abbildung gut geeignet. Die ► Abb. 1.1 zeigt die 1891 Krankenhauseinrichtungen welche mit Stand 2022 an der Versorgung in Deutschland beteiligt waren.

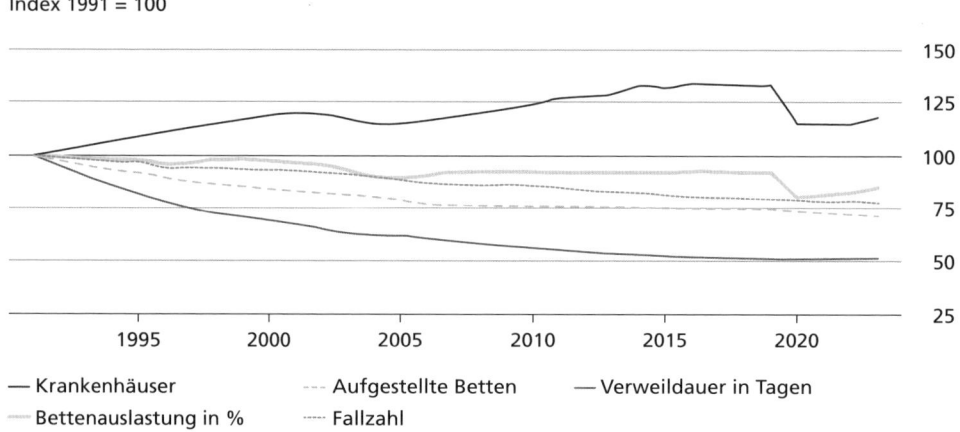

Abb. 1.1: Krankenhauseinrichtungen in 2022 (https://www.destatis.de/DE/Themen/Gesellschaft-Um welt/Gesundheit/Krankenhaeuser/_inhalt.html#sprg229152).

Zur besseren Kenntlichmachung der Daten zu den Beschäftigungszahlen ist die folgende ► Abb. 1.2 wirklich geeignet. Diese Abbil-

dung zeigt die Anzahl der Beschäftigten im Krankenhaus, welche mit Stand 2022 an der Versorgung in Deutschland beteiligt waren.

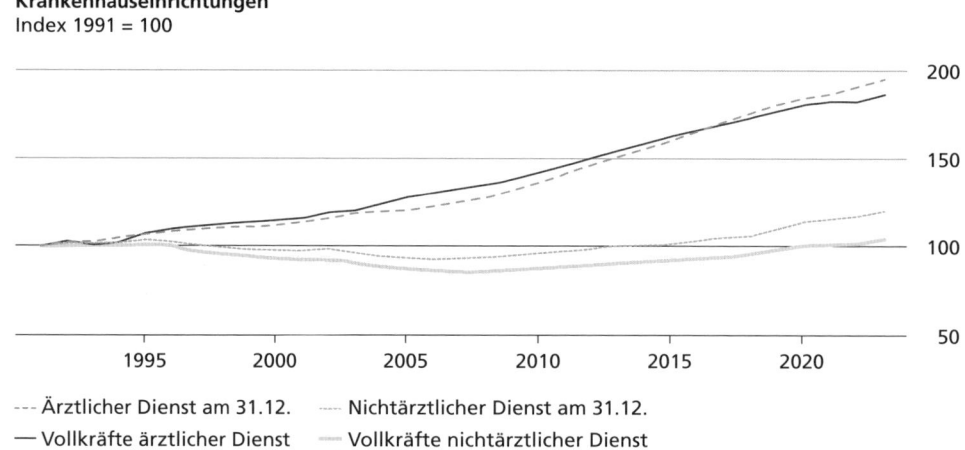

Abb. 1.2: Beschäftigte im Krankenhaus in 2022 (https://www.destatis.de/DE/Themen/Gesellschaft-Um welt/Gesundheit/_Grafik/_Interaktiv/krankenhausbeschaeftigte.html).

Praxishinweis

Zur Einführung ist es sinnvoll Zahlen die bundesdeutschen Krankenhäuser aufzuzeigen. Die nachfolgenden Daten stammen aus dem Statistischen Bundesamt und wurden unter folgender Url: https://www. destatis.de/DE/Themen/Gesellschaft-Um welt/Gesundheit/Krankenhaeuser/_inhalt. html am 18.02.2025 abgerufen. Noch ausführlichere Informationen zu den Zahlen im Gesundheitswesen finden Sie regelhaft bei DESTATIS. Eine kurze Internetrecherche bringt Sie ans Ziel.

Um unter diesen Bedingungen zu bestehen, stellt hoch motiviertes, kreatives und innovatives Personal, das die gemeinsamen Interessen vertritt, eine der wichtigsten Voraussetzungen dar. Dieser Denkansatz wird weiterverfolgt in dem Konzept der Unternehmenskultur, auch geläufig als Corporate Culture oder Corporate Identity bezeichnet. Die Bedeutung dieser Begriffe ist jedoch tiefgreifender. Es geht hierbei nicht nur um das Miteinander der Mitarbeiter*innen, sondern vielmehr um die Identifizierung mit den Werten und Normen des gesamten Unternehmens, um Sinngebung, positives Auftreten, Engagement, die Integration von unterschiedlichen Interessen und die Bildung eines positiven Betriebsklimas.

Ein Beispiel für den Aufbau einer Corporate Identity innerhalb des Krankenhauses kann eine Abteilung selbst leisten. Beispielsweise bietet sich hier die Leitbilderstellung der Zentralen Nottaufname an, welcher Bestandteil des Werkes ist (▶ Kap. 1.9).

Diese Ansprüche sind gewaltig und umso schwerer zu verwirklichen, je größer das Unternehmen ist. So kann beispielsweis eine Universitätsklinik oder Universitätsmedizin, die über 2000 Patient*innenbetten zur Verfügung stellt, an die 9.000 Mitarbeitenden haben. Im Vergleich kann ein neu gegründeter Pflegedienst mit unter zehn Mitarbeiten-

den auch einen wichtigen Beitrag innerhalb des gesamten Gesundheitswesens beitragen.

Die Einführung einer Unternehmenskultur im Krankenhaus ist deshalb so schwierig, weil eine klare Abgrenzung zwischen den Berufsgruppen besteht, mitunter eine strenge Hierarchie herrscht, Macht- beziehungsweise Einflussinteressen einzelner Akteur*innen oder von Gruppen vorherrschen, verschiedene Ideologien der Berufsgruppen bestehen weiterhin. Eine Unternehmenskultur kann ebenso keine Dienstanweisung oder ein reines Marketinginstrument sein. Sie muss von den Mitarbeiter*innen verinnerlicht werden, um erfolgreich zu sein. Die Einführung einer Kultur ist ein langwieriger Prozess, der schon in den Zeiten wirtschaftlicher Stabilität beginnen muss, um in schwierigen Zeiten die Existenz des Krankenhauses zu garantieren.

Die Pflege, als die zahlenmäßig größte Berufsgruppe im Krankenhaus, muss sich ihrer Verantwortung im Unternehmen zunehmend bewusstwerden. Als eigenständige und vollwertige Partner*innen anderer Berufsgruppen kann sie mit Maßnahmen und Strategien zur Entwicklung der Unternehmenskultur beitragen. Ein Erfolg dieser Bemühungen

- stärkt ein wir-Gefühl der Profession Pflege im Krankenhaus,
- ermöglicht pflegerische Höchstleistungen,
- schafft einen Innovationsspielraum,
- verstärkt das Gefühl, an etwas Besonderem mitzuarbeiten,
- macht die Umsetzung von hohen Qualitätsansprüchen möglich,
- verringert die Personalfluktuation und
- sichert einen attraktiven zukunftsfähigen Arbeitsplatz.

Einbindung einer ambulanten Einrichtung in das soziale Netz

Die wachsende Bedeutung der ambulanten pflegerischen Versorgung hängt mit der zunehmenden Lebenserwartung der Menschen zusammen, die zurzeit für neugeborene Jungen bei 78,3 und für Mädchen bei 83,2 Jahren liegt (https://www.destatis.de/DE/Themen/Querschnitt/Demografischer-Wandel/Aspekte/demografie-lebenserwartung.html). Heute kann ein 60-jähriger Mann noch mit über 15 Jahren rechnen, eine 60-jährige Frau sogar mit über 20 weiteren Lebensjahren.

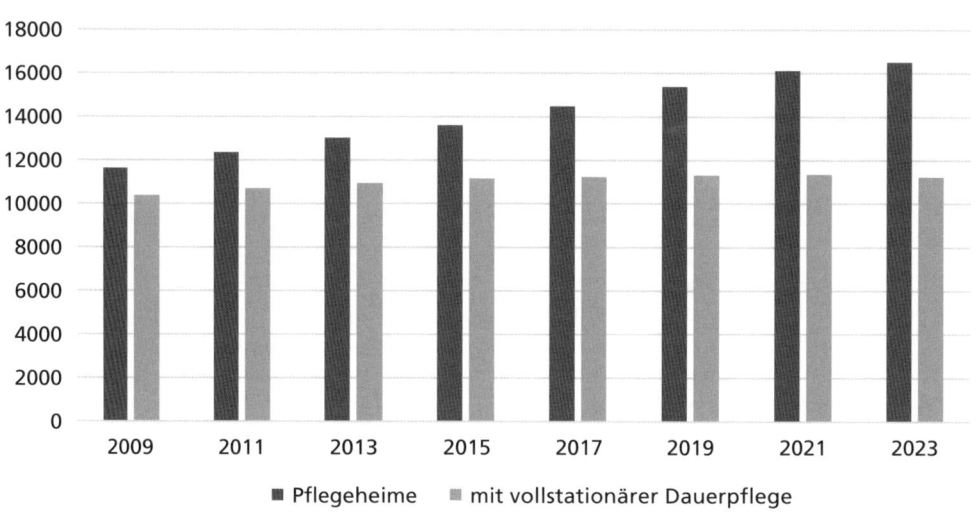

Abb. 1.3: Anzahl Pflegeheime (https://www.destatis.de/DE/Themen/Gesellschaft-Umwelt/Gesundheit/Pflege/Tabellen/pflegeeinrichtungen-deutschland.html).

Gleichzeitig ändern sich die Familienstrukturen und damit verbunden sinkt die innerfamiliäre Pflegekapazität. Weiterhin zeigt sich eine eindeutige Tendenz von der stationären hin zur ambulanten Pflege (▶ Abb. 1.4) aufgrund der damit verbundenen Kostensenkung sowie des Personalengpasses. Unterstützt wird diese Entwicklung durch die Pflegeversicherung, die die Entwicklung durch gezielten Einsatz der Zahlung des Pflegegeldes sowie der ambulanten Sachleistungsbezüge fördert und mitfinanziert. Auch die Intensivierung der Beratungsstrukturen rund um die Pflegeberatung unterstreichen dies. Die Einrichtungen der vollstationären Dauerpflege sowie der Ambulanten Pflegedienste ist in der nachfolgenden Übersicht aufgeführt.

Die Einbindung von ambulanten Pflegediensten in unser soziales Netz ist eine gesetzlich geforderte Leistung zur Sicherung der Ansprüche der Versicherten gemäß § 3, SGB XI. Im Jahr 2021 waren mehr als 15.000 ambulante Pflegeeinrichtungen in Deutschland tätig. Zu den ambulanten Einrichtungen gehören ambulante Pflegedienste, Familienpflegeeinrichtungen, Dorfhelferinnenstationen, Selbsthilfegruppen und nicht zuletzt die Tagespflegeeinrichtungen als auch Betreuungsdienste. Die ambulanten Einrichtungen werden flächendeckend von freigemeinnützigen, kirchlichen oder privaten Trägern unterhalten. Sie sichern dem alten, kranken oder behinderten Menschen die Möglichkeit, das Leben so lang wie möglich in der gewohnten Umgebung zu führen. Ebenso werden pflegende Angehörige, Nachbar*innen und Freunde in ihrer Pflegebereitschaft unterstützt. Das Aufgabenspektrum der ambulanten Pflegeeinrichtungen umfasst Grundpflege, medizinische Behandlungspflege und hauswirtschaftliche Versorgung. Die Kosten für Grundpflege und hauswirtschaftliche Versorgung werden zum Teil von den Pflegekassen getragen. Die medizinische Behandlungspflege finanzieren zum Teil die Krankenkassen.

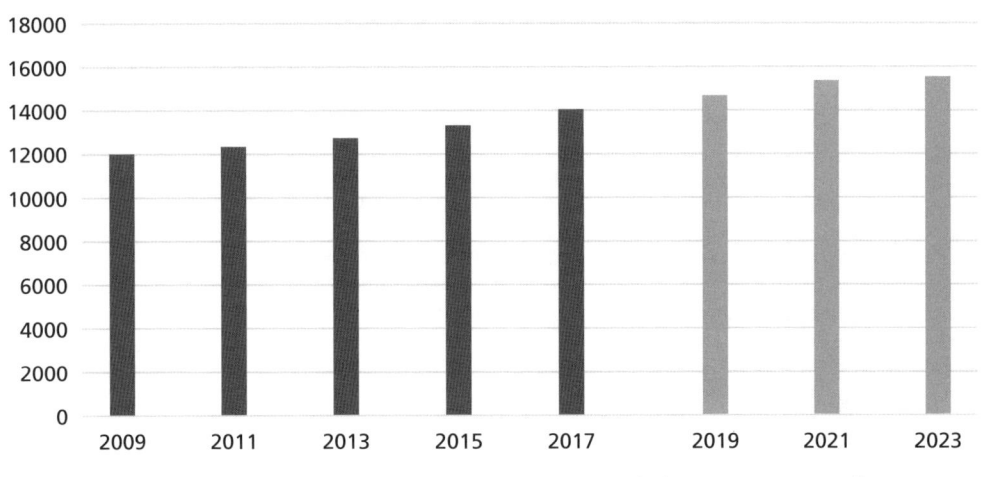

Abb. 1.4: Zuwachs ambulante Pflege (https://www.destatis.de/DE/Themen/Gesellschaft-Umwelt/Gesundheit/Pflege/Tabellen/pflegeeinrichtungen-deutschland.html).

Die ambulanten Dienste stehen heute, genauso wie die Krankenhäuser, unter einem enormen Druck zum wirtschaftlichen Handeln. Die niedrige Vergütung der Einzelleistungen gemäß SGB V und SGB XI lässt nur noch kurze Anwesenheitszeiten des Pflegepersonals bei den Patient*innen zu und das bei gleichzeitig wachsenden Qualitätsansprüchen des Gesetzgebers, der Kostentragenden und der Kund*innen. Unter diesen Bedingungen geraten viele Pflegekräfte an den Rand ihrer persönlichen Leistungsgrenzen sowie an die Grenzen des empfundenen und erlernten Pflegeverständnisses.

Die gesellschaftliche Thematik der Pflege zeigt sich auch in der nachfolgen ▶ Abb. 1.5. Diese Abbildung zeigt die Anzahl der Beschäftigten im Krankenhaus, welche mit Stand 2022 an der Versorgung in Deutschland beteiligt waren. Die Anzahl der Beschäftigten nimmt offenkundig zu.

Die Betrachtung der Beschäftigten ist im Hinblick auf die Anzahl der steigenden Pflegebedürftigkeit wichtig. Als Beispiel dient hier das Bundesland Mecklenburg-Vorpommern: In der aufgeführten ▶ Abb. 1.6 ist deutlich erkennbar, dass jeder Landkreis eine Zunahme der Pflegebedürftigkeit feststellt.

Beschäftigte in ambulanten Plege- und Betreuungsdiensten und Pflegeheim
in Tausend

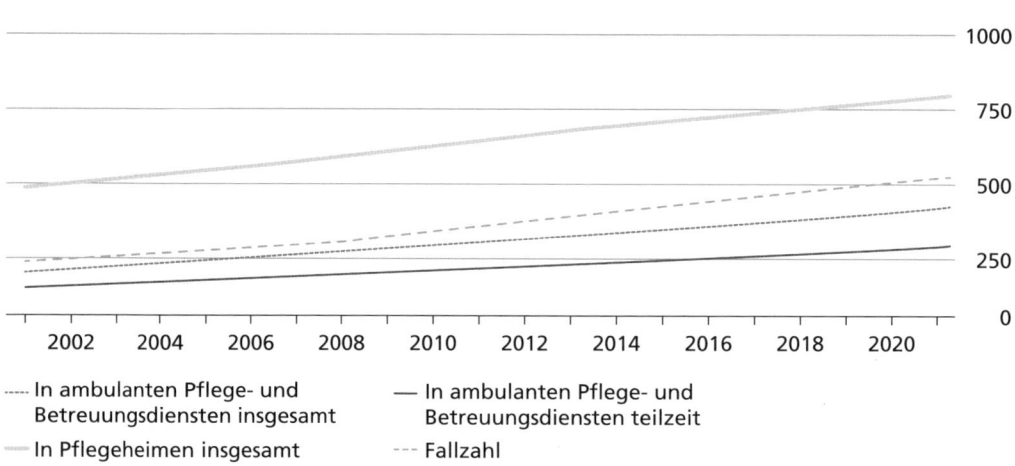

----- In ambulanten Pflege- und
Betreuungsdiensten insgesamt

—— In ambulanten Pflege- und
Betreuungsdiensten teilzeit

—— In Pflegeheimen insgesamt

--- Fallzahl

Abb. 1.5: Beschäftigte in der ambulanten Pflege- und Betreuungsdiensten und Pflegeheimen (https://
www.destatis.de/DE/Presse/Pressemitteilungen/Grafiken/Gesundheit/2023/_Interaktiv/2023
0511-beschaeftigte-pflege.html).

SPV - Pflegebedürftige
Anzahl je 1.000 Einwohner
2019 / 2021 | Landkreise / kreisfreie Städte MV

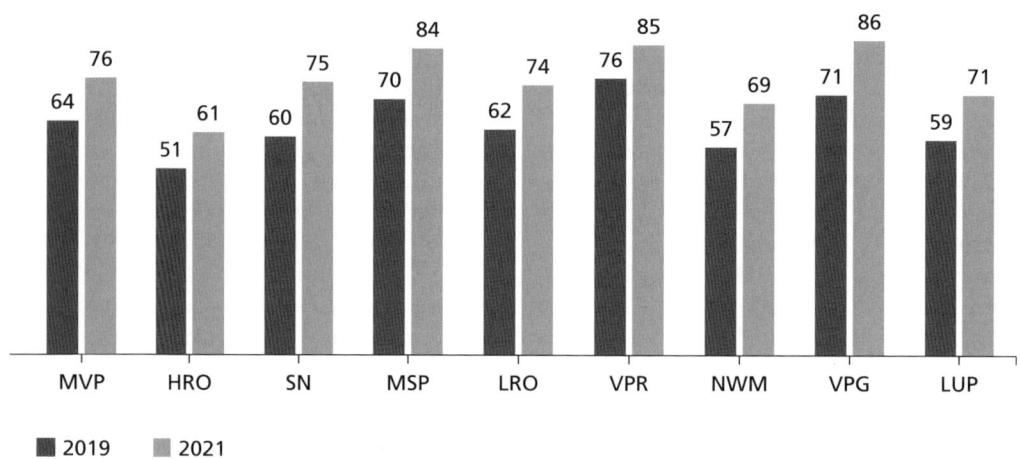

■ 2019   ■ 2021

Abb. 1.6: Pflegebedürftigkeit in Mecklenburg-Vorpommern nach Landkreisen unterteilt (https://www.
vdek.com/LVen/MVP/fokus/Basisdaten-Mecklenburg-Vorpommern-2023-24/vdek-Basisdaten-
MV-2023-24-Pflege/vdek-Basisdaten-Gesundheitswesen-MV-Pflege.html).

1.2 Krankenhausfinanzierung

Bevor die Einordnung der Finanzierung erfolgt ist es wichtig die Krankenhäuser grundlegend zu klassifizieren (▶ Tab. 1.1). Die Klassifizierung dient dazu, die Krankenhäuser in der Ausstattung sowie der regionalen Einbindung als auch des schwerpunktmäßigen Auftrages einordnen zu können. Gerade im Hinblick auf die Krankenhausreform wird mit neuen Klassifikationen zu rechen sein. Hier werden wahrscheinlich die Wörter Level oder auch Sicherstellungshaus hinzukommen.

Tab. 1.1: Arten der Krankenhäuser in Deutschland (modifiziert nach Grethler 2023).

Art des Krankenhauses	Kurzbeschreibung
Krankenhaus der Grundversorgung	gewährleistet eine Versorgung auf den Gebieten der inneren Medizin und der allgemeinen Chirurgie.
Krankenhaus der Regelversorgung	muss darüber hinaus weitere Fachabteilungen betreiben, zumeist für Gynäkologie und Geburtshilfe sowie für Hals Nasen Ohren Heilkunde, Augenheilkunde oder Orthopädie
Krankenhaus der Schwerpunktversorgung	deckt ein noch breiteres Spektrum ab, darunter Fachabteilungen für Pädiatrie Kinderheilkunde und Neurologie.
Krankenhaus der Maximalversorgung	zum Beispiel Universitätskliniken oder Universitätsmedizinen, bieten ein sehr breites Leistungsspektrum an und behandeln auch besonders seltene oder schwere Erkrankungen.

Das moderne Krankenhaus hat sich von einer rein sozialen Institution zu einem hoch technisierten Dienstleistungsbetrieb entwickelt. Krankenhäuser stehen heutzutage untereinander in einer Konkurrenzsituation und müssen qualitativ hochwertige Leistungen zu akzeptablen Konditionen erbringen. Handlungskonzepte und Grundsatzentscheidungen, die zum Führen von Krankenhäusern von grundlegender Bedeutung sind, werden insbesondere von finanziellen Erwägungen beeinflusst. Die Krankenhausfinanzierung erfolgt in Deutschland nach dem Grundsatz der dualen Finanzierung. Die Aufteilung ist in der nachfolgenden Übersichtig verdeutlicht (Grethler 2023).

Praxishinweis

In Führungskräfteseminaren werden und wurden folgende Inhalte von angehenden Stationsleitungen benannt, welche zum Kontext Krankenhausfinanzierung wichtig scheinen:

- Pflegesatzverhandlungen,
- das jeweilige Einzugsgebiet,
- die Auslastung der Betten,
- PPR 2.0

- Investitionen und Instandhaltung,
- Technik,
- Spezialisierung des Hauses,
- Versicherungen,
- Spenden und Drittmittel,
- Wettbewerb,
- ambulante Versorgung,
- interne und externe Budgetierung,
- Arbeitszeitgesetz,
- Anteil der Privatpatienten
- gesellschaftliche Trends,
- Politik,
- Anteil der alten Menschen in einer Bevölkerung,
- Anteil der Verdienenden in einer Bevölkerung,
- Gesetzgebung,
- Pharmaindustrie,
- Umlage der Defizite,
- Events,
- Personalkosten,
- Verwaltungskosten,
- Legislative,
- Versorgungsstufe des Krankenhauses,
- Lobbyist*innen,
- Aktuelle Gesetzgebung wie die Pflegepersonaluntergrenzenverordnung oder dem Einfluss der Regelungen des Gemeinsamen Bundesauschusses

Um ein Verständnis der heutigen Krankenhausfinanzierung zu erlangen, ist ein kurzer Rückblick in die vergangene deutsche Krankenhausfinanzierung hilfreich.

Externes Budget (Budget = Haushaltsplan)
Das externe Budget ist das Gesamtbudget des Krankenhauses, das zwischen den Vertragsparteien in den Pflegesatzverhandlungen vereinbart wird. Die Grundlage hier ist die duale Finanzierung welche nachfolgen dargestellt ist (▶ Tab. 1.2).

Tab 1.2: Krankenhausfinanzierung: die duale Finanzierung (eigene Darstellung).

Art der Kosten	Beschreibung
Betriebskosten	Alle Kosten, die für die Behandlung von Patient*innen entstehen, werden von den Krankenkassen finanziert
Investitionskosten	Werden durch die Bundesländer finanziert. Demzufolge entscheiden die Länder, wo beispielsweise ein Krankenhaus gebaut, erweitert oder geschlossen wird und finanzieren demnach diese Investitionsmaßnahmen

Praxishinweis

Um im gesamten Themengebiet der Krankenhausfinanzierung einen Einblick zu gewinnen, ist es wichtig die wesentlichen Begriffserklärung zum Kontext einzuordnen.

Tab. 1.3: Begriffe im Kontext Krankenhausfinanzierung (modifiziert nach Grethler 2023).

Begriff	Kontext
aG-DRG	G-DRG ohne Pflegepersonalkosten
Baserate	Basisfallpreis = Bewertung der Bezugsleistung des durchschnittlichen Behandlungsfalls
Basis-DRG	Wird anhand einer Hauptdiagnose und der notwendigen Prozeduren bestimmt
CC	Complication or Comorbidity (Komplikation oder Komorbidität)
CCL	Complication or Comorbidity Level (Schweregrad von Komplikationen und Begleiterkrankungen): Gewicht einer Nebendiagnose
CM	Case-Mix = Bewertungs- und Vergleichswert bezogen auf einzelne Fälle wie auch auf das in einem Krankenhaus behandelte Patient*innenspektrum, oftmals wird der Begriff »Case Mix« auch synonym für Patient*innenklassifizierung angewendet
CMI	Case Mix Index = durchschnittlicher Fallschweregrad der Patientenklientel einer Abteilung/Klinik (Summe der Relativgewichte aller Behandlungsfälle dividiert durch die Anzahl der Behandlungsfälle)
CW	Cost Weight (Kostengewicht, auch Relativgewicht oder Bewertungsrelation genannt)= relativer »Wert« einer Fallgruppe bezogen auf einen durchschnittlichen, üblicherweise mit 1,0 bewerteten Fall.
DKR	Deutsche Kodierrichtlinien
DKR-Psych	Deutsche Kodierrichtlinien für die Psychiatrie und Psychosomatik
DRG	Diagnosis Related Group = Zusammenfassung von Diagnosen und Prozeduren zu klinischen- und aufwandshomogenen Behandlungsfallgruppen (Diagnosebezogene Fallgruppen)
Fehler-DRGs	Rest- oder Fehler-DRG; dient der Zuordnung von fehlerhaft kodierten, unzulässigen oder nicht zuzuordnenden Patient*innenfällen zu einer DRG, um dem Anspruch der vollständigen Zuweisung aller akutstationären Fälle zu DRGs zu entsprechen
G-DRG	German Diagnosis Related Groups
Grouper	Software zur Gruppierung aller Krankenhausfälle in MDCs und DRGs
Hauptdiagnose (HD)	Die Diagnose, die nach dem gesamten Aufenthalt als diejenige festgestellt wurde, die hauptsächlich für die Veranlassung des stationären Krankenhausaufenthaltes der Patient*innen verantwortlich ist.

Tab. 1.3: Begriffe im Kontext Krankenhausfinanzierung (modifiziert nach Grethler 2023). – Fortsetzung

Begriff	Kontext
ICD-10-GM	Internationale statistische Klassifikation der Krankheiten und verwandter Gesundheitsprobleme, 10. Revision, German Modification = amtlicher Katalog für die Verschlüsselung von Haupt- und Nebendiagnosen
InEK	Institut für das Entgeltsystem im Krankenhaus GmbH
MDC	Major Diagnostic Category = organbezogene Gliederung der DRG in Hauptdiagnosegruppen
Nebendiagnose (ND)	»Eine Krankheit oder Beschwerde, die entweder gleichzeitig mit der Hauptdiagnose besteht oder sich während des Krankenhausaufenthaltes entwickelt« (DKR D003u). Eine Nebendiagnose muss Einfluss auf das Patient*innenmanagement haben, das bedeutet, es werden entweder diagnostische oder therapeutische Maßnahmen durchgeführt, es besteht ein erhöhter Betreuungs-, Pflege- und/oder Überwachungsaufwand und die Nebendiagnose verlängert üblicherweise die Dauer des stationären Aufenthaltes.«
NUB	neue Untersuchungs- und Behandlungsmethoden
OPS	Operationen- und Prozedurenschlüssel = amtlicher Katalog für die Verschlüsselung abrechenbarer Prozeduren
Partition	Unterteilung der Hauptdiagnosegruppe in Abhängigkeit von der Kodierung einer Prozedur. Es werden drei Partitionen unterschieden: operative, medizinische und andere Partition.
PCCL	Patient Clinical Complexity Level (patient*innenbezogener Gesamtschweregrad) = mathematisch ermittelter Fallschweregrad. Aus den Gewichten der Nebendiagnosen (siehe CCL) wird unter Einbeziehung weiterer Parameter ein Fallschweregrad errechnet, der Ausgangspunkt für die Zuordnung zu Fallschweregruppen ist.
Pflegeentgeltwert (krankenhaus-individuell)	ergibt sich durch Division des vereinbarten Pflegebudgets und durch die nach dem Pflegeerlöskatalog ermittelte voraussichtliche Summe der Bewertungsrelationen für das Vereinbarungsjahr (§ 6a Abs. 4 KHEntgG)
Prä-MDC	sind besonders kostenaufwendige und seltene Fälle, z. B. Transplantationen. Den MDCs vorgeschaltete Hauptdiagnosegruppe.
tagesbezogene Pflegeentgelte	werden ermittelt, indem die im Pflegeerlöskatalog maßgebliche Bewertungsrelation pro Tag mit dem krankenhausindividuellen Pflegeentgeltwert multipliziert wird (§ 7 Abs. 1 Nr. 6a KHEntgG)

Durch bestimmte Parameter wird die Diagnosis Related Group (DRG) ermittelt. Wesentlich hierfür ist das Hauptgruppierungsmerkmal der Hauptdiagnose sowie der durchgeführten Prozeduren. Die Hauptdiagnose stellt für den Aufenthalt in der jeweiligen stationären Krankenhausversorgung sowie den zugehörigen Aufenthalt die Grundlage zur Behandlung als auch späteren monetären Vergütung und Ressourcenverteilung der Einrichtung (Grethler 2023).

- Hauptdiagnose
- Nebendiagnosen
- Operationen und Prozeduren

Seit der Einführung der DRG wurde der Basisfallwert von jedem Krankenhaus individuell mit den Krankenkassen ausgehandelt. Dies führte zu Begrifflichkeit des krankenhausindividuellen Basisfallwertes. Dabei war das bisherige Budget der Orientierungswert der Verhandlungen. Die Basisfallwerte der verschiedenen Krankenhäuser lagen zwischen rund 1000 € und 6200 €. In der anstehenden Konvergenzphase des Krankenhausentgeltgesetzes erfolgte eine schrittweise Annäherung zur Angleichung der krankenhausindividuellen Basisfallwerte an landesweite Basisfallwerte.

Erstmals wurde im Jahr 2005 offiziell ein landesweiter Basisfallwert für jedes Bundesland vereinbart. Beim landesweiten Basisfallwert handelt es sich um den bewerteten durchschnittlichen Fallerlös aller stationären Fälle in den Krankenhäusern des jeweiligen Bundeslandes. Die jährliche Anpassung der krankenhausindividuellen Basisfallwerte an einen einheitlichen Basisfallwert auf Landesebene erfolgte über klassifizierte Prozentsätze. Nach Abschluss der Konvergenzphase wurden dieselben Diagnosis Relatet Groups in allen Krankenhäusern eines Bundeslandes in derselben Höhe vergütet. Die Höhe des Landesbasisfallwertes verhandeln unter anderen die Landesverbände der Krankenkassen und die Landeskrankenhausgesellschaften jedes Jahr für das folgende Jahr nach § 10 KHEntgG. Die Landesbasisfallwerte sollen sicherstellen, dass in der Mehrzahl der Krankenhäuser die erbrachten Leistungen refinanziert werden. Die Landesbasisfallwerte ohne Ausgleiche im Vergleich der Bundesländer mit Stand 01.01.2024 sind in ► Abb. 1.7 dargestellt.

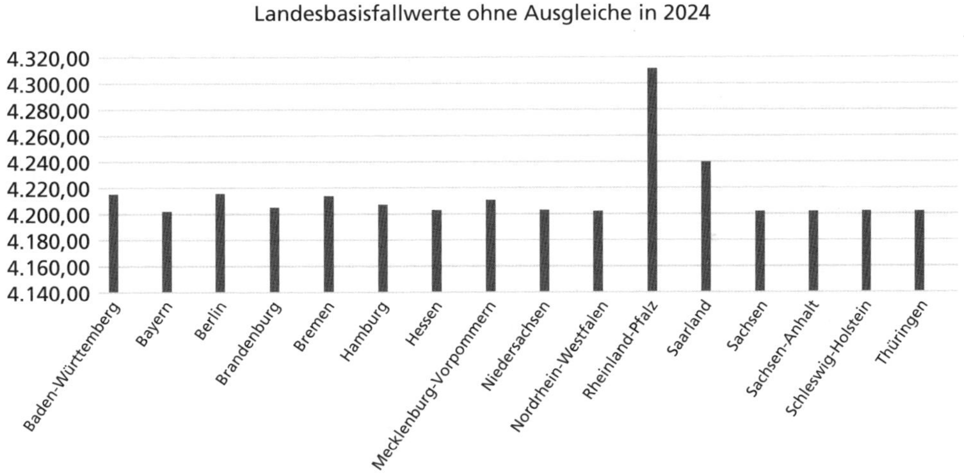

Abb. 1.7: Landesbasisfallwerte ohne Ausgleiche im Vergleich der Bundesländer (eigene Darstellung).

Gesetzliche Grundlage ist der § 17b KHG. Die DRG sind diagnosebezogene Fallgruppen. Mit diesen kann fast die gesamte Anzahl der Diagnosen zusammengefasst werden. Alle stationären Patient*innen oder Behandlungsfälle werden mit einer DRG zugeordnet. Um jeden Fall so einzuordnen, dass er dem tatsächlichen Behandlungsaufwand gerecht wird, müssen Komplexität und Comorbiditäten aufgeführt werden. Neben der Hauptdiagnose müssen alle behandlungspflichtigen Nebendiagnosen erfasst werden. Ergänzt werden die Angaben durch die angewendeten Prozeduren wie beispielsweise eine Computertomographie, Tracheotomie, Beatmung und weiteren ergänzenden Faktoren. Das DRG-Vergütungssystem soll bewirken, dass sich die Leistungsstrukturen und -kapazitäten am tatsächlichen Bedarf orientieren. Dadurch will der Gesetzesgebende eine erhöhte Wirtschaftlichkeit der Krankenhausversorgung erreichen. Damit verbunden ist letztendlich eine kürzere Aufenthaltsdauer, welche sich am tatsächlichen Bedarf orientiert. Durch intensive Dokumentation soll das Leistungsgeschehen in den Krankenhäusern transparent gemacht und der Vergleich der Krankenhäuser untereinander ermöglicht werden. Auf Grundlage der oben genannten Faktoren dient das DRG-Instrument der Qualitätssicherung und dem Qualitätsmanagement. Von dem DRG-Fallpauschalensystem sind die psychiatrischen Einrichtungen aufgrund starker Verweildauerschwankungen bei gleichen Diagnosen zunächst ausgenommen worden.

Ebenfalls ausgenommen sind:

- Investitions- und Instandhaltungskosten,
- Leistungen für ambulante Patient*innen,
- Leistungen für Lehre und Forschung,
- Leistungen an Dritte wie beispielsweise Parkgebühren, Begleitperson oder auch Wahlleistungen oder vergleichbarer Service welcher nicht in direkten Zusammenhang zur medizinischen behandlung stehen,
- Besetzung des Notärzt*innenwagens,
- Personalüberlassung an Dritte,
- ergänzende Leistungsbereiche wie beispielsweise Sozialstationen, Rehabilitation,
- betriebliche Ausbildungsstätten und Ausbildungsvergütungen.

Der Übergang zur Major Diagnosis Category und der genauen Zusammensetzung ist wichtig, um nachvollziehen zu können, wie die genaue Kategorisierung erfolgt und welche Faktoren und Prozeduren gezielt auf die Abrechnung einwirken. So wird die Finanzierungsgrundlage ersichtlich. Woraus sich eine Major Diagnosis Category genau ergibt, soll nachfolgende ▶ Abb. 1.8 darstellen.

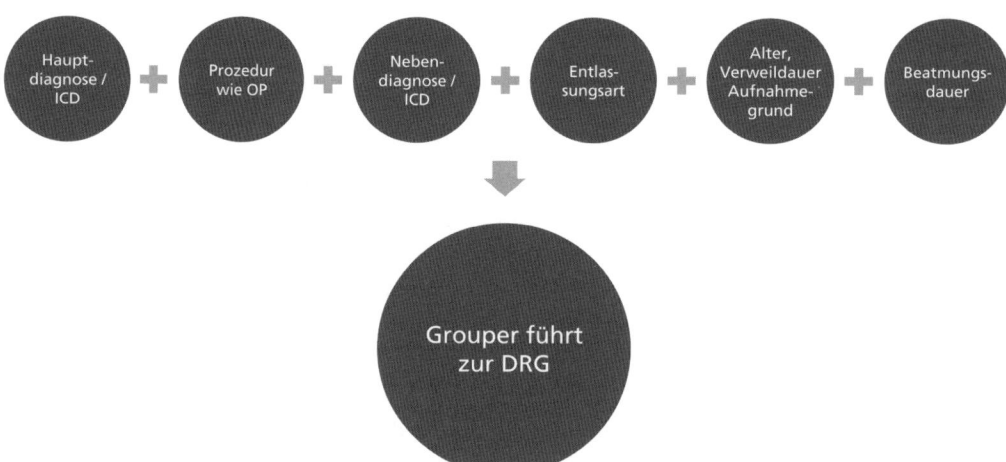

Abb. 1.8: Einflussfaktoren auf die Major Diagnosis Category (modifiziert nach Grethler 2023).

Die nachfolgende Übersicht (▶ Tab. 1.4) soll Ihnen einen Überblick der gesamten Klassifikation der Major Diagnostic Categories bieten. Detaillierte und aktuelle Inhalte finden Sie beispielsweise auf den Seiten des Deutsches Institut für Medizinische Dokumentation und Information (DIMDI).

Tab. 1.4: Einteilung der MDC zur DRG Zuteilung (https://reimbursement.institute/glossar/mdc, Stand 2023).

MDC – Major Diagnostic Categories	DRG Zuteilung
Prä – Prä-MDC	A01A – A90B; B61A – B61B
01 – Krankheiten und Störungen des Nervensystems	B01A – B86Z
02 – Krankheiten und Störungen des Auges	C01A – C65Z
03 – Krankheiten und Störungen des Ohres, des Mundes und des Halses	D01A – D67Z
04 – Krankheiten und Störungen der Atmungsorgane	E01A – E79C
05 – Krankheiten und Störungen des Kreislaufsystems	F01A – F98C
06 – Krankheiten und Störungen der Verdauungsorgane	G01Z – G77B
07 – Krankheiten und Störungen an hepatobiliärem System und Pankreas	H01A – H78Z
08 – Krankheiten und Störungen an Muskel-Skelett-System und Bindegewebe	I01Z – I98Z
09 – Krankheiten und Störungen an Haut, Unterhaut und Mamma	J01Z – J77Z
10 – Endokrine, Ernährungs- und Stoffwechselkrankheiten	K01Z – K77Z
11 – Krankheiten und Störungen der Harnorgane	L02A – L90C
12 – Krankheiten und Störungen der männlichen Geschlechtsorgane	M01A – M64Z
13 – Krankheiten und Störungen der weiblichen Geschlechtsorgane	N01A – N62B
14 – Schwangerschaft, Geburt und Wochenbett	O01A – O65C
15 – Neugeborene	P01Z – P67E
16 – Krankheiten des Blutes, der blutbildenden Organe und des Immunsystems	Q01Z – Q63B
17 – Hämatologische und solide Neubildungen	R01A – R77Z
18A – HIV	S01Z – S65B
18B – Infektiöse und parasitäre Krankheiten	T01A – T77Z
19 – Psychische Krankheiten und Störungen	U01Z – U66Z
20 – Alkohol- und Drogengebrauch und alkohol- und drogeninduzierte psychische Störungen	V40Z – V64Z
21A – Polytrauma	W01A – W61B
21B – Verletzungen, Vergiftungen und toxische Wirkungen von Drogen und Medikamenten	X01A – X64Z
22 – Verbrennungen	Y01Z – Y63Z
23 – Faktoren, die den Gesundheitszustand beeinflussen, und andere Inanspruchnahme des Gesundheitswesens	Z01A – Z66Z
24 – Sonstige DRGs	801A – 863Z

Tab. 1.4: Einteilung der MDC zur DRG Zuteilung (https://reimbursement.institute/glossar/mdc, Stand 2023). – Fortsetzung

MDC – Major Diagnostic Categories	DRG Zuteilung
25 – Teilstationäre pädiatrische Diagnostik und Behandlung	740Z – 749Z
-1 – Fehler-DRGs und sonstige DRGs	960Z – 962Z

Detaillierte und aktuelle Inhalte sind beispielsweise auf den Seiten des DIMDI abrufbar (https://klassifikationen.bfarm.de/ops/kodesuche/htmlops2024/chapter-5.htm, letzter Zugriff am 19.03.2025).

Nachfolgend sehen Sie die Vollstationär behandelte Patient*innen in Krankenhäusern 2022 nach OPS.

Tab. 1.5: Die zehn häufigsten Operationen mit OPS.

Code	Zuordnung	Anzahl
5-469	Andere Operationen am Darm	377.954
5-758	Rekonstruktion weiblicher Genitalorgane nach Ruptur, post partum (Dammriss)	354.796
5-032	Zugang zur Lendenwirbelsäule, zum Os sacrum und zum Os coccygis	324.693
5-513	Endoskopische Operationen an den Gallengängen	283.683
5-749	Andere Sectio caesarea	261.050
5-820	Implantation einer Endoprothese am Hüftgelenk	255.886
5-794	Offene Reposition einer Mehrfragment-Fraktur im Gelenkbereich eines langen Röhrenknochens	237.954
5-896	Chirurgische Wundtoilette [Wunddebridement] mit Entfernung von erkranktem Gewebe an Haut und Unterhaut	207.670
5-839	Andere Operationen an der Wirbelsäule	204.785
5-452	Lokale Exzision und Destruktion von erkranktem Gewebe des Dickdarmes	201.953
5-822	Implantation einer Endoprothese am Kniegelenk	199.527

1.2.1 Entgeltermittlung

Jeder DRG wird ein *Fallkostengewicht (Costweight)* zugeordnet. Das Fallkostengewicht beinhaltet ärztliche und pflegerische Leistungen sowie den diagnostischen, therapeutischen und pflegerischen Ressourcenverbrauch. Als Bezugsgröße gilt die Baserate mit dem Kostengewicht 1,00. Es ergibt sich aus dem Mittelwert aller zugrunde gelegten Behandlungsfälle. Ein Wert von 1,25 besagt z. B., dass die durchschnittlichen Kosten aller Patient*innen um 25 % höher sind als die durchschnittlichen Fallkosten insgesamt.

DRG-Preis = Costweight der DRG × Baserate

Beispiel für einen Grouper

Mithilfe dieser Software wird nach Eingabe sämtlicher Diagnosen, der Entlassungsart, dem Alter und dem Geschlecht das bestmögliche DRG-relevante Entgelt ermittelt.

Wenn man die Fallkostengewichte aller in einem Krankenhaus behandelten Fälle addiert (*Casemix*), kann man daraus das durchschnittliche Fallkostengewicht berechnen. Dies ist der *Casemix-Index (CMI)*.

Bei 800 DRGs ergibt sich:

$$CM = CW_1 \times FZ_1 + CW_2 \times FZ_2 + CW_3 \times FZ_3 \ldots \ldots \ldots + CW_{800} \times FZ_{800} \quad CMI$$
$$= CM : Gesamtzahl$$

$$Ertrag_{Krankenhaus\ (KH)} = Anzahl_{FälleKH} \times Casemix\text{-}Index_{KH} \times Basispreis_{Land\ oder\ Bund}$$

Seit dem 1. Januar 2003 konnten Krankenhäuser freiwillig nach dem DRG-System abrechnen, um praktische Erfahrungen zu sammeln, ohne ein Risiko (da weiterhin krankenhausindividuell abgerechnet wurde) einzugehen. Seit 2004 ist die Umstellung verpflichtend.

Seit 2005 erfolgt die Anpassung des krankenhausindividuellen Punktwerts an einen einheitlichen Punktwert, der sich aus den durchschnittlichen Preisen der landesweiten erfassten DRGs ergibt. Seit 1. Januar 2007 werden die Leistungen aller Krankenhäuser gleich vergütet, mit dem Ziel: Gleiche Leistung, gleiche Vergütung, dieselben Kosten.

Mit der Einführung der Krankenhausreform wird dieses Umstrittende DRG-Sytem als Abrechnungssystem wahrscheinlich ersetzt werden. Hier werden aller Wahrscheinlichkeit nach künftig 60 % der Krankenhausfinanzierung durch Vorhaltepauschalen und 40 % durch Fallpauschaulen gedeckt werden. So soll dem ökonomischen Druck als auch den Fehlanreizen entgegnet werden.

Praxishinweis

Mit der nachfolgend aufgeführten Veränderungeshistorie wird deutlich, dass das System einer permanenten Anpassung unterliegt. Zudem veranschaulicht die Auflistung die enorme Vielschichtigkeit der Auswirkungen von DRGs.

Stattfindende und stattgefundene Veränderungen

- Die vollständige Dokumentation aller Leistungen hat eine existenzielle Bedeutung für das Krankenhaus
- Fusionierungen nehmen zu
- Die Rechtsform ändert sich. Private Rechtsformen nehmen zu und öffentliche Rechtsformen ab
- Alle Krankenhäuser eines Landes stehen in direktem Kostenvergleich und müssen eine Kostenanpassung an die Durchschnittskosten akzeptieren. Je nach Krankenhausstruktur hat dies unterschiedliche Auswirkungen
- Investitionsrückstände der Krankenhäuser, die sich kostentreibend auswirken, können das Haus in den Konkurs treiben
- Ausgleichszahlungen innerhalb des Hauses (an defizitäre Abteilungen) entfallen

- Personalkürzungen zum Erhalt der Wirtschaftlichkeit werden vorgenommen
- Die dem Behandlungsfall zugeordnete Mindest- und Höchstverweildauer nimmt Einfluss auf die Behandlung der Patient*innen. Die Gefahr, dass multimorbide Langlieger evtl. »aussortiert« werden, ist nicht auszuschließen
- Überkapazitäten werden reduziert
- Mangelnde Komplettversorgung
- Werden Patient*innen zu früh entlassen, kann es vorkommen, dass er nach kurzer Zeit wieder mit der gleichen Erkrankung zurückkommt. Diese Wiederaufnahme ist als sogenannter Drehtüreffekt bekannt. In diesem Fall kann das Krankenhaus nur dann erneut einen Behandlungsfall abrechnen, wenn die Höchstverweildauer überschritten ist
- Externes Controlling etabliert sich, um ein Missbrauch bei der DRG-Zuweisung entfällt
- Die Verweildauer der Patient*innen sinkt
- Abnahme der Belegungsquote der verfügbaren Betten
- Zunahme von Kooperationsverträgen zwischen den Krankenhäusern
- Ambulante Operationen nehmen deutlich zu
- Verlagerung von traditionellen Krankenhausleistungen in nachfolgende Einrichtungen, wie beispielsweise Pflegeeinrichtungen
- Anstieg des Casemix-Index (= durchschnittliche, ökonomische Fallschwere)
- Aus internationalen Vergleichen ist bekannt, dass es nicht zu Einsparungen im Gesundheitswesen kommt (nur zu einer Kostenverschiebung)
- Outsourcing nimmt zu
- Case-Management, Critical Pathway, Clinical pathways und Überleitungspflege gewinnen an Bedeutung
- Private Patient*innen werden wichtiger (da oft finanziell attraktiver)
- Wirtschaftliches Denken wird zum Leitmotiv
- Individualität des Patienten nimmt ab, die Kundensicht bekommt Vorrang
- Effizienzsteigerung

Katalog ambulant durchführbarer Operationen, sonstiger stationsersetzender Eingriffe und stationsersetzender Behandlungen (AOP-Katalog)

Praxishinweis

AOP-Katalog:

- Der Katalog ambulant durchführbarer Operationen und sonstiger stationsersetzender Eingriffe gemäß § 115b des Sozialgesetzbuches V im Krankenhaus, wird zunehmende Bedeutung genießen.
- Nach 15 Jahren wurde zum ersten Januar des Jahres 2022 ein neuer Entwurf des AOP veröffentlicht. Dieser beschreibt, welche Operationen gemäß des Sozialgesetzbuches V von wem ambulant durchgeführt werden dürfen. Ambulante Operationen unterscheiden sich

im Ablauf der eigentlichen Prozedur grundsätzlich nicht von stationär erbrachten Eingriffen. Die nachfolgende Abbildung veranschaulicht den Pfad einer Operationsprozedur (▶ Abb. 1.9, Diemer et al. 2023).

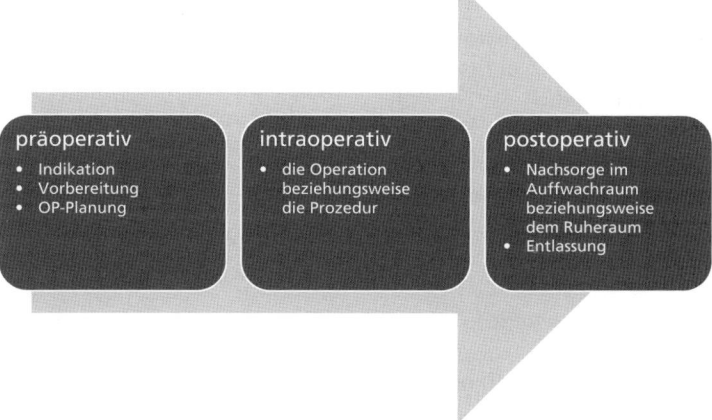

Abb. 1.9: Pfad einer Operationsprozedur (eigene Darstellung modifiziert nach Diemer et al. 2023).

Ambulante Operationen unterscheiden sich wie aufgezeigt nicht im Ablauf von stationär erbrachten Eingriffen. Sie unterliegen hingegen besonderen Anforderungen zur Struktur und Prozessqualität, die vertraglich geregelt sind. In dem Vertrag sind in einem Katalog die Eingriffe aufgelistet, die ambulant erbracht werden können und sollen. Dieser Katalog wird seitens des Medizinischen Dienstes verstärkend im Sinne einer Verpflichtung interpretiert. Bezüglich des perioperativen Managements werden in den entsprechenden Anlagen des Vertrages jedoch nur global die Erfordernisse aufgeführt (Diemer et al. 2023).

Vereinbarung von Qualitätssicherungsmaßnahmen beim ambulanten Operieren gemäß § 15 des Vertrages nach § 115b Absatz 1 SGB V, 6 Absatz 2: Allgemeine organisatorische Anforderungen:

- ständige Erreichbarkeit des Operateurs für Patient*innen
- Dokumentation der ausführlichen und umfassenden Information der Patient*innen über den operativen Eingriff und der erfolgten Anästhesie
- geregelter Informations- und Dokumentenfluss zwischen den beteiligten Ärzt*innen
- sind der vorbehandelnde Ärzt*in und Operateur*in nicht identisch, muss eine Kooperation für die Weiterbehandlung gewährleistet sein
- sind Operateur*in und nachbehandelde Ärzt*innen nicht identisch, muss eine Kooperation für die Nachbehandlung gewährleistet sein

Checkliste OP Patient*innen

Im Setting des ambulanten Operierens aber auch zu allen anderen Prozeduren ist es sinnvoll Checklisten einzuführen. Gerade der hohe Grad der Standardisierung birgt somit auch die Struktur mit ein und wird für alle Akteur*innen dargestellt beziehungsweise fixiert.

Praxistipp

Checkliste für Patient*innenauswahl nach Diemer et al. (2023, S. 628 f.).

- ausreichende Compliance?
- Suchtpatient*in (Alkohol, Drogen)?
- häusliche Betreuung über 24 h?
- ausreichendes Verständnis für die Abläufe?

Checkliste für postoperativer Ablauf nach Diemer et al. (2023, S. 628 f.).

- OP-Bericht
- Telefonnummer Operateur*in
- postoperative Medikation
- gegebenenfalls Thromboembolieprophylaxe
- eingriffsspezifisches Merkblatt
- Transport in die häusliche Umgebung
- Vereinbarung Folgekontakt notwendig?

Die oben aufgezeigten Anforderungen tragen der Tatsache Rechnung, dass bei ambulanten Operationen im Gegensatz zum stationären Vorgehen Patient*innen sowohl vor als vor allem nach dem Eingriff nicht mehr dem unmittelbaren Zugriff, durch eine versorgende Struktur wie der des Krankenhauses, den Operateur*innen beziehungsweise des Behandlungsteams, unterliegt. Demzufolge ist es zwingend erforderlich, Patient*innen durch ausführliche Vorgespräche und eine intensive Aufklärung in ein Vertrauensverhältnis zu geleiten (Diemer et al 2023, ▶ elektronisches Zusatzmaterial).

Notfallklassifikationen und Dringlichkeitsstufen

Die Dringlichkeitsstufen sorgen auch im Notfall für eine Reihenfolge innerhalb der Struktur des OP-Bereiches. Mit der Klassifikation können die Patient*innen nach der objektiven Dringlichkeit eingeplant werden. Die operative Dringlichkeitsstufe gibt somit an, innerhalb welchen Zeitfensters eine Operation erfolgen muss. Hierbei wird von Notfalloperationen bis hin zu elektiv geplanten Eingriffen unterschieden (▶ Tab. 1.6).

Tab 1.6: Notfallklassifikationen und Dringlichkeitsstufen (eigene Darstellung nach Diemer et al. 2023).

Klassifikation	Operative Dringlichkeitsstufe
N0	Operation sofort, unter Umständen am Aufenthaltsort des Patienten (z. B. Kreißsaal, Schockraum, Intensivstation)
N1	Operation auf dem nächsten freien geeigneten OP-Tisch, unabhängig von der Fachdisziplin (<1 Stunde nach Meldung)
N2	Operation auf dem nächsten freien Op-Tisch der eigenen Fachdisziplin (<6 Stunden nach Meldung)
N3	Operation am Ende des Elektivprogrammes (<12 Stunden nach Meldung)
N4	Einpflegen in das OP–Programm des Folgetages (<24 Stunden nach Meldung)
N5	Elektiv geplante Operation

Das OP-Management und die OP-Koordination ist auf unerlässliche Sachlichkeit der Meldenden angewiesen. Nur so können Maßnahmen und Prozeduren in den weiteren OP-

Ablauf und gegebenenfalls eine Gewichtung der Nachmeldungen innerhalb der Klassifikationen beziehungsweise der Kategorien vorgenommen werden. Eine Fehleinschätzung der Eile durch die Operateur*innen kann durch die OP-Koordinator*innen, häufig nicht erkannt werden. Dies liegt in der Regel daran, dass die OP-Koordination nicht alle Prozeduren und Patient*innen selbst einschätzt. Hier ist also ein hohes Maß an Genauigkeit und Ehrlichkeit angezeigt (Diemer et al. 2023).

Hybrid-DRG

Die Wichtigkeit der Hybrid-DRG kann nicht hoch genug bemessen werden. Diese dienen dem klaren Übergang zu vermehrten ambulanten Prozeduren. Nachfolgend die wesentlichen Inhalte der Hybrid DRG.

*   Die Einführung der Hybrid-DRGs sieht eine spezielle sektorengleiche Vergütung nach § 115 f SGB V vor.
*   Gemäß § 115 f SGB V vereinbaren der GKV-Spitzenverband, die Deutsche Krankenhausgesellschaft (DKG) und die Kassenärztliche Bundesvereinigung (KBV) einen Katalog an Leistungen, die auf Grundlage einer speziellen sektorengleichen Vergütung, genannt, Hybrid-DRG, vergütet werden.
*   Das Bundesministerium für Gesundheit (BMG) hat mit Wirkung zum 01.01.2024 eine Rechtsverordnung mit einem Startkatalog von Leistungen sowie den für diese Leistungen abrechnungsfähigen Fallpauschalen (Hybrid-DRG) erlassen.
*   Weitere Regelungen zur Abrechnung im Jahr 2024 regeln die Vertragspartner*innen in Umsetzungsvereinbarungen für Krankenhäuser und für Vertragsärzt*innen.

Was bedeutet dies nun für die Finanzierung? Diese DRGs erweitern das bestehende DRG-System, indem sowohl ambulante als auch stationäre Leistungen mit bestimmten Fallpauschalen vergütet werden können. Eine vorab definierte Operation kann in dieser Übergangszeit sowohl stationär als auch ambulant durchgeführt werden ohne, dass es einen Unterschied im Erlös gibt. Die Übergangszeit endet zum 31.12.2024.

Praxistipp

Pflegetätigkeiten können über die Zuordnung zu pflegerelevanten Nebendiagnosen und Angabe von Prozeduren in der Ermittlung der DRG einfließen. Da in jeder Fallgruppe die pflegerischen Leistungen und die verbrauchten Ressourcen enthalten sind, können nur wenige Leistungen abrechnungsrelevant verwendet werden. Es ist zu empfehlen, nur die abrechnungsrelevanten zu erfassenden pflegerischen Leistungen aufzuführen, um unnötige Mehrarbeit zu vermeiden.

*   Einführung von Behandlungsleitlinien (Critical Pathway), um eine gewisse Einheitlichkeit im Hinblick auf die Verweildauer der Patient*innen zu gewährleisten. Sie als Stationsleitung müssen Abweichungen vom Critical Pathway analysieren und korrigieren.
*   Grundsätzlich sollte eine Stationsleitung alle Tätigkeiten, die vom Pflegedienst erbracht werden, aus ökonomischen Gründen hinterfragen:
    *   Welche Leistungen wurden erbracht?
    *   Aus welchem Grund wurden diese Leistungen erbracht?
    *   Welches waren die Behandlungsziele?
    *   Welches Ergebnis wurde erreicht?
    *   Welche Ressourcen wurden verbraucht?

1.2.2 Stationsbudgetierung

Zur Einführung in dieses Kapitel werden zunächst vier Begriffe kurz erläutert.

Es wird in internes und externes Rechnungswesen unterschieden (vgl. Diemer et al. 2023):

- *internes Rechnungswesen*: Wird je nach Einrichtung Leistungsrechnung oder Kostenrechnung genannt und bezieht einzelne Organisationseinheiten ein.
- *externes Rechnungswesen*: Bilanzbuchhaltung mit Gewinn- und Verlustrechnung im Rahmen des Jahresabschlusses.

Weiter unterteilen Betriebe in Kosten als auch in Aufwand und Ertrag.

- *Kosten* sind betrieblich bedingter Verzehr von Gütern und Dienstleistungen eines Zeitraumes.
- *Aufwand* meint einen bewerteten Verzehr von Gütern und Dienstleistungen eines Zeitraumes.

Praxishinweis

In Führungskräfteseminaren werden und wurden folgende Inhalte von angehenden Stationsleitungen benannt, welche im Kontext Stationsbudgetierung wichtig scheinen:

- Personalkosten,
  - Grundgehalt,
  - Ortszuschlag,
  - Urlaubsgeld,
  - Sozialversicherung,
  - Kinderzuschlag,
  - Weihnachtsgeld,
  - Ballungsraumzulage,
  - Ehegattenanteil,
  - Krankengeld,
  - Fachzuschläge,
  - Mehrbedarfszuschlag (z. B. für Betreuung eines Kindes mit Behinderung),
  - Sonderzahlungen,
  - Beiträge für Berufsgenossenschaften,
  - Mutterschutz.
- Arbeitnehmer*innenüberlassung,
- Fort- und Weiterbildung,
- Verbrauchsmaterialkosten,
- Betriebskosten (Strom, Wasser, Heizung etc.),
- Hotelkosten (Verpflegung und Betten),
- Abfallentsorgung,
- Medikamente,
- Wäscherei,
- Reparatur- und Wartungskosten,
- laborchemische Untersuchungen (Labor),
- Versicherungen (Umlagen des Hauses),
- schlechte Organisation,
- EDV,
- Telefon,
- medizinische Geräte,
- Arbeitskleidung,
- Betriebsausflug,
- Transportdienst,
- Ausstattung der Station,
- Verwaltung (hausinterne Umlage),
- Reinigungsdienst,
- interne Leistungsverrechnung (Konsile, Operationen, Narkosen, die von der Klinik nicht selbst geleistet werden können),
- evtl. Miet- oder Pachtkosten (hausinterne Umlage).

Budgetierung

Um die Planung, Umsetzung und Kontrolle von Leistungen und Kosten durchzuführen, wird unter anderem das betriebswirtschaftlich wichtige Instrument der internen Budgetierung angewandt. Bei der Budgetierung werden Kosten, Leistungen und Erlöse für einen bestimmten Zeitraum geplant. Diese Art der Planung macht es möglich, auch die komplexe Situation des Krankenhauses vorhersehbar zu machen.

In Führungskräfteseminaren werden und wurden von angehenden Stationsleitungen bezüglich der Gründe zur Durchführung einer Stationsbudgetierung weitere Punkte benannt:

Pro:

- Pflege unter wirtschaftlichen Gesichtspunkten,
- mehr Verantwortung,
- Entscheidungsfreiheit,
- Hilfe für Überzeugungsarbeit,
- Kostentransparenz,
- bessere Planungsmöglichkeiten.

Contra:

- zu differenzierte Budgetierung (Zeitfaktor),
- nicht zu kompensierender Arbeitsaufwand,
- Zuständigkeit liegt bei der Verwaltung.

Mithilfe der internen Budgetierung wird festgelegt:

- wer für das Budget verantwortlich ist,
- für welche Angelegenheiten die Person verantwortlich ist,
- innerhalb welchen Zeitrahmens die Zuständigkeit gilt,
- welches wirtschaftliche Ziel erreicht werden muss.

Kosten und Leistungen können nur dort effektiv geplant, umgesetzt und kontrolliert werden, wo sie entstehen. In diesem Falle auf der Station. Für den Einsatz von Personal, Material, Bettenbelegung, Liegedauer und Leistungen sind die Führungskräfte der Station zuständig – der Stationsarzt und die Stationsleitung. Die Kosten und Leistungen der Station sind ein Teilbudget des Gesamtbudgets des Krankenhauses.

Bei der internen Budgetierung sind zwei Ansätze möglich:

1. Von unten nach oben: um ein Teilbudget zu bilden, werden alle Kosten, Leistungen und Erlöse der Leistungsstelle Station zusammengeführt und fließen in das interne Gesamtbudget ein.
2. Von oben nach unten: das Gesamtbudget wird in Teilbudgets aufgegliedert und den Leistungsstellen zugeordnet.

In der Regel werden beide Ansätze verfolgt. Einmal, um eine Verhandlungsbasis für das externe Budget (= Gesamtbudget, das von den Vertragspartnern in den Pflegesatzverhandlungen vereinbart wird) zu schaffen und dann, um das vereinbarte externe Budget in das interne Budget umzusetzen.

Für Sie als Stationsleitung ist die Budgetierung eine Chance, den allgemeinen Aufrufen wie »Wir müssen sparen«, »Man muss Kosten senken«, oder »Es wird zu viel ausgegeben«, mit konkreten betriebswirtschaftlichen Ansätzen entgegenzutreten.

Der Kostenstellenbericht ist durch eine *ABC-Analyse* der Kostenhighlights zu ergänzen. Als Stationsleitung können Sie am Computer sofort eine Hitliste der verbrauchten Artikel erstellen. Diese Liste kann so viele Artikel enthalten, wie Sie es möchten. Es besteht die Möglichkeit, die Artikel nach Menge oder Umsatz zu sortieren.

Ein weiteres Mittel, um die entstehenden Kosten transparent zu machen, ist die Erstellung von *Leistungskatalogen*. Diese zeigen die genauen Preise für eine Untersuchung (Labor oder funktionelle Diagnostik) oder eine Behandlung (Operation) auf. Damit schaffen Sie ein tieferes Verständnis für die Entstehung von Kosten.

Wie können Sie als Stationsleitung nun diese gewonnenen Daten nutzen?

- Sie werden zu einer kompetenten Ansprechperson in Budgetfragen. Sie können damit die Interessen der Station gegenüber der Leitung des Hauses vertreten und sind so nicht der Willkür von Entscheidungen ausgeliefert.
- Sie werden sich Ihrer finanziellen Verantwortung bewusster. Das heißt, der Arbeitgebende zahlt für eine Pflegekraft beispielsweise 50.000 € im Jahr und erwartet dafür eine entsprechende Gegenleistung, für deren Erbringung Sie mit verantwortlich sind.
- Spezielle Kostenentwicklungen sind genauestens nachvollziehbar, beispielsweise bei der Anzahl der Überstunden, dem Einsatz von zusätzlichen Sitzwachen und pflegerischem Verbrauchsmaterial. Hier können Sie als Leitung Kosten sparen, indem Sie zum Beispiel Überstunden des Personals vermeiden, Sitzwachen nur sehr gezielt einsetzen und beim Material auf sparsamen Verbrauch achten. Gegenüber Ihrem Personal können Sie bei diesen Maßnahmen jederzeit mit Zahlen argumentieren.

Haben Sie nun einen Überblick über Ihre Kosten auf der Station, so folgt die Budgetfestsetzung für das kommende Jahr. In einem gemeinsamen Gespräch zwischen dem Kostenstellenteam der Station und dem Finanzreferat wird eine Budgetkürzung oder Erhöhung festgelegt.

Um den Vorgaben gerecht zu werden, ist es für das Kostenstellenteam der Station wichtig, die Entwicklung im Budgetjahr quartalsweise oder halbjährlich zu kontrollieren, um eventuelle Ausgabenkorrekturen zu veranlassen. Zur Budgetfestlegung gehört auch eine Planung der Bettenauslastung. Sie als Stationsleitung können hier mit dem Stationsarzt gemeinsam auf die Erreichung dieses Ziels hinarbeiten.

In Führungskräfteseminaren werden und wurden folgende Inhalte von angehenden Stationsleitungen zur Bedeutung der Budgetierung für die Stationsleitung genannt:

- Erweiterte Kontrollfunktion,
- wirtschaftliches Arbeiten ist möglich,
- Stationsabläufe müssen überdacht und neu geplant werden,
- Aufwertung ihrer Person und Funktion,
- finanzieller Anreiz (Wenn Gewinn wieder in die Investitionen einfließt),
- Veränderung des Berufsbildes,
- kompetenter Ansprechpartner. Überforderung durch Komplexität der Budgetierung.

> **Praxistipp**
>
> Die Erfahrungen mit der Budgetierung sind auf Ebene der Organisationseinheit sehr positiv. Gerade falsche Kostenzuweisungen für die eigene Kostenstelle können korrigiert werden, als auch Personalmaßnahmen bis hin zu Einstellungen besser geplant werden. Sehr positiv ist auch die interdisziplinäre Zusammenarbeit zwischen den Akteur*innen der Organisationseinheit, da diese hier ein Zusammenwirken objektiv angehen können.

Die Stationsleitung ist die Kostenstellenverantwortliche für ihren Verantwortungsbereich. Eine ambulante Einrichtung hat kein eigentliches Budget zur Verfügung, sondern muss mit den finanziellen Erfahrungswerten der vergangenen Monate und Jahre arbeiten. Das finanzielle Budget einer Sozialstation ist abhängig von den Ausgaben und Einnahmen. In der Regel muss sie sich finanziell selbst tragen können, um ihre Existenz auf Dauer zu sichern.

Alle Neukund*innen, genauso wie jede Kurzzeitpflege, jede Heimaufnahme von Kund*innen, jeder Todesfall kann das Betriebsergebnis des laufenden Monats entscheidend verändern, obwohl die Personalkosten und viele Sachkosten gleichbleiben. Die Leitung einer ambulanten Einrichtung muss vorausschauend kalkulieren, um ihre Station im schwarzen Zahlenbereich zu halten. Ebenso müssen die Mitarbeiter*innen enorm flexibel in der Akzeptanz ihrer wöchentlichen, nie vorhersehbaren Arbeitszeit sein. Daher ist ein Personalmix aus Vollzeit- und Teilzeitbeschäftigten und geringfügig beschäftigten Mitarbeitenden entscheidend für den finanziellen Erfolg des ambulanten Pflegedienstes. Die Leistungskataloge SGB V und SGV XI sind festgeschrieben, lediglich private Zusatzleistungen können frei mit den Kund*innen verhandelt werden.

1.2.3 Innerbetriebliche Leistungsverrechnung

Die Struktur der Kostenrechnung ist im Allgemeinen nach nachfolgenden Fragestellungen orientiert:

- Welche Kosten sind angefallen?
- Wo sind diese Kosten angefallen?
- Wofür sind diese Kosten angefallen?

Um diese Fragestellungen besser zu verinnerlichen, hilft nachfolgende ▸ Tab. 1.7.

Tab. 1.7: Systematik der Kostenrechnung (eigene Darstellung modofiziert nach Diemer et al. 2023).

Kostenstellen	Kostenarten/ Vorkostenstellen	Kostenarten/ Endkostenstellen	Kostenträger*innen
Welche Kosten sind angefallen?	**Wo fallen diese Kosten an?**		**Wofür sind diese Kosten angefallen?**
• Einzelkosten wie Personal • Implantate und andere Sachmittel • Gemeinkosten wie Energie	• Sterilisatonsabteilung • Reinigung • Berufsbekleidung	• Fuktionsabteilung wie Röntgen • Zentral OP	• Summe der Einzelkosten sowie der Gemeinkosten • Kosten je Patient*in
Erfassungsrechnung	**Verteilungsrechnung**	**Verteilungsrechnung**	**Kalkulationsrechnung**

Die Kostenstellenrechnung bildet die Grundlage dafür, dass die Gemeinkosten auf die Kostentragenden weiterverrechnet werden. Durch die Erfassung der Kosten auf den Kostenstellen wird der Ort der Kostenentstehung sichtbar. Dies ist der Ausgangspunkt für eine der tatsachenentsprechenden und genauen Ermittlung der Stückkosten. Die Gemeinkosten werden entsprechend der Kostenstellenbeanspruchung durch die Kostentragenden diesen auch zugerechnet. Neben den Kosten werden auch die Orte sichtbar, in denen Erlöse entstehen. Das bedeutet, dass die Leistungsbeziehungen im Unternehmen mit der Methode dargestellt werden können. In der Kostenstellenrechnung werden für jede einzelne Kostenstelle Kosten und Erlöse

erfasst. Die Kostenverrechnung erfolgt in mehreren Phasen: Die Primär- und Sekundärkostenverrechnung. Dabei werden zunächst in der Primärkostenverrechnung die Gemeinkosten auf die einzelnen Kostenstellen verteilt. Da in jeder Unternehmung Kostenstellen existieren, die hauptsächlich als Dienstleister für die Hauptkostenstellen fungieren, ist zusätzlich auch die Erfassung der innerbetrieblichen Leistungsverflechtungen erforderlich.

Im Krankenhaus sind Beispiele hierfür die Wirtschaftsbereiche Küche oder Wäscherei sowie die medizinischen Dienstleister Labor, Röntgendiagnostik oder Anästhesie.

Die Kostenstellenrechnung ermöglicht grundsätzlich die Kontrolle der Wirtschaftlichkeit. Die Informationen der Kostenstellenrechnung können durch die Kostenstellenverantwortlichen für Planungszwecke genutzt werden als auch zum Monitoring des Wirtschaftsjahres dienen. Beispielsweise können die Kosten innerbetrieblicher Entscheidungen unterstützen (Hesse et al. 2013).

1.2.4 Innerbetriebliche Leistungsverrechnung – das Modulare Krankenhaus

Ein wesentliches Kernelement des modularen Krankenhauses besteht darin, dass gleichartige Leistungen in entsprechenden Leistungsmodulen zusammengeballt werden. Die Leistungsmodule wiederum, stellen den anderen Modulen Leistungen zur Verfügung. Im Ergebnis besteht ein Krankenhaus aus Leistungsmodulen, die von den anderen Leistungsmodulen in Anspruch genommen werden. Zugegeben klingt der Ansatz zunächst kompliziert. Letztlich reduziert dieser jedoch die Komplexität. Er beschreibt eindeutig das Leistungsgeschehen im Krankenhaus mittels Behandlungspfaden und bietet einen verständlichen Ansatz für eine Aufbauorganisation. Die Aufbauorganisation besteht aus Fachkliniken mit zugehörigen Kernstationen sowie weiteren Leistungen, in Modulen geclustert und dargestellt. Wenn aufgrund der Inanspruchnahme verschiedener Module im Rahmen eines Behandlungsprozesses eine deutliche Steigung der erforderlichen Verrechnung innerbetrieblicher Leistungen zu erwarten ist, so

ist die Komplexität der Verrechnung selbiger klar reduziert (Kümplel et al. 2022).

Die nachfolgende ▸ Abb. 1.10 zeigt die modulare Struktur eines Krankenhauses.

Basis und somit Gelingensbedingung ist die klare Beschreibung von Leistungen im Sinne des modularen Krankenhauses sowie der damit verbundene zuvor dargestellte Koordinationsmechanismus, der insbesondere auf der Einbeziehung der verantwortlichen Akteur*innen und der Aushandlung zwischen den verantwortlichen Menschen der Module basiert. Zeitgleich vermehrt dieser Ansatz somit die Verantwortung der leitenden Akteur*innen in den einzelnen Fachkliniken, Zentren und weiteren Organisationseinheiten. Dies wird durch eine klare Systematik erreicht. Eine innerbetriebliche Verrechnung der Leistung kann in der Konsequenz die ihr zugeschriebene Steuerungswirkung erfüllen. In Zeiten eines weiterhin hohen Kostendrucks und eines zunehmenden Fachkräftemangels bei Ärzt*innen, Pflegefachkräften und weiteren Gesundheitsfachberufen sind Krankenhäuser gefordert, vorhandene Ressourcen möglichst zielgerichtet zur Versorgung der Patient*innen einzusetzen. Das Konzept soll anregen, Organisationsstrukturen und damit verbundene Anreizmechanismen zu hinterfragen. Zudem zeigt dieser Weg auf, wie die innerbetriebliche Leistungsverrechnung auch Prozesse abbildet. Durch Modularisierung kann die Aufbau- und Ablauforganisation unterstützt werden, indem sie steuerungsrelevante Informationen klar aufzeigt (Kümpel et al 2022).

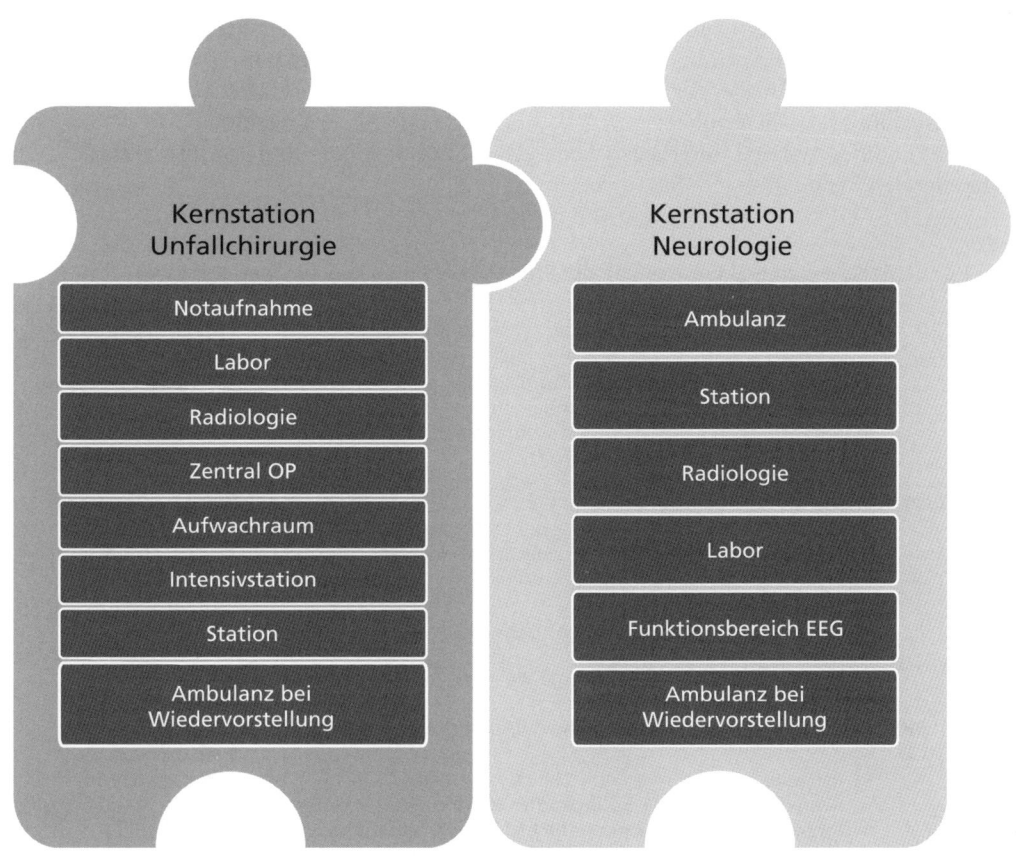

Abb. 1.10: Modulare Struktur eines Krankenhauses (eigene Darstellung in Anlehnung an Kümpel et al. 2022).

1.3 Arbeitsorganisation – Pflegesysteme

Pflegesysteme sind Organisationsformen, die den Arbeitsablauf in der Pflege bestimmen. Sie können qualitativ hochwertige Arbeitsergebnisse über einen längeren Zeitraum gewährleisten und dem Pflegepersonal und den Patient*innen durch die Kontinuität der Abläufe ein Gefühl der Sicherheit vermitteln. Die aktuellen Rahmenbedingungen verlangen ein zunehmendes Maß an Flexibilität. Eine Organisationsform kann jedoch zeitgleich auch starr und unflexibel werden. Die heutige Gesellschaft lebt in einer Zeit, in der sich die Erkenntnisse und die daraus resultierenden Veränderungen in immer kürzeren Zeitabständen auf die bestehenden Systeme auswirken. Hierdurch erscheint es nicht nur so, als wenn der Wandel immanenter Bestandteil unseres Lebens ist, er ist es in der Tat. Welches System nicht anpassungsfähig ist, wer an Gewohnheiten allzu sehr festhält, wer nicht willens ist bestmögliche Leistungen zu erbringen, wird in unserer Zeit häufig Begrenzungen erfahren.

Der Übergang zur Arbeitsorganisation ist auch die Angabe für alle Maßnahmen der Gestaltung von betrieblich anfallender und arbeitsteilig ausgeführter Arbeit (Lauber 2018).

Auch die Pflegesysteme unterliegen heute tiefgreifenden Veränderungen. Sie versuchen sich anzupassen, sich den neuen Anforderungen zu stellen, um dabei sowohl den qualitativen als auch den wirtschaftlichen Erfordernissen gerecht zu werden.

Die Veränderung der Pflege zeigt ► Tab. 1.8.

Tab 1.8: Veränderungen und Entwicklung der Pflege (in Anlehnung an Lauber 2018).

Zeitraum	Beschreibung	Pflegesystem
1860	**Pflege als Arbeit (ohne Ausbildung)** Hospitäler vollziehen ihre Veränderung hin zum Krankenhaus, in dem nur noch Kranke aufgenommen werden. Die Medizin etabliert sich als Naturwissenschaft.	Funktionelle Pflege
1865–1930	**Pflege als Beruf (Ausbildung im Entstehen)** Medizin entwickelt auf der Basis der Naturwissenschaften ein neues Gesundheits- und Krankheitsverständnis. Erste aus heutiger Sicht große Namen entwickeln eine Systematik. • Fliedner: erste Ausbildung von Schwestern • Nightingale: erste Krankenpflegeschule • Zeitalter auch von Semmelweis, Virchow, Koch und Röntgen.	Individuelle Pflege
1930–1960	**Pflege als anerkannter Beruf (Ausbildung obligatorisch)** • In Deutschland wird im Jahr 1938 das Gesetz zur Ordnung der Krankenpflege mit 1,5 Jahren Ausbildung verabschiedet. • Im Jahr 1957 wird ein einheitliches Krankenpflegegesetz für die Bundesrepublik Deutschland mit 2 Jahren Ausbildungszeit verabschiedet.	Patient*innen-zentrierte Pflege (Zimmersystem)
1960–1990	**Pflege als Profession (Ausbildung in der Entwicklung)** Im Jahr 1965 erfolgte die Anpassung auf die dreijährige Ausbildungszeit. Im Jahr 1990 wird der erste Studiengang in Deutschland für Pflegende an der Fachhochschule Osnabrück eröffnet.	Gruppenpflege (Mischsystem)
1990–2000	**Pflege als eigenständige Profession (Ausbildung in Neukonzeption)** 2004 tritt das Gesetz über die Berufe der Krankenpflege in Kraft und erweitert das Gesamtausbildungsziel um präventive, rehabilitative und palliative Maßnahmen.	Primary Nursing (Bezugspflege in voller Verantwortlichkeit)
2000–heute	**Pflege als eigenständige Profession wird weiterentwickelt (Heilkundeübertragung und Vorbehaltsaufgaben)** Im März 2016 legt die Bundesregierung einen Gesetzesentwurf zur Reform der Pflegeberufe vor. Die Ausbildungen in der Alten-, der Gesundheits- und Krankenpflege sowie der Gesundheits- und Kinderkrankenpflege werden zu einer gemeinsamen Ausbildung zusammengeführt. Im Jahr 2016 wird die erste Kammer im Bundesland Rheinland-Pfalz gegründet. Herr Dr. Markus Mai ist erste Kammerpräsident einer Pflegekammer.	Bezugspflege (Begleitung und Mitwirkung in der Therapie)

Im Zusammenhang der Organisationen bestehen diverse Abgrenzungen des Begriffes Pflege. Die vier wesentlichen sind in ▸ Abb. 1.11 dargestellt.

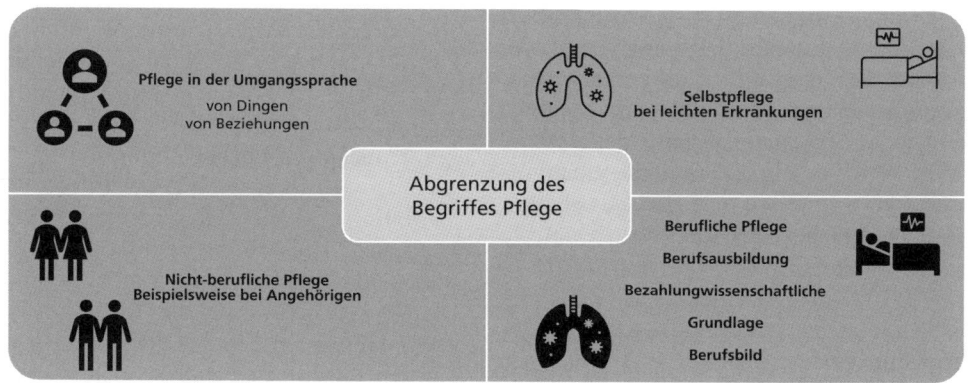

Abb. 1.11: Die Alltagsnähe des Begriffs »pflegen« ordnet in der Auflistung Merkmale beruflich ausgeübter Pflege zu (eigene Darstellung in Anlehnung an Lauber 2018).

Zwei Pflegesysteme, die sich im Laufe der Zeit durchgesetzt haben, werden im Folgenden in der zeitlichen Folge ihres Auftretens beschreiben. Dies sind die Funktionspflege und die patient*innenorientierte Pflege.

1.3.1 Funktionspflege/ Funktionelle Pflege

Die Funktionspflege basiert auf den Prinzipien des Taylorismus. Der Taylorismus geht davon aus, dass die Aufteilung der Arbeit die Qualität der Arbeitsergebnisse verbessert, da Spezialist*innen die wenigen Handgriffe besser beherr-schen als jene, die die zusammenhängenden Aufgaben komplett durchführen. Dementsprechend erfolgen durch die Spezialisierung standardisierte und gute Arbeitsergebnisse. In diesem Pflegesystem werden die pflegerischen Aufgaben so unterteilt, dass sie von unterschiedlich qualifizierten Pflegepersonen durchgeführt werden können. So können beispielsweise Pflegehelfer*innen alle Betten richten und die examinierten Pflegekräfte führen die Behandlungspflege durch. Die Stationsleitung ist somit Vorgesetzte*r, für den gesamten Arbeitsablauf verantwortlich. Die Delegation in diesem System führt unweigerlich zur Verantwortung und zur Autorität mit Vorbildfunktion (▸ Tab. 1.9).

Tab. 1.9: Vor- und Nachteile der Funktionspflege (in Anlehnung an Lauber 2018).

Vorteile	Nachteile
• Ausbildung spezieller Kompetenzen	• Begrenzte Verantwortung
• Flexibler Personaleinsatz	• Fehlende Bezugsperson für Patient*innen
• Ideal für Standards	• Einseitige Spezialisierung
• Arbeit kann eine Qualifikation zugewiesen werden	• Abwertung Patient*innennaher Tätigkeit
	• Geringe Ausbildungsqualität

Praxistipp

Die Stationsleitung hat in diesem Setting einen hohen Organisationsaufwand, da Mitarbeitende permanent Arbeitsaufträge erhalten. Die Verantwortungsübernahme des Pflegepersonals wird jeden Tag neu ausgehandelt. Dadurch bleibt wenig Zeit für die eigentliche Führungsarbeit wie der Mitarbeitendengespräche oder auch der Qualitätsentwicklung.

Praxishinweis

Klassische Bereiche der Funktionspflege sie beispielsweise die Zentralen Notaufnahme oder der Operationsbereich. Hier zählen standardisierte Abläufe und ein hohes Maß an Präzision in der Ausführung. Die ganzheitliche Pflege als Ansatz ist nicht primärer Bestandteil und somit für dieses Setting ungeeignet. In anderen Bereichen der Pflegelandschaft wird die Funktionspflege heute dort angewandt, wo Personalnot besteht oder wirtschaftliche Ressourcen knapp sind. Die Zufriedenheit von Mitarbeitenden wird durch einen Umfassenden Einsatz in der ganzheitlichen Bezugspflege entsprochen.

1.3.2 Patient*innenorientierte Ganzheitspflege

Bei der ganzheitlichen Pflege steht die individuelle Betreuung der Patient*innen im Vordergrund. In diesem System versorgt die Pflegekraft die Patient*innen umfassend, wird somit zu einer Bezugsperson, hilft Ängste abzubauen und Vertrauen aufzubauen. Bedürfnisse, Potentiale und Wünsche der Patient*innen werden gezielter berücksichtigt. Zur ganzheitlichen Pflege gehören, aufbauend auf einem Pflegemodell die Pflegeanamnese, die Pflegeplanung mit der Erstellung von Pflegezielen, die Pflegedokumentation und die Evaluation der geplanten Pflegeziele. Die Arbeitsorganisation der einzelnen Maßnahmen wird flexibel gestaltet. Die Verantwortung für die Pflege des Pflegeempfangenden liegt bei der Pflegeperson, die den jeweiligen Patient*innen zugeteilt wurde. Die Stationsleitung übernimmt übergeordnete Aufgaben und strukturiert die Organisation. Im ambulanten Pflegedienst wird diese Rolle meist der Pflegedienstleitung zugeordnet. Die Pflegepersonen sind durch einen individuellen Pflegeplan gleichermaßen über ihren Pflegebereich informiert. Ansprechpartner*in für die verschiedenen Berufsgruppen im Gesundheitswesen ist die den Patient*innen zugeteilte Pflegekraft. Diese ist bei Visiten und anderen Besprechungen beteiligt und vertritt die Belange der Pflegeempfangenden. Im ganzheitlichen Pflegesystem wird die Kompetenz und das erlernte Wissensspektrum und ihre Handlungskompetenzen im vollen Umfang eingesetzt und abgerufen. Somit besteht eine hohe Chance, dass sich wiederum eine vertrauensvolle Beziehung zwischen Pflege und Patient*innen entwickeln wird. Die Arbeitsmotivation der Pflegekräfte steigt, unmittelbar und in Folge kommt es zu einer besseren Versorgung der Patient*innen (Lauber 2018, ▶ Tab. 1.10).

Tab. 1.10: Vor- und Nachteile der patient*innenorientieren Ganzheitspflege (eigene Darstellung in Anlehnung an Lauber 2018).

Vorteile	Nachteile
Höhere Patient*innenzufriedenheit	Weniger Funktionalität
Vorbildfunktion für die Auszubildenden	Emotionale Bindung erfordert mutmaßlich Etablierung von Reflexionsmaßnahmen
Höhere Berufszufriedenheit	
Kompetenz wird im Rahmen der Aufgabenteilung zur Pflegefachkraft transferiert. Die Führungskraft widmet sich den Führungsaufgaben.	

Praxistipp

Die in der aufgeführten Übersicht als formalen Nachteil ausgewiesene emotionale Belastung ist nicht zu unterschätzen. Menschen in schweren und existenziellen Phasen des Lebens zu begleiten, bedarf der Reflexion.

Der Umgang mit dem Tod ist gegenwärtig. Situationen, wie beispielsweise die Organentnahme bei einem Kind, welches ein ähnliches Alter hat wie das eigene haben den Charakter, dass diese nachbesprochen werden müssen. Auch erfahrene Mitarbeitende im OP-Betrieb werden hier einer emotionalen Reaktion ausgeliefert. Als Stationsleitung gibt es viele Formate, welche hier zum Tragen kommen können. Denken Sie umgehend an eine kollegiale Nachbesprechung mit den Mitarbeitenden, fördern Sie die Gespräche im Team. Sprechen Sie die Mitarbeitenden bewusst an. Reflexionen bzw. der Kontakt zur Seelsorge oder zum Ethikkomitee weisen noch eine hohe Hemmschwelle auf, wenn diese nicht regelhaft etabliert sind. Mit dem Team und mit Ihnen als Leitung kann der Weg besser geebnet werden.

Durch die Zunahme von Verantwortung und emotionaler Belastung, aufgrund des intensi-

vierten Patient*innenkontaktes in der ganzheitlichen Versorgung, kann ein Problem entstehen. Es gilt also: umso enger der Patient*innenkontakt für die Pflegekraft wird, desto wichtiger, aber auch umso schwerer ist es, eine professionelle Distanz zu wahren. Gerade hier wird von Ihnen als Stationsleitung erwartet, dass Sie bei der Zuweisung der Patient*innen an die einzelnen Bereiche auf Können, Erfahrung, Wissen und Gefühle Ihrer Pflegekräfte aufbauen.

Ein weiteres Problem der ganzheitlichen Pflege entsteht aus der Zusammenarbeit mit den Ärzt*innen und der technisierten Hochleistungsmedizin, da in der Praxis die Verantwortungsbereiche unmittelbar verschwimmen. In einem ganzheitlichen Pflegesystem erkennt das Pflegepersonal die Bedürfnisse der Patient*innen und die daraus resultierenden pflegerischen Aufgaben. Auf dieser Basis werden ärztliche Anordnungen abgewogen und hinterfragt, was den interdisziplinären Konflikt verschärfen kann. Hier müssen beide Gruppen eine partnerschaftliche Zusammenarbeit anstreben, um durch die Umgestaltung der Pflege keine Rückschritte bei der Patient*innenversorgung machen zu müssen. Hier bleibt die Weiterentwicklung der Handlungskompetenzen, wie im entstehenden Pflegekompetenzgesetz skizziert, abzuwarten. Wir benötigen innerhalb der Organisationseinheit wichtige gesetzliche Leitplanken, um im medizinischen und pflegerischen Prozess eine klare Abgrenzung der Kompetenzen aufzu-stellen. So wird dem interprofessionellen Konfliktpotenzial entgegengewirkt.

1.3.3 Arbeitsorganisationen

Die ganzheitliche patient*innenorientierte Pflege lässt sich in Gruppen-, Bereichs-, Einzel- und Zimmerpflege einteilen. Hier werden alle Varianten unterteilt dargestellt und durch ein amerikanisches Pflegesystem ergänzt, das in Deutschland unter dem Namen Bezugs-pflege Fuß fasst: Primary Nursing. Die nach-folgenden Punkte haben Ihren Ursprung in der Literatur von Laubner (2018).

Gruppenpflege/Bereichspflege

Bei der Gruppenpflege beziehungsweise der Bereichspflege wird die Station je nach Grö-ße und Personal in verschiedene Gruppen oder Bereiche aufgeteilt. Entscheidend ist die Eigenverantwortlichkeit innerhalb der Gruppen bei der pflegerischen Versorgung der Patient*innen. Die Stationsleitung legt die Verantwortlichkeit Ihres Personals fest. Dies beinhaltet, welche examinierte Pflege-kraft den Bereich führt, welches pflegerische Hilfspersonal der Gruppe zugeteilt wird, und die Mitentscheidung der Stationslei-tung bei der Verteilung von neuen Patient*-innen. Wenn die Verantwortung verteilt ist, überlassen Sie den Gruppenleitungen die Entscheidungsbefugnis bei der Patientenver-sorgung, auch wenn dies in bestimmten Situationen schwierig sein kann. Vertrauen Sie als Führungskraft auf Ihre Entscheidun-gen, die Sie zuvor bei der Delegation der Verantwortung getroffen haben, und ver-trauen Sie Ihrem Personal. Wenn bei der Pflege Fehler gemacht werden, dann unter-stützen Sie die Teams, ohne in den autoritä-ren Führungsstil der Funktionspflege zu-rückzufallen. Hier sind sie als coachende Führungskraft gefragt. Die Rückmeldungen über die Arbeitsleistungen der Gruppe be-kommen Sie direkt von der Gruppenleitung.

Einzelpflege

Im Rahmen der Einzelpflege pflegt eine Pfle-gekraft einen Menschen im Rahmen der pfle-gerischen Versorgung rund um die Uhr. Die hohen finanziellen Ressourcen haben dazu geführt, dass dieses Pflegesystem nur gelegent-lich Anwendung findet. Ein Beispiel hierfür ist die außerklinische Intensivpflege in der ambu-lanten oder in der stationären Versorgung bei Patient*innen mit hohem Pflegebedarf. Eine Sonderform im innerklinischen Bereich der Einzelpflege ist die Sitzwache, die bei beson-ders gefährdeten Patienten*innen zur Anwen-dung kommt. Beispiel hierfür sind Delirpati-ent*innen oder andere Wesensveränderungen mit Eigengefährdung. Die Einzelpflege ist die älteste Form in der Pflege. Sie geht auf die Zeit vor der Existenz von Krankenhäusern oder ähnlichen Strukturen zurück. In dieser Zeit wurden kranke Personen zumeist von einem Familienangehörigen versorgt.

Zimmerpflege

Im System der Zimmerpflege übernimmt im Vergleich zur Gruppenpflege beziehungswei-se der Bereichspflege nur eine Pflegeperson die Verantwortung für eine bestimmte An-zahl von Patient*innen in einem oder mehre-ren Zimmern der Pflegeeinheit. Die Zahl der zu betreuenden Menschen ist abhängig vom jeweiligen Pflegebedarf und kann zwischen vier bis zwölf Pflegeempfangende betragen. Die Arbeitsorganisation erfolgt bei der Zim-merpflege patient*innenorientiert. Auch bei der Zimmerpflege gehören entsprechende bauliche Konstellationen und eine zufrieden-stellende materielle Ausstattung zu den erfor-derlichen Rahmenbedingungen. Auch hier ist die berufliche Qualifikation des Personals von entscheidender Bedeutung.

Primary Nursing

Das Primary Nursing ist in den sechziger Jahren in den vereinigten Staaten von Amerika entstanden. Bei diesem System soll noch mehr Verantwortung auf eine Pflegeperson übertragen werden als bei der Gruppenpflege. In der Gruppenpflege hört die Verantwortung nach Ablauf einer Schicht auf. Beim Primary Nursing geht die Verantwortung weiter. Täglich 24 Stunden, sieben Tage die Woche. In dieser Zeit hat ein und dieselbe Pflegeperson die umfassende Verantwortung für die zugeteilten Patient*innen. Was dies konkret bedeutet ist, dass die examinierte Pflegekraft die Patient*innenanamnese plant, durchführt und dokumentiert, die Erreichung der Pflegeziele überprüft und die Entlassung koordiniert. Da die Pflegeperson jedoch nicht 24 Stunden täglich im Dienst ist, gibt es eine Vertretung. Diese führt die von der Primary Nurse geplante Pflege durch, dokumentiert sie und verändert nur in Notfällen die geplanten Pflegemaßnahmen.

Praxistipp

Die Stationsleitung hat in diesem System die Aufgabe, die Patient*innen auf die Primary Nurses zu verteilen und dabei Rücksicht auf die Bedürfnisse der Patient*innen und die Fähigkeiten der Primary Nurses zu nehmen. Die Stationsleitung überträgt der Primary Nurse die volle Autorität und steht ihr nur bei Problemen, die sie nicht selbst bewältigen kann, zur Verfügung.

Der Vorteil dieses Pflegesystems liegt in der gesteigerten Zufriedenheit sowohl der Patient*innen als auch der Pflegeperson. Die Pflegekraft kennt die ihr zugeteilten Patient*innen genau, sorgt für einen kontinuierlichen Ablauf der Pflege und ist Ansprechpartner*in für alle Mitarbeitenden des Stationsteams. Dieses System entspricht am ehesten dem in den Pflegeschulen gelehrten Pflegemodells der ganzheitlichen und patient*innenorientierten Pflege.

Praxistipp

Als kritische Anmerkung zu den Pflegesystemen muss festgehalten werden, dass mit zunehmender Patient*innenorientierung und Ganzheitlichkeit der Pflege der Personalbedarf steigt und der Arbeitsaufwand für die Implementierung enorm ist. Dies wird insbesondere durch Fortbildung, Abstimmung mit den anderen Berufsgruppen des Teams und der Einarbeitung neuer Mitarbeitenden deutlich. Gerade in der heutigen Zeit von knappen finanziellen Ressourcen muss das System der patient*innenorientierten Ganzheitlichkeit hinterfragt werden. Auf der einen Seite stehen die, durch die zunehmende Professionalisierung, gewonnene Qualität der pflegerischen Leistungen und die höhere Arbeitsmotivation der Pflegenden, durch mehr Autonomie. Auf der anderen Seite ist die Pflegepersonalregelung (PPR 2.0 oder LEP und vergleichbare), die den Personalbedarf der tatsächlich erbrachten pflegerischen Leistung anpassen sollte, notwendig jedoch kritisch in der realen Umsetzung, da sie sich als nicht umsetzbar erwiesen hat. Die notwendigen Ressourcen Mensch und finanzielle Mitteln kommen bisher nicht in Deckung. In den Pflegeschulen wird jedoch weiter nach Pflegemodellen der ganzheitlichen Pflege gelehrt. Es folgt der nicht ausbleibende Konflikt zwischen Theorie und Praxis, denn je weniger Personal der Station zur Verfügung steht, desto schwerer ist es, den theoretischen Ansprüchen der ganzheitlichen Pflege gerecht zu werden.

Die Stationsleitung muss diese Umstände reflektieren und berücksichtigen, indem die Kommunikation im Team gewährleistet ist.

Kommunikation in Form von Transparenz und Offenheit im Umgang von Umsetzungsstrategien des Teams. Das Management fordert Effektivität bei gesteigerter Qualität der pflegerischen Leistungen, das Personal will seine Ansprüche auf Autonomie und umfassende Pflege verwirklichen, und die Ärzt*innen erwarten ausreichende Hilfe bei der Behandlungspflege. Für die Stationsleitung bedeutet dies, ständig auf einem schmalen Grat zu wandeln: Sie muss improvisieren, die Aufgabenverteilung immer wieder neu überdenken und die Verwirklichung der ganzheitlichen und patientenorientierten Pflege zumindest anstreben.

Die Bezugspflege ist die Regel des Pflegesystems in der ambulanten Pflege was bedeutet, dass jede Tour möglichst immer von derselben Pflegekraft absolviert wird. Hierbei sind längere Krankheitsausfälle und Urlaubszeiten ein großes Problem für die Klient*innen als auch das System.

Eine zumindestens zu berücksichtigende Gefahr besteht im Kontext der gewissen Betriebsblindheit in Bezug auf Langzeitpatient*innen, da Anregungen und Verbesserungsvorschläge von Kolleg*innen aufgrund der Organisationsstruktur nur selten ausgetauscht werden können. Je mehr Pflegekräfte eine Tour fahren können, umso besser können die Stationsleitungen diese Situationen erkennen und in Einklang bringen. Es gibt Klient*innen, die auf eine bestimmte Pflegekraft fixiert sind. Solange die Sympathie auf Gegenseitigkeit beruht und keine Überforderung eintritt, ist der »Dauereinsatz« problemlos. Hier und da führen allzu enge Beziehungen jedoch zur Überbelastung einer Pflegekraft, da sie sich verpflichtet fühlt, aus »alter Freundschaft« weitaus mehr zu tun als vereinbart ist. So werden gelegentlich auch die Mitglieder der Gruppe gegeneinander ausgespielt, nach dem Motto: »Ach, die Schwester Soundso nimmt sich immer noch Zeit, mir das und das zu machen« Umso wichtiger ist ein Pflegesystem, das eine kollegiale Kontrolle ermöglicht. Im Interesse eines Fortbestands der ambulanten Einrichtung müssen bei den niedrigen Entgelten die zu erbringenden Leistungen konkret benannt, zeitlich definiert und im jeweiligen Pflegesystem unterzubringen sein.

1.4 Planung der Arbeitsabläufe, Informationsmanagement und Dokumentation

Da Besprechungen aller Art ein wesentliches Thema für alle Führungskräfte sind, lohnt es sich, etwas genauer zu erörtern, welche Eckpunkte Beachtung finden. Die Stationsleitung plant in regelmäßigem Abstand wiederkehrende Besprechungen oder Teamrunden. Diese dienen im Wesentlichen dem Austausch und der Informationsweitergabe des Betriebes an die Mitarbeitenden. Zudem platziert die Stationsleitung hier besondere Themen, Jubiläen und erarbeitet mit dem Team beispielsweise Arbeitsabläufe. Zu diesen Inhalten reihen sich Qualitätszirkel, Besprechungen im Rahmen von Zertifizierungen, Besprechungen der Spezialisten wie der onkologischen Fachpflege, dem Wundmanagement, den Medizinproduktebeauftragten und auch dem immer gewichtigen Thema der Praxisanleitung. Die Aufzählung ist je nach Fachbereich zu komplettieren. Durch die hohe Komplexität der Vernetzung und der Spezialisierung nimmt die Anzahl der Besprechungen in den letzten Jahren ständig zu. Nicht zu unterschätzen sind die Nachbesprechung bei besonderen Ereignissen. Die Stationsleitung muss hier im Rahmen der psychischen Gesunderhaltung der Mitarbeitenden proaktiv eingreifen. Eine Nachbesprechung beispielsweise nach einer Reanimation, die Begleitung der Angehörigen und der Patient*innen zur Multiorganentnahme ist Aufgabe der Führungskraft. Ein ganz besonderes Thema ist, wenn innerhalb des Teams Kolleg*innen erkranken.

> **Praxistipp**
>
> Wenn Mitarbeitende des eigenen Teams erkranken, besteht Handlungsbedarf. Auch im Rahmen der Datenschutzgrundverordnung besteht die Möglichkeit der Teilhabe und des Einbezuges des Teams. Hinterfragen Sie, ob ein Teammitglied Kontakt hält und ob nur dieses Mitglied gezielt Informationen des Betreffenden einbringt. So ist ein Bezug gegeben und Spekulationen werden minimiert. Indem Sie ein Teammitglied beauftragen eine Geste der Verbundenheit zu erstellen nehmen sie als Stationsleitung die Thematik an. Beispielsweise kann ein Buch mit Fotos der gemeinsamen Zeit mit individuellen Widmungen oder eine Briefebox dem erkrankten Teammitglied Kraft geben. Zudem formt dies das Team für einen kollegialen Zusammenhalt.

Ein nicht geringer Teil der knappen Arbeitszeit nehmen inzwischen Besprechungen ein. Die Faustregel für eine Besprechung ist, dass eine Zeitstunde nicht überschritten wird. Ab diesem Zeitpunkt verfallen viele Themen der Wiederholung. Hier muss sehr genau geprüft werden, welchen Wert eine Besprechung hat und ob sie der täglichen Arbeit wirklich nützt oder nur aus formellen Gründen stattfindet. Besprechungen sollten nicht allein zum Reden genutzt werden, sondern es sollten Entscheidungen getroffen werden.

1.4.1 Leitung einer Stationsbesprechung

Um einen reibungslosen Stationsablauf zu gewährleisten und anstehende Probleme, die das ganze Team betreffen, zu erörtern, müssen Sie als Stationsleitung regelmäßige Besprechungen mit Ihren Mitarbeiter*innen durchführen. Eine Besprechung wird dann durchgeführt, wenn sie sinnvoll und notwendig ist, denn Besprechungen bedeuten einen großen Zeitaufwand und binden viel Geld in Form von Personalkosten.

Gründe für eine Besprechung:

- Information und Diskussion über anstehende wichtige Veränderungen, die alle betreffen, wie zum Beispiel ein anbahnender Veränderungsprozess, Umbaumaßnahmen auf der Station oder personelle Veränderungen sowie Feedback ans Team geben oder aktiv einfordern.
- Entscheidungen treffen oder auch kommunizieren
- Entscheidungen, die mit dem Team erarbeitet und beschlossen werden müssen.

Warum Besprechungen überhaupt sinnvoll sind, resultiert aus dem Ergebnis der kollegialen Zusammenarbeit. Kommunikation ist hier ein wesentliches Bindeglied. In unserer arbeitsteiligen Gesellschaft, welche besonders in Organisationen vorherrscht, arbeiten viele Menschen zusammen, um einen bestmöglichen Nutzen zu generieren. Ein Mensch allein ist kaum in der Lage, diesen Nutzen zu erschaffen und eigenständig auszuführen. Alle beteiligten Mitarbeitenden arbeiten zusammen, tauschen sich aus. Im Verlauf aller Arbeitsschritte ist es in der Regel sinnvoll, die Zusammenarbeit in Form von Besprechungen zu organisieren (Rustler 2021).

Praxisbeispiel

Die Stationsleitung möchte auf der Station die Übergabe am Krankenbett einführen. Sie führt eine Besprechung durch, in der sie die Vorteile dieser Übergabe erläutert und danach das Team auffordert, die Möglichkeiten der Umsetzung zu diskutieren. Aus dem Team kommen sehr viele gute Anregungen, es werden aber auch Bedenken geäußert. Nachdem das Für und Wider diskutiert ist und keine neuen Fakten dazu kommen, vereinbart die Leitung mit der Gruppe eine zweimonatige Probezeit für das Projekt, um dann endgültig über eine Etablierung des Übergabekonzepts zu sprechen.

Teamentscheidungen sind auf Dauer stabiler, da sie von allen gemeinsam getroffen und getragen werden. Bei autoritären Entscheidungen leidet schnell die Motivation der Mitarbeitenden. Aber nicht jede Entscheidung muss im Team getroffen werden: Wenn eine Vorgabe der Direktion besteht, die Entscheidung nicht das ganze Team betrifft und daher Einzelgespräche ausreichen oder das Problem nicht für eine Diskussion geeignet ist, kann die Stationsleitung die Entscheidung allein oder auch in ihrem Führungsteam treffen bzw. die Entscheidung in einer Besprechung teilen.

Sie als Führungskraft müssen die Besprechung vorbereiten, klare Ziele setzen und die Diskussion auf das Ziel hinlenken, um eine erfolgreiche Besprechung durchführen zu können. Die nachfolgende ▶ Abb. 1.12 zeigt die drei wesentlichen Phasen einer Besprechung.

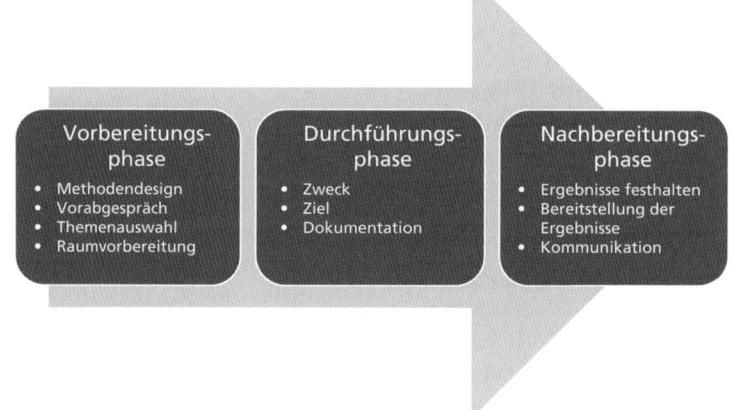

Abb. 1.12: Die drei Phasen wirksamer Besprechungen (eigene Darstellung in Anlehnung an Rustler 2021).

Praxistipp

Um eine Besprechung für alle Beteiligten gut werden zu lassen sind Eckpunkte wichtig. Nachfolgend sehen Sie wesentliche Punkte im Rahmen einer Checkliste.

Checkliste zur Vorbereitung für Besprechungen:

• Formulierung des Besprechungsthemas. Bekanntgabe der Tagesordnung.

- Eine gute räumliche Situation schaffen. Ist ein Flip Chart etc. notwenidig/vorhanden?
- Konkrete Zielsetzung für die Besprechung.
- Wer muss an der Besprechung teilnehmen?
- Eventuell Informationsmaterial und Unterlagen vorbereiten.
- Protokollführung planen.
- Können möglichst viele an der Besprechung teilnehmen? Liegt der Termin günstig?
- Am Anfang der Besprechung führen Sie in die anstehenden Themen ein und erläutern die Zielsetzungen.
- Zuletzt legen Sie einen Termin für eine abschließende Beurteilung und Entscheidung (nach einer Testphase) fest.
- Besprechungsdauer 45 Minuten bis maximal 90 Minuten

Regeln in Besprechungen:
Damit die Besprechung reibungslos abläuft, sollten Sie Regeln aufstellen:

- Es sollten nicht mehrere Teilnehmer*innen zur gleichen Zeit sprechen.
- Unnütze Wiederholungen vermeiden.
- Beiträge müssen in einer sachlichen Form präsentiert werden und konstruktiv sein.
- Alle bekommen die Möglichkeit, sich zu äußern.

Leider verlaufen nicht alle Besprechungen reibungslos. Sie müssen mit Störungen rechnen, um adäquat darauf reagieren zu können (► Tab 1.11).

Tab. 1.11: Mögliche Störfaktoren in Besprechungen und Optionen der Reaktion.

Störfaktor/Störquellen – Actio	Umgang mit Störfaktor/Störquelle – Reactio
Mitarbeiter*in provoziert, sucht Streit und ist nicht kooperativ	Sie können hier nur Ruhe und Sachlichkeit bewahren. Sie können dieses Verhalten entweder direkt ansprechen oder im Nachgang ein Gespräch vereinbaren.
Mitarbeiter*in weiß alles besser und versucht ständig, die eigene Meinung durchzusetzen.	Hier können Sie die Äußerungen unterbrechen oder widerlegen, damit auch die anderen zu Wort kommen.
Mitarbeiter*innen, die eher schweigsam sind, zeigen oft durch ihre Körpersprache an, wenn sie zu einem Kommentar bereit sind.	Beobachten Sie dies, dann können Sie die betreffenden Mitarbeiter*innen zu einer Äußerung auffordern.
Schwierige Gesprächsteilnehmer*innen sind jene die versuchen, durch schlaue Fragen das Gespräch zu boykottieren und die eigenen Interessen durchzusetzen.	Hier können Sie die Situation wieder direkt ansprechen oder ihn bitten, seine Fragen zu präzisieren und für die anderen verständlich zu machen.

Praxistipp für die Verbesserung des Besprechungsverlaufs

- Manipulieren Sie das Gespräch nicht, sondern steuern Sie es.
- Motivieren Sie die Mitarbeiter*innen zur Diskussion, indem Sie ihre Beiträge loben, sie in ihren Ansichten bestärken und sie um weitere Vorschläge und Ergänzungen bitten.
- Nehmen Sie Einwände der Mitarbeiter*innen immer ernst und beantworten Sie sie sachlich.
- Bei Unklarheiten können Mitarbeiter*innen von Ihnen um nochmalige und klare Erläuterung gebeten werden.

- Verlieren Sie das Thema nicht aus den Augen und führen Sie das Gespräch wieder dahin zurück.
- Kommt die Diskussion nicht voran, kann eine kurze Pause sehr hilfreich sein.
- Während des Gesprächs bietet es sich an, dass Sie kurze inhaltliche Zusammenfassungen machen.

Ist das Teamgespräch beendet, werden die Ergebnisse im Protokoll festgehalten und jedem zugänglich gemacht, damit sich auch nicht anwesende Mitarbeiter*innen informieren können. Die Namen der Abwesenden sollten im Protokoll schriftlich festgehalten werden.

Tab. 1.12: Die vier Meeting-Typen (eigene Darstellung in Anlehnung an Rustler 2021).

Meeting-Typ	Ziel des Meetings	Praxisbeispiel
Taktisches Meeting	Schnelle Fokussierung, um Informationen zu synchronisieren	Umsetzungsgespräch im Team über Fortschritte und Barrieren
Kollaboratives Meeting	Bedächtige, konzentrierte sowie gemeinsame Lösungserarbeitung und Entscheidungsfindung	Workshop zur Dienstplanoptimierung oder Fallbesprechung im interdisziplinären Team
Zwischenmenschliches Meeting	behutsam und reflektiert ist es zentraler Inhalt die Gruppendynamik zu pflegen	Feedbackrunde nach einer schwierigen Situation
Lern- & Verbesserungsmeeting	offen und reflektiert, dazuzulernen und gemeinsames Denken zu verbessern	Moderiertes von einander Lernen als Best-Practice-Teilen im Pflegealtag

1.4.2 Stationshandbuch

Das Stationshandbuch ist für Sie als Stationsleitung das wichtigste Hilfsmittel für die Stationsorganisation. Das Handbuch können Sie in einer Arbeitsgruppe mit den Mitarbeitenden Ihrer Station erstellen. Es ist zu empfehlen, dass Sie die Inhalte im jährlichen Abstand aktualisieren, um Neuerungen und Veränderungen zu erfassen.

Das Stationshandbuch hat mehrere Funktionen:

- Es beinhaltet einen Strukturstandard, in dem es die Organisation der Station beschreibt.
- Es ist eine Arbeitsablaufrichtlinie zur Sicherung der Prozessqualität.
- Es regelt den Arbeitsablauf auf der Station mit verbindlichen Zeitkorridoren, für alle Mitarbeiter*innen.
- Es dient als Informationsquelle für alle, die an der Organisationsstruktur der Station interessiert sind (Schüler*innen, Praktikant*innen etc.).
- Es regelt die Aufgabenbereiche der Stationsassistent*innen.

- Es dient zur Einarbeitung neuer Mitarbeiter*innen und gleichzeitig als Checkliste und Nachweis für eine umfassende Einarbeitung.

Das Stationshandbuch ist für Ihre Organisation ein Muss, denn es sichert die Qualität der pflegerischen Arbeit auf der Station, schreibt verbindliche Rahmenbedingungen vor und ist gleichzeitig ein Nachweis der pflegerischen Leistungserbringung (Bamberg et al. 2018).

Im ▶ elektronischen Zusatzmaterial finden Sie ein umfassendes Rahmenwerk der Organisation einer überregionalen Stroke-Unit. Dieses ist im Rahmen der Zertifizierung entstanden.

1.5 Qualitätssicherung in der Pflege

Das zentrale Thema der letzten Jahre ist die Kostensenkung beziehungsweise die Kostenbegrenzung im Gesundheitswesen. Einhergehend führt dies zu Personalbegrenzung und Bettenabbau, kürzeren Liegezeiten der Patient*innen bei einer gleichzeitig erhöhten Zahl von Schwerkranken in der stationären Behandlung sowie der Zunahme der Menge der behandelten Patient*innen. Damit sich die Qualität der Dienstleistungen im Gesundheitswesen unter diesen Umständen nicht verschlechtert, hat das Thema Qualitätssicherung stark an Bedeutung gewonnen.

Die wesentlichen Anforderungen an ambulant oder stationär durchgeführter Pflege ist die Orientierung an den individuellen Erfordernissen und Bedürfnissen der Pflegebedürftigen. Das vergleichsweise einfache Pflegenotensystem durch den Medizinischen Dienst wurde zum 1. November 2019 abgelöst. Nun folgt die Einschätzung auf der Basis eines wissenschaftlich entwickelten Qualitätssystems, das dem seit 2017 genutzten Instrument der Pflegebegutachtung weitgehend entspricht. Um den neuen Rahmenbedingungen des neuen Prüfsystems gerecht zu werden, müssen stationäre Pflegeeinrichtungen Vorarbeiten leisten, die ohne digitale Assistenz nahezu nicht mehr zu leisten sind. Der Einhaltung von Qualitätsstandards und Qualitätsindikatoren kommt eine zunehmende Bedeutung zu. Auch der Sachverhalt, dass nach der Behandlung im Zweifel auf eine Dokumentation zurückgegriffen werden muss, ist zu beachten. Konkret bedeutet die Evolution der neuen Arbeitswelt, dass für alle stationären Pflegeeinrichtungen auf den Einsatz digitaler Assistenzsysteme künftig nicht mehr verzichtet werden kann. Für die meisten Akteur*innen stellt sich die unaufschiebbare Aufgabe der Anpassung und folglich die vollständige Überprüfbarkeit der bisherigen Prozesslandschaft. Ziel ist die durchgängige Prüfung vorhandener Pflegestandards, welche auch im Sinne einer garantierten, regelmäßigen und gleichbleibenden Pflegequalität zum Einsatz kommen. Der Focus der derzeitigen Qualitätssicherung bezieht die Unterstützung der Pflegebedürftigen bei der Gestaltung des Alltagslebens und bei der Pflege sozialer Kontakte mit ein und soll auch bei der Überleitung im Rahmen von Krankenhausaufenthalten Anwendung finden (Thiele und Loewenguth 2021).

Die gesetzliche Grundlage für die Qualitätssicherung in stationären und ambulanten Pflegeeinrichtungen bilden die § 113–115 im SGB XI. Aus dieser Gesetzesgrundlage ergibt sich für den Pflegedienst die Verpflichtung, sich an der Qualitätssicherung zu beteiligen. Fast noch wichtiger ist hier das Berufsethos der Pflege, das die Pflegekräfte gegenüber den Patienten*innen verpflichtet, eine bestmögliche pflegerische Versorgung zu gewährleisten.

Den aktuellen Ethikkodex finden Sie hier https://www.dbfk.de/media/docs/newsroom/ publikationen/ICN_Code-of-Ethics_DE_WEB. pdf oder im ▶ elektronischen Zusatzmaterial. Der ICN- Ethikkodex für Pflegefachpersonen wurde im Jahr 2021 erneuert. Herausgegeben wird diese vom International Council of Nurses.

Praxishinweis

Die Berufsgruppe der Pflegenden achtet bei ihrer Arbeit schon lange auf Qualität. Hier ein paar Beispiele für die Ansätze in der Qualitätssicherung:

- Führung einer Pflegedokumentation,
- Einführung patient*innenorientierter Pflegesysteme,
- Durchführung einer durchgehenden Dienstübergabe,
- Einrichtung und Durchführung von Fort- und Weiterbildungsmaßnahmen,
- Stellenbeschreibungen,
- Einführung von Pflegestandards und Pflegerichtlinien,
- Evidenzbasierte Arbeit nach Expertenstandards und internationalen Leitlinien.

1.5.1 Qualitätsbegriffe

Bei der Qualität im Gesundheitswesen unterscheidet die Literatur geläufig, nach dem von Donabedian Mitte der sechziger Jahre, in die drei Ebenen der Struktur-, Prozess- und Ergebnisqualität (▶ Abb. 1.13). Entsprechend sind diese drei in entsprechenden Standards fest verankert.

In der *Strukturqualität* werden die Rahmenbedingungen, die für die Erbringung von Pflegeleistungen notwendig sind, beschrieben, wie zum Beispiel Fort- und Weiterbildungsmöglichkeiten, räumliche und materielle Ressourcen, Qualität und Quantität des verfügbaren Personals.

- *Beispiel für einen Strukturmangel in der stationären Pflege*
  Hochbetagte Patient*innen, welche aufgrund eines Oberschenkelhalsbruchs bettlägerig sind, kommen nicht an den Patient*innenruf, da er zu weit entfernt aufgehängt ist, und die Patient:innen müssen sich durch lautes Rufen bemerkbar machen.
- *Beispiel für einen Strukturmangel in der ambulanten Pflege*
  Die Klient*in wohnt in einer Wohnung, welche nicht barrierefrei ist und stolpert über eine Türschwelle. Nach mehrmaligen akustischen Rufen wartet sie in der Situation ab, bis die nächste Tour gefahren wird.

In der *Prozessqualität* geht es um das eigentliche pflegerische Arbeiten. Die Prozessqualität beruht auf der Annahme, dass man die bestmöglichen Ergebnisse nur dann erreicht, wenn die Versorgung durch festgelegte Abläufe nachvollziehbar und nachprüfbar ist und dabei dem aktuellen Kenntnisstand in der Pflege entspricht.

- *Beispiel für einen Prozessmangel in der stationären Pflege*
  Bettlägerige*r Patient*in muss nach einer nuklearmedizinischen Untersuchung noch zwei Stunden auf den Rücktransport zur Station warten.
- *Beispiel für einen Prozessmangel in der ambulanten Pflege*
  Da die Absprachen unter den Pflegekräften nicht eindeutig sind, wird ein*e Patient*in je nach Pflegekraft einen Tag am Waschbecken im Bad, am nächsten Tag im Bett und am dritten Tag mit einer Waschschüssel auf der Bettkante gewaschen.

Die *Ergebnisqualität* zeigt uns, ob die erbrachten Leistungen tatsächlich das gewünschte Ergebnis erbracht haben. Das Ergebnis ist nicht immer leicht zu überprüfen, da das Ziel, die Verbesserung des Krankheitszustands, nicht immer objektiv zu messen ist (Büscher und Krebs 2022).

- *Beispiel für einen Ergebnismangel in der stationären Pflege*
Eine Operation ist korrekt durchgeführt und Patient*innen warten auf eine Anschlussheilbehandlung welche eine Wartezeit zwischen Prozedur und Aufnahme

in der Reha nach sich zieht. Aufeinander abgestimmt sollte dies nahtlos über gehen.
- *Beispiel für einen Ergebnismangel in der ambulanten Pflege*
Ein Mensch mit einer nicht kurativen Erkrankung wird unzureichend auf bedarfsgerechte Analgesie eingestellt. Führt in diesem Beispiel zu einem unnötigen Leidensdruck.

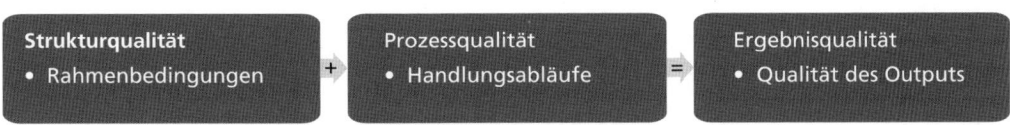

Abb. 1.13: Struktur-, Prozess- und Ergebnisqualität nach Donabedian (eigene Darstellung nach Gerlach 2001).

Was heutzutage in den Krankenhäusern noch nicht in ausreichendem Maße umgesetzt wird, ist ein systematisches und umfassendes Qualitätssicherungskonzept. Unter dem aktuellen Kostendruck scheuen viele Krankenhäuser die hohen Investitionskosten, die in den ersten Jahren für die Einführung der Qualitätssicherung nötig sind, ein Qualitätsmanagement einzuführen, welches die Qualitätssicherung im Krankenhaus betreut und überwacht. Konkret ist dies eine interdisziplinär besetzte *Qualitätssicherungskommission*, die von einem*einer *Qualitätssicherungsbeauftragten* geleitet wird und die qualitätssichernden Maßnahmen im Hause initiiert, koordiniert und deren Umsetzung unterstützt und fördert. Außerdem informiert die Kommission die Krankenhausleitung und führt Ergebniskontrollen beispielsweise mittels Patient*innenbefragungen oder anderen Kennzahlen durch (Gerlach 2001).

Übergang von Qualität zum Expertenstandard

Die gesetzlichen Ausführungen zum Thema Qualität im Pflegesektor finden sich im SGB XI. Gemäß § 112 Absatz 2 SGB XI sind Pflegeeinrichtungen verpflichtet, Maßnahmen der Qualitätssicherung vorzuhalten sowie ein Qualitätsmanagement durchzuführen. Zudem sind Expertenstandards anzuwenden. An Qualitätsprüfungen ist grundsätzlich mitzuwirken. In stationären Pflegeeinrichtungen werden von den Maßnahmen der Qualitätssicherung nicht nur die Pflegeleistungen an sich erfasst, sondern auch medizinische Behandlungspflege, die Betreuung, die Leistungen bei Unterkunft und Verpflegung sowie die Zusatzleistungen. Pflegeeinrichtungen sind dazu verpflichtet, Expertenstandards anzuwenden. Diese wurden für bestimmte Pflegemaßnahmen und Pflegephänomene wie beispielsweise der Dekubitusprophylaxe und weiteren erarbeitet und sollen die Qualität in der Pflege verbessern. Die Expertenstandards legen fest, welche Voraussetzungen eine qualitativ gute Pflege nach den neuesten wissenschaftlichen Erkenntnissen in der fachlichen Praxis erfüllen müssen (Große 2021).

> **Praxishinweis**
>
> *Qualitätsprüfungen* werden in allen zugelassenen Pflegeeinrichtungen mindestens einmal jährlich, durch den Medizinischen Dienst (PKV-Prüfdienstes) und den Prüfdienst des Verbandes der Privaten Kran-

kenversicherung (PKV-Prüfdienst) durchgeführt. Die aufgestellten Regelprüfungen werden einen Tag im Voraus angekündigt. Die Resultate der Examina sollen für Pflegebedürftige und Angehörige verständlich, übersichtlich und vergleichbar veröffentlicht werden.

Die Darstellung der Qualität in der stationären Pflege beruht in dem System auf drei Pfeilern (▶ Abb. 1.14).

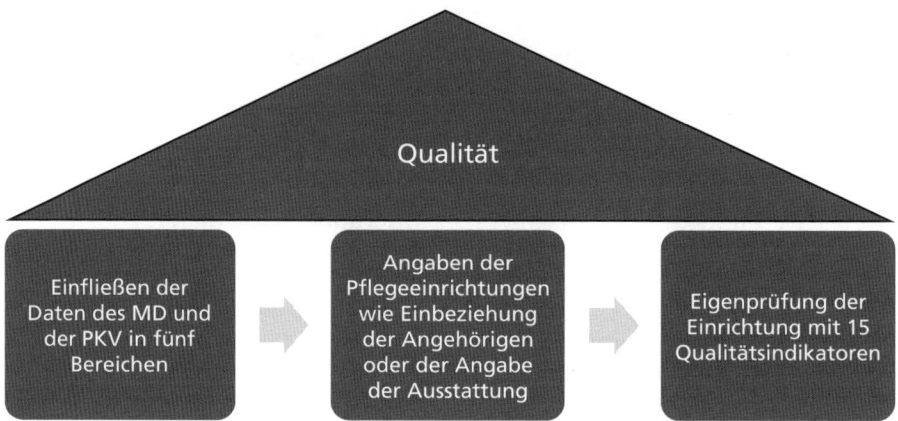

Abb. 1.14: Drei Pfeiler der Qualität in der stationären Pflege (eigene Darstellung in Anlehnung an Große 2021).

1. Die Pflegeeinrichtungen erheben selbst bei allen in der Einrichtung lebenden Menschen alle sechs Monate Daten für 15 Qualitätsindikatoren speziell im Bereich der Ergebnisqualität, die an eine Datenauswertungsstelle übermittelt werden. Es werden beispielsweise Mobilität, Selbstständigkeit bei alltäglichen Verrichtungen wie der Körperpflege, aber auch die Anwendung von Fixierungsgurten und Bettseitenteilen erfasst. Die Plausibilität der Zahlenangaben wird mittels statistischer Verfahren durch die Datenauswertungsstelle und bei den externen Qualitätsprüfungen überprüft.
2. Es fließen bestimmte Ergebnisse aus den genannten Qualitätsprüfungen des MD

und des PKV-Prüfdienstes in die Darstellung der Qualität ein. Dazu gehören fünf Bereiche wie Unterstützung bei der Mobilität und Selbstversorgung, Unterstützung bei der Bewältigung von krankheitsbedingten und therapiebedingten Ansprüchen und Belastungen sowie Begleitung sterbender Heimbewohner*innen und deren Angehörigen. Im Rahmen der Prüfungen finden auch Beratungen und eine Inaugenscheinnahme von Pflegebedürftigen statt.
3. Es kommen Angaben der Pflegeeinrichtungen hinzu, beispielsweise zur Ausstattung und der Einbeziehung der Angehörigen. Die publizierten Qualitätsinforma-

tionen sollen Pflegebedürftige und Angehörige bei der Suche nach einer geeigneten/passenden Pflegeeinrichtung unterstützen (Große 2021).

1.5.2 Standards und insbesondere Expertenstandards in der Pflege

Standards und Richtlinien im Rahmen der Qualitätssicherung unterstützen die Zielerreichung durch eine klare Definition von Tätigkeiten und Verantwortungen. Sie sollen die Arbeitsabläufe erleichtern und eine Überprüfung des Ergebnisses gewährleisten. Standards und Richtlinien sollten genügend Spielraum zwischen einem definierten Minimal- und Idealanspruch bieten, um sich mit den Ansprüchen an Struktur und einen realen Arbeitsablauf flexibel anpassen zu können. Für Sie als Stationsleitung ist der Einsatz von Standards und Richtlinien dann sinnvoll, wenn Ihr Personal in schwierigen oder seltenen Pflegesituationen die richtige Entscheidung treffen muss und dabei gezielte Unterstützung braucht. Daher ist es Ihre Aufgabe, Richtlinien oder Standards gemeinsam mit Ihren Mitarbeiter*innen rechtzeitig zu erstellen oder bestehende zu überarbeiten. Die hierbei zu erarbeitenden Handlungsalternativen müssen auf den neuesten pflegewissenschaftlichen Erkenntnissen beruhen und regelmäßig aktualisiert werden.

Es gibt derzeit in vielen Settings des Gesundheitswesens allgemein verbindliche Standards oder Richtlinien; diese müssen aber, um eine echte Handlungsalternative anzubieten, den Anforderungen auf Ihrer Station angepasst werden. Eine Vorlage zur Erstellung findet sich im ▶ elektronischen Zusatzmaterial.

> **Praxistipp**
>
> Für die Erstellung von Standards und Richtlinien ist ein ausreichender Literaturbestand auf der Station oder ein Zugriff auf eine Onlinebibliothek unabdingbar, um bei offenen Fragen jederzeit nachschlagen zu können. Lesen und Diskussionen sind ein professioneller Aspekt der Pflege.

Eckpunkte, welche für die Erstellung eines Standards wichtig sind:

- Der *Name* des Standards muss klar die zu erfolgende Maßnahme umschreiben – er sollte keine unverständlichen oder missverständlichen Abkürzungen enthalten und kein unverbindlicher, zu allgemeiner Oberbegriff sein.
- *Pflegesituation* in der er Anwendung finden (Pflegediagnose, DRG-Fallgruppe, Krankheit-Gesundheit, Diagnosen, Therapieprogramm; Kooperation mit anderen Gruppen).
- Erforderliche *Voraussetzungen* beim Pflegepersonal wie der Qualifikation
- *Vorbereitungsschritte*: Informationen, persönliche Vorbereitung, Material, Raum, zu pflegende Person, Absprachen im Team.
- Wesentliche Punkte der *Durchführung*: Ablauf, einzelne Schritte, Einbeziehung der Patient*innen, evtl. wichtige Fragen, Handgriffe.
- *Abschlussarbeiten* und *Nachbetreuung*.
- Mögliche *Komplikationen*, auf die man vorbereitet sein muss.
- Zusätzlich hilfreich sind die folgenden Punkte:
  - Hinweise zur Pflegedokumentation, Weiterleitung von Befundmaterial u. ä.,
  - Vorgehen bei Nachbestellungen,
  - Zeitaufwand und Zeitrahmen,
  - In Kraft gesetzt: wer/wann; beabsichtigte erneute Überprüfung dieses Pflegestandards.

Die Anwendung von Standards ist indiziert, wenn die Qualität der pflegerischen Arbeit durch den Einsatz tatsächlich verbessert werden kann. Zudem auch:

- zur Kontrolle, zum Nachweis und zur Beurteilung von pflegerischen Arbeitsleistungen,
- als Grundlage für die von Ihnen durchgeführte Mitarbeitendenbeurteilung,
- in konfliktbeladenen Situationen, um das bestehende Konfliktpotenzial zu entschärfen,
- um den Theorie-Praxis-Transfer von pflegerischem Wissen zu verbessern,
- um Handlungsalternativen zu begrenzen (zum Beispiel bei der Dekubitusprophylaxe: ausschließen von Pflegemaßnahmen, die objektiv falsch sind »Eisen und Föhnen« als Dekubitusprophylaxe).

Praxistipp

Die drei angegebenen Schritte zeigen einen Prozesspfad auf.

1. Risikoeinschätzung eines Dekubitus,
2. zugehöriger Standard,
3. Anforderung der Kompetenz Wundmanager*in.

In der Struktur des Expertenstandards ist eine Einbindung dieser Qualifikation in die Behandlung erforderlich. Zugehörige Dateien sind im ▸ elektronischen Zusatzmaterial enthalten.

Bedeutung der Expertenstandards

Den Mitarbeiter*innen ist die Wichtigkeit der Expertenstandards bewusst und dennoch fehlt es gelegentlich an der Willigkeit diese inhaltlich anzuwenden sowie sich intensiver mit den Inhalten auseinanderzusetzen.

Anlass für diese Unstimmigkeit der Mitarbeiter*innen ist die zentrale Frage, warum man sich überhaupt an den Expertenstandards orientieren muss. Um diesen Widerstand aufzubrechen, müssen zunächst Ziele dargelegt werden als auch die Entstehung der Expertenstandards beschrieben werden.

Entstehung der Expertenstandards

Im Jahr 1999 wurde von der 72. Gesundheitsminister*innenkonferenz der Länder beschlossen, dass eine Berücksichtigung der gesundheitspolitischen Entwicklung in Europa erfolgt. Zudem wurde festgelegt eine einheitliche Qualitätsstrategie anzugehen. Ziele hierbei sind (Schmidt 2020):

- Einführung von Qualitätsmanagement ab dem 01.01.2005,
- Konsequente Patient*innenorientierung,
- Sektorenübergreifende Qualitätssicherung und Erfahrungsaustausch als auch Informationsaustausch,
- Ärztliche Leitlinien und Pflegestandards zur Qualitätsentwicklung,
- Entwicklung einer integrierten, bürgernahen europäischen Gesundheitspolitik,
- Sicherung bzw. Verbesserung der Qualität von Gesundheitsdienstleistungen und Erhöhung der Transparenz zum Nutzen der Bürgerinnen und Bürger, insbesondere durch Strukturvergleiche.

Die Aufgabe des Deutschen Netzwerks für Qualitätsentwicklung in der Pflege (DNQP)

Das DNQP wurde beauftragt diese Vorgaben umzusetzen. Seit 1999 erarbeitet das DNQP in Kooperation mit dem Deutschen Pflegerat (DPR) Expertenstandards. Die finanzielle Förderung erfolgt durch das Bundesministerium für Gesundheit (BMG). Das DNQP ist ein bundesweiter Zusammenschluss von Pflegefachleuten, welche auf Praxisebene und Wissenschaftsebene arbeiten und sich mit dem Thema Qualitätsentwicklung auseinandersetzen. Diesem Gremium der Pflege wurde die Entwicklung, Steuerung und die folglich Veröffentlichung von evidenzbasierten Expertenstandards übertragen (Schmidt 2020).

Ziele von Expertenstandards:

- Förderung der Pflegequalität,
- Darstellung eines professionell abgestimmten Leistungsniveaus,
- Kriterien zur Erfolgskontrolle sind eingeschlossen,
- aktiver Theorie-Praxis-Transfer,

- Beitrag zur Professionalisierung.

Die Expertenstandards in der Pflege sind ein professionell abgestimmtes Leistungsniveau, das den Bedürfnissen der damit angesprochenen Bevölkerung angepasst ist und Kriterien zur Erfolgskontrolle der Pflege einschließt (Schmidt 2020).

Folgende Expertenstandards sind bereits erschienen und über dieHomepage des DNQP (https://www.dnqp.de/expertenstandards-und-auditinstrumente/) jederzeit abrufbar (▶ Tab. 1.13).

Tab. 1.13: Gültige Expertenstandards in der Pflege (eigene Darstellung, Stand April 2024).

Expertenstandard	Letzte Aktualisierung
Dekubitusprophylaxe in der Pflege	2017
Entlassungsmanagement in der Pflege	2019
Schmerzmanagement in der Pflege	2020
Sturzprophylaxe in der Pflege	2022
Förderung der Harnkontinenz in der Pflege	2024
Pflege von Menschen mit chronischen Wunden	2015
Ernährungsmanagement zur Sicherung und Förderung der oralen Ernährung in der Pflege	2017
Förderung der physiologischen Geburt	2014
Erhaltung und Förderung der Mobilität	2020
Beziehungsgestaltung in der Pflege von Menschen mit Demenz	2018
Erhaltung und Förderung der Mundgesundheit in der Pflege	2023
Schmerzmanagement in der Pflege	2020

Praxistipp

Für die Stationsleitung ist es unerlässlich, eindeutige Dokumentationsvorgaben festzuhalten und deren Umsetzung zu kontrollieren. Nach Auffassung der Rechtsprechung beinhalten Expertenstandards den anerkannten und aktuellen Stand der Pflegeforschung. Daher gelten diese als ein vorweggenommenes Sachverständigengutachten.

Die Zukunft von Expertenstandards

Mit dem Gesetz zur strukturellen Weiterentwicklung der Pflegeversicherung wird die Bedeutung von Expertenstandards noch einmal hervorgehoben. Die Umsetzung von Expertenstandards gilt für alle Einrichtungen in § 113a als unmittelbar verbindlich. Dieser Paragraph wurde zur Qualitätssicherung und zum Schutz der Pflegebedürftigen erlassen und regelt außerdem das Vorgehen bei der Erstellung. Die Verantwortung für die Entwicklung von Expertenstandards ist in den institutionellen Rahmen und den rechtlichen Zusammenhang des SGB XI gestellt. Die Kosten für die Entwicklung und Aktualisierung von Expertenstandards sind ein Kooperationsprojekt (Schmidt 2020).

1.5.3 Qualitätsmanagement

Das Qualitätsmanagement ist im Sinne des stetigen Weiterentwicklungsprozesses als eine evolutionären Reife anzusehen. Die Anforderungen an das Qualitätsmanagement folgen in der Regel aus den etablierten Qualitätsmanagementmodellen. Die Begriffe Qualitätsmanagementmodell und Qualitätsmanagementsysteme bezeichnen unterschiedliche Inhalte. Ein Qualitätsmanagementsystem bestimmt beispielsweise ausgebildete Strukturen und ausführende Tätigkeiten. Ein Qualitätsmanagementmodell dagegen ist ein Zusammenschluss spezifischer Anforderungen an das Qualitätsmanagement. Im Gesundheitswesen werden Anforderungen an das Qualitätsmanagement in Form von konkreten Mindestanforderungen durch Gesetze oder Richtlinien des G-BA ausformuliert. Derartige Anforderungen orientieren sich in der Regel an Absichten und Grundsätzen des Qualitätsmanagements.

Die Anforderungen an das Qualitätsmanagement von Krankenhäusern

Sektorenübergreifend sind Rahmenbestimmungen sowie die daraus folgenden Methoden und Instrumente als grundlegende Elemente des Qualitätsmanagements allgemeingültig formuliert:

- Qualitätsmanagement: systematische und kontinuierliche Durchführung von Aktivitäten, mit dem Ziel eine anhaltende Qualitätsförderung der Patient*innenversorgung zu erreichen. Hierbei werden Arbeits- und Behandlungsabläufe festgelegt und mit den Resultaten regelmäßig intern überprüft.
- Qualitätsmanagement soll einen Zugewinn zur Patient*innensicherheit leisten. Die Prozessoptimierung und die Patient*innensicherheit stehen im Mittelpunkt.
- Qualitätsmanagement muss für die Einrichtung, ihre Führungskräfte, alle Mitarbeitenden sowie für die Patient*innen effektiv und effizient sein.
- Qualitätsmanagement ist eine Führungsaufgabe, und liegt in der Führungsverantwortung.
- Qualitätsmanagement ist ein fortlaufender Prozess und von der Leitung an konkreten Qualitätszielen auszurichten.
- Die einrichtungsinternen Ziele sollen durch ein schrittweises Vorgehen mit systematischer Planung, Umsetzung, Überprüfung und bestenfalls durch Richtigstellung erreicht werden. Das Prinzip des sogenannten Plan-Do-Check-Act (PDCA)-Zyklus hilft bei der Strukturbildung (▶ Abb. 1.16).

Qualitätsmanagementmodelle

In diesem Werk darf eine Aufzählung der etabliertesten und prominentesten Qualitätsmanagementsysteme nicht fehlen. Diese dienen der Übersicht sowie der Orientierung.

- Qualitätsmanagementsystems (QMS) oder umfassende Qualitätsmanagementansätze (Total Quality Management, TQM) liefern branchenneutralen Kernmodelle:
  - DIN EN ISO 9001 und DIN EN ISO 9004
  - Exzellenzmodell der European Foundation for Quality Management (EFQM).
- Branchenspezifische Anforderungen an das Qualitätsmanagement in Einrichtungen der Gesundheitsversorgung fokussieren die nachfolgend aufgeführten Bewertungsverfahren:
  - Kooperation für Transparenz und Qualität im Gesundheitswesen (KTQ®)
  - Joint Commission on Accreditation of Healthcare Organizations (JCAHO)
  - Erweiterung der DIN EN ISO 9001 um die branchenspezifische Bereichsnorm DIN EN 15224.

Diese, für das Gesundheitswesen bedeutungsvollen Qualitätsmanagementmodelle beziehungsweise Anforderungskataloge, haben die Zielsetzung die zentralen Grundsätze und methodischen Grundlagen zur Qualitätsverbesserung, der Kund*innenbedürfnisse beziehungsweise der Patient*innenorientierung darzustellen.

Praxishinweis

Der PDCA-Zyklus und der klassische Managementkreislauf unterstützden die Orientierung innerhalb der eigenen Herangehensweise und bei der Umsetzung von neuen Prozessen. Wann immer Sie als Stationsleitungen einen neuen Prozess etablieren wollen: nutzen Sie den klassischen Managementkreislau und den PDCA-Zyklus. Diese beiden Instrumente stehen also in direkter Koexistenz.

Der PDCA-Zyklus umfasst vier Phasen:

- *Planungsphase* (Plan): Ist-Situation wird auf der Grundlage problemspezifischer Daten analysiert, eine Verbesserung wird geplant.
- *Ausführungsphase* (Do): Der Verbesserungsplan wird ausgeführt und das Vorgehen strukturiert. Die Ergebnisse der Prüfung werden abgewartet.
- *Prüfphase* (Check): Die Daten für die Prüfung und Überprüfung der geplanten und implementierten Verbesserung werden gesammelt und die Ausführung und Zielerreichung anhand von Prüfpunkten gemessen.
- *Aktionsphase* oder *Verbesserungsphase* (Act): Der Soll-Ist-Abgleich wird durchgeführt und eine Bewertung wird vorgenommen. Abgeleitete Konsequenzen werden gezogen. Bei einer Abweichung der Erwartung umgehend Anpassungen in Form von Optimierungen oder Korrekturen vornehmen.

Der dargestellte Kreislauf liefert ein universelles und grundlegendes *Denk- und Handlungsmodell* für planvolles und faktenbasiertes Problemlösungshandeln im Qualitätsmanagement.

Praxistipp

PDCA im Problemlösungshandeln des Pflegeprozesses Dekubitusprophylaxe

- **P:** Problembeschreibung und Planung der Pflege von Mobilisationsmaßnahmen.
- **D:** Umsetzung des Plans; Durchführung der geplanten Pflegemaßnahmen.
- **C:** Regelmäßige Pflegedokumentation, beispielsweise durch Führen eines Lagerungsprotokolls.
- **A:** Evaluation der Pflegemaßnahmen; Fortführen der Pflege oder Neuanpassung des Pflegeplans ggf. durch Anpassung der Mobilisationszeiten.

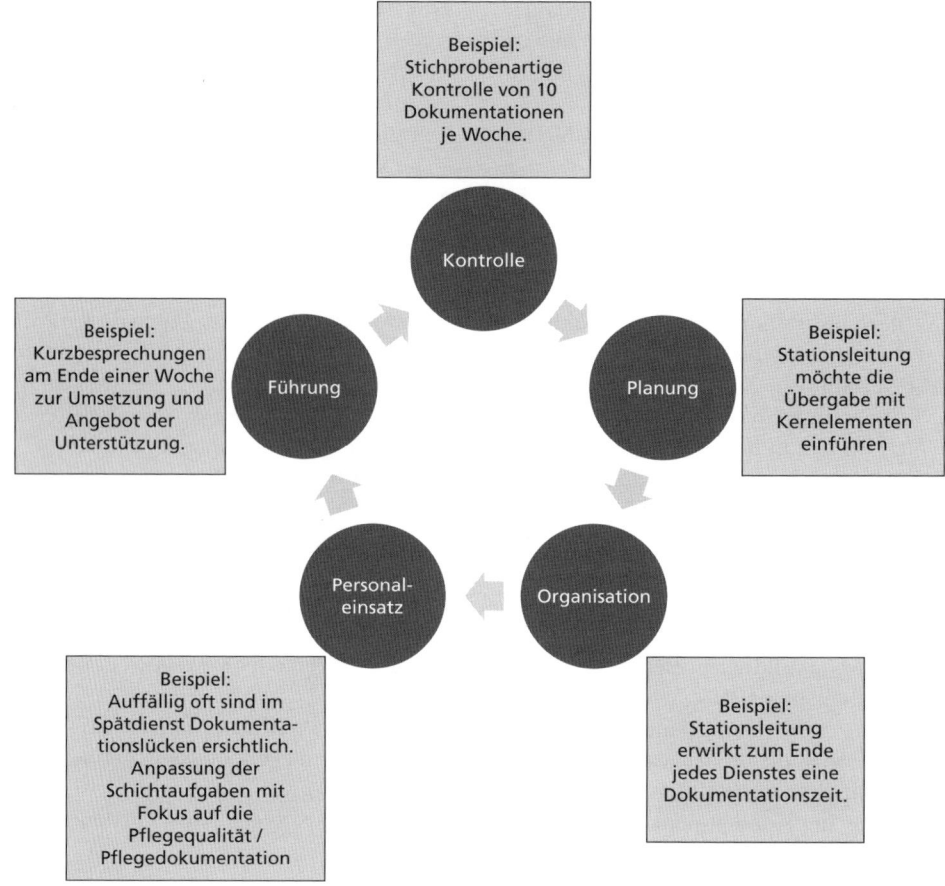

Abb. 1.15: Managementkreislauf (eigener Darstellung modifiziert nach Hensen 2022).

Qualitätsmanagement umfasst die folgenden grundlegenden Elemente:

- Kommunikation,
- Prozessorientierung,
- Verantwortung der Führungskräfte,
- Patient*innenorientierung und deren Sicherheit,
- Mitarbeitendenorientierung und deren Sicherheit,
- Informationssicherheit und Datenschutz.

Die nachfolgend aufgeführten Methoden und Instrumente des Qualitätsmanagements sind anzuwenden (in Anlehnung an Thiele und Loewenguth 2021):

- Erhebung des Ist-Zustandes,
- Messen und Beurteilen von Qualitätszielen,
- Regelung von Verantwortlichkeiten und Zuständigkeiten,
- Prozessbeschreibungen,
- Teambesprechungen,
- Fortbildungsmaßnahmen und Schulungsmaßnahmen sowie Unterweisungsraten,
- Patient*innenbefragungen,
- Mitarbeitendenbefragungen,
- Beschwerdemanagement,

- Auslastung der Pflegetage,
- Auswertung der Pflegepersonaluntergrenzen,
- Risikomanagement,
- Fehlermanagement und Fehlermeldesysteme,
  - Notfallmanagement,

- Schmerzmanagement,
- Hygienemanagement,
- Arzneimitteltherapiesicherheit,
- Maßnahmen zur Vermeidung von Stürzen bzw. Sturzfolgen,
- Prävention von und Hilfe bei Missbrauch und Gewalt.

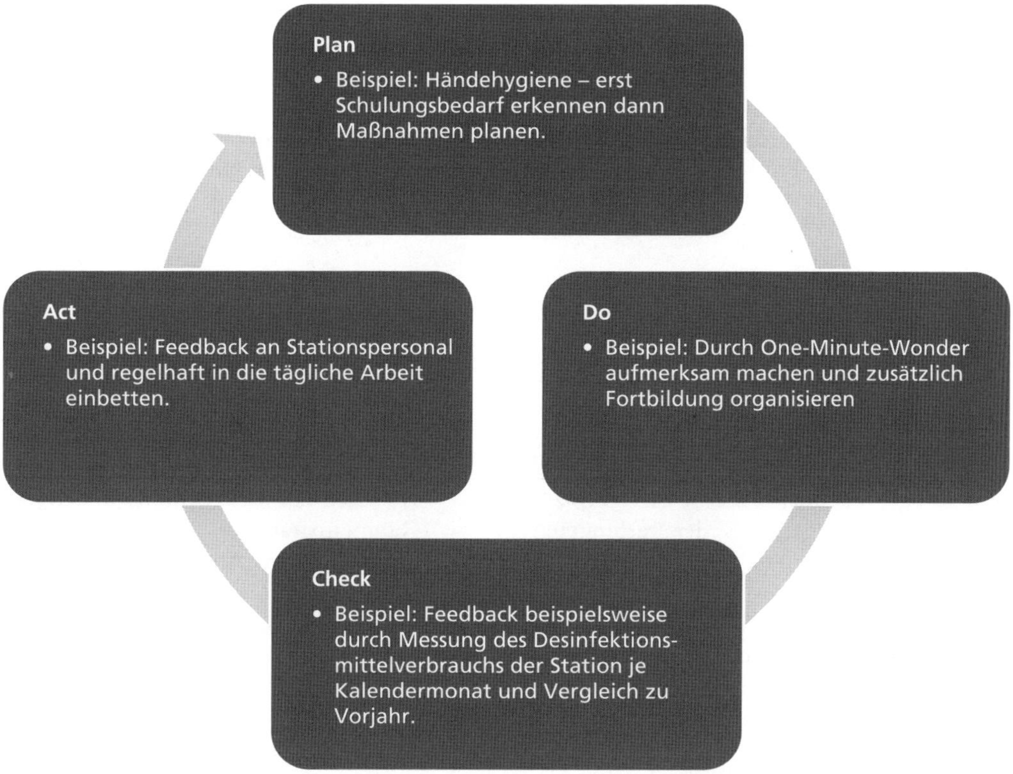

Plan
- Beispiel: Händehygiene – erst Schulungsbedarf erkennen dann Maßnahmen planen.

Act
- Beispiel: Feedback an Stationspersonal und regelhaft in die tägliche Arbeit einbetten.

Do
- Beispiel: Durch One-Minute-Wonder aufmerksam machen und zusätzlich Fortbildung organisieren

Check
- Beispiel: Feedback beispielsweise durch Messung des Desinfektionsmittelverbrauchs der Station je Kalendermonat und Vergleich zu Vorjahr.

Abb. 1.16: PDCA-Zyklus (eigene Darstellung modifiziert nachHensen 2022).

Praxistipp

Jedes Setting hat einen individuellen und bedarfsgerechten Fokus. Die folgenden fünf Beispiele verdeutlichen die unterschiedlichen Kennzahlen der Bereiche. Beachten Sie als Stationsleitung, welche Kennzahlen Sie für Ihre eigene Arbeit benötigen und welche Ihnen Zeit rauben. Nichts ist im Alltag lästiger als unnötige Arbeiten zu verrichten. Für die Transparenz im eigenen Arbeitsbereich ist die Arbeit mit Kennzahlen jedoch unerlässlich. Nur mit Kennzahlen können Sie versachlichen und somit eine solide Grundlage für Ihre Entscheidung treffen.

- *Pflegedienst*: Einhaltung der Zielzeiten bei den Klient*innen, Klient*innenbindungsrate, Benotung des Medizinischen Dienstes. Internes Audit zum Vergleich Abarbeitung Tourenplan Mitarbeiter*in A zu Mitarbeiter*in B. und viele mehr.
- *Führung*: Fluktuation, Geschäftsergebnis, Bewerbungsraten, Befragungen, Verweildauersteuerung, Potentielle neue Geschäftsnischen aufzeigen, Produktionskapazität, Übernahme von Auszubildenden und viele mehr.
- Zentrale *Notaufnahme*: Zeit der Ersteinschätzung, Ärzt*innenbindungszeit je Patient*in, Transportzeiten ab Anmeldung, Liegedauer in der Struktur, Zeit erster Ärzt*innenkontakt, Feedback der Aufnehmenden Stationen und viele mehr.
- *Station im Krankenhaus*: Auswertung der Pflegepersonaluntergrenzen, Durchführung von Pflegevisiten/onkologische Visite/Tumorkonferenzen etc., Anzahl Dekubitalulzerationen, Anzahl Patient*innen je Monat und viele mehr.
- *Zentral OP*: Checklisten wie OP-Checkliste, Schnitt-Naht Zeiten, Vorbereitungszeit, OP-Minuten, Wechselzeiten, Vorbereitungszeiten je Berufsgruppe, Überleitungszeit, Planstabilität der OP-Punkte, Pünktlichkeit der Operateur*innen, Abschluss OP-Protokolle, Einleitungszeit der Anästhesie und viele mehr.

1.5.4 Ziele und deren Messbarkeit: Das SMART-Prinzip

Um die Frage zu klären, wie Ziele bestmöglich definiert werden, hilft es Ihnen als Stationsleitung ungemein das SMART-Prinzip anzuwenden. Es ist eines der verbreiteten Methoden zur Klärung eines Zieles inklusive der Umsetzung.

Grundsätzlich müssen Ziele stets in der Zukunft liegen und einen angestrebten Zustand beschreiben. Es gibt Ziele, die in sehr kurzer Zeit erreicht werden können und andere welche viel Zeit für die Umsetzung benötigen. Dies ist abhängig von der Komplexität als auch der Größendimension der Ziele. Hieraus folgt die Klassifikation in kurzfristige, mittelfristige und langfristige Ziele. Nachfolgend sind die drei inhaltlich beschrieben.

- Kurzfristige Ziele
  - Zeithorizont von wenigen Tagen bis maximal sechs Monaten
  - Sind regelhaft mit vorhandenen Ressourcen umsetzbar
  - überschaubarer Aufwand an materiellen und personellen Ressourcen

- Mittelfristige Ziele
  - binden über einen längeren Zeitraum (> sechs Monate) vorhandene Ressourcen
  - in der Regel Einbezug von externen Ressourcen
  - Auslöser zumeist Veränderungen der Rahmenparameter, wie beispielsweise neue Gesetze, Anpassung der Infrastruktur oder neue Qualitätsindikatoren

- Langfristige Ziele
  - nutzen vorhandene interne und externe Ressourcen
  - neue Geschäftsfelder werden entwickelt
  - bestehende Strukturen an neue Rahmenparameter anpassen

Von einem Ziel wird also gesprochen, wenn in der Zukunft ein Zielzustand erreicht werden soll. Somit ist es folgerichtig, dass dieses Ziel auch eindeutig ist und der angestrebte Zustand erkennbar ist. Denn nur so kann ein Ziel nach Beendigung auch als erreicht bewertet werden. Der Weg zu diesem Ziel ist immer ein Prozess und eine Handlungsfolge bis der zufriedenstellende Endpunkt erreicht ist. Anhand des Beispiels Pflege 4.0 von Thiele und Loewenguth, wird der kontinuierliche Optimierungsprozess im Sinne einer fokus- sierten Zielbenennung deutlich. Mit den nachfolgenden SMART-Prinzip wird ein bei- spielhafter Prozess vorgesetllt.

Tab. 1.14: Bedingungen Pflege 4.0 (eigene Darstellung nach Thiele und Loewenguth 2021).

Kriterium	Bedeutung
Klarheit	Management kennt Ziele und die Anforderungen für die Mitarbeitenden
Verbindlichkeit	Ziele sind im Team erarbeitet worden
Priorisierung	Mitarbeitende kennen Ziele und wissen zu welchem Zeitpunkt sie erreicht werden müssen
Eigenverantwortung	Mitarbeitende befähigen das Erreichen der Ziele in eigener Verantwortung zu regeln
Motivation	Die Zielerreichung erfolgt auf Basis messbarer Kriterien und Willkür wird ausgeschlossen

---

Praxisbeispiel

Das SMART-Prinzip in Anwendung am Beispiel der Zielerreichung der Ersteinschätzungs- zeit in der Zentralen Notaufnahme.

- **S**pezifisch: Patient*innen erhalten eine Ersteinschätzung
- **M**essbar: Innerhalb der ersten 10 Minuten nach Ankunft erfolgt die Ersteinschätzung
- **A**nspruchsvoll: Die Ersteinschätzung erfolgt mittels einer validierten Systematik
- **R**ealistisch: Alle Patienten*innen erhalten eine Ersteinschätzung
- **T**erminiert: Nach Einführung des MTS (Manchester Triage Systems) erhalten nach drei Monaten 95 % der Patient*innen eine umfängliche Ersteinschätzung.

Als letzte Maßnahme versuchen Sie alle Stichpunkte *in einem Satz* zusammenzufassen.
»Innerhalb von zehn Minuten nach Ankunft in der Zentralen Notaufnahme erhalten nach Einführung des MTS (Manchester Triage Systems) 99 % aller Patient*innen die Ersteinschät- zung.«

Praxistipp

Wie zu erkennen ist, fügt Nowoczin noch den Zusatz der Akzeptanz ein. Hier bietet es sich an im Zweifel mit der Methode des *systemischen Konsensierens* zu arbeiten. Dabei erfragen Sie als Stationsleitung den inneren Widerstand bei der Umsetzung und gehen diesen nach. Wichtig sind große Ausschläge. Starke Ausschläge hinterfragen Sie offen und lassen Ihre Mitarbei- tenden reden. Versuchen Sie mit dem Setting des aktiven Zuhörens die Thematik aufzuspüren, die den Widerstand verursacht. Nach der Abfrage übertragen Sie die Werte des Teams in eine Matrix und stellen diese dar.

Tab. 1.15: Bewertungsskala Systemisches Konsensieren.

Wert	Verbales Rating
0	ich bin vollkommen einverstanden
1	ich habe einen absolut geringen Widerstand in meiner Zustimmung
2	ich habe einen nichtigen Widerstand in meiner Zustimmung
3	ich habe einen spürbaren Widerstand in meiner Zustimmung
4	ich spüre handfesten Widerstand
5	ich schwanke stark
6	ich habe einen größeren Widerstand als Zustimmung
7	ich habe einen dominierenden Widerstand
8	ich kann die Entscheidung unwillig mittragen
9	ich habe einen sehr hohen Widerstand/möchte die Entscheidung aber nicht blockieren
10	ich habe einen außerordentlich hohen Widerstand/Entscheidung wird nicht mitgetragen

Grundsätzlich haben Motivation, Commitment und Identifikation eine ausgesprochene Schlüsselfunktion für jedes Unternehmen. Ist die Motivation gering oder ist diese sogar zerstört, ist der Versuch, den Mitarbeiter*innen eine höhere Autonomie oder Entscheidungskompetenzen zu bieten, kaum von Erfolg gekrönt. Bessere Möglichkeiten zur Selbstorganisation stoßen dann im ersten Schritt auf Ablehnung. Reize, die auf das System Mitarbeiter*innen wirken sollen, stoßen nicht auf Resonanz, sie initiieren keine Reaktion im System (Bernin 2023).

Praxistipp

Wenn Sie als Stationsleitung einen Veränderungsprozess eingeleitet haben führt dieser in der Regel dazu, dass die nachfolgenden dargestellten stetigen Wiederholungen durchlaufen werden sollten (▶ Abb. 1.17). Gerade die regelhaften Abgleiche und die Transparenz für alle . Akteur*innen sind Steuerungsgrößen, die Sie aktiv beeinflussen. Eine Steigerung des gewünschten Qualitätsniveaus setzt permanente Auseinandersetzung mit dem beschrieben Ziel vorraus.

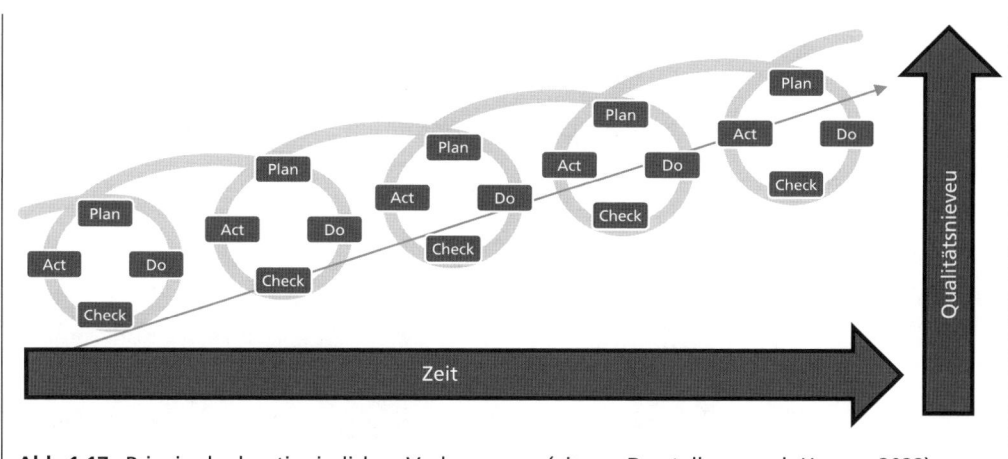

Abb. 1.17: Prinzip der kontinuierlichen Verbesserung (eigene Darstellung nach Hensen 2022).

1.5.5 Pflegeprozess und Modelle des Pflegeprozesses

Die Gedanken zur Beschreibung des Pflegeprozesses entstand mit den Pflegetheorien in den 50er-Jahren in den USA. In den Theorien wird eine Aussage darüber getroffen, wie die Pflege der Patient*innen eingeschätzt wird, wie sie geplant werden soll und wann und wie die Pflegemaßnahmen bewertet werden sollen. In der Methodik des Pflegeprozesses sollen die theoretischen Vorstellungen der ganzheitlichen Pflege verwirklicht werden, indem man die emotionalen, sozialen, psychischen, physischen und wirtschaftlichen Bedürfnisse der Patient*innen berücksichtigt (Lauber 2018).

Modelle des Pflegeprozesses

In der Literatur finden Sie diverse Modelle des Pflegeprozesses. Im Rahmen dieses Werkes werden die vermeintlich prominenten drei Modelle visualisiert dargestellt. Alle Darstellungen und Inhalte zu vergleichen in Lauber 2018.

Vier-Phasen-Modell

Die WHO favorisiert das Vier-Phasen-Modell unter anderen aufgrund der strukturierten und systematischen Herangehensweise an Gesundheitsinterventionen (▶ Abb. 1.18).

- Einschätzung/Assessment
- Planung/Planning
- Durchführung/Intervention
- Bewertung/Evaluation

> **Praxistipp**
>
> Bei diesem Modell ist davon auszugehen, dass die einzelnen Phasen der Beziehung deren Dauer sowie dessen Ausmaß in der Abfolge modifiziert werden können.

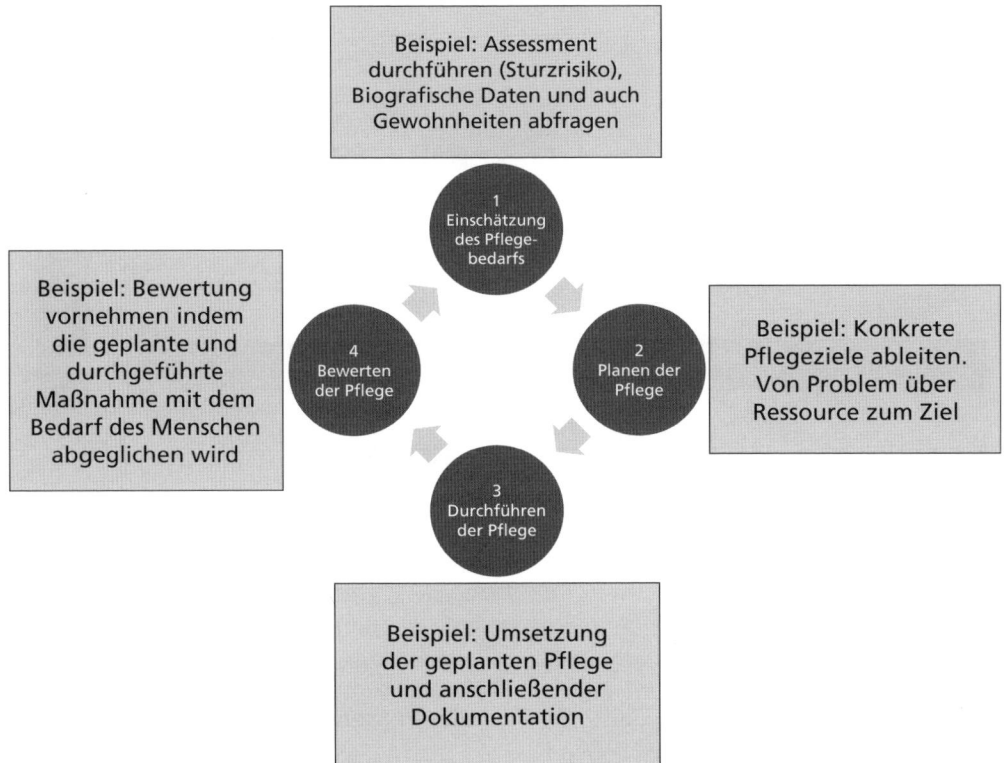

Abb. 1.18: Darstellung des Vier-Phasen-Modelles (eigene Darstellung nach Yura und Walsh in Anlehnung an Lauber 2018).

Fünf-Phasen-Modell

Praxistipp

Die vier Phasen werden von Brobst um die Phase der Diagnose erweitert. Die Arbeit mit Pflegediagnosen ist hierzulande nicht gegenwärtig. Gerade in den USA ist das Arbeiten mit Pflegediagnosen jedoch zur Routine geworden. Die Akademisierungsrate sowie der Austausch zwischen den Berufsgruppen sind auf einem höheren Level. Die Nutzung der *NANDA-I* (North American Nursing Diagnosis Association) führt hier zu einer einheitlichen Fachsprache der Pflegekräfte.

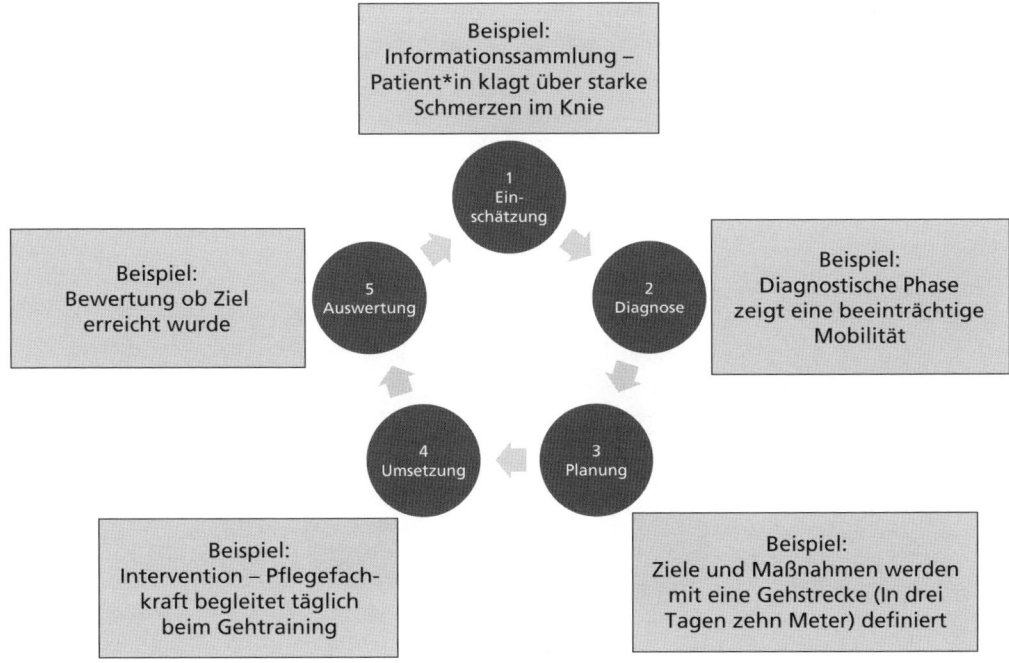

Abb. 1.19: Darstellung des Fünf-Phasen-Modelles (eigene Darstellung nach Brobst in Anlehnung an Lauber 2018).

Sechs-Phasen-Modell

Praxistipp

Die kontinuierliche Anpassung an die bestehende Lebenswirklichkeit führt unweigerlich dazu, dass Ansätze weiter vervollständigt werden. Die WHO hält beispielsweise an dem Vier-Phasen-Modell fest, da es über den Erdball gesehen die Gesundheitssysteme vereint. Beim aufgeführten Sechs-Phasen-Modell ist zu bemerken, dass eine Informationssammlung vorweg geht. Diese ist systematisch und strukturiert. Der nachfolgende Vergleich verdeutlicht die Evolution der Modelle.

- *Von*: Nahrungsaufnahme, Gabe und Bilanzierung.
- *Zu*: Aufnahme der Nahrung mit Hilfsmittel möglich, Teilhabe der Speisenauswahl, Bilanzziel, Mitwirkung bei der Nahrungsaufnahme und Beurteilung der Maßnahmen.

Mit der Entwicklung des Pflegeprozesses werden weiter die Ressourcen der Patient*innen ermittelt, die Pflegeprobleme definiert, die Pflegeziele beschrieben, Maßnahmen geplant, durchgeführt und das Ergebnis bewertet. Ist das Ergebnis nicht zufriedenstellend, dann beginnt der Prozess von vorne und es kommt zu einer Neuanpassung an die Bedürfnisse der Patient*innen. Dieser Regelkreis garantiert die bestmögliche pflegerische Versorgung der Patient*innen im Sinne der Qualitätssicherung und belegt

71

gleichzeitig die pflegerische Leistung. Ein Regelkreissystem wird angewendet, wenn der IST-Wert nicht mit dem Soll-Wert übereinstimmt.

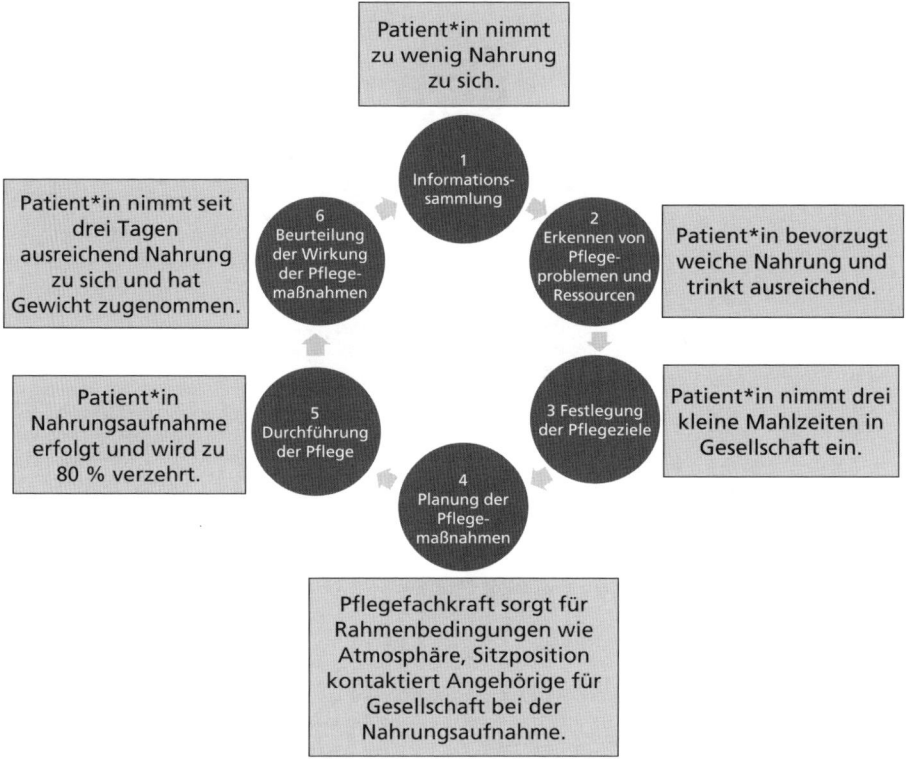

Abb. 1.20: Darstellung des Sechs-Phasen-Modelles (eigene Darstellung nach Fiechter und Meier in Anlehnung an Lauber 2018).

Der Entscheidungsprozess als Weg der Zielerreichung folgend dargestellt (Lauber 2018).

- Informationsphase
- Problemphase
- Alternativphase
- Entscheidungsphase
- Beurteilungsphase

Praxishinweis

Dieser Nachweis der geplanten und notwendigen Pflege erfolgt täglich mithilfe der Pflegedokumentation. Die Pflegeplanung wird in *schriftlicher* Form geplant, um jederzeit notwendige pflegerische Leistungen gegenüber dem Kostenträger nachweisen zu können. Ursprünglich diente beispielsweise die PPR (Pflegepersonalregelung) unter anderem dazu, den Arbeitsaufwand der Pflege über eine festgelegte Methode zu ermitteln und dementsprechend mehr oder weniger Personal einzusetzen. Da aber offensichtlich wurde, wie groß der tatsächliche Personalbedarf im Pflegebereich ist, wurde die PPR vom Gesetzgeber ausgesetzt. Der Mehrbedarf an Personal war nicht zu finanzieren.

Die Krankenhäuser benutzen jedoch das Instrumentarium der PPR teilweise weiter, da sie keine Alternative haben, um den Personalbedarf zu bestimmen. So wird zumindest weiterhin dokumentiert, wie hoch die Arbeitsleistung der Pflege tatsächlich ist. Neben diesem Instrument sind mehrere mittlerweile etabliert. Sicherlich kennen Sie einige:

- PPR
- PPR 2.0
- PKMS
- epa
- LEP

Sie als Stationsleitung sind für den Einsatz und den Ablauf des Pflegeprozesses verantwortlich. Sie müssen die Qualität der Pflegeplanung bei Ihren Mitarbeiter*innen kontrollieren und bei Bedarf mithilfe des Qualitätszirkels eine Verbesserung anstreben. Führen Sie außerdem eine regelmäßige Statistik über Ihren Personalbedarf nach einer für Sie geeigneten Methode, um jederzeit belegen zu können, wie hoch Ihr Personalbedarf und das Leistungsniveau auf der Station ist. (Die Zahlen können Sie entweder selbst über die EDV ermitteln, wenn die Eingruppierungen der Patienten über die EDV

erfolgen, oder Sie bitten die Pflegedienstleitung um die entsprechenden Daten.)

Von der subjektiven zur objektiven Problemlösung

Ein Ansatz zur Problemlösung bietet die PQRST-Gedächtnisstütze (▶ Tab 1.16). Diese bietet die Chance der größtmöglichen Objektivierung subjektiver Informationen. Die PQRST-Gedächtnisstütze ist somit ein wichtiges Hilfsmittel zur Klärung und Versachlichung.

Tab. 1.16: Die PQRST-Gedächtnisstütze (eigene Darstellung in Anlehnung an Lauber 2018).

PQRST-Bereich	Beschreibung	Passende Fragen
P	Provokatie und palliative Umstände	Was taten Sie gerade, als das Symptom zum ersten Mal auftrat oder Sie es erstmals bemerkten? Wodurch wird es verstärkt: durch Stress? eine bestimmte Körperhaltung? bestimmte Aktivitäten? Streit? Was verschlimmert das Symptom?
Q	Qualität und Quantität	Wie würden Sie das Symptom beschreiben – wie fühlt es sich an, wie sieht es aus, wie hört es sich an? Wie stark spüren Sie es im Augenblick? Ist es so stark, dass es Sie an jeder Aktivität hindert? Ist es stärker oder schwächer, als Sie es früher empfanden?
R	Region Radiation	Wo tritt das Symptom auf? Strahlt es aus? Bewegt sich der Schmerz den Rücken oder die Arme oder den Beinen entlang?
S	Schwereskala	Wo würden Sie die Schmerzen auf einer Skala von 1 bis 10 einordnen, wenn die 10 den stärksten Schmerz bezeichnet?

Tab. 1.16: Die PQRST-Gedächtnisstütze (eigene Darstellung in Anlehnung an Lauber 2018).
– Fortsetzung

PQRST-Bereich	Beschreibung	Passende Fragen
		Zwingt Sie der Schmerz, sich hinzulegen, sich zu setzen oder langsamer zu werden?
T	Timing	An welchem Tag trat das Symptom zum ersten mal auf? Um wieviel Uhr hat es angefangen? Wie fing das Symptom an: Plötzlich? Allmählich? Wie oft spüren Sie das Symptom: Stündlich? Wöchentlich? Monatlich?

1.5.6 Pflegequalität in der ambulanten Pflege

Die Pflegequalität in der ambulanten Pflege wird wesentlich durch das kostendeckende Preis-Leistungs-System beeinflusst. Über die mit den Kostenträgern vereinbarten Gebührensätze hinaus ist im Regelfall nichts abrechenbar. Wie weit dieser Einfluss geht, zeigt das folgende Beispiel:

Praxisbeispiel

Eine examinierte Pflegekraft erhält für eine Medikamentenabgabe und eine Blutdruckkontrolle zusammen 2,30 € sowie die Anfahrtspauschale von 4,35 €.

Um die Kosten für eine examinierte Pflegekraft zu erwirtschaften, die je nach Lohnsteuerklasse, Familienstand und Alter ca. 41,00 € Stundenlohn erhält (Durchschnittspersonalstundenkosten 36,00 €/ Sachkostenanteil von 5,00 €), müsste diese examinierte Pflegekraft in einer Stunde acht Patient*innen besuchen und bei allen von ihnen durch die Medikamentenabgabe und eine Blutdruckkontrolle 5,00 € erwirtschaften.

Bedeutet: 60 Minuten geteilt durch acht Patient*innen gleich 7,5 Minuten. Die Pflegekraft hätte für Anfahrt, Parkplatzsuche, Zuweg, Medikamentenabgabe, Blutdruckmessung und Dokumentation sowie Rückweg zum Auto 7,5 Minuten Zeit.

Um die notwendigen pflegerischen Leistungen zu planen, durchzuführen und zu kontrollieren, setzt die ambulante Pflege die Pflegeplanung ein, die kurz und spezifisch gestaltet wird.

Beispiel aus der Behandlungspflege:
Problem: Patient*in leidet unter Hypertonie. Ist nach einem Herzinfarkt vor einem Jahr Reinfarkt-gefährdet. Lebt alleine, hat keine Familie.
Ressourcen: Patient*in versorgt sich selbstständig, erkennt aber die eigenen Grenzen innerhalb der Selbstversorgung und fordert entsprechende Hilfe an.
Problem: Patient*in ist nicht in der Lage, selbstständig Blutdruck zu messen und entsprechende Maßnahmen zu ergreifen.
Maßnahmen:

- 2 x täglich morgens und mittags/abends RR-Kontrolle durch Pflegekaft.
- RR-Werte unter 170/90: keine weiteren Maßnahmen, Medikamenteneinnahme wie verordnet.
- Bei RR-Werten über 180/90 bis 220/110 folgendes Bedarfsmedikament (z. B. Blutdruckmittel XYZ 5 mg, 1 Tbl.):
- Bei RR-Werten über 220/110: sofort Hausarzt unter folgender Handynummer anrufen: _____

Ziel: Vermeidung von Schäden durch zu hohe Blutdruckwerte.

Die Pflegeplanung sagt noch nicht genügend über die Qualität der Pflege aus. Ebenso wichtig ist die Qualifikation der einzelnen Pflegekraft, die eine hohe persönliche Kompetenz besitzen muss. Neben der Durchführung der notwendigen Pflege muss sie in der Kürze der Hausbesuchszeit Interesse an Patient*innen und deren Belangen zeigen (nicht selten sind diese Hausbesuche der einzige Außenkontakt) und wichtige Informationen über den Allgemeinzustand sammeln.

Sowohl in der Grund- und Behandlungspflege als auch bei der hauswirtschaftlichen Versorgung sind aufgrund der knappen zeitlichen und finanziellen Ressourcen und den gleichzeitig bestehenden Ansprüchen an eine hohe Qualität der Arbeitsergebnisse eine engmaschige Überprüfung der Pflegeplanung und Pflegequalität durch die Stationsleitung erforderlich.

Hier sagt die Pflegeplanung oft schon vieles über die Pflegequalität aus. Je genauer die Probleme beschrieben, die Ressourcen erfasst und die Maßnahmen dokumentiert werden, umso einfacher lässt sich die Qualität der Pflege für die Stationsleitung nachvollziehen.

Praxisbeispiel

Grundpflege: Patient*in möchte am Waschbecken im Bad gewaschen werden, was mithilfe seines Toilettenstuhles möglich ist. Beim An- und Auskleiden hilft der*die Patient*in gut mit (Vorsicht, das rechte Handgelenk ist nach einer Handgelenksfraktur vor zwei Jahren nicht vollständig beweglich!).

Ressourcen: Patient*in kann sich im Sitzen allein und gründlich Gesicht, Hals, Arme, Brust und den vorderen Intimbereich waschen.

Problem: Patient*in kann sich nicht allein den Rücken, das Gesäß und die Beine waschen.

Maßnahmen: Patient*in wird vom Bett mit dem Toilettenstuhl zum Waschbecken gefahren. der*die Ehepartner*in hat bereits die Waschutensilien und das warme Wasser im Waschbecken vorbereitet.

Patient*in das Schlafanzugoberteil ausziehen und an den Haken an der Badtür. Dienstag und Samstag in den Wäschekorb neben der Wanne.

Den Waschlappen, für den oberen Bereich des Körpers, über die rechte Hand ziehen. Patient*in wäscht sich jetzt allein, benötigt dafür ca. fünf Minuten. Anschließend nimmt Patient*in sein Handtuch und trocknet sich ab. Während Patient*in sich vorne abtrocknet, den Rücken aktivierend waschen und abtrocknen (basale Stimulation). Oberkörper anziehen helfen, der*die Ehepartner*in legt die Kleidung auf dem Badewannenrand bereit.

Danach Patient*in beim Aufstehen vom Toilettenstuhl leichte Hilfestellung geben.

Aktivierende Körperpflege, Gesäß und Beine abtrocknen. Dann setzt sich Patient*in wieder hin und lässt sich die Füße waschen. Nach dem Abtrocknen beide Beine mit bereitstehender Körperlotion einreiben.

Ziel: Erhaltung der Ressourcen. Pflege der Körperteile, die von Patient*in nicht versorgt werden können. Kontrolle des Hautzustands und des Allgemeinbefindens. Verletzungen vermeiden, die durch körperliche Schwäche zustande kommen können.

Im ambulanten Pflegebereich gibt es zwei Dokumentationssysteme: die Patient*innenakte im Büro und die Dokumentationsmappe vor Ort beim Patient*innen.

Die Pflegeplanung sollte als Original bei den Patient*innen vor Ort sein, damit jede*r Mitarbeitende damit arbeiten kann. Wenn die Pflegeplanung gelesen wird, sollte sie ein genaues Bild vom Hilfebedarf der Kund*innen aufzeigen. Derzeitig sind die meisten Pflegedienste bereits mit digitalen Anwendungen strukturiert. So stehen alle Daten zu jeder Zeit zur Verfügung.

Zur Überprüfung der Pflegequalität eignet sich in der ambulanten Pflege besonders die Pflegevisite: Die Stationsleitung besucht, mit der zuständigen Pflegekraft, in regelmäßigen Abständen die Patient*innen und bespricht auch mit den Angehörigen die aktuelle Situation, überprüft die Behandlungspflegeergebnisse, hält Defizite fest und teilt die Ergebnisse der Pflegevisiten in der nächsten Dienstbesprechung mit. Ebenso dokumentiert sie den Termin und das Ergebnis der Pflegevisite im Dokumentationssystem bei den Patient*innen. Dem MD gegenüber kann so bei seiner Überprüfung des Pflegedienstes gemäß § 114 SGB XI bereits Qualitätssicherung nachgewiesen werden.

1.5.7 Zertifizierung am Beispiel einer überregional zertifizierten Stroke-Unit

Eine Zertifizierung ist ein Verfahren, mit dessen Hilfe die Einhaltung bestimmter Anforderungen an Produkte und Dienstleistungen nachgewiesen wird. Zertifizierungen sind meistens zeitlich befristet, werden von unabhängigen Zertifizierungsstellen vergeben und hinsichtlich der Standards unabhängig kontrolliert und begleitet.

Kurzer Hintergrund zur Einbettung des Themas für die Arbeit als Stationsleitung. Der Stand zum 01.07.2021 der Zertifizierungsverfahren in Deutschland zeigt uns, dass es derzeit in Deutschland 335 zertifizierte Stroke-Units gibt. Hiervon sind 175 als regionale Stroke-Unit, 139 als überregionale Stroke-Unit sowie 21 als telemedizinisch vernetzte Stroke-Unit zertifiziert. In Deutschland gab es somit zum oben aufgeführten Datum insgesamt 2760 Betten auf zertifizierten Stroke-Unit-Einheiten. Schätzungen zufolge werden ca. 70–80 % aller akuten Schlaganfallpatient*in-

nen in Deutschland in zertifizierten Stroke-Units behandelt. In den letzten Jahren wurden insgesamt 340 Zertifizierungsaudits beendet. Hierbei wurden in ca. 50 % der Audits Abweichungen bestätigt. Turnusmäßig ist eine Prüfung der Zertifizierungskriterien im 3-Jahres-Rhythmus vorgesehen.

Die Revision der Zertifizierungskriterien erfolgt federführend durch die Stroke Unit (SU)-Kommission und den Zertifizierungsausschuss der Deutschen Schlaganfallgesellschaft (DSG), in Zusammenarbeit mit der LGA InterCert Zertifizierungsgesellschaft mbH (zugehörig zur TÜV Rheinland Group) sowie Forschendengruppe in enger Abstimmung mit dem Vorstand der Deutschen Schlaganfall-Gesellschaft (DSG) (Neumann-Haefelin et al. 2021). Die aktuellen Kriterien, Erhebungsbogen und weitere Informationen sind auf der Homepage (https://www.dsg-info.de/stroke-units-neurovaskulaere-netzwerke/zertifizierungsantraege-kriterien/) zu finden.

Hauptakteur*innen während der Zertifizierung:

- Geschäftsführung/Vorstand
- Ärztliche Leitung/Pflegerische Leitung
- Ärztliche Leitung Stroke-Unit/Pflegerische Leitung Stroke-Unit
- Qualitätsmanagementbeauftragte Person
- Weitere Funktionsträger*innen der Einrichtung

Die Kriterien für den Pflegebereich werden nachfolgend dargestellt. Vertiefende Dokumente finden sich im ▶ elektronischen Zusatzmaterial.

Ist ein Pflegemanual in der Stroke-Unit vorhanden?

- Ein beispielhaftes Pflegemanual mit den nachfolgend aufgeführten Inhalten ist im ▶ elektronischen Zusatzmaterial hinterlegt. Der Verweis beziehungsweise der

Verwendung auf hausübergreifende Standards (SOP's) ist grundsätzlich zulässig.

- Ein Pflegemanual sollte nachfolgende Inhalte berücksichtigen:
  - Stationsbeschreibung und Rahmenbedingungen
  - Standard Lyse
  - Standards zu den spezifischen Aufgaben im Schichtsystem
  - Standard Patient*innenüberwachung (vor allem nicht-invasives Monitoring)
  - Standard Krankenbeobachtung
  - Standard Bilanzierung
  - Standard Infusionssysteme
  - Standard hirndruckprotektive Maßnahmen
  - Standard Schmerzmanagement
  - Standard Patient*innenübergabe
  - Standard Kurvenführung und Legenden
  - Standard Teambesprechungen
  - Standard Basale Stimulation
  - Standard Lagerung (z. B. nach Bobath)
  - Standard Ernährungsmanagement
  - Standard Erfassung von Schluckstörungen/Dysphagie (Methodik und Indikation der fiberendoskopischen Untersuchung des Schluckaktes)
  - Standard Delegation ärztlicher Tätigkeiten
  - Prophylaxe Standards (Pneumonie, Harnwegsinfekt, Thrombose, Dekubitus, Sturz)

Das Beispielwerk der Universitätsmedizin Greifswald finden Sie im ▸ elektronischen Zusatzmaterial.

- Personalstamm
  - Klassischer Nachweis über die Verfügbaren Mitarbeitenden mit deren Qualifikationen.
  - Mit Stellenbeschreibung
- Personalbereitstellung mit Berechnungstabelle des Mindeststandards
  - Nach Dienstplandaten
  - Abgleich beispielsweise nach Einhaltung der vorgeschriebenen Personaluntergrenzen aus der Pflegepersonaluntergrenzenverordnung oder der Zertifizierungskriterien mit aufgeschlüsselten Einhaltungsquoten. Letzteres beispielweise per Schicht, per Tagesdurchschnitt, Wochen- Monats- und Jahresdurchschnitt.
  - Schichtbesetzung
- Einarbeitungskonzept
- Fortbildungsnachweise
  - Nachweis Fachpflege oder Stroke-Nurse (jährlich mindestens eine Person des Teams in Schulung)
  - Erbringung so, wie das eigene Unternehmen diese vorsieht und jährliche Schulungen zum Kontext Schlaganfallversorgung
- Pflichtfortbildungsnachweise
  - Der Einrichtung (je Standort abweichend)
  - Datenschutz, Arbeitsschutz, Transfusion, Brandschutz, Reanimation
- Besprechungsnachweise innerhalb des Stroke-Unit-Teams
  - Nachweisliste der Durchführung und des Intervalles
- Betroffenen Angehörigen-Konzept
  - Patient*innentagebuch

Für unterschiedliche Bereiche des Krankenhauses werden bereichsspezifisch Beauftragte benötigt. Patient*innen mit dem Merkmal eines Schlaganfalls durchlaufen im Rahmen der Versorgung diverse Bereiche und erzeugen unweigerlich Schnittstellen.

- Kardiologische Kompetenz am Standort
- Radiologische Kompetenz am Standort
- Neurochirurgische Kompetenz am Standort
- Intensivstation am Standort
- Gefäßchirurgische Kompetenz am Standort
- Diagnostik am Standort
  - CT 24 Stunden verfügbar
  - Akute Bildgebung < 30 Min. / < 60 Min. gemäß Qualitätsregister

- CT Angiographie 24 Stunden verfügbar
- CT-Perfusion am Standort 24 Stunden verfügbar
- MRT am Standort 24 Stunden verfügbar
- Zerebrale Katheter-Angiographie (DSA) am Standort 24 Stunden verfügbar
- Farbduplexsonographische Untersuchung 24 Stunden verfügbar
- Verfügbarkeit Langzeit EKG
- EKG → Werden auf der Stroke Unit 12-Kanal-EKGs abgeleitet?
- Echokardiographie am Standort → transthorakale Echokardiographie 24 Stunden verfügbar
- Klinisch-chemisches Notfall-Labor am Standort 24 Stunden verfügbar
- Stroke-Unit Team
  - Physiotherapie
  - Ergotherapie
  - Logopädie
  - Sozialdienst
  - Neuropsychologen
  - Andere wie beispielsweise delirbeauftragte Personen
- Notaufnahme/Schnittstellen
  - Übergabe Rettungsdienst
  - Struktur der Notaufnahme
  - Triagesystem
  - Personelle Struktur der Notaufnahme
  - Regelmäßige Schulungen im Kontext Schlaganfallversorgung
  - Strukturelle ärztliche Einarbeitung vorhanden
- Verlegungsmanagement
- Zusammenarbeit mit externen Rehabilitationseinrichtungen

Qualitätsinstrumente in der Zeit zwischen den Zertifizierungen:

Alle vorab aufgeführten Punkte des Zertifizierungsverfahrens werden im internen Audit erneut geprüft werden.

Praxistipp

Als Audit werden allgemein Untersuchungsverfahren bezeichnet, die dazu dienen, Prozesse hinsichtlich der Erfüllung von Anforderungen und Richtlinien zu bewerten. Die Audits werden von speziell hierfür geschulten Auditor*innen durchgeführt. Interne Audits werden hingegen von speziell geschulten Mitarbeiter*innen des Hauses durchgeführt. In einem Auditplan wird festgelegt, welche Abteilung, zu welcher Zeit und welchem Thema von wem geprüft wird.

Weitere Qualitäsindikatoren die im Rahmen von Audits berücksichtigung finden

- *CIRS (Critical Incident Reporting-System):* Auch Fehlerberichtssystem genannt. Unter CIRS versteht man ein Berichtssystem zur – meist anonymen – Meldung von kritischen Ereignissen und Beinahe-Schäden.
- *Befragung:* Patient:innenzufriedenheit wird mithilfe von Fragebögen ermittelt.
- *Patient:innendokumentation:* Regelung der Dokumentation von patient:innenbezogenen Behandlungsdaten in der Dokumentationsdatenbank des Zentrums. Der Aktenlauf und Archivierung sind festgelegt. Anlegen einer Aktencheckliste. Farbcodierung.
- *Beschwerdemanagement:* Standardisierte Beschwerdebearbeitung und Analyse im Nachgang.
- *Kennzahlen:* Zahlen, mittels denen im Berichtswesen Tendenzen veranschaulicht werden können, die eine schnelle und relativ sichere Beurteilung des Zentrums zulassen.
- *Management Review:* Das Review ist die Überprüfung eines bestehenden Zustandes oder der Wirksamkeit einer eingeführten Änderung. Im Management Review erhält das Leitungsgremium diese Informationen, um danach strategische Entscheidungen zu treffen.

- *Lieferant*innenbewertung:* Ist eine Methode zur systematischen Beurteilung der Leistung von Lieferant*innen anhand definierter Merkmale.

Die Aufgaben einer Stationsleitung im Rahmen der Zertifizierung werden in einer individuellen Funktionsbeschreibung festgelegt.

Vor, während und nach der Zertifizierung werden regelmäßig durchgeführt:

- Schulung Qualitätsberater*in; Qualitätsmanagement: Grundlagenschulung; Auditor*innenenschulung, Moderationsschulung
- Fortbildung zum Thema Arbeitssicherheit, Hygiene und Reanimationsübungen
- Begehungen der Bereiche durch die Beauftragten der Arbeitssicherheit und Hygiene
- Vier interdisziplinäre Qualitätszirkel pro Jahr
- Regelmäßige Besprechungen in allen Bereichen, festgehalten in einer Besprechungsmatrix

- Interne Audits

Die Komplexität einer Zertifizierung und die damit verbundenen Änderungen auf einer Station können hier nur angedeutet werden. Eine Vertiefung der Materie ist hier sinnvoll und empfehlenswert, da im Rahmen der zunehmenden Konkurrenzsituation unter den Gesundheitseinrichtungen die Zertifizierung einen qualitativen Vorsprung verspricht und damit immer häufiger umgesetzt wird. Für die Stationsleitung bedeutet die Zertifizierung, dass sie eine Zusatzqualifikation braucht (ca. zweiwöchige Ausbildung zum*r Qualitätsberater*in, evtl. eine Fortbildung zum*r internen Auditor*in), dass es zu häufigen Besprechungen kommt, dass Stationskontrollen durch interne und externe Kontrolleure regelmäßig stattfinden und dass es zu einer tiefgreifenden Umwandlung der Stationsabläufe kommt. Als Leitung muss sie die zeitaufwendige Einführung und Umsetzung der zertifizierungsrelevanten Veränderungen steuern und zum Erfolg führen.

1.6 Dienstplanung – Praktische Umsetzung

In Anlehnung an die Rechtsgrundlagen wird in diesem Kapitel der Dienstplan kontinuierlich aufgebaut und dies so wie Sie ihn in der Praxis erstellen. Um den Dienstplan zu schreiben, müssen Sie wissen, was die unterschiedlichen Personen und Berufsgruppen von einem Dienstplan erwarten.

Praxishinweis:

Nachfolgend die drängendsten Fragen, welche im Rahmen der Dienstplangestaltung erlebbar sind:

Was erwartet das Pflegepersonal vom Dienstplan?

- Berücksichtigung der Wünsche,
- Gerechtigkeit und Ausgeglichenheit,

- Berücksichtigung des Arbeitszeitgesetzes,
- sinnvolle Personaleinteilung,
- arbeitnehmendengerechte Diensteinteilung,
- rechtzeitige Bekanntgabe,
- übersichtliche Gestaltung,
- Einhaltung der Soll-Arbeitszeit,
- Mitbestimmungsrecht bei Änderungen.

Was beanstandet das Pflegepersonal am Dienstplan?

- Zu viele Nachtdienste,
- Wünsche werden nicht berücksichtigt,
- Schaukeldienste/zu viele gleiche Dienste,
- Feiertagsdienst,
- Einteilung nach Sympathie und Antipathie,
- Mehrarbeit,
- Überstundenausgleich, Resturlaub ist vorgegeben,
- zu viele Wochenenddienste und/oder aufeinanderfolgende Dienste,
- nicht aufeinander folgende freie Tage,
- Dienste tauschen ist nicht möglich.

Welche Anforderungen stellt die Stationsleitung an den Dienstplan?

- Fachliche Abdeckung,
- soziale Verträglichkeit beachten,
- Schichtabdeckung,
- Beachtung der Ruhezeit bei Wechselschicht,
- Urlaubsplanung beachten,
- Zufriedenheit durch gerechte Planung,
- Wünsche der Mitarbeitenden berücksichtigen,
- Besprechungszeiten und Fortbildungen planen,
- gerechte Verteilung der zuschlagspflichtigen Dienste,
- rechtzeitige Erstellung und Veröffentlichung des Dienstplans.

Welche Anforderungen an den Dienstplan stellt die PDL?

- Vertraglich festgelegte Stundenzahl einhalten,
- Stationsleitung oder Stellvertretung soll von Mo.–Fr. zu Zeiten der PDL verfügbar sein,
- ständig aktueller Dienstplan,
- Mindestbesetzung muss eingehalten werden,
- Rahmenbedingungen der PDL müssen eingehalten sein (z. B.: »Springerabstellung«),
- fristgerechte Fertigstellung,
- Verfasser*in des Dienstplans muss erkennbar sein,
- hauseigenes Dienstzeitenmodell muss angewendet werden,
- Ausbildungsstand/Position muss ersichtlich sein,
- Gesetze müssen eingehalten werden.

Welche Anforderungen an den Dienstplan stellt die Verwaltung?

- Rechtliche Verbindlichkeit (TVöD, AVR; TV-L etc.),
- Transparenz (Übersichtlichkeit),
- Stundenkontingent soll klar ersichtlich sein (Überstunden/Mehrarbeit),
- Zeitrahmenvorgabe einhalten (Termine/Abrechnungen),
- Verbindlichkeit der Gestaltung einhalten,
- Verantwortliche*r Ansprechpartner*in,
- Urlaubsvorgaben einhalten/Urlaubsplanung,
- Verantwortlichkeit (Datum/Unterschrift),
- übersichtliche Stundenplanung (Soll/Ist),
- Verbindlichkeiten müssen durchgesetzt werden (nur die Leitung verändert).

Welche Anforderungen an den Dienstplan stellt der Betriebsrat/Personalrat?

- Einhaltung gesetzlicher Regeln (z. B. Mutterschutzgesetz/Jugendschutz),
- Nachtruhe und Pausenregelung,
- Einhaltung des Urlaubanspruchs,
- Sonn- und Feiertagsarbeit (15 Sonntage im Jahr frei),
- Dienstzeitregelung,
- Überstunden,
- Arbeitsbefreiung, z. B. Geburt, Tod eines Verwandten,
- Schwerbehindertengesetz,
- betriebliche Dienstplananweisung.

Wenn Sie diese Erwartungen kennen, können Sie mit dem Dienstplan beginnen. Da den meisten Stationen heutzutage ein EDV-gestütztes Dienstplanprogramm zur Verfügung steht, entfällt die aufwendige Rechenarbeit mit Taschenrechnern und Tabellen. Im Zusammenhang mit der Stationsorientierung steht häufig primär die Prozessorganisation im Fokus. Von gleicher Bedeutung ist aber auch eine durchdachte Ressourcenplanung für den Bereich (Bamberg et al. 2018).

Praxisbeispiel

Rahmenbedingungen

Dienstplan für März 2025

- Stationsleitung oder Vertretung muss von Mo–Fr im FD sein

- Sollbesetzung 4 FD/3 SD/1 ND – Wochenende/Feiertage 2 FD und 2 SD

*Mitarbeiter*innen*

- Wolfgang Petermann, KP, 62 Jahre, STL, Vollzeit
- Ulrike Weber, KS, 61 Jahre, stellvertretende STL, Teilzeit 30 h,
- Kathrin Klotz, KS, 45 Jahre, Praxisanleiterin, Vollzeit, 17.3.–21.3. Urlaub
- Fabian Schulz, KP, 39 Jahre, Gerätebeauftragter, Vollzeit
- Sabine Peters, KS, 40 Jahre, Teilzeit 97,14 % Soll 3/15: 164,56, überwiegend Nachtdienst, 7.3.–14.3. Urlaub
- Enrico Heinzmann, KS, 27 Jahre, Vollzeit, IF 11, 12, 19.3.
- Irene Kupro KS, 30 Jahre, Vollzeit, IF 11.3, Urlaub 28.3–31.3.

- Gabriela Sentosa, KS, 25 Jahre, Vollzeit, Urlaub 19.3–27.3.
- Victoria Seville, KS, 25 Jahre, Vollzeit, Urlaub 25.3–27.3.
- Nayra Carbona, KP, 25 Jahre, Vollzeit
- Javier Sera, KpoA, 26 Jahre, Vollzeit, Urlaub 25.3–27.3.
- Andjelka Sokovic, KS, 27, Urlaub 3.3–7.3.
- Xhusilda Jamzay, KSoA, 23 Jahre
- Elena Schreiner KS, 35 Jahre, ½ Stelle, Arbeitszeit tgl. 3:51 h ab 8:00 Uhr, nur administrative Aufgaben (Stationsassistentin), IF 4.3
- Ulrike Otto, 45 Jahre, OF, Teilzeit 75,06 %, Soll 3/15: 127,16h, nur 8:00–13:48 oder 14:00–19:48 Uhr Dienste, Urlaub 28.3–31.3.
- Eva Lorkova, KSoA, Vollzeit
- Günay Sorty, 45 Jahre, Stationshilfe, 6:00–14:12 Uhr, keine Pflegeausbildung
- Jakob Berger, KS, 20 Jahre, Schüler, 1. Einsatz ab 23.3.2015

Zwei Schreibweisen für die abzurechnenden Stunden sind in der Praxis üblich:

1. Angaben in Stunden und Minuten: 07:42 h
2. Minutenangabe mit Kommastellen: 6 Minuten = 0,1 h.

Das entspricht bei 07:42 h = der Zahl 7,7 h

Der Dienstplan sollte folgenden formellen Ansprüchen genügen:

- Die Dienstplangröße etwa DIN A3 (22–24 Zoll Bildschirm)
- Planungszeitraum: 1 Monat (je nach Einrichtung von 1–8 Wochen)
- Einrichtung, Abteilung/Station
- Arbeitszeiten
- Berechnung Sollarbeitszeit (Voll- und Teilzeitkräfte)
- Datumsspalte (Monat/Jahr/Tag)
- Personalzeile (Qualifikation, Vor- und Zuname, Stunden in % oder in 00:00 h)

Beruf	Name	Teilzeit
STL KS	Max bzw. Erika Mustermann	100 %

- Pro MA 3 Zeilen (für Änderungen im laufenden Monat)
- Spalte mit der tatsächlichen (IST-) und der erforderlichen (SOLL-)Arbeitszeit

IST	Soll
161,70	146,30

- Guthaben (Übertrag aus dem Vormonat)

Übertrag	Zeitkonto am Ende
28,48	+43,88

- Schichtbesetzung (am besten 3-zeilig Früh, Spät und Nacht)

Datum		1
Schichtbesetzung	FD	4
	SD	3
	ND	1

Praxishinweis

Änderungen im Dienstplan müssen immer nachvollziehbar sein und korrekt dokumentiert werden.

Praxistipp

Gehen Sie nun schrittweise vor

1. Informieren Sie sich über den aktuellen Arbeitsanfall (Routine und Besonderheiten, etc.).
2. Überdenken Sie den Personaleinsatz.
3. Welche Qualifikation brauche ich wann?
4. Feststehende Termine wie Fortbildung, Zirkel, Besprechungen, Unterricht, Urlaub
5. Mitarbeiter*innenwünsche
6. Wochenfeiertage/Wochenenden kenntlich machen.
7. Arbeitssoll für den Monat berechnen und Monatssoll für die Teilzeitkräfte berechnen (alle Berechnungen, auch die Nachfolgenden, übernimmt in der Regel der Computer).
8. Der Monat März 2025 hat in der 5 Tage-Woche (wie im Musterdienstplan) beispielsweise 22 normale Werktage. Bei einer 5 Tage-Woche
   (38:30 h : 5 Tage = 7:42 h) ergibt sich:
   22 Werktage × 7,7 h = 169,4h = Sollarbeitszeit von 100 %
   Für die Teilzeitkräfte gilt folgende Rechnung (5 Tage-Woche):
   Für 75 % Kräfte
   169,4h : 100 % × 75 % = 127,05 h
   Für 50 % Kräfte
   169,4: 100 % × 50 % = 84,7 h
9. Übertrag aus Vormonat einschreiben (Reststunden [Diff.+/−] und Überstunden [Ü-Std]).
10. Feststehende Abwesenheiten eintragen (Krankheit, Fortbildung, Urlaub etc.).
11. Einarbeitungszeit von neuen Mitarbeitenden mit einbeziehen.
12. Nachtdienste eintragen.
13. Wochenenden im üblichen Rhythmus besetzen, Feiertage besetzen.
14. Werktage im üblichen Wechselrhythmus besetzen.
15. Schichtleitungen eintragen.
16. Mindestbesetzung beachten.

17. Freizeitausgleich gewähren.
18. Zeitkonto gesamt errechnen.
    Die Abrechnung der endgültigen Zeitkonten und damit die Freigabe zur Abrechnung sollte erst nach Ablauf des Monats erfolgen, um die angefallenen Überstunden und Dienstplanänderungen mit einzuberechnen.
19. Erstellung Stationsleitung
20. Verabschiedung Pflegedienstleitung
21. Dienstplan zugänglich machen

Praxistipp

Musterdienstplan (▶ elektronischen Zusatzmaterial) für eine Zentrale Notaufnahme unter Bezugnahme folgender Dienstformen und Kürzel:

- Ltg = Leitung von 07:00 bis 15:30 Uhr
- naF = Frühdienst ZNA von 06:00 bis 14:30 Uhr
- naF6 = Frühdienst 6 Stunden ZNA von 08:00 bis 14:30 Uhr
- n0F = Frühdienst Station N0 von 06:00 bis 14:30 Uhr
- n0F7 = Frühdienst 7 Stunden Station N0 von 07:00 bis 15:30 Uhr
- nES 1 = Erstsichtdienst 1 ZNA von 09:30 bis 18:00 Uhr
- nSR = Schockraumdienst von 09:00 bis 17:00 Uhr
- naS = Spätdienst ZNA von 14:00 bis 22:30 Uhr
- naS6 = Spätdienst 6 Stunden ZNA von14:00 bis 20:30 Uhr
- nES 2 = Erstsicht 2 ZNA von 15:30 bis 00:00 Uhr
- naN = Nachtdienst ZNA von 22:00 bis 06:30 Uhr
- n0N = Nachtdienst Station von 22:00 bis 06:30 Uhr
- x.FT = Freizeitausgleich für Feiertagsarbeit

Praxishinweis

Die Erarbeitung der Dienste folgte den Rahmenbedingungen:

- Kita und Kinderbetreuungszeiten der Kinder der Mitarbeitenden
- Patient*innenfluss und Patient*innenstrom über die Uhrzeiten
- Einbezugnahme in Arbeitsgruppen durch die Mitarbeitenden
- Potenzielle GBA-Vorgaben

Das neue Modell wurde gerade durch die klare Zuordnung der Dienste für gut befunden. Hier ist ersichtlich an welchen Tagen der*die Mitarbeitende Ersteinschätzung hat, auf der Station arbeitet, im gehenden oder liegenden Bereich der ZNA ist oder Schockraumdienst hat. Zu unserer Verwunderung war der Schockraumdienst, welcher von 09.00 Uhr bis 17.00 Uhr angesetzt war, am unbeliebtesten. Die Uhrzeit wurde mit dem Urteil des Bundessozialgerichts vom 29. August 2023 (Aktenzeichen B 1 KR 15/22 R) angepasst. Im Urteil wird die Voraussetzungen für die stationäre Aufnahme bei Notfallbehandlungen in einem Schockraum abgesenkt. Die Krankenhäuser können demnach Notfallbehandlungen, die bisher nur ambulant abgerechnet werden konnten, vermehrt stationär abrechnen. Was bedeutet in der Umsetzung, dass der Schockraum als Dienstform in einem Dreischichtmodell eingebracht wurde. Durch die weiteren Bestimmungen des Gemeinsamen Bundesausschusses zur Besetzung der Notfallfachpflege haben wir im Leitungsteam festgelegt, dass die Notfallfach-pflege auch den Schockraumdienst übernimmt. Somit sind die geltenden Gesetze unmit-telbar berücksichtigt.

1.7 Elektronische Datenverarbeitung (EDV) – Informationstechnologie (IT)

Praxishinweis

EDV und IT stellen ein bedeutendes Entwicklungspotenzial für die Pflege dar. Sie werden aus Gründen der Effizienz und ökonomischen Rentabilität zunehmend in den Kranken-häusern eingesetzt. EDV und IT haben die Arbeitsabläufe in der Medizin und in der Pflege zum Teil grundlegend verändert. Für die Pflege muss also aufgrund ihrer zentralen Position im Krankenhaus eine ausreichende Beteiligung an der Konzeptentwicklung von Daten-verarbeitung (DV) möglich werden, um arbeitsorganisatorische Veränderungen und berufspolitische Ziele (Professionalisierung) zu verwirklichen. Dann wird die Pflege auch eher bereit sein, sich mit allen Fragen der DV auseinander zu setzen. Nachfolgende Inhalte sind aufgrund der Eigenerfahrung zusammengetragen. Die Dynamik in diesen Bereich der Krankenhauslandschaft beziehungsweise Pflegelandschaft sind zu einem Stichtag kaum festhaltbar.

Das Krankenhausinformationssysteme (KIS) besteht aus folgenden Hauptbereichen:

- Betriebswirtschaftliche Systeme
  - Finanzbuchhaltung und Controlling – Bereitstellung der betriebswirtschaftli-chen Daten für die Stationsbudgetie-rung
  - Personalverwaltung – Information für die Stationsleitung über »ihr« Personal
  - Mitarbeitendenportale zur Lenkung von Gehaltszahlungen und weiteren personenbezogenen Inhalten des Ar-beitsverhältnisses
  - Materialwirtschaft – Bestellwesen für den Materialverbrauch der Station
  - Anlagenbuchhaltung – kein direkter Stationsbedarf
  - Abrechnung – bei der elektronischen Dienstplanung bzgl. der Personalgehäl-ter relevant
  - Drittmittel und förderfähige Projekte
- Betrieb technischer Systeme
  - Haustechnik – Reparaturanforderun-gen für die Station
  - Medizinische Geräte – Verwaltung und Wartung der Stationsgeräte
  - Datennetze – kein direkter Stationsbe-darf
- Kommunikation, Information
  - Internet, Intranet – umfangreiche In-formationen und Kommunikations-

möglichkeiten, die sich ständig verändern
- Dokumentenlenkungssysteme
- Bibliotheken – umfangreiche Informationen
- amtliche Statistik und Meldewesen – kein direkter Stationsbedarf
- Telemedizin – kein direkter Stationsbedarf
- Archive – umfangreiche Informationen
- Systeme zur Unterstützung von Behandlungsabläufen
  - Planung – Termine, Bettenbelegung, OPs, u. s. w.
  - Steuerung und Überwachung – von Patient*innen
  - Befundung – alle Bereiche der Information bezogen auf geleisteter Diagnostik
  - Auftragssteuerung – z. B. im Bestellwesen
  - Dokumentation – Patient*innendaten
  - elektronische Patient*innenakte – Pflege der Patient*innendokumentation
- Sonstiges:
  - *Pflegeplanung und Dokumentation:* Sie muss so gestaltet sein, dass mehr Zeit für pflegerische Arbeiten an Patient*innen bleibt.
  - *Dienstplanung:* Planung von Wünschen via Applikation der Software auf einem mobilen Endgerät. Direktintegration von Tauschbörsen und weiteren Funktionen.
  - *Warenanforderung:* Fehlende Medikamente und Verbrauchsgüter der Station müssen mit einem Barcode-Scanner erfasst und von diesem auf den Terminal übertragen werden, die bestehende Differenz zwischen Soll- und Ist-Menge muss automatisch als Bestellmenge ausgegeben werden und die Übertragung

an das Lager möglich sein. Nur wenn dieses System funktioniert, wird Zeit eingespart und ein zu großer Lagerbestand vermieden. Auch Ausleitungen von OP-Dokumentation bei Implantaten zur automatisierten Nachbestellung.
- *Essensanforderung:* Einlesen der Menüwünsche oder der Diäten mit dem Barcode-Scanner sollte möglich sein. Die Anforderung erfolgt über den Computer.
- *Fortbildung:* Die interne betriebliche Fortbildung (IBF) präsentiert das Fort- und Weiterbildungsangebot und bietet die Möglichkeit der Onlinedurchführung oder Hybridveranstaltungen.

Insgesamt ist die Themenvielfalt grenzenlos. Die Spannweite reicht hier von künstlicher Intelligenz bis hin zur Robotik. Zu letzteren zählen beispielsweise humanoide Roboter bis hin zu OP-Robotern. Die humanoiden Roboter bestechen durch die Vielseitigkeit der Einsatzgebiete. Von Serviceleistungen wie der Essenverteilung, aber auch von individuellen, höchst privaten Leistungen wie dem Einsatz von assistiver Technologie. Eine weitere aufkommende Technologie ist der Einsatz von Sensoren. Ob Bewegung, Feuchtigkeit oder auch Akustik, Einsatzmöglichkeiten bei den Pflegephänomenen Delir, Aggression und Dekubitus sind naheliegend.

- Dekubitus: Sensormatten zur Erfassung von Bewegung
- Delir: Geräuscherkennung und Warnung zur Einhaltung von Ruhephasen
- Aggression: Sensormatten zur Erfassung der Atmung bei wesensveränderten Menschen, um Manipulation zu minimieren.

Praxistipp

Wie können Sie als Stationsleitung EDV und IT gezielt für Ihre Leitungsarbeit nutzen?

- *Statistik:* Für Sie als Stationsleitung besonders wichtig:
  - die Auswertung der Pflegepersonalregelung (PPR), die Ihnen jederzeit anzeigen kann, wie viele Planstellen Ihnen zustehen. Auch wenn die PPR zurzeit ausgesetzt ist, so ist sie doch der einzige momentan zur Verfügung stehende Maßstab zur Personalberechnung,
  - Belegungsstatistik, die im Zusammenhang mit dem Plansoll der Budgetierung verwandt wird,
  - Ausfallstatistik, die Sie bei der Personalführung unterstützt,
  - Abrechnungsstatistik.
- *Stationsbudgetierung*: Alle Daten Ihrer Kostenstelle sind jederzeit abrufbar.
- *Textverarbeitung:* Hier können Sie eigene Formulare entwickeln, die Ihre Stationsorganisation unterstützen. Der große Vorteil liegt in der Möglichkeit, dass Sie die Formulare jederzeit ohne großen Aufwand auf den neuesten Stand bringen können. Hier ein paar Beispiele aus meiner eigenen Stationsarbeit.
  - Pflegeplanung: Die Problemformulierungen werden auf Etiketten ausgedruckt und in die Pflegedokumentation geklebt. Hier muss nur noch angekreuzt und eventuell ergänzt werden. Eine sehr zeitsparende Methode bei der schriftlichen Pflegeplanung. Etiketten lassen sich auch für Inhaltsangaben von Perfusorspritzen oder als Adressetiketten ausdrucken,
  - stationsinterne Pflegerichtlinien,
  - schnell verfügbare Informationen sind für den täglichen Arbeitsablauf wichtig, da sie sehr viel Zeit einsparen. Zum Beispiel:
    - auf die Bedürfnisse der Station abgestimmte Telefonverzeichnisse,
    - Medikamentenaustauschtabellen, die mehr Übersicht in die ständig wechselnden Handelsnamen der Medikamente bringen,
    - Schlüsselnummernübersicht über alle vorhandenen Schlüssel auf Ihrer Station (Wenn einmal einer verloren geht, können Sie sofort anhand Ihrer Übersicht einen neuen bestellen.),
    - eine Übersicht, aus der sich sofort erkennen lässt, mit welchem Lösungsmittel ein Antibiotikum aufgelöst wird,
    - eine Personalübersicht mit allen benötigten Daten,
    - Checklisten, die abgehakt werden, wie ein Hygieneplan, auf dem steht, wer, wann, wo, wie und was reinigen muss; Gesprächslisten für die Mitarbeiter*innenbeurteilung oder für die Auszubild*innengespräche; Jahresplan für Ihre Aufgaben als Stationsleitung, wie Budgetierung im Januar, Mitarbeiter*innenbeurteilung im April usw.
- *Kommunikationszentrale:* Die Mitarbeiter*innen der Krankenhäuser nutzen zunehmend die Möglichkeit, über den mobile Endgeräte zu kommunizieren. E-Mail oder wichtige Nachrichten, die sofort auf dem Bildschirm erscheinen, sind in vielen Häusern zum Standard geworden.

Besonderheiten beim Einsatz von EDV im ambulanten Bereich

Der ambulanten Pflege stehen zahlreiche nützliche EDV-Programme zur Verfügung: beispielsweise Patient*innenverwaltungsprogramme mit Schnittstellen zur:

- Abrechnung,
- Buchhaltung und Finanzbuchhaltung,
- Pflegeplanung,
- Dokumentation,
- Zeiterfassung
- Dienst- und Tourenplangestaltung,
- Fahrzeitenkontrolle und
- Wirtschaftlichkeitsauswertung der Touren.

Die Mitarbeiter*innen der ambulanten Dienste können mit einem mobilen Endgerät ausgerüstet werden: ein Datenerfassungsgerät, auf dem alle Daten während der Tour eingegeben werden. Wichtige Daten können ausgedruckt werden, um sie zum Patient*innen mitzunehmen oder um sie für die Akte im Büro zu nutzen. Die mobilen Endgeräte bieten außerdem die Möglichkeit, dass die Mitarbeiter*innen mithilfe dieser Geräte untereinander Verbindung aufnehmen können, sodass eine Übergabe per Buch oder Telefon nicht mehr nötig ist. Der Einsatz im ambulanten Dienst zeigt, dass es zu Einsparungen

im Bereich der Personalkosten im Pflegebereich kommt. Andererseits führt diese Entwicklung zu einem Aufbau an IT-Struktur sowie erweiterten Qualitätsmanagement. Beides beinhalten Personalressourcen sowie Bürofläche.

Ein weiterer Entwicklungsbereich im ambulanten Dienst ist das Intranet; es schafft die Verbindung zwischen der Zentrale und den einzelnen Stationen.

Für die Stationsleitung von ambulanten Diensten ist die Nutzung in folgenden Bereichen besonders interessant:

- Personaleinsatzplanung mit genauer Tourenplanung,
- Auslastung des Personals,
- Kund*innenverweildauer,
- Fahrzeitenanteile,
- Stadtpläne,
- Erreichbarkeit der Mitarbeitenden.

Insgesamt sind EDV und IT ein schnelles und effizientes Mittel, um Ihre tägliche Führungsarbeit wirksam zu unterstützen. Der Markt besticht bereits mit Komplettlösungen. Hier werden Patient*innendaten sowie Personaldaten inklusive Lohnabrechnung miteinander verküpft. Die Telematikinfrastruktur wird weiter dafür sorgen die Sektorengrenzen beispielsweise zwischen Pflegeeinrichtung und ärztlichen Kolleg*innen zu optimieren.

1.8   Schriftverkehr

Praxishinweis

Stationsleitungen müssen sich in zunehmendem Maße schriftlich äußern. So wie die Pflegedokumentation dazu dient, die durchgeführten pflegerischen Maßnahmen beweisbar festzuhalten, so muss auch eine Stationsleitung immer häufiger durch Berichte, Briefe oder Protokolle Sachverhalte darlegen oder Anweisungen schriftlich fixieren. Daher sollen im Folgenden einige Grundregeln zur Abfassung von Berichten und Geschäftsbriefen sowie zur

Erstellung eines Protokolls abgehandelt werden. Es versteht sich von selbst, dass ein sowohl formal wie auch inhaltlich gut verfasstes Schriftstück eine Visitenkarte darstellt. Handschriftlich erstellte Briefe an Vorgesetzte, womöglich noch auf kariertes Papier in unleserlicher Schrift geschrieben, sollten der Vergangenheit angehören.

1.8.1   Bericht

Berichte sind für Stationsleitungen in zweifacher Hinsicht wichtig. Einerseits kann es sein, dass von der Pflegedienstleitung ein Bericht angefordert wird. Dann ist die Stationsleitung Verfasser*in eines Berichts. Andererseits kann die Stationsleitung einen Bericht von einer Pflegekraft fordern. Dann ist sie Empfängerin dieses Berichts und möchte natürlich einen guten Bericht erhalten.

Berichte schreiben gehört im Zeitalter der Pflegedokumentation zum Alltag einer jeden Stationsleitung. Auf nahezu allen Formularen findet sich eine Rubrik »Pflegebericht«. Nach den folgenden Grundregeln können Sie auch jederzeit die Qualität von Pflegeberichten überprüfen.

Zwei Dinge sind für Berichte von essenzieller Bedeutung:

- Berichte müssen sachlich sein und
- Berichte müssen vollständig sein.

Stationsleitungen müssen zum Beispiel einen Bericht an die Pflegedienstleitung schreiben, weil es zu einem Zwischenfall gekommen ist oder weil sich ein*e Patient*in beschwert hat. In einen Bericht dürfen dann keine Mutmaßungen, persönlichen Wertungen oder gar Schuldzuweisungen einfließen.

Die Vollständigkeit eines Berichts wird anhand der *sechs W-Fragen* überprüft:

1. Wer hat etwas getan, erlebt, erlitten?
2. Was hat er*sie getan?
3. Wann hat er*sie es getan?
4. Wo hat er*sie es getan?
5. Wie hat er*sie es getan?
6. Warum hat er*sie es getan? (Nur, wenn keine Vermutungen geäußert werden, sondern Tatsachen festgestellt werden können.)

Die Darstellung eines Sachverhalts in einem Bericht muss:

- objektiv,
- wahrheitsgetreu,
- sachlich,
- klar,
- verständlich,
- vollständig und
- gegliedert

sein.

Nach diesem Prüfschema können Sie also relativ einfach und schnell bewerten, ob ein Ihnen übergebener Bericht vollständig ist. Ebenso können Sie von Ihnen selbst verfasste Berichte vor dem Absenden – zum Beispiel an die Pflegedienstleitung – auf Vollständigkeit überprüfen. Berichte werden im Krankenhausalltag häufig angefordert, wenn sich Patient*innen oder Angehörige beschwert haben oder es sogar zu einer Klage wegen angeblicher Verletzung von Sorgfaltspflichten gekommen ist. Berichte, die in einem solchen Zusammenhang abgegeben werden müssen, dürfen in der Regel die Frage nach dem »Warum« nicht beantworten, da dies meistens Spekulationen oder gar die Beschuldigung von Mitarbeitenden beinhaltet (Keller 2023).

1.8.2 Geschäftsbrief

Praxistipp

Die Erstellung von Geschäftsbriefen ist in der DIN 5008 geregelt. Diese Regelungen sind notwendig, damit beispielsweise das Adressfeld in das Sichtfeld des Briefumschlages passt oder damit der linke Rand ausreichend ist, um den Brief für die Ablage lochen zu können, ohne dass der Text berührt wird. Im Zeitalter des PC ist das Abfassen solcher formal korrekten Briefe einfach geworden, weil man sich Masken abspeichern kann, die dann nur noch mit Text versehen werden müssen. Im Geschäftsleben und damit auch im Krankenhausalltag muss heutzutage erwartet werden, dass ein Brief mit PC geschrieben ist. Handschriftliche Geschäftsbriefe machen keinen guten Eindruck, und unter Umständen leidet das Anliegen des Schreibers sogar unter einer mangelhaften Form. Regelhaft werden Ihnen als Führungskraft, Änderungsanträge bezüglich der Höhe der Arbeitszeit oder eines Stationswechsels, aber auch der Beendigung des Arbeitsvertrages, begegnen. Zunehmend findet die E-Mail mit dienstlicher Signatur und auch Vorlagen Einzug.

Die wichtigsten formalen Kriterien des Geschäftsbriefs:

- Wenn Sie einen Brief nachrichtlich auch an andere Personen schicken, bringen Sie damit in der Regel zum Ausdruck, dass Sie wollen, dass außer dem eigentlichen Empfänger auch noch eine oder mehrere andere Personen von dem Vorgang Kenntnis erhalten. Mit diesem Mittel sollte daher vorsichtig umgegangen werden. Es kann vom Empfänger als Misstrauen ausgelegt werden. Auf keinen Fall sollte man einen Brief nachrichtlich an zusätzliche Perso-

nen schicken, ohne dies anzugeben. Dies wäre schlechter Stil.
- Stichwortartige Inhaltsangabe des Briefs auf Zeile 28 – der *Betreff* darf durch Fettschrift oder Farbe hervorgehoben werden. Zwischen Betreff und Anrede stehen zwei Leerzeilen, zwischen Anrede und Text eine Leerzeile.
- Die Fortsetzung des Textes wird auf Seite 1 mit drei Folgepunkten (Strg- und Alt- und Punkt-Taste zusammen oder über das Menü »Einfügen Sonderzeichen« rechtsbündig angedeutet. Die Folgepunkte stehen mit einer Leerzeile Abstand zum Text.
- Das Leitwort »Anlage/n« bzw. »Verteiler« wird fett hervorgehoben, wenn die einzelnen Anlagen oder die einzelnen Empfänger aufgeführt werden.
- Der Unterschied zwischen »nachrichtlich an« und »Verteiler« besteht darin, dass ein Schreiben an mehrere Personen verteilt wird, wenn diese Personen in einen Vorgang eingebunden sind und daher natürlich Kenntnis haben müssen. Nachrichtliche Mitteilungen haben hingegen einen bewusst strengen Charakter, man will, dass der Empfänger*innen mitbekommt, dass andere – zum Beispiel Vorgesetzte – Kenntnis erlangen, damit auch wirklich etwas geschieht.

Die Kriterien eines Geschäftsbriefs sollten in einem professionellen Arbeitssetting eigehalten sein (Grün 2020).

Im ► elektronischen Zusatzmaterial befindet sich ein Beispiel für einen Briefvordruck mit dem Kopf.

1.8.3 Protokoll

Sie kennen sicher diese Situation: Es findet eine Sitzung statt und die Sitzungsleitung fragt, wer das Protokoll verfasst. Alle Teilnehmer*innen schauen auf ihre Fußspitzen und hoffen, dass es sie nicht »erwischt«. Protokollschreiben ist – völlig zu Unrecht – eine ungeliebte Tätigkeit. Dies hängt meist mit der irrigen Meinung zusammen, das Verfassen eines Protokolls sei viel Schreib- und Formulierungsarbeit. Dies muss aber keinesfalls so sein. Ob ein Protokoll viel Arbeit verursacht, hängt davon ab, welche Art von Protokoll geschrieben werden soll. Die Hauptarten sind:

- *Wortprotokoll:* Hierbei handelt es sich um ein wörtliches Protokoll. Es wird bei Gerichtsverhandlungen oder bei Bundestagssitzungen benutzt, wenn es also auf jedes gesprochene Wort ankommt. Diese Art des Protokolls spielt im Geschäftsleben eines Krankenhauses keine Rolle.
- *Verlaufsprotokoll*: Es wird der Verlauf einer Sitzung wiedergegeben, ohne dass wörtlich zitiert wird. Diese Art des Protokolls kann bei Sitzungen wichtiger Gremien wie Vorstands- oder Direktionssitzungen von Bedeutung sein. Es werden dann wichtige Diskussionsbeiträge, besonders bei abweichenden Meinungen, festgehalten. Auch diese Form des Protokolls spielt für Stationsleitungen meist keine Rolle.
- *Ergebnisprotokoll*: Bei diesem Protokoll werden nur Ergebnisse oder Arbeitsaufträge festgehalten. Es ist die häufigste Protokollform.

Die Protokollführung hat während der Sitzung eine wichtige Funktion. Insbesondere, wenn nur Ergebnisse oder Arbeitsaufträge protokolliert werden, achtet die Person darauf, ob überhaupt Ergebnisse erzielt werden. Dauert die Sitzung schon eine Weile, ohne dass Sie ein Ergebnis notieren konnten, ist es Aufgabe der Protokollführung, auf diesen Sachverhalt hinzuweisen. Damit ist gewährleistet, dass Sitzungen ergebnisorientiert geführt werden und nicht nur Meinungen ausgetauscht werden.

Auch müssen alle wichtigen Informationen wie Ort, Zeit und Dauer der Sitzung, Namen der Teilnehmer*innen sowie Namen des Protokollführenden und die Sitzungsleiter*innen daraus hervorgehen. Die Textverarbeitung macht es leicht, sich ein solches Protokoll als Formular zu hinterlegen. Damit wird auch deutlich, dass das Schreiben eines Protokolls nicht so viel Arbeit bedeutet, wie man gemeinhin annimmt. Der überwiegende Anteil des Protokolls besteht aus formalen Teilen wie Ort, Datum, Dauer der Sitzung, Teilnehmendennamen und Tagesordnung sowie den Unterschriften am Schluss. Lediglich die Ergebnisse oder Arbeitsaufträge müssen von der Protokollführung formuliert werden (Vorlagen im ▶ elektronischen Zusatzmaterial). Damit verliert das Abfassen eines Ergebnisprotokolls seinen Schrecken. Machen Sie den Versuch: Wenn Sie sich freiwillig zum Schreiben des Protokolls melden, atmen alle anderen erleichtert auf – und Sie haben sich Pluspunkte leicht und schnell verdient (Plener et al. 2023).

1.8.4 E-Mail

Zum Themenfeld der elektronischen Post eignet sich ein kurzer Leitfaden. Wie wird mit E-Mails so kommunizieren, dass Sender*innen und Empfänger*innen Vorteile aus dieser Kommunikationsform ziehen können.

Basis

- *E-Mail besticht durch unmittelbaren Versand mit Zustellung:* Wer seine E-Mail-Adresse im Berufsleben bei seinen Kontaktdaten angibt, signalisiert ständige Erreichbarkeit. Natürlich erwartet der E-Mail-Absender keine sekundenschnelle Antwort, aber innerhalb eines Arbeitstages sollte zumindest eine Benachrichtigung an den Absender erfolgen, wie lange die Bearbeitung der E-Mail in etwa dauern wird.
- Die Versender*innen einer E-Mail müssen sich vor dem Abschicken genau überlegen, wer die Informationen benötigt. Rufen Sie

sich die einfachen Fragen hervor, *wenn Sie selbst etwas verfassen*: Wer benötigt diese Information? Brauchen wirklich alle angegebenen Empfänger*innen die Nachricht? Wer muss im An-, CC- und BCC-Feld stehen?

Praxistipp

Keine E-Mails oder Anhänge öffnen, die unbekannt oder suspekt sind!

- *Formalien*: die deutsche Rechtschreibung entbehrt auch im Kontext von E-Mails nicht ihre Gültigkeit. Nehmen Sie sich die Zeitrahmen und kontrollieren Sie Ihre E-Mails vor dem Versenden auf Tippfehler und Orthografie. Ironie und Zweideutigkeit kann in Schriftstücken leicht missver-

standen werden. Deshalb sollten solche Bemerkungen vermieden beziehungsweise nur sehr vorsichtig eingesetzt werden. Im Zweifel bieten sich Emojis an, um die Grundstimmung der Nachricht zu Untermauern.

- *E-Mail ist nicht fortwährend das richtige Kommunikationsmittel*: Es gibt Sachverhalte, in denen E-Mails nicht das ordnungsgemäße Kommunikationsmittel darstellen. So ist es beispielsweise bei einem Todesfall nach wie vor üblich, ein Kondolenzschreiben per Abschiedsbrief zu verschicken. Auch zur Lösung von Konflikten eignet sich der E-Mail-Verkehr im Grundsatz nur schlecht, hier sollte die Eventualität eines Telefonats oder noch besser ein persönliches Gespräch angestrebt werden (Akhavan-Hezavei 2011).

1.9 Pflegeleitbild

Praxistipp

Das Leitbild ist für einzelne Personen, für Gruppen, Schichten oder ganze Gesellschaften als erstrebenswert geltende und im Handeln und bei Entscheidungen tatsächlich Orientierung und Absichten leitende Vorstellung. Leitbilder haben im Vergleich zu Utopien und Idealen einen konkreten und praktisch zumindest partiell erreichbaren Gegenwartsbezug. Leitbilder spiegeln somit die wesentlichen Inhalte der Unternehmenskultur wider. Im Leitbild sind die wesentlichen Inhalte der Unternehmenskultur in kurzen, prägnanten Formulierungen niedergeschrieben. Auf der Krankenhausebene können folgende Inhalte thematisiert werden:

- Integration von ethischen Prinzipien, wie Autonomie, Gutes tun, nicht schaden und Gerechtigkeit,
- grundsätzliche Werte im Umgang mit den Patient:innen und ihren Krankheiten,
- besonders wichtige medizinische Interessensausrichtungen (beispielsweise Universitätskliniken oder Universitätsmedizinen mit ihrer Ausrichtung an Forschung und Lehre),
- Qualitätsmanagement,
- Kommunikations-, Führungs- und Kooperationskultur,
- interdisziplinäre Zusammenarbeit,
- Fort- und Weiterbildung.

In der ambulanten Pflege sind die unternehmensphilosophische Interessensausrichtungen der ambulanten Träger besonders wichtig: diejenigen der Caritas, der Diakonie, der Johanniter-Unfall-Hilfe, der Arbeiterwohlfahrt, des Roten Kreuzes oder die wirtschaftlichen Interessen privater Träger (Schmidt 2016).

1.9.1 Grundlage professionellen pflegerischen Handelns

Praxistipp

Das Pflegeleitbild baut auf dem Inhalt des Unternehmensleitbildes auf. Es integriert diesen und ergänzt ihn durch Inhalte einer eigenständigen und professionellen Pflege. Dabei wird es, je nach Weltanschauung und religiöser Ausrichtung der Krankenhäuser, zu ganz unterschiedlichen Pflegeleitbildern kommen. Das Wichtigste am Pflegeleitbild ist, dass ein Großteil der Mitarbeiter*innen sich mit den hier getroffenen Aussagen identifizieren kann.

Wichtige Inhalte eines Pflegeleitbildes können sein:

- die Aussage über eine geplante und dokumentierte Pflege und deren Umsetzung mithilfe des Pflegeprozesses,
- eine Aussage über die vorherrschende Pflegetheorie und das bestimmende Pflegesystem,
- der Einsatz von Standards und Pflegerichtlinien als Unterstützung bei der Umsetzung des Pflegeprozesses,
- die Verpflichtung zu Fort- und Weiterbildungsmaßnahmen,
- die Kooperationsbereitschaft in der Zusammenarbeit mit anderen Berufsgruppen,
- eine Verpflichtung, die Qualität der Arbeit durch pflegewissenschaftliche Erkenntnisse ständig zu verbessern.

1.9.2 Funktionen des Pflegeleitbildes

Praxistipp

Ein Pflegeleitbild, mit dem sich die Mitarbeiter*innen identifizieren, erfüllt bestimmte Funktionen:

- Die pflegerische Arbeit des Einzelnen bekommt einen tieferen Sinn durch das Verständnis, dass jede*r dieser Tätigkeiten in eine ganzheitliche Versorgung eingebettet ist. Hieraus folgt die Erkenntnis, dass durch die gemeinsame Arbeit ein qualitativ deutlich besseres Arbeitsergebnis möglich ist.
- Es gibt dem Pflegepersonal die nötige Orientierung in einer sich schnell verändernden Umwelt.
- Es stärkt die Position der Pflege. So kann sie als stark und eigenständig auftreten und ihre Interessen dementsprechend vertreten.
- Indem die Aussagen einen visionären Charakter haben, kann damit eine mögliche Zukunft in der pflegerischen Arbeit konstruiert werden.
- Durch eine identische Pflegeauffassung soll eine gleichbleibend hohe Pflegequalität gewährleistet werden.
- Aussagen über ein kooperatives Verhalten gegenüber den anderen Berufsgruppen im Krankenhaus können die interdisziplinäre Zusammenarbeit verbessern.
- Durch den Identifikationsprozess, der im Leitbild angestoßen wird, soll die Motivation der Mitarbeitenden gesteigert werden.
- Die Inhalte dienen den Mitarbeitenden zur Legitimation, sodass sie sich bei Konflikten auf diese berufen können. Dadurch werden Konflikte abgemildert oder schon im Ansatz verhindert.

1.9.3 Umsetzung auf der Station

> **Praxistipp**
>
> Ein bestehendes Pflegeleitbild auf der Station umzusetzen und es mit Leben zu erfüllen, ist eine wichtige Aufgabe für Sie in Ihrer Funktion als Stationsleitung. Die Gefahr, dass ein mit viel Mühe erstelltes und in Fortbildungen ausführlich dargestelltes Pflegeleitbild als bloßer Papiertiger im Aktenordner verschwindet, ist sehr groß, da es gerade zu Beginn sehr viel Mühe macht, die Mitarbeiter*innen dazu zu bewegen, das Pflegeleitbild tatsächlich zu praktizieren.

Welche Möglichkeiten haben Sie nun, ein Pflegeleitbild auf Ihrer Station einzuführen und es mit Leben zu erfüllen?

- Seien Sie ein Vorbild, indem Sie genau das tun, was Sie von Ihren Mitarbeitenden erwarten.
- Setzen Sie die betroffenen Mitarbeitenden (besonders Mitarbeitende, die nicht zum Pflegepersonal gehören) über die Einführung des Pflegeleitbildes in Kenntnis und machen Sie sie auf mögliche Konsequenzen in der interdisziplinären Zusammenarbeit aufmerksam.
- In einer stationsinternen Besprechung können Sie alle Aspekte des Pflegeleitbildes und deren praxisnahe Auswirkungen in aller Ausführlichkeit erläutern und mögliche Anwendungsbeispiele aufzeigen.
- Wiederholen Sie diese Besprechungen besonders in der Anfangsphase regelmäßig und reflektieren Sie gemeinsam mit Ihren Mitarbeitenden Situationen, die seit der letzten Besprechung aufgetreten sind und

die im direkten Bezug zum Pflegeleitbild stehen.
- Achten Sie besonders bei neuen Mitarbeitenden darauf, dass diese baldmöglichst die Inhalte des Pflegeleitbildes kennen, damit sie bei ihrer Integration in die Gemeinschaft der Station schnell an Sicherheit gewinnen.
- Tauschen Sie Ihre Erfahrungen mit anderen Stationsleitungen aus, die in derselben Situation wie Sie sind.
- Bei auftretenden Problemen, die nicht zu bewältigen sind, hinterfragen Sie doch ruhig einmal den Inhalt des Pflegeleitbildes und wenden Sie sich damit an die Projektgruppe, die in Ihrem Haus das Pflegeleitbild erstellt hat.
- Hängen Sie Ihr Leitbild als Kunden- bzw. Patient*innenorientierung im Büro, Stützpunkt oder an einem zentralen Ort zur allgemeinen Kenntnisnahme aus.

Die Erarbeitung und Veröffentlichung eines Leitbildes beziehungsweise eines Qualitätsleitbilds ist häufig der Ausgangspunkt für die Planungs- und Gestaltungsprozesse der Qualitätsplanung. Leitbilder gelten mittlerweile als selbstverständlich und finden sich nahezu in jeder Organisation beziehungsweise Einrichtung des Gesundheitswesens. In der Regel werden sie für Mitarbeitende und Außenstehende gut sichtbar in der Einrichtung platziert und über elektronische Medien veröffentlicht.

Mit einem Leitbild werden die grundsätzlichen Aussagen zum Zweck und Auftrag einer Organisation (Mission), zu den langfristigen Entwicklungszielen (Vision) sowie zum spezifischen Selbstverständnis der Professionsangehörigen und Berufsausübenden beziehungsweise zu den Werthaltungen gegenüber Kund*innen und allen relevanten Anspruchsgruppen (Qualitätsmanagementphilosophie) kodifiziert (Schmidt 2016).

Praxishinweis

Inhaltlich werden mit einem Leitbild Aspekte des *Innenverhältnisses* (z. B. interne Kommunikation, Information, Organisationskultur, interne Prozessqualität) wie des *Außenverhältnisses* adressiert (z. B. Kund*innenorientierung, Kompetenz, Innovation, Bedeutung der Einrichtung für die Gesellschaft). In Leitbildern von Gesundheitseinrichtungen finden sich naturgemäß vielfältige Aussagen zur Patient*innenorientierung, zum medizinischen und pflegerischen Versorgungsauftrag, zu den angewendeten Qualitätsstandards, zur Mitarbeitendenorientierung, zur Rolle als Ausbildungs- oder Forschungseinrichtung oder zum Umweltbewusstsein und zur gesellschaftlichen Verantwortung. Inhaltliche Überschneidungen zu anderen Instrumenten der Qualitätspolitik sind denkbar und grundsätzlich zulässig (z. B. Pflegeleitbilder, Abteilungsleitbilder, Unternehmensphilosophie, Verhaltenskodex), sofern sie konsistent und widerspruchsfrei formuliert sind.

Ein Beispiel ist im ▸ elektronischen Zusatzmaterial zu finden.

Die Leitbildentwicklung ist eine nicht delegierbare Führungsaufgabe. Das Leitbild ist auch das Ergebnis eines längeren Diskussions-, Reflexions- und Entscheidungsprozesses, an dem möglichst viele Mitglieder der Organisation beteiligt werden müssen. Zentrale Elemente eines Leitbildes müssen von der obersten Leitungsebene erstellt bzw. vorbereitet werden. Im Sinne eines *Top-down – Bottom-up Ansatzes* werden die Arbeitsergebnisse von den Mitarbeitenden ergänzt und kommentiert.

Inhalte eines Pflegeleitbildes:

- Mögliche Inhalte eines Pflegekonzeptes
- Pflegetheoretische Grundlage des Pflegedienstes
- Leistungsangebot
- Mögliche Zusatzleistungen
- Kooperationen oder Teilnahme an einem Netzwerk
- Sicherung der Erreichbarkeit
- Gewährleistung der Pflegequalität
- Bezugspflegekonzept oder Care-Management
- Fort- und Weiterbildungskonzept

Praxistipp

Das Leitbild sollte den Mitarbeitenden zugänglich gemacht werden. Hierfür bestehen diverse Möglichkeiten:

- Aushang
- Ausdruck in der Willkommensmappe
- Ausdruck als Kitteltaschenkarte
- Abbildung auf der Homepage
- U. v. m.

Praxishinweis

Nutzen Sie als Stationsleitung Stufen der Organisationsentwicklung um ein Leitbild bei Ihnen im Bereich zu etablieren. Gängige Modelle wie die *Treppe zur erfolgreichen Veränderung*, oder das *8-Stufen-Modell nach Kotters* helfen Ihnen hierbei.

1.10   Qualifikationsmix im Arbeitsbereich

Die Begriffe Skillmix, Qualifikationsmix und Grade-Mix beschreiben somit die unterschiedlichen Erfahrungsstufen und spezifischen Fähigkeiten jeder einzelnen Person innerhalb des Pflegeteams. Beispielsweise verfügt eine Pflegefachperson über ein Jahr Berufserfahrung in der Kurzzeitpflege oder zehn Jahre in der pädiatrischen Pflege. Der Qualifikationsmix oder Grade-Mix beschreibt die verschiedenen formalen Ausbildungen und Zusatzausbildungen und die entsprechenden Abschlüsse der Mitarbeiter*innen im gesamten Pflegeteam (Müller und Teigeler 2024).

Die Unterscheidung in der Organisation der Arbeit und die Einbeziehung verschiedener Berufsgruppen in den Prozess der Pflege, wird in Grade- beziehungsweise Skillmix unterteilt. Der Grademix bezieht sich auf die unterschiedlichen Ausbildungen sowie weiteren potenziellen Zusatzausbildungen der Mitarbeiter*innen. Demnach ist die Zusammensetzung des Personals nach Qualifikationsstufen entscheidet. Im Sinne des Skillmix wird erfasst, wie die unterschiedlichen Berufserfahrungen und individuellen Fähigkeiten der Beschäftigten zusammengesetzt sind (Bogai 2016).

In dem Themengebiet Qualifikationsmix stößt man zwangsläufig schnell auf die Frage, wie dieser sinnvoll hergestellt werden kann. Die Thematik ist komplex und die Suche nach Potenzialen und Gemeinsamkeiten enorm wichtig. Die Schaffung eines beziehungsbasierten Arbeitsinhaltes und einer potenzialorientierten Organisation sowie eines krisenfesten Aufbaus kann wahrhaftig motivierende Arbeitsbedingungen erwirken. Kombinieren Sie als Stationsleitung die Stärken der Mitarbeiter*innen gerade auch in puncto Planung, Ausführung und Dokumentation. Nicht alle Fachkräfte haben ihre Begabungen in der analytischen und komplexen Planungsaufgabe. Die Auswahl der übertragenden Aufgaben muss gezielt die geeigneten Mitarbeiter*innen

treffen. Beispielsweise zur Erarbeitung der Pflegeprozesse oder auch für die Beratung und Begleitung anderer Akteur*innen der Station beziehungsweise des Bereiches. Andere Mitarbeiter*innen können gut beobachten und verfügen über pragmatische Lösungsideen. Nutzen Sie Ihre Fähigkeiten in Fallbesprechungen mit gezielten Moderationstechniken und kollegialer Beratung. Die Entwicklung Ihre Organisation schreitet Schritt für Schritt in Richtung gelingender Potenzialkombinationen voran. Ein Konzept für wahre Zukunftsfestigkeit (Kämmer 2014).

Rolle der interprofessionellen Zusammenarbeit

Der Skill- und Grade-Mix kann intraprofessionell als auch interprofessionell definiert werden. Die Komplexität in der derzeitigen Arbeitswelt erfordert eine breitere Betrachtungsweise. In der Betrachtungsweise müssen sämtliche am Versorgungsprozess beteiligten Berufsgruppen berücksichtigt sein. Die interprofessionelle Zusammenarbeit geht in einer inhaltlich sinnvollen Verteilung der Aufgaben einher. Dies bezieht sich nicht ausschließlich auf die Pflegeberufe oder anderen dreijährigen pflegenahen Berufsgruppen, sondern ergänzen Mitarbeiter*innen anderer Ausbildungsberufe. Diese sind aus der Hotellerie, Logistik, medizinischen Praxisassistenz sowie Therapie- und Sozialberufen zu akquirieren und in der heutigen Zeit ein wesentlicher Erfolgsfaktor jeder Gesundheitsinstitution. Die ausgewiesene und stattfindende interprofessionelle Zusammenarbeit ist heute ein zentraler Erfolgsfaktor im Gesundheitswesen. Wichtigste Eigenschaft für alle Akteur*innen ist die Kooperationskompetenz. Ohne diese ist die Akzeptanz untereinander gemindert als auch die Verantwortung mit einhergehenden Bedürfnissen untereinander schwer anerkannt. Die Betreuung und Versorgung wird zwangsläufig mehr und mehr in Netzwerken und Teams passieren. Insbesondere die im ambulanten Bereich arbeitenden Pflegefachpersonen müssen auf die Zusammenarbeit vorbereitet werden, damit eine wirkungsvoll agierende Handlungsgemeinschaft entstehen kann. Mit dem Qualifikationsmix geht die Auseinandersetzung mit den neu definierten Rollen in den Pflegeteams zwingend einher. Durch die Akademisierung der Pflege entwickelt sich diese Berufsgruppe weiter und setzt sich mit ihrem eigenen Berufsverständnis inhaltlich tiefer auseinander. Das Pflegeverständnis und die evidenzbasierte Pflege gewinnen durch die akademisierte Pflege an Bedeutung. Dies bedeutet unter anderem auch, dass Aufgaben sowie Teilaufgaben nicht losgelöst vom Behandlungsverlauf und vom Kontext eingeschätzt und somit delegiert werden können. Die genaue und vertiefte Betrachtung der Arbeitsaufgaben leistet dafür

einen bedeutenden Beitrag. Dabei ist wichtig, dass keine einzelnen Tätigkeiten, sondern mehrere Teilaufgaben mit Bezug zur Gesamtaufgabe bevollmächtigt werden. Gleichzeitig ist zu beachten, dass alle Berufsgruppen ihre Arbeit maßgeblich selbst planen, organisieren, durchführen und kontrollieren können. Die Einführung eines Qualifikationsmixes geht mit vielen organisatorischen Veränderungen einher, wird daher als klassisches Change-Projekt eingestuft. Transparente und ehrliche Information auch zu möglichen Gehaltsunterschieden ist zwingend erforderlich. Um ein derartig großes Projekt erfolgreich umzusetzen und nachhaltig in einer Organisation zu verankern, ist es wesentlich neben der Struktur auch die Organisationskultur mit einzubeziehen. Die Führung spielt in einem gelenkten Umsetzungsprozess eine zentrale und absolut wichtige Rolle (Müller und Teigeler 2024).

Tab. 1.17: Voraussetzung für die Teambildung (in Anlehnung an Müller und Teigeler 2024).

Dimension der Teamkultur	Beschreibung
Impact	Jedes Teammitglied weiß, dass seine Arbeit wichtig ist und einen Einfluss hinterlässt.
Wertigkeit	Die Arbeit im Team ist elementar und wertvoll für alle. Struktur und Klarheit durch Rollen, Ziele und Werte, in Bezug auf die Zusammenarbeit
Inklusion und Diversität	Alle Menschen werden fair behandelt, jede*r wird eingebunden und jede*r kann und soll etwas beitragen
Hinterfragen/Challenge	Man sollte Ideen einbringen sowie Probleme ansprechen können
Lernkultur	Es ist selbstverständlich, Fragen stellen zu können und aus Fehlern zu lernen.
Psychologische Sicherheit	Jede*r kann ein Feedback spenden und wird gehört, ohne dafür eine Sanktion zu fürchten

Praxishinweis

Die Personalbemessung und der Qualifikationsmix sind bei gleicher Rollenklarheit der unterschiedlichen Berufsgruppen in Einklang zu bringen. Beispielsweise ist dies in Funktionsbereichen oft gegeben. In Bereichen wo eine bestimmte Qualifikation, wie eine Pflegefachkraft durch eine übergeordnete Gesetzgebung gefordert ist, ist es schwieriger.

Denn in einem Setting wo Sie beispielsweise ein tätigkeitsbasiertes System wie LEP®
(Leistungserfassung in der Pflege) einsetzen ist es möglich, Tätigkeiten unterschiedlichen
Qualifikationsniveaus zuzuordnen, ist dies bei Systemen mit kritischen Indikatoren nicht
ohne weiteres möglich. Hier können Sie über den klassischen Weg der Bedarfsberechnung die
tolerierten Prozentwerte von Hilfspersonal berücksichtigen.

Im Stationären Bereich der Krankenhauslandschaft ist momentan nicht eindeutig geklärt, wie die Verteilung und der Umfang von Pflegeexpert*innen mit Bachelorabschluss, Masterabschluss, Fachpflege und anderen Zusatzqualifikationen in der Pflege oder weiteres Hilfspersonal mit geringeren Qualifikationsniveaus, betragen sollte. Grundsätzlich sollten Verschiebungen durch Sie als Stationsleitung sorgfältig geplant werden und die Schnittstellen, die zwangsläufig entstehen, klar definiert und bei der Umsetzung evaluiert werden.

Zum Abschluss der Thematik muss festgehalten werden, dass der Qualifikationsmix die Motivation von Mitarbeitenden nachweislich fördert. In vielen europäischen Ländern verändert sich der Qualifikationsmix des Gesundheitspersonals fortlaufen und passt sich evolutionär an die neuen Umweltbedingungen an. In dieser Gedankenkette ist eine spannende Frage, was Angehörige von Gesundheitsberufen motiviert, neue Aufgaben im Krankenhaus zu übernehmen und auch, was sie daran hindert. Weitere Untersuchungen sind hier wichtig und notwendig.

1.11 Einsatz von Teilzeitkräften

Praxistipp

Ihre Aufgabe als Stationsleitung ist es, der Teilzeitkraft dabei zu helfen, ein vollwertiges Teammitglied zu werden. Da die Teilzeitkräfte häufig wegen der Betreuung ihrer Kinder nur zu bestimmten Zeiten arbeiten können und damit scheinbare Privilegien gegenüber den Vollzeitkräften haben, müssen Sie sich um ein Klima der Toleranz bemühen. (Es gibt auch Vollzeitkräfte mit Kindern, oft allein- oder getrennterziehende Elternteile, die viele Dienstplanwünsche haben. Auch hier müssen Sie für eine tolerante Atmosphäre sorgen.)

Das Recht des Arbeitnehmenden auf Teilzeitarbeit ist im Teilzeit- und Befristungsgesetz (TzBfG) geregelt.

Mögliche Vorteile des Einsatzes von Teilzeitkräften

- In der Regel können Teilzeitkräfte mehr Energie und Engagement in ihre Arbeitszeit investieren, da diese Tätigkeit für sie eine angenehme Abwechslung zu den häuslichen Pflichten bedeutet.

- Teilzeitkräfte sind in der Regel für vieles offen, sehr engagiert und können Verantwortung tragen; Menschen mit Sorgeverantwortung vor allem aufgrund ihrer familiären Erfahrungen.

- Teilzeitkräfte bringen mit ihrem Enthusiasmus oft neuen Schwung in den eingefahrenen Alltag der Station.

Praxisbeispiel

Die Pflegekraft A., Mutter von zwei Kindern, arbeitet zu 50 % auf der Station. Sie hat vorher schon einige Jahre in dem Beruf gearbeitet und somit viel Berufserfahrung. A. geht sehr gerne zur Arbeit, da sie in dieser Zeit ihre häusliche Verantwortung ablegen kann. A. steckt mit ihrer Stimmung die anderen Pflegekräfte an, hat gute Ideen und sorgt so dafür, dass das Arbeits- und Leistungsverhalten der anderen Mitarbeitenden verbessert wird.

Mögliche Nachteile des Einsatzes von Teilzeitkräften

* Sind oft nicht sehr flexibel einsetzbar.
* Sie fühlen sich zeitweise nicht als vollwertige Teammitglieder, da sie zu wenig informiert werden, bei Teamentscheidungen außen vor bleiben oder als Hilfskraft betrachtet werden.
* Je weniger Zeit sie auf Station sind, desto schwieriger wird die Integration in das Team.
* Erfahrene Teilzeitkräfte und junge Pflegekräfte passen möglicherweise schlecht zusammen in ein Team, da ihre sozialen und privaten Interessen zu unterschiedlich sind.
* Ältere Teilzeitkräfte neigen dazu, unterfordert zu sein, wenn man ihnen nicht genug Verantwortung überträgt.

Praxisbeispiel

Die Pflegekraft B., die wegen ihrer Kinder nur auf Basis des Minijobs arbeiten kann, fühlt sich während ihrer Einsätze auf der Station oft sehr unwohl. Man setzt sie eher wie eine Hilfskraft ein, informiert sie kaum über die Stationsereignisse und ignoriert sie mehr, als dass man sie wahrnimmt.

Praxishinweis

Ihre Aufgaben als Leitung beim Führen von Teilzeitkräften

* Sie müssen die Teilzeitkraft genauso behandeln wie die Vollzeitkraft, indem Sie sie umfassend informieren, regelmäßige Beurteilungs- und Zielsetzungsgespräche mit ihr führen und sie an Teamentscheidungen beteiligen.
* Die Einarbeitung muss genauso umfangreich sein wie bei den anderen Mitarbeitenden.
* Fortbildungen der Teilzeitkräfte müssen Sie unterstützen.
* Sie sollten zusammen mit der Teilzeitkraft immer wieder versuchen, die privaten Angelegenheiten mit der Arbeit abzustimmen.
* Sie müssen den anderen Teammitgliedern die besondere Situation der Teilzeitkräfte erklären und um Verständnis bitten.
* Der Einsatz der Teilzeitkraft muss so erfolgen, dass sie entsprechend ihrer Erfahrung eigenverantwortlich arbeiten kann.
* Die Teilzeitkraft muss sich darüber klarwerden, ob sie neben ihren sonstigen Verpflichtungen den Anforderungen des Teilzeitarbeitsplatzes gerecht werden kann.
* Der Arbeitsplatz muss eventuell an die Teilzeitkraft angepasst werden.

Praxisbeispiel

Die Pflegekraft A. kann aufgrund ihrer Kinder nur in der Zeit von 8 bis 12 Uhr arbeiten. Die Stationsleitung setzt sie daraufhin als Stationsassistentin ein, die sich am Vormittag um alle Untersuchungstermine kümmert, Telefonanrufe entgegennimmt usw. Es wurde eine genaue Tätigkeitsbeschreibung angefertigt. A. war mit dieser Lösung sehr zufrieden.

Praxistipp

Einsatz von pflegerischem Hilfspersonal

Auf den Stationen werden neben dem examinierten Personal auch Pflegehelfer*innen, Praktikant*innen, Sitzwachen und ehrenamtliche Helfer*innen als pflegerisches Hilfspersonal eingesetzt. Im Gegensatz zu den Schüler*innen ist deren Einsatz nicht von ihrer Schulausbildung abhängig, sondern muss entweder durch Tätigkeitsbeschreibungen oder Ausschlussbeschreibungen geregelt werden. Gibt es hier keine allgemeinen Regeln, die für das ganze Haus gelten, dann müssen diese von Ihnen als Stationsleitung verfasst werden, da sie im Rahmen Ihrer Organisationsverantwortung dafür zuständig sind. Führt zum Beispiel eine Person im Rahmen des Bundesfreiwilligendienstes Tätigkeiten mit ihrem stillschweigendem Einverständnis aus, die er aufgrund seiner fehlenden Ausbildung nicht leisten kann, und es kommt infolgedessen zu einem Schaden, dann werden Sie als Stationsleitung zur Verantwortung gezogen.

Praxisbeispiel

Richtlinien für den Einsatz von Pflegehilfskräften ohne Ausbildung nach dem Krankenpflegegesetz:
Pflegehilfskräfte werden nur unter Aufsicht und auf Anweisung von qualifizierten Pflegepersonen eingesetzt.

Pflegehilfskräfte können folgende Tätigkeiten beziehungsweise Maßnahmen nicht übernehmen:

- Umgang mit Medikamenten (einschließlich Vorbereitung und Abgabe an Patient*innen),
- Grund- und behandlungspflegerische Maßnahmen dürfen nur in Absprache mit dem qualifizierten Pflegepersonal sowie unter dessen Aufsicht und Verantwortung durchgeführt werden,
- Verabreichung von Injektionen (i. v.; i. m.; s. c.; in die Infusionsleitung),
- Funktionssicherheitsüberprüfungen nach Medizinprodukte-Betreiberverordnung (MPBetreibV),
- Vorbereitung von Infusionen und jeglicher Umgang mit Blut und Blutbestandteilen,
- Blutentnahmen,
- Legen von Sonden und Kathetern,
- Umgang mit Betäubungsmitteln,
- Dokumentation von patient*innenbezogenen Daten,
- Verabreichung von Kost und Flüssigkeit bei Patient*innen mit Schluckstörungen,
- Entgegennahme ärztlicher Verordnungen,
- Überwachung von Patient*innen,
- Erteilen von Auskünften über Patient*innen,
- Medikamentenbestellungen,
- Transporte ohne qualifiziertes Pflegepersonal von prämedizierten Patient*innen zum Operationssaal bzw. Abholung von Patient*innen aus dem Aufwachraum,
- eigenständiges Betreuen einer Station oder eines Bereichs.

Tätigkeiten, die nicht durch examiniertes Personal ausgeführt werden müssen:

- pflegerische und medizinische Materialien auffüllen und bestellen,
- Verbrauchsgüter auf Verfall kontrollieren,
- Versand von Anforderungen mit der Rohrpost und Botengänge im Hause,
- Reinigungs- und Desinfektionsarbeiten (Wenn Hilfskräfte diese Arbeiten übernehmen, müssen sie das Hygieneverhalten und den Umgang mit Desinfektionsmitteln erlernen, um die Patient*innen nicht durch Hygienefehler und falschen Umgang mit Desinfektionsmitteln zu gefährden.),
- Aktenführung

- Aufgaben, die nicht die Patient*innen-sicherheit betreffen, können unter Aufsicht des examinierten Personals an pflegerisches Hilfspersonal delegiert werden.

Praxishinweis

Sie müssen beim Einsatz von Hilfspersonal mit langen Einarbeitungszeiten rechnen, da in der Regel nur geringe fachliche Vorkenntnisse bestehen. Bei pflegerischem Assistenzpersonal sollten Sie im Besonderen darauf achten, dass dieses aufgrund des eingeschränkten Arbeitsfelds nicht von examinierten Pflegekräften diskriminiert wird. Sie als Leitung haben auf ein Klima gegenseitiger Achtung und Toleranz zu achten, damit das Leistungsergebnis der Station nicht gefährdet wird.

Praxishinweis

Beim Einsatz von Pflegehilfskräften im ambulanten Bereich gilt es folgende Inhalte zu beachten. Im ambulanten Bereich arbeiten viele Pflegehelfer*innen. Die Pflegehelfer*innen sind oft schon viele Jahre Teil des Teams. Sie werden in leichter Grundpflege oder bei speziellen Hauswirt-schaftstouren eingesetzt. Dabei ist es besonders wichtig, dass sie immer wieder von examiniertem Pflegepersonal begleitet werden, das die Qualität ihrer Arbeit kontrolliert.

Da Pflegehilfskräfte bei ihren Einsätzen ebenso alleine sind wie die examinierten Kräfte und ebenso bei Kund*innen in eine Notfallsituation geraten können, müssen sie adäquat handeln können. Das hieße in diesem Fall: die diensthabende Pflegekraft informieren und eventuell den Notarzt benachrichtigen.

Um das Erkennen einer Notfallsituation und das richtige Handeln in einer solchen Situation zu unterstützen, empfiehlt es sich, Pflegehilfskräfte regelmäßig zu einem Erste-Hilfe-Kurs zu schicken. Auch in der Erkennung von einfachen Krankheiten müssen sie geschult sein: Wenn ein*e Patient*in zum Beispiel seit Jahren nur einmal in der Woche seine Wohnung gereinigt haben möchte und ein- oder zweimal pro Woche gebadet werden will, ist die Pflegehelferin die einzige Vertrauensperson, die der Stationsleitung von einer Hautveränderung (Pilzbefall) berichten kann. Dazu muss sie aber genau beobachten können und eine gewisse Erfahrung besitzen.

1.12 Zeitarbeit – Arbeitnehmendenüberlassung

Mit der Arbeitnehmendenüberlassung ist ein Dreiecksverhältnis zwischen Zeitarbeitnehmer*innen, Personaldienstleister*innen (Verleihenden) und dessen Kund*innen (Entleihenden) gekennzeichnet. Die Zeitarbeitnehmer*innen sind beim Personaldienstleistenden regelhaft angestellt. Durch die Anstellung ergeben sich die gebräuchlichen Rechte der Arbeitnehmer*innen wie Sozialversicherun-gen, Erholungsurlaub, Lohnfortzahlungen im Krankheitsfall, Kündigungsschutz und individuell weitere Rahmenbedingungen der Firma. Die Arbeitnehmendenüberlassung ist streng reguliert. Im Arbeitnehmerüberlassungsgesetz sind viele Vorschriften geregelt. Zudem beinhaltet das Gesetz auch viele Paragrafen, in denen bereits Strafzahlungen gegen Verstöße angegeben sind. Es ist wichtig, dass sich diese Zahlungen immer auf den Einzelfall, pro Überlassung, beziehen. Während der Überlassung geht das fachliche Weisungsrecht auf die Kund*innen über, welche die Zeitarbeitnehmer*innen integrieren. Das disziplinarische Weisungsrecht verbleibt bei den Personaldienstleister*innen (Ruff 2021).

Praxishinweis

Diese Thematik bestimmt seit einigen Jahren den gesamten Gesundheitsmarkt in Deutschland. Der Druck die Bedürfnisse der Patient*innen zu gewährleisten hat teilweise dazu geführt, horrende Summen für Arbeitnehmendenüberlassung zahlen zu müssen. Es gibt Positionspapiere von Verbänden und auch der Deutsche Pflegerat hat sich zur Thematik der Arbeitnehmendenüberlassung bereits kritisch positioniert. Das Thema ist hochbrisant, da zum Teil Arbeitnehmer*innen in die Zeitarbeit flüchten, um akzeptablere Rahmenbedingungen in ihrem Beruf zu erhalten. Die Unterstützung sorgt bei der festen Belegschaft oft für Unzufriedenheit. Gründe hierfür sind fehlende Zugehörigkeit oder auch die unterschiedliche Interpretation der internen Regeln zur Kollegialität und Nebentätigkeiten. Einige Einrichtungen haben sich bereits gänzlich von der Arbeitnehmendenüberlassung verabschiedet. Dieser Weg muss im Einklang der Unternehmensstrategie erfolgen. Denn unweigerlich folgt die potenzielle Gefahr, die pflegerischen Leistungen auf Grund von Fachkräftemangel nicht mehr zu ermöglichen.

Praxistipp

Um die Bedürfnisse der Teamdynamik am ehesten zu entsprechen, versuchen Sie die Menschen für einen längeren Zeitraum konstant zu buchen. Die Erfahrung zeigt, dass ein Zeitraum von mindestens drei Monaten geeignet ist, um ein Wertegerüst schaffen zu können. So können interne und externe Kräfte bestmöglich im Setting zusammenarbeiten. Eine weitere Empfehlung stellt ein gutes Vertragswerk da. Bestenfalls verhandeln Sie für die gesamte Einrichtung einen einheitlichen Preis je Stunde und regeln auch die Unterbringung einheitlich. So entledigen Sie sich weiterer Bürokratie und die eigenen Mitarbeitenden wissen um diese Rahmenbedingungen. Wichtig für den Ablauf innerhalb der eigenen Einrichtung ist vor allem der Vorlauf. Sorgen Sie dafür, dass die neue Kraft bestmöglich starten kann. Alle klassischen Onboardingmaßnahmen müssen hier in schneller Frequenz erfolgen. Tragen Sie Sorge, dass wichtige Dokumente, wie beispielsweise Strahlenschutzkenntnisse für den OP, vor Vertragsunterschrift vorliegen.

1.13   Kennzahlen

In diesen Abschnitt geht es um das gesamte Gebiet der Kennzahlen. Durch die fortwährenden Eingriffe der Politik und anderer Strukturen werden immer mehr Kennzahlen erhoben. Worte wie Benchmark und Verweildauersteuerung bis hin zu operativ kontrollierte versus. anästhesiologisch kontrollierte OP-Zeiten halten Einzug in die Kliniklandschaft. Der ambulante Sektor besticht schon seit einiger Zeit durch genaueste Tourenplanung durch die Abstimmung der Route und der Leistungserbringung zur effizienten Steuerung von Klient*innen und Personal.

Grundsätzlich lassen sich Kennzahlen nach verschiedenen Kategorien systematisieren. Wichtige Kategorien sind absolute und relative Verhältniskennzahlen als auch der Bezug auf einen Zeitpunkt oder einen definierten Zeitraum. Darüber hinaus gibt es noch eine Menge weiterer Kategorien zur Einordnung von Kennzahlen.

Ein Beispiele für absolute Kennzahlen sind Kosten in Euro, Anzahl OP-Prozeduren, oder die Anzahl an Patient*innen. Die relative Kennzahl ist beispielsweise die Eigenkapitalrendite, die ein Gewinnverhältnis wiedergibt (Schmitz und Halfmann 2022).

Kennzahlen (▶ Abb. 1.21) sind verdichtete Ergebnisse der Prozesse eines Betriebes. Eine Kennzahl ist zum einen ein quantitativer oder zum anderen ein qualitativer Wert, der für sich allein betrachtet einen geringen Informationswert besitzt. Beispielsweise sagt die Umsatzhöhe einer Pflegeeinrichtung allein betrachtet sehr wenig über das Verhältnis von Kosten zu diesen Erlösen aus. Die Wirtschaftlichkeit der Pflegeeinrichtung geht hieraus nicht automatisch hervor. Hierfür sind weitere Informationen notwendig. Der Vergleich der Umsatzhöhe mit den Ausgaben und Kosten des Betriebes wie beispielsweise der Personalkosten und der Sachkosten. Gibt es mehrere vergleichbare Stationen, Pflegeeinrichtungen oder Touren. So ist bei einem Vergleich weniger die Umsatzhöhe, sondern mehr die Wirtschaftlichkeit in Form eines ausgewiesenen Gewinns von Bedeutung. Im Vergleich: der Fokus auf dem Kriterium Gewinn im Ablauf eines betrachteten Zeitraums X, in Gegenüberstellung zu Y. Wie betriebliche Prozesse in vielfältiger Weise ineinandergreifen oder sich wechselseitig beeinflussen, müssen auch die jeweils aus diesen Prozessen ermittelten Kennzahlen miteinander in ein Verhältnis gesetzt werden. So gelangt man zum gewünschten Informationsgewinn (Thiele und Loewenguth 2020).

Praxishinweis

Für Sie als Führungskraft eines Bereiches ist es wichtig zu wissen, welche Zahlen Sie für Ihre Steuerung benötigen. Wenn Sie eine Bettenauslastung oder eine OP-Auslastung haben, die konstant ist, dienen diese Zahlen der Objektivierung. Leiten Sie einen Bereich indem Schwankungen vorliegen, dann ist diese Thematik interessant, um auch eine Personalsteuerung zu rechtfertigen. Beispielsweise schwanken die Patient*innenzahlen in einer Notaufnahme je Kalendermonat. Abhängig davon, ob das Krankenhaus in einer Urlaubsregion betrieben wird oder in Abhängigkeit der Infektsaison. So kann auf Grundlage der Daten neben der Anpassung des Urlaubsplanes auch die Personaldichte angepasst werden.

Berechnungsformeln für ausgewählte Kennzahlen: (Thiele und Loewenguth 2021)

- Auslastung Berechnungstage
  = Berechnungstage/Gesamtkapazität der Einrichtung * 100
- Auslastung Belegungstage
  = Vermietete Tage = Belegungstag/Gesamtkapazität der Einrichtung* 100
- Auslastung Anwesenheitstage/Pflegetage
  = Anwesenheitstage/Pflegetage/Gesamtkapazität der Einrichtung* 100
- Kostendeckungsgrad
  = Gesamterlöse/Gesamtkosten*100
- Liquidität/Cash-Flow
  = Forderungen aus Leistungen/Gesamtleistung *360 = Debitorenlaufzeit in Tagen
- Pflegegradmix
  = Summe Pflegegrade/Anzahl Patient*innen*100
- Erlös
  = Erlös aus (Erlösart) X/Gesamterlöse*100

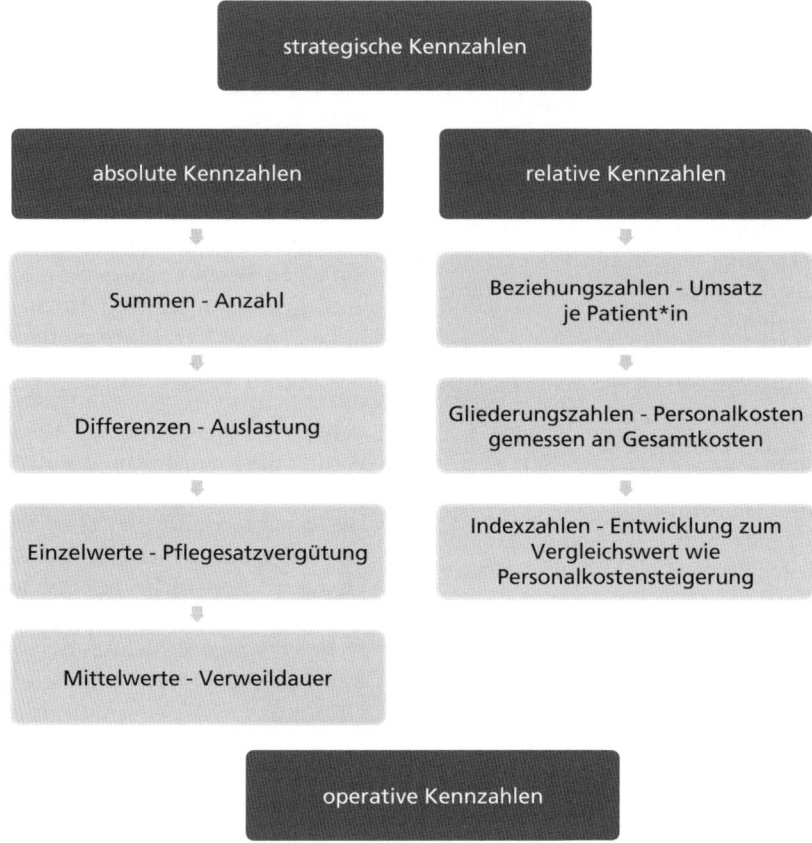

Abb. 1.21: Arten von Kennzahlen (eigene Darstellung nach Thiele und Loewenguth 2020).

Praxistipp

Suchen Sie sich für Ihren Bereich wichtige Kennzahlen heraus und machen Sie diese transparent. Nachfolgend möchte ich einige Beispiele darstellen, wobei die Unterschiedlichkeit der Bereiche hervorgeht:

- Zentrale Notaufnahme
  - Anteil Qualifikationsmix, Anzahl Fachpflege, Verweildauer bis zu Aufnahme, Zeit bis zur Triage, Zeit erster Ärzt*innenkontakt, Wiederaufnahmen, Fachzuordnung und Abnehmende Station, Kontaktzeiten je Fallgruppe und weitere.
- Überwachungsstation
  - Aufnahmedokumentation erfüllt, notwendiger apparativer Aufwand, Schulungsquote Notfallmanagement, Mengenverbrauch der Versorgungsmaterialien, Patient*innenprozeduren zum Abstimmen der Fortbildungsinhalte, Zusatzqualifikationen der Mitarbeitenden, Fehlzeitenstatistik und weitere.

- Normalpflegestation
  - Verweildauer, Visitenzeit, Laufwege, Pflegeplanung, Poolbedarfe, externe Mitarbeiten-de durch Arbeitnehmendenüberlassung, Auslastung, Außenliegende und weitere.
- Pflegedienst
  - Tourenplanung grafisch, Qualifikationsmix, Angehörigenschulungen, Bewerbungsein-gang, Einstellungsdauer, Anzahl der vollständigen Überleitungen aus der Akutversor-gung, Fehlzeitenauswertung und weitere.
- Langzeitpflege
  - Nosokomiale Infektionen, Einweisungen ins Krankenhaus, Visiteninterventionen mit Hausärzt*innen, Angehörigenbesuche, Begleiterscheinungen wie Delirraten und wei-tere.
- OP-Bereich
  - Top OP-Prozeduren, Pflichtschulungen Strahlenschutz, Schnitt-Naht-Zeit, Warten auf – Reinigung-Ärzt*innen-Saalteam-Tischaufbau und Unterschied operativ kontrol-lierte versus. anästhesiologisch kontrollierte OP-Zeit, Fehlzeitenauswertung, Saalrück-gaben der Fachabteilung, Narkoseverfahren, Verweildauer im Aufwachraum, Proze-durenauswertung mit Auswertung AOP-Katalog und weitere.

1.14 Entlassungs- und Überleitungsmanagement

Das klassische Entlassungs- und Überleitungs-management, wie es in der Vergangenheit gelebt wurde, ist unter der Entwicklung der Patient*innenstruktur nicht mehr ausrei-chend. Vor der Zeit der DRGs wurden Pati-ent*innen nach keinen gängigen Standardkri-terien entlassen. Somit war die Verweildauer oft überdurchschnittlich hoch. Gerade der Hintergrund des Versorgungsmanagements alter und multimorbider Menschen wird wei-ter zunehmen und wesentliche pflegerische Aspekte beinhalten müssen. Die Information und die Aufklärung über die Ansprüche aus der Gesetzgebung sind nicht alleiniger Inhalt der Erwartungen der Patient*innen. Die Zu-nahme der Zahl multimorbider Menschen erfordert mehr Beratung und Schulung in pflegerischen Techniken. Dies übersteigt den Kompetenzbereich der Sozialdienste und er-

fordert pflegerisches Grundverständnis unse-rer Profession (Matschke 2018).

Praxishinweis

Schauen Sie nach dem idealen Stationsab-lauf von Präklinik bis hin zur Überleitung beispielsweise an die Rehaeinrichtung oder dem Pflegedienst. Jeder einzelne Schritt birgt das Potenzial die Arbeitshar-monie zu steigern. Beziehen Sie Ihre Mit-arbeitenden und potenziell Angehörige mit ein. So vermeiden Sie Irritationen zwischen den Professionen. Kaum eine Konstellation ist erschwerender als eine Entlassung nach 15:00 Uhr wobei der Pflegedienst nicht informiert ist und die Angehörigen keine Information haben.

> **Praxistipp**
>
> Theoretisch und praktisch können Sie Patient*innen so in den Klinikalltag einplanen, wie Sie Ihre Hotelbuchung vornehmen. Die Fallsteuerung wird oft vom Case-Management begleitet. Tauschen Sie sich hier aus und verbünden sich hochgradig diszipliniert mit dieser Struktur. Jeder optimal abgestimmte Aufenthalt sorgt für Zufriedenheit auf beiden Seiten. Nutzen Sie die Visite, um täglich die Entlassung abzugleichen. Nutzen Sie Angehörige und die nachgeordnete Struktur zur Transparenz. Vieles können auch die Patient*innen selbstständig übernehmen.

1.15 Personalausfallkonzepte

Um die Entwicklungen in der deutschen Gesundheitslandschaft anpacken zu können und berufsübergreifende Personalengpässe, in Beziehung mit dem demografischen Wandel sowie dadurch entstehenden Kosten begegnen zu können, sollten innovative Pläne genutzt werden. Ob Personalengpässe IT-gestützt durch das Human Ressource Management, oder die kurzfristige Koordination von Pflegekräften innerhalb eines Krankenhauses oder des Verbundes zu ermöglichen. Die Grundgedanken basieren in der Regel auf einer Poollösung, welche vermehrt als Ausfallmanagement in deutschen Krankenhäusern existiert. Also eine externe Lösung des Mangels welche dahingehend ausgelegt ist, dass Pflegekräfte nicht auf einer festen Station im Dienstplan verplant werden. Der Einsatzort wird für diese, meist Springerkräfte genannten Personen, die auf unterschiedlichen Stationen eingesetzt werden können, zu einem späteren Zeitpunkt festgelegt. Die Grundidee einer Poollösung wird durch die Unterstützung einer Übersicht zur Entscheidungsgrundlage, welche die Koordination dieser Springerkräfte übernehmen soll, ergänzt.

> **Praxishinweis**
>
> Diese Thematik bestimmt seit einigen Jahren alle Führungskräfte und führt zu immer neuen Lösungsansätzen. Sicherlich ist nicht jeder Lösungsansatz zielführend. Ein Pflegedienst wird kaum eine Zeitarbeitskraft einsetzen, um eine neue Tour zu starten. Die Kostendeckung ist einfach nicht gegeben. Nachfolgend werden nach dem aktuellen Wissenstand die gängigen Ausfallkonzepte aufgezählt.

- *Pool*: Aufteilung oft nach Bereichen. Intensiv, Normalpflege, Pädiatrie
- *Ausfalldienste*: oft Joker oder ähnlich bezeichnet
  - Markierung eines möglichen Tages für Dienst oder länger bleiben
  - OP-Bereich sorgt so beispielsweise für Bereitstellung langer ungeplanter OPs
  - Einspringen am Jokertag kommt weniger unverhofft als ohne Planung
- *Arbeitnehmendenüberlassung*: für mittel bis langfristige Planung

- *Systematik der unterbesetzten Dienste*: Stellen Sie im Team klar die absolute untere Grenze der Belastungsmöglichkeit dar. Welche Aufgaben werden in der Schicht nicht bearbeitet?
- *IT-Tool* zur Erreichbarkeit bei Abwesenheit: App-Lösungen, welche die Mitarbeitenden auch außerhalb des Betriebes aufzeigen, dass ein Dienst übernommen werden kann.
- *Tausche* von anderen Stationen oder Bereichen
  - Kurzfristig und somit bestenfalls nach Setting: Intensiv zu Intensiv oder operative Station zu operativer Station
  - Mittelfristig: als freiwillige Option für einen definierten Zeitraum
  - Beispielsweise Überbrückung auf einer anderen Station bis die kommende Einstellung erfolgt.

Praxistipp

In der Regel werden interne Maßnahmen mit Werbemaßnahmen kombiniert, um neue Mitarbeitende zu gewinnen. Diese Maßnahmen sollten zwingend so strukturiert sein, dass neue Mitarbeitende nicht bessergestellt werden als die bestehende Belegschaft. Somit umgehen Sie im Onboarding wesentliche Schwierigkeiten.

1.16 Nosokomiale Infektionen – ein besonderes Führungsthema

Eine nosokomiale Infektion ist eine Krankheit, die sich Patient*innen nach Aufnahme im Krankenhaus durch Übertragung zuziehen. Die von Infektionen begünstigenden Organisationsstrukturen sind nicht als unabwendbar anzusehen, sondern vielmehr vorhersehbar. Auch die letzte Pandemie führte uns eindrücklich vor Augen, was Infektionsketten sind. Die begünstigenden Faktoren für nosokomiale Infektionen sind neben einer Vielzahl individueller Passungen auch politische und gesamtgesellschaftliche Gegebenheiten, die dazu führen, dass ein infektionsfreies Gesundheitswesen zunächst eine Utopie bleibt. Die individuelle Anfälligkeit wird bestimmt durch das Alter, dem Geburtsgewicht (bei Frühgeborenen), der vorliegenden Grunderkrankungen sowie einer mögliche Immunsuppression. Mit dem Durchschnittsalter der Patient*innen, welche in Krankenhausbehandlung sind, nahmen in den letzten Jahren auch die Risikofaktoren für nosokomiale Infektionen zu. Zum Alter gesellen sich die Mehrfacherkrankungen, welche eine Infektion ebenso begünstigen. Wenn durch einen körperlichen Eingriff die Barrierefunktion der Haut nachhaltig der Umwelt ausgesetzt ist, folgt bei den vorab beschriebenen Rahmenbedingungen eine unmittelbare Gefahr der Infektion. Jeder operative Eingriff, jede künstliche Beatmung und jedes Legen eines Katheters schädigt die körpereigenen Infektionsschutz-Barrieren und bietet ein Einfallstor für Krankheitserreger (Rathgeber 2021).

Praxishinweis

Häufung von nosokomialen Infektionen auf der Station
Um der Situation gerecht zu werden, muss die Stationsleitung nicht nur Maßnahmen kennen und beherrschen, sondern muss sich auch mit den möglichen Problemen bei der Umsetzung auseinandersetzen und individuelle Lösungsstrategien entwickeln.

- Bereitstellung der notwendigen Ressourcen
  - Ausreichende Schutzkleidung
  - Desinfektionsmittel
- Sicherstellen, dass das Personal die Hygienerichtlinien kennt und einhält
  - Schulungen organisieren
- Regelmäßige Kontrollen und Unterstützung durch den Hygienebeauftragten anfordern
- Zusammenarbeit mit den Hygiene- und Qualitätsbeauftragt*innen
- Auf die persönliche Hygiene der Mitarbeiter*innen achten und diese einfordern
  Mögliches Problem: Gerade bei den Themen Schmuck, Haaren und persönlicher Hygiene fühlen sich Mitarbeiter*innen schnell verletzt, da sie ihre persönliche Freiheit bedroht sehen
- Datenerfassung (je nach Zuständigkeit), um eine Grundlage für ein zukünftig verbessertes Qualitätsmanagement und Risikocontrolling zu schaffen.
- Interdisziplinäre Zusammenarbeit sicherstellen
  - mit allen Mitarbeitenden, die an infektiösen Patient*innen arbeiten (gesamtes Behandlungsteam, Angehörige, Reinigungskräfte, Diagnostikbereiche; besonders wichtig ist hier der kontinuierliche Informationsfluss

Praxistipp

Informieren Sie sich als Stationsleitung regelmäßig zu aktuellen Hygienerichtlinien und tauschen Sie sich mit Ihren Hygienebeauftragten aus. Aktuelle Inhalte finden Sie beispielsweise im Infektionsschutzgesetz, in den Empfehlungen des Robert Koch Instituts und auch in den hausinternen Richtlinien. Seien Sie sicher, dass Ihre eigene Haltung und Ihre Vorbildfunktion bei diesem Thema äußersten Fokus genießen. Ihr täglicher Umgang als Stationsleitung in der aktiven Umsetzung der Hygienemaßnahmen ist elementar. Jede Abweichung von der aufgestellten Norm hat das Potenzial für die Belegschaft zum Normalfall zu werden.

1.17 Organisationsformen

Praxistipp

Im Rahmen der Führungsverantwortung gibt es diverse Möglichkeiten der Organisationsform der Führungspersonen in einer Organisationseinheit. In diesem Kapitel werden die gängigsten Formen beschrieben und dargestellt.

Idealtypische und klassische Formen unterscheiden sind grundlegend in diesen drei Organisationsformen:

- Funktionale Organisation
- Divisionale Organisation
- Matrixorganisation

Ihre Systematisierung richtet sich nach der Art der Spezialisierung auf die der zweiten Hierarchieebene. Nicht relevant ist, ob auf den darunterliegenden Hierarchieebenen die gleiche oder eine andere Spezialisierung gewählt wird. Dies ist für die Bezeichnung der Organisationsform nicht wichtig (Schreyögg und Geiger 2016).

Wird auf der zweiten Hierarchieebene nur ein einziges Gliederungskriterium der Spezialisierung verwendet, spricht man von eindimensionalen Formen der Aufbauorganisation. Werden gleichzeitig zwei oder mehrere Gliederungskriterien auf der zweiten Ebene eingesetzt, handelt es sich um zwei- beziehungsweise mehrdimensionale Formen (Nicolai 2023).

Nachfolgend werden weitere Formen der Organisation dargestellt:

- Einliniensystem
- Einliniensystem mit Stabstelle
- Mehrlinienorganisation
- Funktionalorganisation
- Stablinienorganisation
- Matrixorganisation

1.17.1 Klassische Organisationsform im Pflegebereich: Einliniensystem

Von Höchster Managementebene folgt eine klare und gradlinige hierarchische Abfolge der Verantwortung (▶ Abb. 1.22). Kommunikation nach dem Top-Down-Prinzip und lange Wege gerade für Mitarbeitende zu den Führungskräften.

- Vorteil: Übersichtliche und klare Struktur sowie der Abgrenzung
- Nachteil: langwierige Kommunikationswege und die Führungskräfte im Sandwich werden unnötig belastet

1.17.2 Klassische Organisationsform im Pflegebereich: Einliniensystem mit Stabstelle

Von höchster Managementebene folgt eine klare und gradlinige hierarchische Abfolge der Verantwortung. In diesem System kommt eine wichtige Komponente hinzu. Die Stabsstellen haben die ureigene Aufgabe für die Entscheidungstragenden eine Entscheidungsgrundlage zu schaffen (▶ Abb. 1.23). Daher sind diese Rollen in der Regel an die Geschäftsführung, oder wie hier an die Pflegedirektion, gekoppelt.

- Vorteil: fundierte Entscheidungen durch Stab und Entlastung der Entscheidungstragenden

- Nachteil: Konfliktanfällig zwischen Stab und Führungskräften

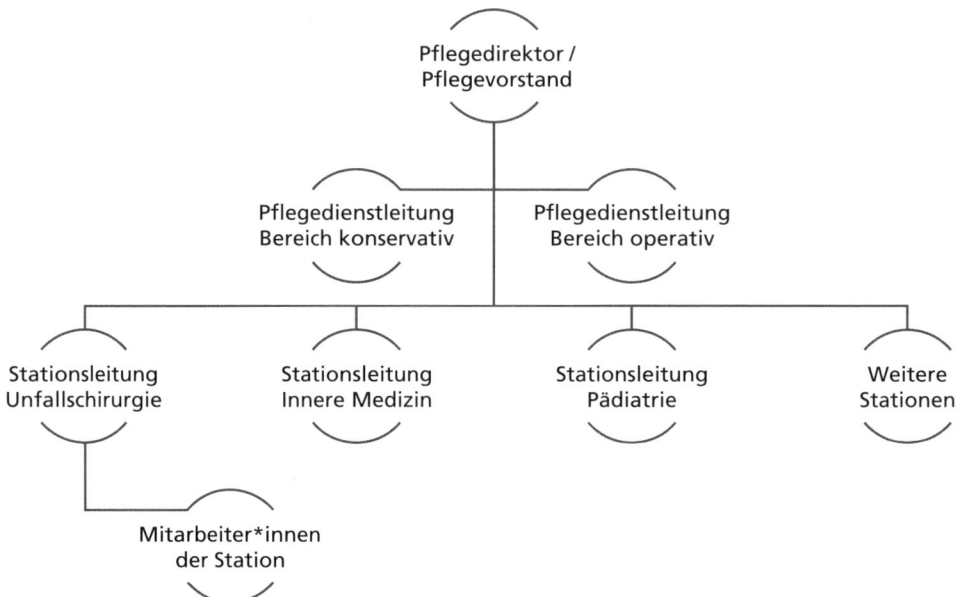

Abb. 1.22: Klassisches Modell der Hierarchie im Pflegebereich/Einliniensystem (eigene Darstellung in Anlehnung an Nicolai 2023).

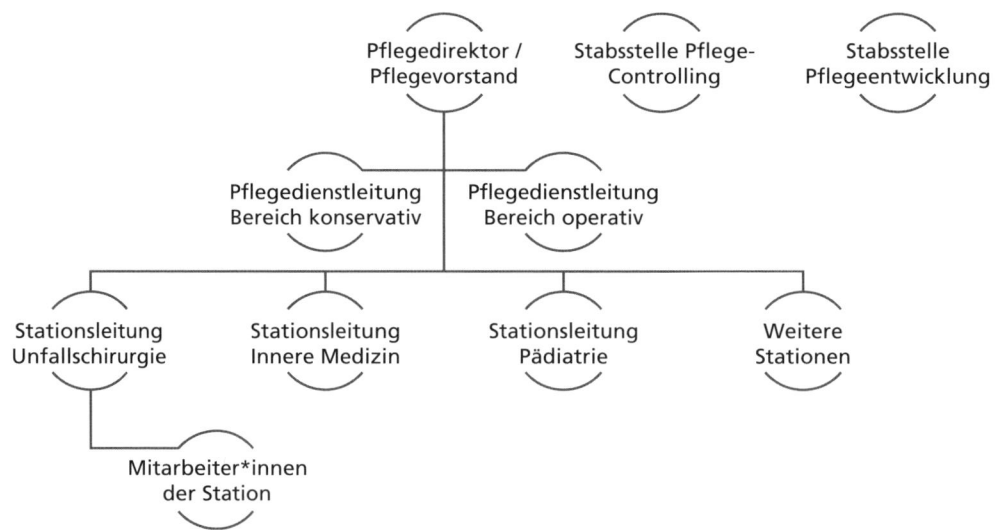

Abb. 1.23: Klassisches Modell der Hierarchie im Pflegebereich: Einliniensystem mit Stabstelle (eigene Darstellung in Anlehnung an Nicolai 2023).

1.17.3 Klassische Organisationsform im Pflegebereich: Funktionalorganisation

Die funktionale Organisation folgt einer Logik, dass nach der Geschäftsführung alle Bereiche eine inhaltliche Aufgabe haben (▶ Abb. 1.24).

Hierbei ist keine Vernetzung vorgesehen, sondern das Konstrukt ähnelt einem Silo. Wobei jeder Führungskraft dann Themen mit der jeweilig anderen Führungskraft bespricht.

- Vorteil: Spezialisierung und Kontrollierbarkeit
- Nachteil: wenig gegenseitiges Verständnis und hoher koordinativer Aufwand

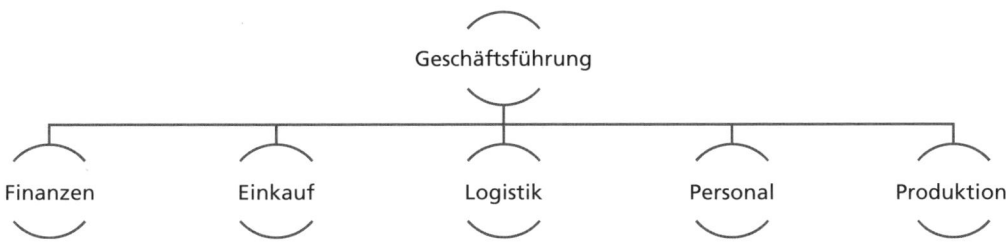

Abb. 1.24: Funktionalorganisation (eigene Darstellung in Anlehnung an Nicolai 2023).

1.17.4 Klassische Organisationsform in der Pflege: Mehrlinienorganisation

Von höchster Managementebene folgt eine klare und gradlinige hierarchische Abfolge der Verantwortung (▶ Abb. 1.25). Kommunikation nach dem Top-Down-Prinzip und lange Wege gerade für Mitarbeitende zu den Führungskräften.

- Vorteil: Arbeitsteilung auf den höheren Hierarchieebenen und Entlastung der Führung
- Nachteil: erhöhtes Konfliktpotential durch Überschreitungen der Kompetenzen

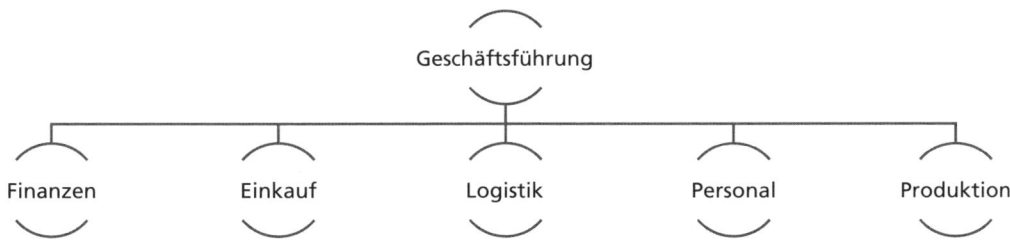

Abb. 1.25: Mehrlinienorganisation (eigene Darstellung in Anlehnung an Nicolai 2023).

1.17.5 Klassische Organisationsform in der Pflege: Stablinienorganisation

Der Fokus im Stabliniensystem liegt auf den Stabsstellen (▶ Abb. 1.26). Diese Besonderheit führt dazu, dass keine Weisungsbefugnisse zugeteilt sind. In der Realität zeigt sich, dass die Rolle über eine indirekte Entscheidungskompetenz verfügt. Dies ist hauptsächlich bei stark spezialisierten Stabsstellen, da diese ein hohes Expert*innenwissen aufweisen. Die eigentlichen Entscheidungstragenden übernehmen oft die Vorschläge von den beratenden Stabsstellen.

- Vorteil: langfristiger Blickwinkel
- Nachteil: Verlangsamung der Prozesse, wenn zu viele Stabsstellen beteiligt sind und Demotivation, wenn Vorschläge nicht umgesetzt werden

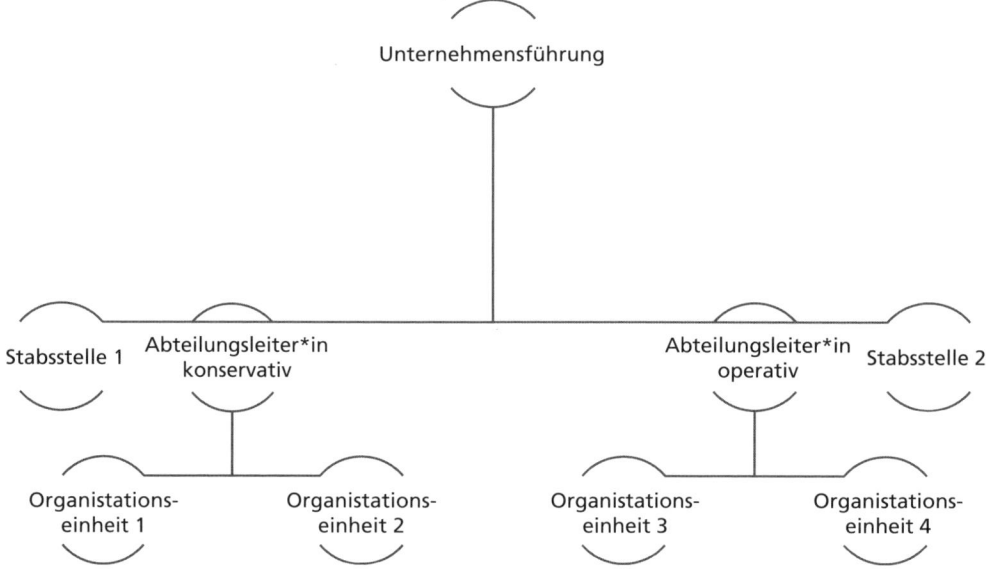

Abb. 1.26: Stablinienorganisation (eigene Darstellung in Anlehnung an Nicolai 2023).

1.17.6 Klassische Organisationsform in der Pflege: Matrixorganisationen

Hierbei handelt es sich um eine mehrdimensionale Struktur einer Organisation. Wichtig sind hierbei die Handlungskomplexe der Aufgaben im Unternehmen nach verschiedenen Kriterien zu Clustern und den jeweiligen Bereichen zuzuordnen (▶ Abb. 1.27).

Grundsatz ist, dass für eine Teilhandlung immer zwei zuständige Entscheidungseinheiten verantwortlich sind. So werden unmittelbar mehrere Aspekte einer Handlung berücksichtigt, da die einzelnen Handlungsaspekte gleichrangig in zwei Entscheidungssystemen organisatorisch verankert sind.

- Vorteil: keine Hierarchie zwischen den Strukturen und kurze Kommunikationswege
- Nachteil: höherer Abstimmungsaufwand und wenig sofortig klare Zuständigkeiten

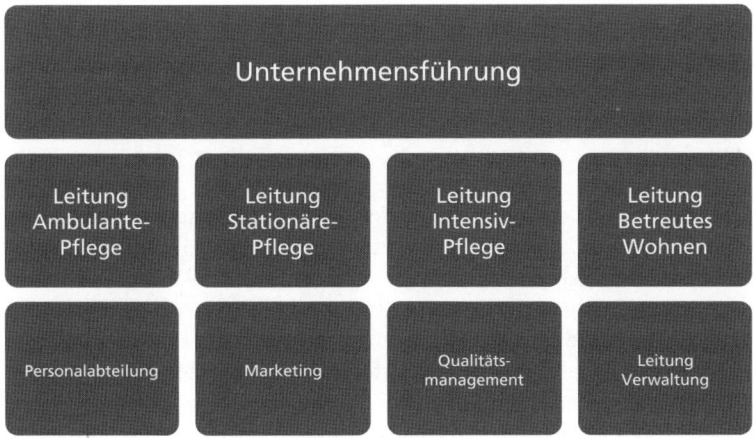

Abb. 1.27: Matrixorganisation am Beispiel Pflegedienst (eigene Darstellung in Anlehnung an Nicolai 2023).

Die Matrixorganisation ist derzeit in einem international und global geprägten Umfeld größerer Unternehmen bis in mittelständische Strukturen hinein weit gebräuchlich. Das Konzept der Matrixorganisation erlebt zunächst viel Zuspruch, da es sich in der Luftfahrtindustrie gut bewährte. Seit der Jahrtausendwende hat sich die Matrixorganisation in vielen Organisationen etabliert, meist als beabsichtigter Schritt des Managements (Peterke 2022).

Praxishinweis

Die *Prozessorganisation* wird weiterhin auch unter dem Ausblick der altersgemischten Teams und des immer wiederkehrenden Generationswechsels beziehungsweise der Übergänge der Generationen interessant bleiben. Auch der Wunsch des hierarchischen Abbaus von Organisationen und der Wunsch nach Modellen der coachenden Führung, der agilen Führung bis hin zum Scrum-Prozess. Diese Ansätze wollen im Kern Flexibilität und das einzelne Individuum besser als wesentliche*n Akteur*in einbeziehen und Verantwortungen klären.

1.18 Stellenbeschreibung: Leitung einer Station/eines Bereiches

Praxishinweis

Um die vorherigen Ausführungen des Kapitels der Organisationsformen in die Praxis zu überführen sind im ▶ elektronischen Zusatzmaterial Stellenbeschreibungen sowie die Organisationsstruktur aufgeführt. So kann es gelingen den berühmten Theorie–Praxistransfer zu meistern. Die Erfahrungswerte der Praxis zeigen, dass die Stellenbeschreibungen immer umfangreicher werden. Gerade in öffentlich geprägten Strukturen mit etablierter Personalvertretung erfolgt oftmals vorab ein stetiges Hin und Her zur inhaltlichen Deutung der einzelnen Inhalte. Unteranderem, um die Stelle korrekt in die tariflichen Belange zu überführen. Derzeit besteht bei pflegerischen Leitungen oftmals die vereinfachte Abbildung mittels Unterstellungsverhältnissen. So erfolgt eine Staffelung der Eingruppierung, z. B. erhält eine Leitung von zehn Vollzeitkräfteäquivalenten ein geringeres Tabellenentgelt als eine Leitung von fünfzig Vollzeitkräfteäquivalenten.

Im Zusatzmaterial sind folgende inhaltliche Ausführungen zu finden:

- inhaltliche Ausgestaltung der Stationsleitung sowie der Stellvertretung. Hier mit einer Besonderheit da diese Teamkoordination genannt wird. Dies hat einen Grund. In dem Arbeitsbereich sind zwei Organisationseinheiten zu führen.
- die Möglichkeit der Organisation einer Zentralen Notaufnahme mit einer Doppelspitze der pflegerischen Führungskräfte. Hierbei wichtig, dass die ärztliche Rolle als Stabstelle dargestellt ist hier jedoch unmittelbar auch als fachliche Führung elementar ist.
- Organisation mit Fokus auf Doppelspitzen in der Führung einer Organisationseinheit. Hierbei folgt das Einliniensystem des Zentral OP und wird im Modell der OP-Pflege durch die Organisationsbereichsleitung verstärkt. Hierbei handelt es sich um eine fachliche Führung und ist Bindeglied zwischen Mitarbeitenden und Bereichsleitung.

Praxishinweis

In Führungskräfteseminaren werden und wurden folgende Inhalte von angehenden Stationsleitungen genannt:
Was genau muss in eine Stellenbeschreibung?

- Zielsetzung
  - Verantwortung und organisatorische Zuordnung
- vor- und nachgeordnete Stellen
  - Über- und Unterstellungsverhältnisse
- Anforderungen an die Stelleninhaber*innen
  - Qualifikationen
- Kenntnisse und Fähigkeiten
  - Fachwissen und Qualitätsmanagement
- Aufgaben und Tätigkeiten
  - mitarbeitendenbezogene Aufgaben

- – patient*innenbezogene Aufgaben
- – allgemeine Aufgaben der Führung
- – organisatorische Aufgaben
- – Qualitätsmanagement
- – betriebswirtschaftliche Aufgaben
- • eigene Fort- und Weiterbildung

1.19 Literaturverzeichnis

Akhavan-Hezavei, Maria (2011): Handbuch Sekretariat und Office Management. Dordrecht: Springer. Online verfügbar unter http://gbv. eblib.com/patron/FullRecord.aspx?p=885715.

Bamberg, Christian; Kasper, Nico; Korff, Max; Herbold, Rüdiger (2018): Moderne Stationsorganisation im Krankenhaus. Berlin, Heidelberg: Springer Berlin Heidelberg.

Berning, Wilhelm (2023): Soziologie der Unternehmung. Erfolgreiche Führung und Organisation von komplexen Systemen. 1. Auflage. Stuttgart: Schäffer-Poeschel Verlag (Reihe Systemisches Management).

Bogai, Dieter (2016): Der Arbeitsmarkt für Pflegekräfte im Wohlfahrtsstaat. Berlin/Boston: De Gruyter. Online verfügbar unter https://ebook central.proquest.com/lib/kxp/detail.action?doc ID=5150928.

Büscher, Andreas; Krebs, Moritz (2022): Qualität in der Pflege. Mit Online-Aufgaben. München: Ernst Reinhardt Verlag (Pflege studieren).

Deckert, Ronald; Rascher, Ingolf; Recken, Heinrich (2022): Digitalisierung in der Altenpflege. Analyse und Handlungsempfehlungen. Wiesbaden, Heidelberg: Springer Gabler (essentials). Online verfügbar unter http://www.springer.com/.

Diemer, Matthias; Taube, Christian; Rüggeberg, Jörg-Andreas; Ansorg, Jörg; Heberer, Jörg; Eiff, Wilfried von (Hg.) (2023): Handbuch OP-Management. Strategien. Konzepte. Methoden. Unter Mitarbeit von Detlev Michael Albrecht. MWV Medizinisch Wissenschaftliche Verlagsges. mbH & Co. KG. 2., aktualisierte und erweiterte Auflage. Berlin: Medizinisch Wissenschaftliche Verlagsgesellschaft.

Gerlach, Ferdinand (Hg.) (2001): Qualitätsförderung in Praxis und Klinik. Stuttgart: Georg Thieme Verlag.

Grethler, Anja (2023): Fachkunde für Kaufleute im Gesundheitswesen. Stuttgart: Georg Thieme Verlag KG.

Große, Caroline (2021): Patientenorientierung im Qualitätsmanagement im Gesundheitswesen. Theoretische Grundlagen, gesetzliche Regelungen und eine sektorenübergreifende qualitative Studie. Wiesbaden: Springer Gabler, Springer Fachmedien Wiesbaden GmbH.

Grün, Karl (Hg.) (2020): Der Geschäftsbrief. Praxishilfen für die Gestaltung. Deutsches Institut für Normung; Beuth Verlag. 6., vollständig überarbeitete und erweiterte Auflage. Berlin, Wien, Zürich: Beuth Verlag GmbH. Online verfügbar unter http://www.beuth.de/cmd? level=tpl-langanzeige&websource=vlb&smoid= 315957509.

Hensen, Peter (2022): Qualitätsmanagement im Gesundheitswesen. Grundlagen für Studium und Praxis. 3., aktualisierte und durchgesehene Auflage. Wiesbaden: Springer Gabler (Lehrbuch). Online verfügbar unter http://www.springer.com/.

Kämmer, Karla (2014): Personalentwicklung. Von wertschätzender Haltung zu wertschöpfender Entwicklung. Teams bilden und richtig führen. Erfolgsfaktor Mitarbeitermotivation. Soft Skills Kompetenzen entwickeln. 1. Aufl. s.l.: Schlütersche (Managementbibliothek). Online verfügbar unter http://gbv.eblib.com/patron/FullRecord. aspx?p=1913492.

Krebs, Stephanie; Hasseler, Martina; Lietz, Anna Larina (2019): Herausforderungen eines strukturierten Ausfallmanagements in einem regionalen Klinikverbund als Alternative zur Leiharbeit. In: Gesundh ökon Qual manag 24 (06), S. 300–305. DOI: 10.1055/a-1019-3793.

Kümpel, Thomas; Schlenkrich, Kay; Heupel, Thomas (Hg.) (2022): Controlling & Innovation 2022. Gesundheitswesen. Springer Fachmedien Wiesbaden. Wiesbaden, Heidelberg: Springer Gabler (FOM-Edition).

Lauber, Annette (2018): Grundlagen beruflicher Pflege. Stuttgart: Georg Thieme Verlag.

Matschke, Gabriele (2018): Die Entlassung aus Krankenhäusern und Reha-Einrichtungen. Expertenstandard Entlassungsmanagement - Anspruch und Wirklichkeit. Korrigierte Neuausgabe. Hamburg: Diplomica Verlag GmbH. Online verfügbar unter http://epub.sub.uni-hamburg.de/epub/volltexte/campus/2018/85478/.

Müller, Barbara; Teigeler, Brigitte (Hg.) (2024): Qualifikationsmix in der Pflege. Best Practice im Pflegemanagement. Unter Mitarbeit von Birgit Alpers. Verlag Hans Huber. 1. Auflage. Bern: hogrefe.

Neumann-Haefelin, T.; Busse, O.; Faiss, J.; Koennecke, H.-C.; Ossenbrink, M.; Steinmetz, H.; Nabavi, D. (2021): Zertifizierungskriterien für Stroke-Units in Deutschland: Update 2022. In: DGNeurologie 4 (6), S. 438–446. DOI: 10.1007/s42451-021-00379-7.

Nicolai, Christiana (2023): Betriebliche Organisation. Stuttgart, Deutschland: utb GmbH.

opta data Zukunfts-Stiftung gGmbH, opta data Zukunfts-Stiftung (Hg.) (2024): 6. Statistisches Jahrbuch zur gesundheitsfachberuflichen Lage in Deutschland 2024. Heil- und Hilfsmittelbringer, Pflegedienstleister, Rettungsdienste und Krankentransporte, Ärzte, Krankenhäuser und Apotheken. 1. Auflage. Oberhausen: Karl Maria Laufen Buchhandlung und Verlag.

Peterke, Jürgen (2022): Erfolgreich führen und arbeiten in einer Matrixorganisation. Grundlagen, Zusammenarbeit, Kultur und Kommunikation. Wiesbaden, Heidelberg: Springer Gabler.

Plener, Peter; Werber, Niels; Wolf, Burkhardt (Hg.) (2023): Das Protokoll. Springer-Verlag GmbH. Berlin, Heidelberg: J.B. Metzler (AdminiStudies. Formen und Medien der Verwaltung, Band 2). Online verfügbar unter http://www.springer.com/.

Rathgeber, Richard (2021): Nosokomiale Infektionen: Nomos Verlagsgesellschaft mbH & Co. KG.

Ruff, Matthias (2021): Quick Guide Personaldienstleistung. Was Sie über Portfoliobausteine, Markt, Compliance und Trends wissen sollten. Wiesbaden, Heidelberg: Springer Gabler (Quick Guide).

Rustler, Florian (2021): Werkzeuge für großartige Meetings: Die Kunst, sinnvolle und produktive Besprechungen zu halten. [Place of publication not identified]: Bookwire GmbH; Haufe (Haufe Fachbuch).

Schmidt, Simone (2016): Das QM-Handbuch. Qualitätsmanagement für die ambulante Pflege. 3rd ed. Berlin, Heidelberg: Springer Berlin Heidelberg. Online verfügbar unter http://gbv.eblib.com/patron/FullRecord.aspx?p=4714247.

Schmidt, Simone (2020): Expertenstandards in der Pflege - eine Gebrauchsanleitung. 4th ed. Berlin, Heidelberg: Springer.

Schmitz, Frank; Halfmann, Marion (2022): BWL im Krankenhaus für Ärztinnen und Ärzte. Berlin, Heidelberg: Springer (Erfolgskonzepte Praxis- & Krankenhaus-Management). Online verfügbar unter http://www.springer.com/.

Schreyögg, Georg; Geiger, Daniel (2016): Organisation. Grundlagen moderner Organisationsgestaltung : mit Fallstudien. 6., vollständig überarbeitete und erweiterte Auflage. Wiesbaden: Springer Gabler (Lehrbuch). Online verfügbar unter https://d-nb.info/107398365x/04.

Thiele, David; Loewenguth, Siegfried (2021): Mit Kennzahlen effizient steuern: Vincentz Network.

2 Grundlagen der Mitarbeitendenführung

2.1 Einleitung

»Die Funktion der Kommunikation ist es, die Welt zu beschreiben und zu erklären. Je besser unsere Sprache ist, desto besser können wir die Welt beschreiben und erklären, und desto besser können wir Prozesse gestalten.« (Dr. Olaf Martin)

Das Führen von Mitarbeiter*innen ist komplex wie das Leben selbst. Es handelt sich um einen Prozess, in dem man immer wieder nachjustiert, Probleme löst und die Zusammenarbeit optimiert. Dabei ist dieser Prozess nicht immer vorhersagbar und nicht alle Ereignisse im Vorfeld zu identifizieren, die eintreten können. Es gibt somit kein Patentrezept. Es gibt jedoch eine Reihe von Modellen und Theorien, mit deren Hilfe man bestimmte Mechanismen erkennen und Prozesse steuern kann bzw. mit einer erhöhten Wahrscheinlichkeit Ereignisse vorhersagen kann. Wenn dies passiert, wird häufig davon geredet, dass die betreffende Person ein gutes Gespür für Menschen hat. Was jedoch dahinter steckt sind eben diese unterschiedlichen Theorien und Modelle, viel Übung in der eigenen Wahrnehmung und die Anwendung des Wissens auf die Situation. Manche brauchen etwas mehr Übung, andere weniger, so wie zu Schulzeiten der Mathematik- oder Deutschunterricht unterschiedlich schwerfielen. Aber die gute Nachricht ist: Es ist alles erlernbar.

Als verantwortliche Pflegefachkraft haben sie je nach Größe der Station zwischen 15 und 40 Mitarbeiter*innen. Ein besonnenes und überlegtes Vorgehen, kann ihnen helfen, die Zeit, die sie für Mitarbeitendenführung aufwenden müssen, zu reduzieren. Dies liegt bei ca. einem Drittel der Arbeitszeit, kann aber schnell mehr werden, wenn es im Team nicht gut läuft. Weitere Ziele sind die Mitarbeitendenzufriedenheit, die Versorgungsqualität und nicht zuletzt ihre eigene Arbeitszufriedenheit.

Mit dem Begriff der Mitarbeitendenführung oder Personalführung wird eine komplexe Koordination unterschiedlicher Aspekte beschrieben. Dazu gehören die Bedürfniskoordination der einzelnen Mitarbeiter*innen in Bezug auf jede einzelne Person und in Bezug auf die zu versorgenden Patient*innen, Teambuilding, Konfliktgespräche, Personalentwicklung und vieles mehr. Ein nicht zu vernachlässigender Teil der Personalführung[1] ist die Entwicklung gemeinsamer Ziele und Werte. Häufig führen Diskrepanzen im Verständnis der normativen Aspekte, wie sie die Zusammenarbeit definieren und wie sie den vulnerablen Menschen begegnen wollen, die sie pflegerisch versorgen müssen und im Idealfall auch wollen, zu Konflikten.

Damit dies mit der oben angesprochenen hohen Wahrscheinlichkeit auch gelingt und bevor wir uns mit verschiedenen Motivations- und Führungstheorien befassen, brauchen wir einen kleinen Exkurs in unterschiedlichen pädagogischen, psychologischen und soziologischen Konzepten, aus denen sich die Personalführung bedient.

---

1 Mitarbeitendenführung und Personalführung werden synonym gebraucht.

2.2 Menschen, Emotionen und Bedürfnisse

Das Zusammenspiel der unterschiedlichen Bedürfnisse und damit verbundenen Emotionen oder Gefühle[2] hat Bertolt Brecht in seine Dreigroschenoper auf den Punkt gebracht:

>»Erst kommt das Fressen, dann kommt die Moral.« (Berthold Brecht)

Menschen haben viele, sehr unterschiedliche Bedürfnisse. Wir haben Hunger, sehnen uns nach körperlicher Nähe, Anerkennung, Freiheit und vieles mehr. Diese zunächst sehr diffus wirkenden Ansammlung unterschiedlichster Bedürfnisse hat Abraham Maslow sortiert und in eine Rangfolge gebracht, die allgemein bekannt ist als die Maslowsche Bedürfnispyramide (▶ Abb. 2.1; Maslow 1943).

Maslow hat die unterschiedlichen Bedürfnisse und die damit einhergehende Motivation diese zu erreichen bzw. zu befriedigen beschrieben. Da sind zunächst als Fundament eines jeden die *physiologischen Bedürfnisse* des Menschen. Damit sind die Grundbedürfnisse gemeint, wie Nahrung, Atmung, Schlaf usw. Diese müssen naheliegender Weise erfüllt sein, bevor man sich um Luxusthemen, die Moral, verständigen kann.

Als nächstes kommen in der Rangfolge die *Sicherheitsbedürfnisse*. Nun sind wir auch schon im Arbeitskontext angekommen, denn damit sind Bedürfnisse wie materielle Grundsicherung, ein Dach über dem Kopf, Gesundheit aber natürlich in unserer Zeit auch Arbeit, die das Ganze finanziert, gemeint.

Mit den *sozialen Bedürfnissen* beschreibt Maslow den Wunsch nach Gruppenzugehörigkeit, Gemeinschaft, aber auch nach gegenseitiger Unterstützung. Diese Bedürfnisse sind für den Menschen als ein soziales Wesen für ein gutes und glückliches Leben unerlässlich.

Gerade in Bezug auf Personalführung sind die sozialen Bedürfnisse oftmals Quelle großer Motivation und Arbeitsleistung, aber auch Quelle von vielen unterschiedlichen Konflikten im Team.

Mit *individuellen Bedürfnissen* sind Bedürfnisse nach Freiheit und Unabhängigkeit gemeint aber auch nach Selbstbestätigung und Wertschätzung, die eine wichtige Komponente sind, für die Persönlichkeitsentwicklung eines jeden Menschen. In dieser Bedürfnisebene spielen zweierlei Aspekte eine Rolle: zum einen die Anerkennung meiner eigenen Freiheit und meines eigenen Erfolgs, zum anderen aber auch die Wertschätzung anderer. Diese zweite Form der Wertschätzung kann nur von außen erfolgen und ist von sehr großer Bedeutung innerhalb der Mitarbeitendenführung. Wenn Mitarbeiter*innen nicht gehört oder in ihren Augen nicht genügend wertgeschätzt werden, führt das auf kurz oder lang immer zu Konflikten.

Die letzte Ebene der Bedürfnishierarchie nach Maslow ist die der *Selbstverwirklichung* womit das Erstreben des Menschen nach seinen eigenen Potentialen und Fähigkeiten sich so zu entwickeln, wie es für ihn sinnstiftend und befriedigend ist. Menschen, die diese Ebene nicht erreichen, sind oftmals gekennzeichnet durch eine hohe Frustration Chancen im Leben verpasst oder nicht ausreichend genutzt zu haben. Diese Frustration in einem Arbeitskontext aufzufangen ist schier unmöglich. Aus diesem Grund ist es wichtig auch immer die Personalentwicklung eines jeden Mitarbeitenden im Auge zu haben. Auch wenn vielleicht am Ende des Lebens abgerechnet wird, so zieht jede*r auch immer wieder eine Zwischenbilanz, ob die Ziele, die man sich selbst gesteckt hat, erreicht wurden oder nicht. Sollte hier die Diskrepanz zu der eigenen Einschätzung zu groß sein, brauchen Mitarbeiter*innen Unterstützung von Seiten der Personalführung, um dieses Ziel zu erreichen und eine gewisse Arbeitszufriedenheit herzustellen.

---

2 Emotionen und Gefühle werden synonym gebraucht.

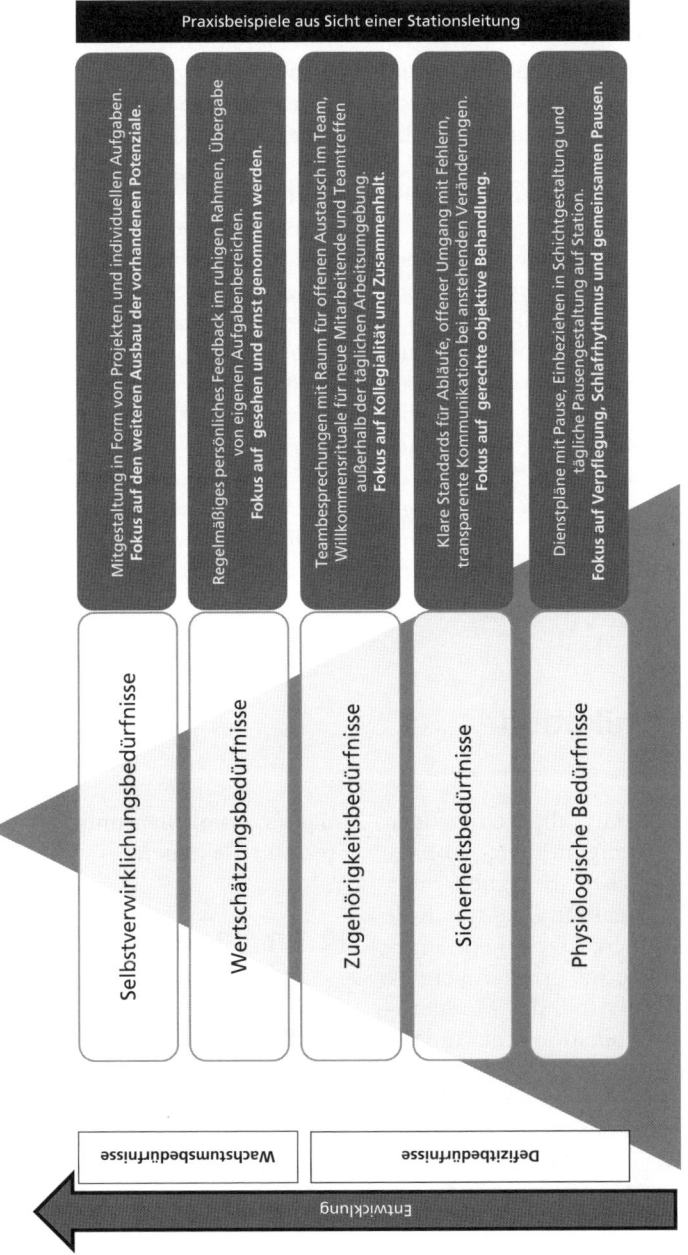

Abb. 2.1: Schematische Darstellung der Bedürfnishierarchie nach Maslow.

Wenn man sich die unterschiedlichen Bedürfnisebenen anschaut, wird einem klar, dass eine Nichtbefriedigung eines Bedürfnisses ein Mangel darstellt und sehr schnell mit negativen Emotionen einhergeht. Hier liegt die Wichtigkeit sich mit den unterschiedlichen *Emotionen*, die der Mensch empfindet, auseinanderzusetzen.

In der Regel werden sieben sogenannte *Basisemotionen* unterschieden diese sind Freude, Trauer, Angst, Überraschung, Ekel, Verachtung und Wut. Alle Gefühlslagen sind Spielarten dieser sieben Basisemotionen und werden kulturübergreifend, was Mimik und Gestik anbelangt, identisch dargestellt. Emotionen bestimmen im hohen Maße unser Sozialverhalten und gehen mit physiologischen und sensomotorischen Aspekten einher. Sie sind Quelle motivationalen Handelns

aber auch Quelle von vielen unterschiedlichen Konflikten. Aus diesem Grund ist es wichtig gerade negative Emotionen, die bei Mitarbeiter*innen auftreten anzusprechen und zu reflektieren. Gleichzeitig muss hier auch eine Einschränkung vorgenommen werden, denn wenn jede Emotion zu jedem Zeitpunkt verbalisiert und reflektiert wird, ist eine sinnvolle Patient*innenversorgung nicht mehr möglich. Daher ist es immer ein Abwägungsprozess, ab wann Emotionen so stark sind, dass sie die Arbeitsweise in einer Art und Weise einschränken oder behindern, dass es notwendig ist, diese in einem Gespräch zu erörtern.

Wie Emotionen anzusprechen oder aufzugreifen sind ist Bestandteil unterschiedlicher Kommunikationstheorien, denen wir uns im folgenden Teil widmen.

2.3 Kommunikation

Kommunikation ist ein allgegenwärtiger Prozess, der uns ständig begleitet, sobald wir einem Mitmenschen begegnen. Wir kommunizieren den ganzen Tag mit Kolleg*innen, Patient*innen, Ärzt*innen, Angehörigen und zu Hause im Privaten geht es munter weiter. Dabei sind die Mechanismen, also wie Kommunikation funktioniert, unabhängig vom jeweiligen Setting immer die gleichen. Der Begriff Kommunikation beschreibt den Prozess des Informationsaustauschs mindestens zweier Personen. In der Regel verläuft dieser Prozess unspektakulär, gleichzeitig sind aber alle Beziehungsprobleme zwischen Mitarbeiter*innen, man kann hier auch bedenkenlos von Menschen im Allgemeinen sprechen, immer auf ein Kommunikationsproblem zurückzuführen. Grund genug sich die Prozesse und Mechanismen der menschlichen Kommunikation genauer anzuschauen, um das eine oder andere Pro-

blem zu umgehen und sein eigenes Verhalten zu reflektieren.

2.3.1 Theoretische Grundlagen der Kommunikation

Das hier dargestellt Sender-Empfänger-Modell (▶ Abb. 2.5) beschreibt, wie wir Informationen senden, d. h. heißt kodieren und wie sie vom Empfänger dekodiert werden. Mit *kodieren* ist gemeint, dass wir bestimmte Informationen, die wir mitteilen oder austauschen wollen, uns zunächst in unserem Bewusstsein überlegen. Wenn wir die Information und die entsprechende Formulierung gefunden haben, in der Regel handelt es sich hier um Bruchteile von Sekunden, produzieren wir Schallwellen, die bei unserem Gegenüber am Trommelfell ankommen, und dieses in mechanische Schwingungen versetzen und letztendlich als elektrische Reize *dekodiert* im Bewusstsein enden. Das heißt den Reizen wird eine Semantik, eine Bedeutung zugeordnet. Wenn man sich diesen Prozess vergegenwärtigt, liegt seine Fehleranfälligkeit auf der Hand, es sei durch Störung der Schallwellen aufgrund einer Lärmquelle oder dem unterschiedlichen Verständnis der verwendeten Begriffe, wie beispielsweise der Begriff Pfannkuchen, welcher immer wieder zur Verwirrung führt (siehe auch *Exkurs Wahrnehmung*).

Schon mit den beiden Begriffen *kodieren* und *dekodieren* wird deutlich, dass dies immer eine gewisse Fehlertoleranz beinhaltet. Eine intuitive, aber falsche Vorstellung ist dabei, dass der eine etwas tut und der andere darauf reagiert. Seit Watzlawick und seinen Kommunikationsaxiomen[3] wissen wir, dass dies nicht der Fall ist, sondern wir permanent Informationen unserem Gegenüber senden, sobald wir in einer sozialen Situation stehen.

Das *erste Axiom* lautet »man kann nicht nicht kommunizieren«. Wir stellen uns kurz eine wartende Person vor, die in ihr mobiles Endgerät schaut, große Kopfhörer aufhat und der Außenwelt einfach wie eindrucksvoll signalisiert: Sprecht mich nicht an! Unabhängig ob gesprochen wird oder nicht, wir tauschen permanent Informationen aus.

Eine weitere wichtige Eigenschaft von Kommunikation beschreib Watzlawick mit seinem *zweiten Axiom:* »jede Kommunikation hat einen Inhalts- und einen Beziehungsaspekt, wobei letzterer den ersteren bestimmt«. Watzlawick beschreibt damit, dass jenachdem was wir für eine Beziehung zu unserem Gegenüber haben, wir über unterschiedliche Inhalte reden. Gleichzeitig sagt er aber auch, dass die Kausalrichtung, also was Ursache und was Wirkung ist, von diesem Axiom nicht eindeutig geklärt ist. Sowohl der Beziehungsaspekt (Ursache) kann den Inhaltsaspekt (Wirkung) bestimmen als auch der Inhaltsaspekt (Ursache) den Beziehungsaspekt (Wirkung). Nach Watzlawick bestimmt unsere Beziehung, die wie zu unserem Gegenüber haben, die Themen, die wir mit ihm besprechen. Dies ist intuitiv sehr gut nachvollziehbar, wenn wir uns folgenden Situation vorstellen: Als Stationsleitung reden Sie mit dem Stationsarzt/der Stationsärztin über organisatorische Belange Ihrer Station. Wenn Sie sich allerdings mit einem guten Kollegen unterhalten, mit dem ich sich auch privat treffen, ist die Bandbreite der Themen ungleich größer. Das der Inhaltsaspekt aber auch den Beziehungsaspekt bestimmen kann, leuchtet schnell ein, wenn man sich vor Augen führt, wie sich eine Beziehung zu einer Person verändert, wenn man über private Themen redet und dies vorher nicht gemacht hat. Das bedeutet, das sowohl über Inhalte Beziehungsarbeit geleistet werden kann, als auch die Beziehung limitierend für den Inhalt sein kann.

Das *dritte Axiom* von Watzlawick beschreibt welchen Einfluss die Wahrnehmung auf jeweilige kommunikative Situationen hat. Das Axiom lautet: »die Natur einer Beziehung ist durch die Interpunktion der Kommunikationsabläufe seitens der Partner bedingt«. Dieses Axiom beschreibt die Ursache von vielen Konflikten.

---

3 Grundannahme (Postulat), die nicht bewiesen wird und aus der sich alle weiteren Sätze ableiten lassen. Das System der Axiome muss vier Grundbedingungen erfüllen: 1. Axiome müssen zueinander widerspruchfrei sein. 2. Axiome müssen unabhängig, d. h. nicht aus anderen Axiomen ableitbar sein. 3. Axiome sollen zur Deduktion aller Sätze dieses Gebietes hinreichen und 4. notwendig sein, also keine überflüssigen Bestandteile enthalten (vgl. Popper: Logik der Forschung. Tübingen: Mohr, 1994.).

Praxisbeispiel

Eine Kollegin und ein Kollege verstehen sich nicht sonderlich gut und sie haben das Gefühl, dass sich der Konflikt langsam verhärtet. Sie nehmen sich vor, beide unabhängig voneinander zu fragen, wie sie die Arbeitssituation im Team wahrnehmen. Im Verlauf des Gesprächs mit der Kollegin Sara kommt heraus, dass sie denke, dass Peter sie nicht mag, da er immer schweigt, wenn sie sich mal in der Kanzel oder Pausenraum treffen. In dem Gespräch mit Peter teilt er ihnen mit, dass er den Eindruck hat, dass Kollegin Sara ihn nicht möge, da sie immer so genervt schaut, wenn sich die beiden begegnen (▶ Abb. 2.2).

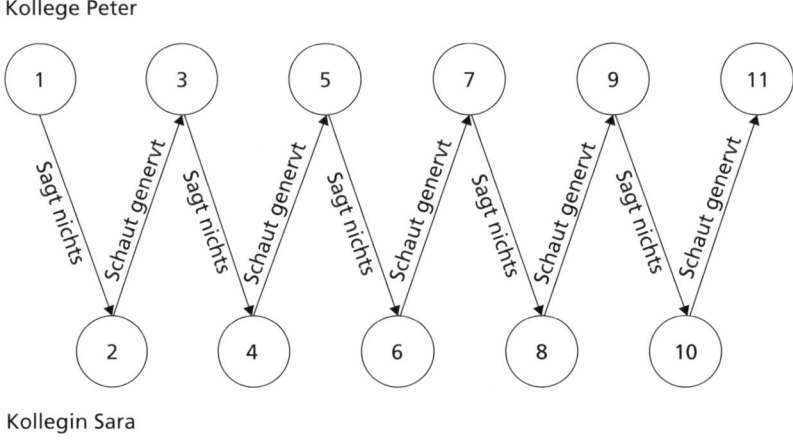

Abb. 2.2: Interpunktion von Ereignisfolgen (eigene Darstellung).

Jeder Interaktionsteilnehmende setzt die Akzente oder Interpunktion, wie Watzlawick es nennt, in der Wahrnehmung der Kommunikationsabläufe individuell. Wie das Beispiel zeigt, nimmt Peter die Ereignisse 2-3-4 und 6-7-8 usw. wahr und reagiert damit scheinbar auf das Verhalten von Sara. Sara wiederum nimmt die Ereignisfolgen 1-2-3 und 3-4-5 usw. wahr und sieht wiederum das Schweigen von Peter als Ursache ihres eigenen Verhaltens und rechtfertig damit ihr Verhalten.

Dieser Kreislauf ist nur zu durchbrechen, wenn sich die Interaktionsteilnehmenden bewusst werden, dass die eigene Wahrnehmung Sinn konstruiert und nicht bloß die Lebenswelt abbildet. Damit ist der Prozess der

Wahrnehmung bereits eine Interpretation der Wirklichkeit.

Exkurs Wahrnehmung

Unser Wahrnehmungsapparat bildet die Außenwelt nicht einfach ab, sondern interpretiert diese während des Dekodierungsprozesses. Ein bekannter und einfacher Test, um dieses zu verdeutlichen, stellt die ▶ Abb. 2.3 dar. Beide Striche sind genau gleich lang, jedoch erscheint der obere Strich kürzer als der untere, da die Pfeile von unserem Wahrnehmungsapparat zu den Strichen hinzugefügt werden.

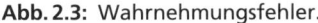

Abb. 2.3: Wahrnehmungsfehler.

Es gibt viele dieser Wahrnehmungsfehler, weshalb es häufig vorkommt, dass dasselbe Phänomen völlig unterschiedlich beschrieben wird. Gehen wir aber zunächst einen Schritt zurück und schauen uns den Prozess der Wahrnehmung einmal näher an. Der Wahrnehmungsapparat setzt sich aus unterschiedlichen Teilen zusammen. Da wären zunächst die fünf Sinne, also die visuelle, auditive, taktile, olfaktorische und gustatorische Wahr-

nehmung. Über die Sinnesorgane werden die physikalischen (Optik, Schall, wie oben bereits erwähnt) oder chemischen (z. B. Geruchsmoleküle) Reize in elektrische Signale umgewandelt, die wiederum über die neuralen Bahnen in den jeweiligen Gehirnarealen weitergeleitet und verarbeitet werden, d. h. analysiert und interpretiert werden. Als Ergebnis erfolgt eine Reaktion oder Handlung (► Abb. 2.4).

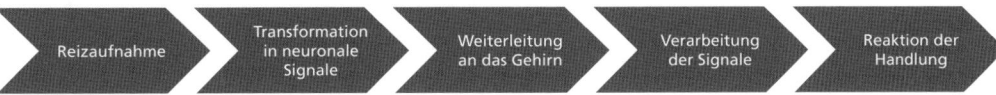

Abb. 2.4: Prozess der Wahrnehmung (eigene Darstellung).

Kurz gesagt ist der Prozess der Wahrnehmung die *subjektive Konstruktion* eines Ausschnittes des formalen Konzepts der Welt, wie es Habermas formuliert (siehe dazu *Theorie des kommunikativen Handelns, 1981*), also eines vermeintlich *objektiven Sachverhalts*.

Über unsere Aufmerksamkeit können wir uns auf bestimmt Reize konzentrieren und diese aus einer Flut von Informationen herausfiltern. Dieser sogenannte Cocktailparty-Effekt ermöglicht es uns auf relevante Reize oder Informationen zu konzentrieren. Sozialpsychologisch unterscheiden wir bei der Wahrnehmung zwischen dem Erkennen, Beobachten und Beurteilen. *Erkennen* beschreibt die Zuordnung eines Begriffes zu einem bestimmten Phänomen, Prozess oder Entität: »Das ist ein Baum«. *Beobachten* beschreibt eine bewusste und gezielte Form der Wahrnehmung (► Tab. 2.1). Ein naheliegendes Beispiel ist die Patient*innenbeobachtung. *Beurteilen* wiederum ist die Einordung der wahrgenommenen Reize

bezogen auf eine Skala oder etwas Objektivierbarem.

Des Weiteren bestimmen unsere Einstellungen und Erfahrungen in hohem Maß unsere Wahrnehmung. Nicht nur, dass wir kontextabhängig filtern (wenn sie selbst ein Kind erwarten, sehen sie vermehrt schwangere Frauen, die sie vorher im Sinne des Cocktailparty-Effektes eher als irrelevant ausgeblendet haben), auch unsere Stereotypen und Vorurteile spielen hier eine Rolle. Stereotypen sind eine starke Vereinfachung von Erklärungsmustern auf bestimmte Personen oder soziale Phänomene(»Alle Bodybuilder sind eitel«). Ein Vorurteil ist ein rigides Stereotyp, das heißt unveränderbar oder schwer veränderbar.

Ein weiterer wichtiger Schritt, um den obigen Kreislauf zu durchbrechen, ist die Erinnerung an das erste Kommunikationsaxiom von Watzlawick: es werden von den beiden Interaktionsteilnehmenden, Sara und Peter, permanent Informationen gesendet

Tab. 2.1: Wahrnehmungseffekte (nach Rockenbauch et al., 2006; Goldstein et al., 2023).

Effekt	Definition	Beispiel
Halo-Effekt	Ein Merkmal sticht besonders hervor.	Eine Patientin hat eine besonders schrille und unangenehme Stimme.
Kontrast-Effekt	Mehrere Beurteilungen werden im Kontext wahrgenommen.	Nach einer Reihe von Patient*innen mit besonders schweren Erkrankungen während einer Visite, werden die Erkrankungen von den Patient*innen danach als sehr viel leichter wahrgenommen (Umgekehrt funktioniert es auch).
Milde-Effekt	Sympathische oder bekannte Personen werden eher milde beurteilt als unbekannt oder unsympathische Personen.	Die Fehlzeiten eines sympathischen Mitarbeitenden nehmen sie wohlwollender wahr als bei Mitarbeitenden, die ihnen unsympathisch sind.
Reihenfolge-Effekt	Bei einer Reihe von Beurteilungen bleibt die erste und die letzte besonders gut im Gedächtnis.	Dies sollten sie sich bei Bewerbungsgesprächen bewusst machen.

bzw. ausgetauscht und es gibt somit keine Reaktion im eigentlichen Sinne. Was zuerst war, ob Ei oder Huhn, lässt sich in solchen Situationen nie befriedigend klären und trägt selten zur Lösung von Konflikten bei. Wir halten also fest, dass die Wahrnehmung eines jeden einzelnen Interaktionsteilnehmenden einen sehr großen Einfluss auf den Dekodierungsprozess der Informationen des Gegenübers haben.

In seinem *vierten Axiom* beschreibt Paul Watzlawick die unterschiedlichen Kanäle die wir nutzen, um Informationen zu senden: »menschliche Kommunikation bedient sich digitaler und analoger Modalitäten«. Digital ist gleichzusetzen mit verbalen Informationen. Hier haben wir eine komplexe und vielschichtige logische Syntax auf der wir sehr präzise Aussagen über die Welt und deren Beschaffenheit treffen können. Hierzu zählen Fachsprache versus Alltagssprache und die Verwendung eines elaborierten Sprachcodes versus eines restringierten Sprachcodes. Die Fachsprache hilft uns Ereignisse, Prozesse und Sachverhalte schnell und präzise zu formulieren, sorgt aber auch dafür, dass wir schnell Patient*innen oder Angehörige abhängen. Ähnlich ist es auch in dem Verhältnis von restringierten Sprachcodes und elaborierten Sprachcodes. Ein restringierter Sprachcode ist gekennzeichnet durch kurze und einfache grammatikalische Sätze, einen beschränkten Wortschatz und einer häufigen Verwendung von umgangssprachlichen Formulierungen. Demgegenüber sind die Kennzeichen eines elaborierten Sprachcodes der häufige Gebrauch von Fachwörtern, grammatikalisch korrekten Sätzen sowie einer klaren logischen Struktur. Nicht nur im Umgang mit Patient*innen ist es wichtig sich auf die sprachlichen Fähigkeiten des Gegenübers einzustellen, was auch in der Personal- und Mitarbeitendenführung von großer Bedeutung ist.

Der digitale Kanal ist jedoch unzulänglich, wenn es sich um Beziehungsinformationen handelt. Hier kommunizieren wir auf dem analogen Kanal, der gleichzusetzen ist mit der

Vielfalt der nonverbalen Kommunikation. Non-verbale Informationen zeigen sich durch paralinguistische[4] und extralinguistische Phänomene. Mit Paralinguistik sind die Lautstärke, das Sprechtempo, die Intonation und die Modulation gemeint. Die extralinguistischen Phänomene sind Mimik, Gestik, Habitus und Kleidung.

Wie wichtig beispielsweise die Intonation ist, lässt sich an einem einfachen Beispiel verdeutlichen.

1. Glauben *SIE*, dass die Therapie mir helfen wird?
2. Glauben sie, dass die Therapie *MIR* helfen wird?
3. Glauben sie, dass *DIE THERAPIE* mir helfen wird?

Im ersten Satz fragt die Person nach der Einschätzung ihres Gegenübers zu der Therapie. Im zweiten Satz fragt die Person, ob es für sie die richtige Therapie ist und im dritten Satz wird die Therapie als Ganzes angezweifelt. Wir sehen, dass die gleiche Reihenfolge von Wörtern eine völlig unterschiedliche Bedeutung haben kann. Dieses hier darzustellen ist trivial, dieses aber in sich anbahnenden Konfliktsituationen zu erkennen und sprachlich aufzugreifen, ist die hohe Kunst der Mitarbeitendenführung.

Das *fünfte* und letzte *Axiom* von Watzlawick beschreibt die Beziehung, die die Gesprächspartner*innen aufweisen: »zwischenmenschliche Kommunikationsabläufe sind entweder symmetrisch oder komplementär.« Die Beziehung, die die unterschiedlichen Interaktionsteilnehmenden zueinander einnehmen, bestimmt im hohen Maße das kommunikative Verhalten. In Beziehungen, die auf Gleichheit beruhen kommunizieren Menschen anders als in Beziehungen, die auf Ungleichheit beruhen, wie beispielsweise

Chef-Mitarbeiter*in oder Pflegefachkraft-Schüler*in. Auch wenn der Anspruch da ist den Menschen auf Augenhöhe zu begegnen, spielen Hierarchien in der Kommunikation immer eine elementare Rolle.

Das Sender-Empfänger-Modell wird komplettiert durch den Kontext, in dem die Gespräche stattfinden (▶ Kap. 2.3.2). Kommunikation bedeutet also, dass wir austauschen oder, um es mit den Worten von Niklas Luhmann zu sagen: »Kommunikation ist jede (beabsichtigte oder unbeabsichtigte, sprachliche oder nichtsprachliche) *Übermittlung von Sinn*[5]« (Luhmann, 2024, S. 85). Dazu nutzen wir zwei unterschiedliche Kanäle, verbal und non-verbal, und die Informationen besitzen einen Sach- und einen Beziehungsaspekt. Gleichzeitig sind die Codierungs- und Decodierungsprozesse abhängig vom Wahrnehmungsapparat, den individuellen Bedürfnissen und Emotionen, den Erfahrungen und Routinen sowie dem Kontext des Gespräches.

Nachdem wir nun ein Modell der Kommunikation erarbeitet haben, welches den Prozess der Kommunikation allgemein beschreibt, stellt sich die Frage, wie man diesen Prozess bewusst steuern kann. Damit betreten wir die Welt der Gesprächsführung und wir müssen zunächst die beiden Begriffe Kommunikation und Gesprächsführung unterscheiden.

2.3.2 Kommunikation vs. Gesprächsführung

Das oben umrissene Modell von Kommunikation beschreibt die unterschiedlichen Mechanismen, die in kommunikativen Situationen auftreten. Dabei spielt es keine Rolle, ob wir uns über den Sinn des Aufstehens an einem Montag, die Ereignisse am Wochenende oder das Wetter unterhalten. In alle drei

---

4 Lingua (lat.): die Zunge, die Sprache.

5 Wir können getrost das Wort *Sinn* durch *Information* ersetzen.

Beispielen gehen wir gemeinsam mit unsere Gegenüber geistig spazieren und verfolgen kein bestimmtes Ziel. Sobald einer der Interaktionsteilnehmenden sich ein Ziel setzt, welches er im Gespräch erreichen möchte, betreten wir den Bereich der Gesprächsführung. Gesprächsführung fragt immer nach einem Ziel, das zu erreichen ist.

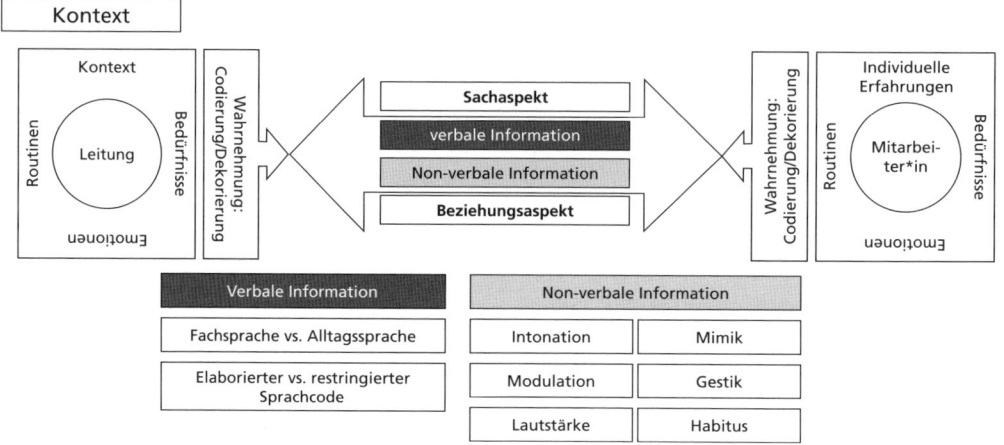

Abb. 2.5: Sender-Empfänger-Modell (eigene Darstellung).

Definition[6]

Kommunikation beschreibt den Austausch von Information zwischen mindestens zwei Individuen.

Gesprächsführung beschreibt die zielgerichtete Gestaltung des Informationsaustausches zwischen mindestens zwei Individuen.

Damit sind Gespräche eine Teilmenge von kommunikativen Situationen, die bestimmte Eigenschaften aufweisen. Nach Hartung (S. 49) besitzen Gespräche vier verschiedene Eigenschaften. Zunächst sind Gespräche immer *kontextgebunden*, das heißt die Äußerungen, die von den unterschiedlichen Gesprächspartner*innen getätigt werden, können immer nur in dem jeweiligen Kontext diese Situation interpretiert werden. Der Ausspruch *keine Bedeutung ohne Kontext* bringt dies auf den Punkt. Die nächste Eigenschaft die Gespräche aufweisen, ist die der *Interaktivität*. Das bedeutet, dass das die Gesprächsteilnehmenden verpflichtet sind, auf vorangegangene Aussagen Bezug zu nehmen. Gleichzeitig beschreibt dies auch die Dynamik, die in Gesprächen entstehen und impliziert eine Flexibilität bezüglich der Reaktion meines Gegenübers. Trotz dieser ausgeprägten Gesprächsdynamik sind Gespräche dennoch *regelhaft*, das heißt einzelne Pausen oder Vokalisation wie »äh« oder »ach« sind dennoch in Abhängigkeit der unterschiedlichen sozialen Gruppen vorhersagbar. Diese Regeln sind uns nicht immer bewusst, häufig agieren wir hier intuitiv. Im Bereich der interkulturellen Kommunikation führen diese impliziten Regeln häufig zu Störungen oder Konflikten. Die letzte Eigenschaft die Gespräche

---

6 Auf Phänomene der Massenkommunikation gehen wir hier nicht weiter ein, da es für die Führung der Mitarbeiter*innen nicht relevant ist.

nach Hartung aufweisen ist die der *Multimodalität*, was nichts anderes bedeutet, dass wir uns unterschiedlichen Ausdrucksebenen bedienen, sowohl nonverbale als auch verbale Informationen austauschen.

Je nach Ziel, Kontext, Mechanismus der Handlungskoordinierung (verständigungsorientiert vs. strategisch) und der Beziehungsform (symmetrisch vs. komplementär) verändern sich die Anforderungen und die Gesprächstechniken, die zur Anwendung kommen. *Gesprächskompetenz* ist die Fähigkeit die Anforderungen mit den jeweiligen Gesprächstechniken zu koordinieren.

Gesprächskompetenz nach Hartung ist die Fähigkeit zu einem beliebigen Zeitpunkt im Gespräch (Hartung 2004, S. 50):

1. die aktuelle Situation und die Erwartungen der Gesprächspartner*innen angemessen einzuschätzen,
2. vor dem Hintergrund dieser Einschätzung eine den eigenen Interessen und den eigenen Ausdrucksmöglichkeiten angemessene Reaktion mit hoher Erfolgswahrscheinlichkeit zu finden und
3. diese Reaktion der eigenen Absicht entsprechend körperlich, stimmlich und sprachlich zum Ausdruck zu bringen.

An dieser Stelle wird schnell klar, dass es ist in der Gesprächsführung keine einfachen Tricks oder Kniffe gibt, mit denen man sein Ziel erreichen kann. Vielmehr bedeutet der erste Punkt, dass man zunächst trainieren muss, die Komplexität von Gesprächen wahrzunehmen. Der zweite Punkt impliziert, dass ich mich mit der Wirkung meine Handlungen auseinandersetzen muss. Der dritte Punkt bedeutet, dass ich mein eigenes Verhaltensrepertoire elaboriere. Das alles setzt die Bereitschaft voraus an sich zu arbeiten, denn ca. ein Drittel ihrer Arbeitszeit als Stationsleitung beinhaltet Mitarbeitendenführung und damit Personalgespräche bzw. Gesprächsführung.

2.3.3 Argumentieren und Gesprächsaufbau

Die Theorie des kommunikativen Handelns (TkH) von Jürgen Habermas (1981) ist sehr wertvoll, wenn es um die Analyse bzw. den Aufbau von Argumenten in Gesprächen geht. Aus diesem Grund liegt der Fokus der Darstellung der Theorie des kommunikativen Handelns auf den gesprächsrelevanten Aspekten der Theorie.

Weltbezüge und Geltungsansprüche
Mit der Sprache tauschen wir nicht nur Informationen aus, sondern wir verständigen uns über die Welt, wie sie zu sein scheint. Dabei unterstellen wir uns ein formales Konzept der Welt (Habermas, 1981, S. 147). Wir gehen stillschweigend davon aus, dass es etwas außerhalb unseres Bewusstseins gibt (Entitäten, Zustände, Prozesse), auf das wir sprachlich Bezug nehmen. Dabei gibt es drei Möglichkeiten auf etwas Bezug zu nehmen: objektiv, normativ oder subjektiv (▶ Tab. 2.2). Mit *objektivem Weltbezug* sind Aussagen gemeint, die exakt auf die Entitäten, Zustände, Prozesse verweisen. »Die Tonsillen der Person X haben den Zustand A.« Mit dieser Aussage stellen wir fest, dass die Tonsillen der Patient*innen in einem bestimmten Zustand sind. Diese Aussage ist prinzipiell überprüfbar und entweder wahr oder falsch. Aussagen oder Argumente, die sich auf die objektiven Dinge dieser Welt beziehen, können entweder wahr oder falsch sein, d. h. die Aussagen entsprechen dem Sachverhalt oder nicht. Anders verhält es sich mit dem *sozialen Weltbezug*. Hier wird auf die legitim geregelten Interaktionen Bezug genommen und es sind normative Aussagen gemeint. »Tonsillen des Zustandes A sollen entfernt werden.« Mit dieser Aussage, fordern wird eine bestimmte Handlung, aufgrund des Zustandes der Tonsillen der Patient*innen. Weitere soziale Weltbezüge sind: »wer den Kaffee im Pausenraum leer macht, kocht neuen«. Auf die normativ geregelten Handlungsvorschriften einigen wir

uns. Dies kann durch einen Diskus geschehen, wie vielleicht am Beispiel des Kaffeekochens oder durch Tradition weitergegeben werden »Betten sind immer faltenfrei zu beziehen« oder eben wissenschaftlich begründet: »Tonsillen des Zustandes A sollen entfernt werden.« Wichtig für Argumente dieses Weltbezuges ist, dass wir uns auf die Sollvorschriften (gemeinsam) einigen. Die Richtigkeit dieser Aussagen oder Sollvorschriften ändern sich im Laufe der Zeit, durch neue Erkenntnisse (evidenzbasiert) oder veränderte gesellschaftliche Werte. Der *subjektive Weltbezug* beschreibt Aussagen oder Argumente, die sich auf das Innenleben und die individuellen Empfindungen beziehen. »Ich habe Angst vor der Tonsillektomie.« Diese Aussage kann entweder wahrhaftig sein, also echt, oder nicht wahrhaftig, dass bedeutet, dass wir unserem Gegenüber nicht glauben und die Aussage für nicht wahrhaftig, also nicht echt, halten.

Häufig werden Aussagen mit subjektivem Weltbezug fälschlicher Weise auf Wahrheit oder Richtigkeit geprüft, beispielsweise bei Temperaturwahrnehmungen. Der Aussage »Mir ist kalt« wird nicht selten mit der Reaktion »Es ist doch gar nicht kalt« begegnet. Dabei wird der Geltungsanspruch der Wahrheit zurückgewiesen, der mit dieser Aussage gar nicht erhoben wurde. Im pflegerischen

Kontext sind es Aussagen wie »Ich habe Angst vor der Untersuchung, Eingriff, Operation« auf denen häufig mit »Da brauchen Sie keine Angst zu haben, das machen wir ganz häufig« reagiert wird. Durch dieses Bagatellisieren wird automatisch der erhobene Geltungsanspruch zurückgewiesen, weshalb sich die Person zurückgesetzt fühlt.

Alternativ kann die Pflegefachperson folgendermaßen reagieren:

- Würdigung des Befindens der Patient*innen
- Ziehen einer Zwischenbilanz
- Klärung der Äußerungen der Patient*innen
- Verwendung offener Fragen
- Betonung der Gleichberechtigung zwischen Pflege und Patient*innen
- Bekräftigung einer gemeinsamen Entscheidungsfindung
- Erhebung der subjektiven Krankheitstheorie der Patient*innen

Mit der Vielfalt der möglichen Reaktionen wird schnell klar, wie wichtig die oben beschriebenen Informationen (Kontext, Eigenschaften der Patient*innen, Entstehungsgeschichte des Gespräches) für eine angemessene Reaktionsauswahl sind.

Tab. 2.2: Übersicht Weltbezüge und Geltungsansprüche.

Weltbezug	Beispiel	Erläuterung	Geltungsanspruch
Objektiv: Objektiv	Die Tonsillen der Person X haben den Zustand A.	Hier nimmt die sprechende Person auf die Qualität einer Entität in der Welt Bezug.	Wahrheit (wahr oder falsch)
Soziale: Normativ	Tonsillen des Zustandes A sollen entfernt werden.	Hier nimmt die sprechende Person auf legitim geregelte Interaktionen Bezug.	Richtigkeit (richtig oder falsch)
Subjektiv: Subjektiv	Ich habe Angst vor der Tonsillektomie.	Hier nimmt der Sprecher auf Manifestation von Erlebnissen Bezug, die dem Sprecher privilegiert zugänglich ist.	Wahrhaftigkeit (wahrhaftig oder nicht wahrhaftig)

Innerhalb eines Gespräches sollten sie also darauf achten, welcher Weltbezug der Argumentation zugrunde liegt, damit sie das Gespräch sinnvoll steuern können. Dies ist bei Konfliktgesprächen von besonderer Bedeutung.

Verständigungs- vs. Erfolgsorientierung
Prinzipiell ist das Ziel sozialer Interaktion nach Habermas die konfliktfreie Koordinierung von Handlungsplänen der Akteure, d. h. Menschen die aufeinandertreffen wollen in der Regel etwas voneinander und möchten dies im Normalfall ohne Konflikte abstimmen. Habermas legt dem Begriff konfliktfrei eine Minimaldefinition zugrunde mit »unter Vermeidung des Risikos eines Abbruchs der Interaktion« (Habermas 1983, S. 144). Nun kann man sich auf zwei unterschiedliche Weisen miteinander abstimmen: *verständigungsorientiert* oder *erfolgsorientiert*. Die jeweilige Ausrichtung hat einen großen Einfluss auf die Beständigkeit der Beziehung der Interaktionsteilnehmenden. Verständigungsorientiert bedeutet, dass die Personen ihre Handlungspläne intern (ohne äußeren Zwang, durch innere Einsicht) miteinander koordinieren und nur dann, wenn ein Einverständnis über die Situation (▶ Kap. 2.3.4) und den erwarteten Konsequenzen (▶ Kap. 2.3.4) vorliegt. Verständigung als Mechanismus der Handlungskoordinierung bedeutet, dass innerhalb einer Argumentation der zwanglose

Zwang des besseren Arguments gilt. »Was ersichtlich durch äußere Einwirkung zustande kommt, kann nicht als Einverständnis zählen« (Habermas 1983, S. 145). Damit ist Verständigungsorientierung dadurch gekennzeichnet, dass die Interaktionsteilnehmenden ihre Wünsche, Bedürfnisse und Handlungsziele intern aufeinander abstimmen und koordinieren. Dabei findet ein Austausch statt und man einigt sich zwanglos auf das jeweils bessere Argument: Der zwanglose Zwang des besseren Argumentes.

Erfolgsorientiert bedeutet, dass die Personen sich ausschließlich am Erfolg (Konsequenzen) ihres Handelns orientieren, d. h. sie versuchen ihre eigenen Handlungsziele zu erreichen, ob durch Zwang (Drohung) oder Lockungen, auf die Motive und Entscheidungen der Interaktionsteilnehmenden Einfluss zu nehmen. Wie stabil diese Kooperationen sind, hängt von den egozentrischen Nutzenkalkülen der Beteiligten ab und inwieweit diese ineinandergreifen. Mit anderen Worten, wenn es für den einzelnen von Vorteil ist, werden Kooperationen aufgekündigt. Der Begriff Gewalt ist hier weit auszufassen und beinhaltet schon nebulöse Drohungen wie, »Wenn Du meinst, Dir das leisten zu können«. Es ist intuitiv leicht zugänglich, dass dies eine unstabile bzw. konfliktäre Form der Beziehungsgestaltung impliziert. Demzufolge ist soziale Interaktion irgendwo zwischen diesen Ausprägungsgraden zu verorten (▶ Abb. 2.6).

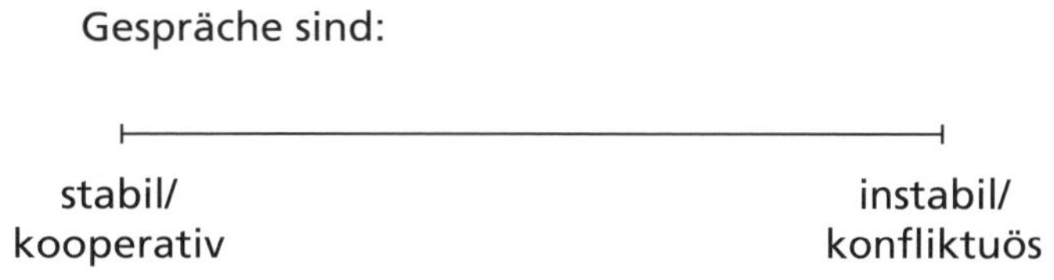

Gespräche sind:

Abb. 2.6:
Kontinuum Gesprächsformen (eigene Darstellung in Anlehnung an Habermas 1983).

stabil/
kooperativ

instabil/
konfliktuös

Da sie als Stationsleitung auf langfristige und stabile Beziehungen ihrer Mitarbeiter*innen angewiesen sind, liegt ein verständigungsorientierter Modus der Handlungskoordination

auf der Hand. Gleichzeitig werden Sie, auch wenn sie noch so achtsam und mit Bedacht ausgewählte Mitarbeiter*innen in ihrem Team haben, immer wieder auf Personen treffen, die dem Team oder sogar dem Unternehmen schaden. Dies sind Situationen, in denen ein strategischer Modus der Handlungskoordination sinnvoller ist, um Schaden vom Unternehmen oder von ihrem Team abzuwenden.

Nachdem wir nun die unterschiedlichen Weltbezüge und die beiden Modi der Verständigung angeschaut haben, beschäftigen wir uns nun mit einem generellem Gesprächsaufbau für verständigungsorientierte bzw. kooperative Gespräche.

2.3.4   Gesprächsaufbau

Die Struktur eines kooperativen Gespräches ist in sechs Phasen gegliedert und lässt sich auf alle Gesprächsformen oder Gesprächsanlässe anwenden. Die Phasen sind nicht rigide und dienen der Orientierung. Der Vorteil dieser Gesprächsstruktur ist, dass es als Vorbereitung eines Gespräches dient und damit zu den Gesprächsführungstechniken zählt. Gleichzeit ist es auch ein Analyseinstrument, wenn ein Gespräch nicht die gewünschte Richtung einschlägt oder eine Dynamik besitzt, dass sich die Teilnehmenden permanent wiederholen. Die Phasen haben ihren eigenen Fokus, die zu bewältigen sind. Jede einzelne Stufe des Gesprächsablaufs ist als Phase zu verstehen, was bedeutet, dass die erfolgreiche Bewältigung der vorangegangenen Stufe Voraussetzung für die Bewältigung der aktuellen Stufe ist: Jede Phase der Gesprächsstruktur muss positiv bewältigt werden, andernfalls werden die Gesprächsteilnehmenden unweigerlich auf die ungeklärte Phase zurückfallen. Damit ist es zugleich ein Analyseinstrument.

Gesprächsvorbereitung

Die Gesprächsvorbereitung dient der Klärung der eigenen Gesprächsanliegen und Ziele: *Was will ich im Gespräch erreichen?* Hier sollte man sich seinen eigenen Verhandlungsspielraum bewusst machen, was noch als akzeptable Lösung gilt. Besonders bei Konfliktgesprä-

chen ist wichtig sich im Vorfeld in die Perspektive der anderen Gesprächsteilnehmenden hypothetisch hineinzuversetzen. Je nach den eigenen Anliegen und der hypothetischen Anliegen der Gesprächsteilnehmenden sollten Vorüberlegungen zur Gesprächsgestaltung (Gesprächsstil) getroffen werden.

Beziehungsgestaltung

Die Leitfrage dieser Gesprächsphase lautet: *Wie ist das Arbeitsbündnis der Gesprächsteilnehmer definiert?* Mit dieser Frage stellt diese Phase das Fundament eines jeden Gespräches dar. Mit den ersten Gesten, den ersten gesprochenen Worten kommt die Beziehung der Interaktionsteilnehmer zum Ausdruck. Hier wird die Gesprächsatmosphäre festgelegt.

Analyse der Anliegen

In dieser Phase liegt der Fokus auf der Analyse der Anliegen aller Beteiligten des Gespräches: *Wer hat welche Anliegen?* Der Begriff Anliegen ist hier allgemein zu verstehen und inkludiert alle Wünsche, Probleme, Ängste, Sorgen und so weiter. Wichtig ist die Unterscheidung, welche gemeinsamen und welche unterschiedlichen Anliegen vorliegen. Die Gemeinsamkeiten und die Interessenswidersprüche sollten von der Stationsleitung (Gesprächsführende Person) erfasst werden. Sollten viele unterschiedliche Anliegen bestehen, sind diese alle festzuhalten und in priorisierter Reihenfolge zu bearbeiten. Jenachdem, um welche Anliegen es sich handelt, wie die Gesprächsteilnehmenden zueinanderstehen und um welche Gesprächsform es sich handelt, empfiehlt es sich, die Prioritäten non-direktiv, also gemeinsam mit den Gesprächsteilnehmenden, oder direktiv zu erstellen (▶ Kap. 2.4.3).

Lösungssuche

Die Leitfrage dieser Phase lautet: *Welche Lösungen sehen die Teilnehmenden?* Hier ist es wichtig einen offenen Austausch zu ermöglichen und die Lösungen aus den unterschiedlichen Perspektiven zu betrachten. Die Vor-

und Nachteile der Lösungen sollten besprochen und hinsichtlich ihrer Machbarkeit bewertet werden. Häufig fällt man in der Phase auf die vorherige Phase *Analyse der Anliegen* zurück, wenn das Problem nicht vollständig erfasst wurde.

Zielvereinbarung
Nachdem alle Vor- und Nachteile der unterschiedlichen Lösungsansätzen besprochen wurden, wird nun das weitere Vorgehen festgelegt. Auch hier gibt es eine gewissen Variationsbreite, wie diese Entscheidung getroffen werden kann bzw. sollte. Es gibt Entscheidungen, die von der Stationsleitung getragen werden müssen (direktiv) und Entscheidungen, die als Team getroffen werden können (non-direktiv). Im Sinne einer kooperativen Gesprächsführung ist die Erfolgswahrscheinlichkeit größer, wenn die Zielvereinbarung unter Berücksichtigung der Interessen alle Gesprächsteilnehmenden getroffen wird. Wichtig ist es, die konkrete Zielvereinbarung schriftlich festzuhalten und/oder verbal zusammenzufassen. Dies gilt auch für die nächsten Handlungsschritte: *Wer macht was bis wann?* (Zur Formulierung von Zielen ▶ Kap. 1.5.4).

Gesprächsnachbereitung
Die Leitfrage hier lautet: *Was wurde erreicht?* Die erreichten Gesprächsergebnisse sollten aufgeschrieben werden und eine Bilanzierung der Ziele aus der Gesprächsvorbereitung sollte gezogen werden. Die Nachbereitung kann bei Folgegesprächen als Vorbereitung dienen (▶ Abb. 2.7).

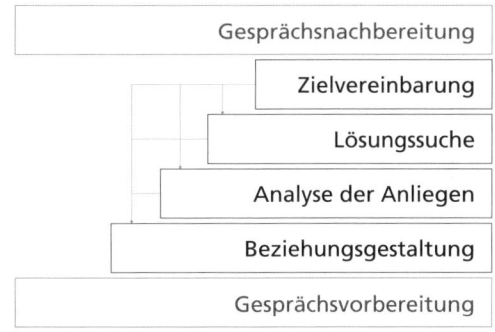

Abb. 2.7: Gesprächsstruktur eines kooperativen Gespräches (eigene Darstellung).

2.4 Gesprächsführungstechniken

Mit dem Gesprächsverlauf haben sie ein gutes Instrument, Gespräche im Vorfeld zu strukturieren. Gleichzeitig haben sie auch ein Analyseinstrument, um ihr aktuelle Gespräch in die gewünschte Richtung zu lenken. Besondere Bedeutung haben dabei Fragen.

2.4.1 Fragetechniken

Fragetechniken sind essenziell, um Gespräche zu führen, d. h. in die gewünschte Richtung zu lenken. In der Regel kann man zwischen zwei Fragearten unterscheiden: geschlossene Fragen und offene Fragen. Geschlossene Fragen sind mit einem *Ja* oder *Nein* zu beantworten. Offene Fragen sind nicht mit einem *Ja* oder *Nein* zu beantworten. So weit, so trivial.

Mit *offenen Fragen* geben sie ihrem Gegenüber Raum etwas mitzuteilen, die Richtung und die Tiefe der zu behandelnden Themen festzulegen. *Geschlossene Fragen* geben dem Gespräch mehr Struktur, lassen ihrem Gegenüber aber weniger Raum für Antworten. Eine Spielart der geschlossenen Fragen sind die sogenannten *Alternativ- oder Katalogfragen.* Hierbei werden verschiedene Antwortmöglichkeiten vorgegeben. Ihr Gegenüber hat die Möglichkeit aus unterschiedlichen Vorgaben etwas auszusuchen. Dies ist hilfreich bei Personen, denen es schwerfällt, sich mitzuteilen. Eine Schwierigkeit besteht darin, dass keine der Antwortwortmöglichkeiten zutreffen kann und nur aus Scham oder Bequemlichkeit eine gewählt wird. Mit *Konfrontationsfragen* haben sie die Möglichkeit ihr Gegenüber aus der Reserve zu locken und mit dessen Einstellungen, Verhalten oder Argumenten zu konfrontieren. Dies kann von Vorteil sein, wenn sie eine Reaktion provozieren wollen, kann aber gleichzeitig eine eskalierende Wirkung haben. *Reflexionsfragen* sind dadurch gekennzeichnet, dass sie unterschiedliche Aussagen in Bezug setzen, sodass ihr Gegenüber die Möglichkeit hat, die Aussagen neu zu ordnen, zu bewerten oder zu reformulieren. Dies kann sehr hilfreich bei Konflikten oder schwierigen Situationen sein. Reflexionsfragen können ihr Gegenüber aber auch überfordern. Ähnlich verhält es sich mit *Interpretationsfragen*, hier geben sie eine Interpretation vor. Dies kann sehr hilfreich sein, wenn ihr Gegenüber mit der Reflexionsfrage überfordert ist. Je nachdem wie die Interpretation formuliert ist, kann diese Fragenart auch eskalierend wirken. Bei *Suggestivfragen* wird das Antwortverhalten ihres Gegenübers in der Frage gleich mitgeliefert. Dies kann hilfreich sein, wenn sie einen Vielredner abwürgen wollen, in jedem Fall geht dies aber zu Lasten der Beziehung der Interaktionsteilnehmenden. Zum Schluss bleibt noch die rhetorische Frage. *Was soll ich dazu schon schreiben?* Ist ein Vertreter dieses Fragentyps. Wie sie merken, ist die Hochzeit der rhetorischen Fragen vorbei. Es sind Fragen, die keiner Antwort bedürfen und damit stellen sie nur rhetorisches Füllmaterial dar. In ▶ Tab. 2.3 sind die Fragearten noch einmal mit Beispiel und Funktion aufgelistet.

Tab. 2.3: Fragearten, Beispiele und ihre Funktion.

Frageart	Beispiel	Funktion
Offene Frage	Was machen Sie am Wochenende?	Raum öffnend, unstrukturiert
Geschlossene Frage	Haben Sie am Wochenende Zeit?	Raum schließend, strukturierend
Katalogfrage/ Alternativfrage	Konnten Sie sich vorstellen, den Dienst am Wochenende oder Montag zu übernehmen?	Raum schließend, konkrete Themenvorgabe, strukturierend
Konfrontationsfrage	Wann haben Sie den letzten Wochenenddienst übernommen?	Wach rütteln des Gegenübers, kann eskalierend wirken
Reflexionsfrage	Seit Ihrer Erkrankung fällt es Ihnen schwerer Wochenenddienste zu übernehmen?	Setzt unterschiedlich Aussagen in Bezug und regt zur Auseinandersetzung an.
Interpretationsfrage	Ihnen ist Ihre Freizeit wichtiger als das Arbeitsklima im Team?	Hier werden Schlussfolgerungen aus den Aussagen des Gegenübers gezogen, kann eskalierend wirken
Suggestivfrage	Es ist doch kein Problem den Dienst am Wochenende zu übernehmen?	Schnelle Beendigung der Thematik zu Lasten der Beziehung
Rhetorische Frage	Wo soll das mit der Dienstplanung nur hinführen?	Bedarf keiner Antwort, die Zeiten der rhetorischen Fragen sind vorbei.

Zusammenfassend ist zu konstatieren, dass die Fragenarten sich unterscheiden lassen in Raum öffnend und Raum einnehmend für ihr Gegenüber. Je mehr die Gespräche die Sachaspekte tangieren, desto mehr können sie auf Struktur und geschlossene Fragen setzen, aber machen wir uns an dieser Stelle nichts vor: Menschen sind immer voller Emotionen. Je mehr die Gespräche die Beziehungsaspekte tangieren, desto offener sollten sie diese Gespräche gestalten, damit die Emotionen ihres Gegenübers Raum haben und sie die dahinterliegenden Bedürfnisse erfassen können. Der Fokus liegt dann auf einem subjektiven Weltbezug: es geht darum, das Innenleben ihres Gegenübers zu verstehen und das sich ihr Gegenüber gehört fühlt. Die bedeutendste Gesprächsführungstechnik ist in diesem Zusammenhang das *aktive Zuhören*.

2.4.2 Aktives Zuhören

Die Gesprächsführungstechnik des aktiven Zuhörens geht auf Karl Rogers zurück. Im Laufe der Jahre hat sich für mich folgende Einteilung des aktiven Zuhören bewährt:

1. Kern des aktiven Zuhörens
2. Begünstigende Faktoren des aktiven Zuhörens
3. Funktion des aktiven Zuhörens

Kern des aktiven Zuhörens
Der Kern dieser Gesprächsführungstechnik ist das Paraphrasieren und Verbalisieren. *Paraphrasieren* bedeutet, dass die wichtigen Informationen von der zuhörenden Person mit eigenen Worten kurz zusammengefasst werden. Dabei geht es nicht um eine Bewertung, Interpretation oder Einordnung des Gesagten, sondern um die bloße inhaltliche Zusammenfassung dessen, was angekommen ist. Dies ist wichtig, da Neutralität und Wertfreiheit im Fokus liegen.
Beispiel: »Wenn ich Sie richtig verstanden habe, dann haben Sie die Beschwerden schon

seit einem halben Jahr, belastend ist es aber erst seit 14 Tagen.«
Durch die Zusammenfassung (Paraphrase) wird von der zuhörenden Person eine Auswahl getroffen, was ihr als wichtig erscheint. Ihr Gegenüber wird zu ihrer Auswahl nonverbal oder verbal Stellung beziehen und durch ein »Ja«, ein Nicken oder ein »Hm« dies bestätigen. Sollte die Zusammenfassung nicht den Vorstellungen entsprechen, wird dies genauso kenntlich gemacht. Somit findet ein Austausch statt, ob die von der zuhörenden Person getroffenen Präferenzen den Präferenzen der erzählenden Person entsprechen. Durch diesen beidseitigen Austausch wissen die Interaktionsteilnehmenden (aktiv) welche Inhalte wem wichtig sind.

Verbalisieren bedeutet, dass das emotionale Befinden des Gegenübers explizit angesprochen wird. Oft schwingt die Stimmung oder das Gefühl der Gesprächsteilnehmenden nur nonverbal, durch eine bestimmte Körperhaltung, Mimik oder durch die Intonation, mit. Diese impliziten emotionalen Zustände gilt es zu explizieren. In einem Mitarbeitendengespräch teilt ihnen ein*e Mitarbeiter*in mit: »Diese Nachtschichten schaffe ich momentan nicht.« In dieser Aussage stecken mehr Informationen, als nur dass die Person denkt, sie könne Nachtschichten nicht bewältigen. Darin stecken auch eine Befürchtung, eine Sorge oder Angst zu versagen (▶ Kap. 2.6.4). Indem sie diese Sorge explizit ansprechen, greifen sie die Emotion auf. Ihr Gegenüber kann sich äußern, ob ihr Eindruck mit seinem/ihrem Gefühl übereinstimmt.

Wichtig ist dabei, dass sie die angesprochenen Gefühle, nachdem ihr Gegenüber sie bestätigt hat, nicht relativieren oder trivialisieren. Das dahinterstehende Beziehungsangebot soll sein: Hier kannst Du über deine Gefühle bzw. über das, was dich bewegt, frei reden, ohne dass Du beurteilt oder sogar verurteilt wirst.

Begünstigende Faktoren für aktives Zuhören
Verschiedene Faktoren sind hilfreich, bzw. begünstigen das aktive Zuhören. Dies sind vor allem die Gestaltung des Settings von Gesprä-

chen und bestimmtes nonverbales und verbales Verhalten.

Gestaltung des Settings

Eine angenehme räumliche Gestaltung sowie die Minimierung von Störquellen, wie Telefon, Eingaben in den Computer während ihr Gegenüber spricht oder Störungen durch Dritte, wirken sich positiv auf die Gesprächsatmosphäre aus. Zur Setting-Gestaltung zählt auch der jeweilige Gesprächsrahmen, wie das Vorstellen der Gesprächsteilnehmenden, der zeitliche Rahmen und ggf. das mitgeteilte Gesprächsziel.

Nonverbales und verbales Verhalten

Eine zugewandte Körperhaltung, Blickkontakt, bejahendes Nicken, Pausen und das Ausredenlassen des Gesprächsgegenübers sind weitere Faktoren, die aktives Zuhören begünstigen. Die zugewandte Körperhaltung und der Blickkontakt signalisieren der sprechenden Person, dass die zuhörende Person offen, aufmerksam und aufnahmebereit ist. Ein bejahendes Nicken zeigt der sprechenden Person, dass die zuhörende Person die Informationen aufnimmt und den Ausführungen folgt. Die Pausen geben Raum, Anliegen anzusprechen. Dass die sprechende Person ausreden kann und nicht unterbrochen wird, lässt die Person mit ihren Anliegen in den Vordergrund/Mittelpunkt rücken.

Weitere begünstigende Faktoren sind Nachfragen, wenn etwas unklar ist, und offene Fragen. Sie zeigen durch die Nachfragen Interesse und ihren Wunsch ihr Gegenüber zu verstehen. Die offenen Fragen des Gesprächsführenden geben der sprechenden Person Raum, die persönlich wichtigen Aspekte anzusprechen.

In ▶ Abb. 2.8 sind der Kern des aktiven Zuhörens und die begünstigenden Faktoren grafisch dargestellt. Generell zielen alle begünstigenden Faktoren und der Kern des aktiven Zuhörens darauf ab, dass der Mitarbeiter/die Mitarbeiterin die Zeit und den Raum hat, sich zu öffnen. Dabei soll dem Mitarbeiter/der Mitarbeiterin die Möglichkeit gegeben werden das Tempo und die Richtung, in die das Gespräch gehen soll, zu bestimmen.

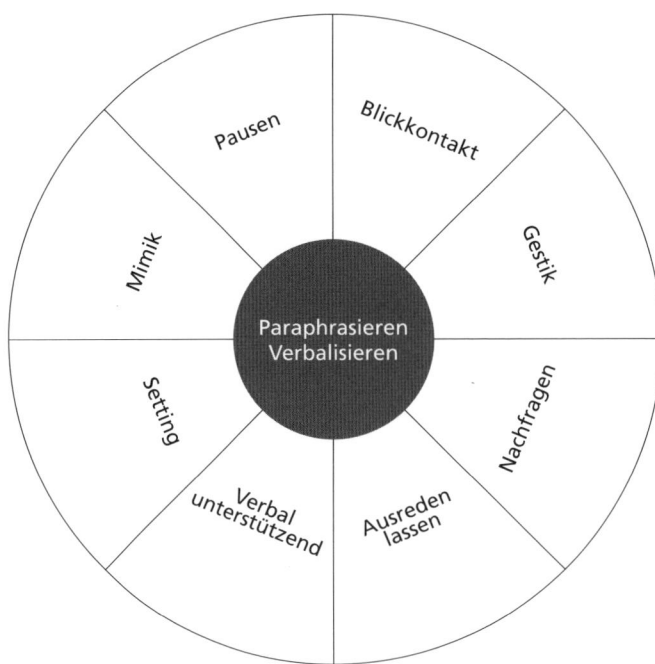

Abb. 2.8:
Aktives Zuhören (eigene Darstellung).

Funktion des aktiven Zuhörens

Die Funktion des aktiven Zuhörens liegt darin, dass sich Mitarbeitende öffnen. Sie fühlen sich angenommen und verstanden. Wenn es sich um eine »[…] zutreffende Wiedergabe eines Gefühls handelt, ermöglichen sie es dem Individuum fast immer, die Dinge, die es beschäftigt, noch freier auszudrücken.« (Rogers 1995, S. 45) Dieses Spiegeln[7] der Gefühle hat zur Folge, dass sich die sprechende Person, im Sinne eines Erkenntnisgewinns, der Gefühle bewusst wird und sich von der zuhörenden Person also von ihnen als Gesprächsführung verstanden fühlt. Die sprechende Person kann konkret nachvollziehen, dass sie die Informationen aufnehmen, da sie diese mit ihren eigenen Worten wiedergeben, und dass sie sich darüber hinaus in seine Person und seine Situation hineinfühlen, da sie in ihren Verbalisierungen bzw. Paraphrasen hierauf auch Bezug nehmen. Dies ermöglicht der sprechenden Person, über ihre Situation und die damit verknüpften Emotionen zu reflektieren.

Für Sie hat das aktive Zuhören die Funktion, dass die Inhalte strukturiert und die wesentlichen Informationen expliziert werden können. Es erhöht Ihr gesichertes Wissen über ihre Mitarbeiter*innen, da die Mitarbeiter*innen zu den Paraphrasen und Verbalisierungen, sei es verbal oder non-verbal, affirmativ Stellung bezieht und dies ist Grundlage einer zweckgerichteten Argumentation über mögliche Themen.

Exkurs: Aktives Zuhören in der medizinischen Versorgung

Die Qualität der Kommunikation zwischen Patient*innen und medizinischem Fachpersonal hat einen großen Einfluss auf die Qualität der Versorgung und den Behandlungserfolg. Eine Studie konnte belegen, dass die Bewertung der Qualität der klinischen Versorgung und der Qualität der Kommunikation mit der Dauer der Behandlung steigt (Slatore u. a. 2010). Dies ist ein Indiz, dass über die Zeit das Vertrauen der Patient*innen größer wird. Dieser Umstand ist intuitiv naheliegend, da bei einer Unzufriedenheit oder mangelndem Vertrauen die Beziehung eher abgebrochen würde. Wir wissen, dass eine gute Kommunikation in der medizinischen Versorgung häufig mit einem positiven Behandlungserfolg im Zusammenhang steht (Slatore u. a. 2010; Heisler u. a. 2007). Ein gute Interaktion wirkt sich positiv auf den Behandlungsverlauf aus . In diesem Kontext konnte auch gezeigt werden, dass Patient*innen mit einem klaren Einblick in die Behandlungsprozesse und einer umfangreichen Aufklärung ein positives Behandlungsergebnis haben (van Overveld u. a. 2008). Auch das Vertrauen der Patient*innen, welches ein Produkt der Kommunikation ist, hat einen positiven Einfluss auf den Behandlungserfolg von Diabetes Patient*innen (Lee und Lin 2011). »Aktives Zuhören ist die wichtigste Methode der patientenzentrierten Gesprächsführung.« (Schweikhardt 2006, S. 71) »Aktives Zuhören ist eine Technik der Gesprächsführung, die die Kooperation zwischen Arzt[8] und Patient verbessern kann, da dem Patienten eine aktive Rolle im Gespräch ermöglicht wird.« (Philipp 2004, S. 355) Auch Bergner misst dem aktiven Zuhören eine hohe Bedeutung bei, da es sich auf verschiedene Ebenen des Arzt-Patient*innen-Gespräches auswirkt. Zunächst trägt es zur Verbesserung der Beziehung zwischen ärztlichem Personal und Patient*innen bei. Darüber hinaus erhöht es die Sicherheit in der Diagnosestellung und hilft dem Arzt/der Ärztin bei einer zielgerichteten Argumentation, wenn es um die Auswahl der geeigneten Therapie geht. (Bergner 2009, S. 69) Dabei kennzeichnet aktives Zuhören »[…] ein bestimmtes Gesprächsverhalten, das aus einer an Rogers Persönlichkeitstheorie orientierten inneren

---

7 Spiegeln ist ein Synonym des aktiven Zuhörens: Die Gefühle oder Aussagen werden gespiegelt

8 Und selbstverständlich auch zwischen der Pflege und den Patient*innen

Haltung dem Gesprächspartner gegenüber resultiert.« (Stöbel-Richter 2006, S. 138) Bezogen auf das Arzt/Ärztin-Patient*innen-Gespräch (A-P-G) ist es die Aufgabe des Arztes/der Ärztin, nicht nur auf Inhaltsaspekte zu reagieren bzw. einzugehen, sondern auch auf die mitschwingenden Gefühle (vgl. Rogers 1995, S. 44).

2.4.3 Non-direktive vs. direktive Gesprächsführung

Innerhalb der Gesprächsführung ist die wichtigste Komponente die Ausprägung der aktiven Führung. Die beiden Endpunkte des Kontinuums werden durch die direktive Gesprächsführung und non-direktive Gesprächsführung gekennzeichnet. Die non-direktive Gesprächsführung, auch als klientenzentrierte oder personenzentrierte Gesprächsführung bekannt, ist ein Kommunikationsansatz, der von dem Psychologen Carl R. Rogers (1995) entwickelt wurde. Dieser Ansatz betont Empathie, Akzeptanz und Authentizität und zielt darauf ab, dem Gesprächsgegenüber zu helfen, seine eigenen Lösungen und Einsichten zu finden, ohne ihm diese vorzuschreiben. Der Grad der aktiven Führung ist dabei minimal, da die Richtung und Tiefe der Themen dabei der*die Mitarbeiter*in[9] etc. vorgibt. Diese Form der Gesprächsführung ist in der Mitarbeitendenführung besonders geeignet, um Vertrauen aufzubauen und kann dazu führen, dass sich die Gesprächspartner*innen öffnen.

Die non-direktiven Gesprächsführung beinhaltet drei Grundprinzipien, Einstellungen oder Haltungen der gesprächsführenden Person: Empathie, Akzeptanz und Kongruenz.

Empathie bedeutet zunächst nichts anderes, als dass Sie sich in die Perspektive des Gesprächsgegenübers hineinversetzen und dessen Gefühle und Gedanken nachzuvollziehen. Die dahinterliegen Gesprächsführungstechnik ist das aktive Zuhören, welches auch als Spiegeln bezeichnet wird (▶ Kap. 2.4.2).

Das zweite Grundprinzip ist die *Akzeptanz*. Damit ist eine Wertneutralität des Gegenübers gemeint, d. h. Sie akzeptieren Ihre*n Gesprächspartner*in bedingungslos und ohne Urteil. Dies schafft eine sichere und unterstützende Umgebung, in der sich der*die Gesprächspartner*in öffnen kann.

Das dritte Grundprinzip ist die *Kongruenz* Ihrer Aussagen und schlussendlich Ihres gesamten Auftretens, d. h. Sie sind authentisch und ehrlich im Umgang mit dem Gesprächsgegenüber. Dies beinhaltet auch den offenen Umgang mit eigenen Gefühlen und Gedanken offen, was das Vertrauen und die Offenheit im Gespräch fördert.

Die non-direktive Gesprächsführung ist dann von besonderer Bedeutung, wenn der Sachbezug in den Hintergrund rückt und die Beziehungsebene und die Emotionen in den Vordergrund rücken. Dies ist z. B. beim Onboarding (Kennenlernen/Beziehungsaufbau) neuer Mitarbeitenden oder im Konfliktmanagement der Fall. Auch bei Konflikten mit oder zwischen Mitarbeiter*innen kann dies relevant werden, damit Sie als Mediator*in mit den Protagonisten gemeinsame Lösungen erarbeiten können. Ein weiteres Einsatzgebiet ist die Mitarbeitendenentwicklung bzw. das Coaching. Mittels der non-direktiven Gesprächsführung können Sie Ihre Mitarbeiter*innen unterstützen, ihre eigenen Ziele zu identifizieren und Wege zu finden, diese zu erreichen.

Hier wird schnell deutlich, dass diese Form der Mitarbeitendenführung ihre Grenzen hat, da Sie bei Fehlverhalten zwangsläufig urteilen müssen, eine bestimmte Richtung vorgeben und auch Anweisungen geben müssen. Für solche Gesprächssituationen eignet sich die

---

9 Ebenso der*die Patient*in. Der Ansatz kann und wird auch für die medizinische Versorgen in der Kommunikation genutzt.

direktive Gesprächsführung. Bei diesem Ansatz geben Sie als die gesprächsführende Person die Richtung und Struktur des Gesprächs vor und lenken aktiv das Gespräch. Dieser Ansatz ist in Kontexten sinnvoll, für die eine klare Führung und Struktur erforderlich sind. Kennzeichen dieses Ansatzes sind: Führung, Struktur und Anweisung.

Mit Führung ist die Vorbereitung der Themen und Ziele gemeint und dass die aktiv den Gesprächsverlauf steuern. Dabei stehen die Aufgaben und Lösungen im Fokus. Dies setzen Sie durch gezielte Fragen um, damit die Struktur des Gespräches erhalten bleibt. Sollten die Gesprächsteilnehmenden von den Themen abschweifen, stellen Sie sicher, dass alle wichtigen Themen behandelt werden, indem Sie den Fokus immer wieder aktiv auf die zu bearbeitenden Inhalte lenken. Dies hilft, dass das Gespräch fokussiert und geordnet bleibt. Der dritte Aspekt beinhaltet die Anweisungen und Delegation von Aufgaben.

Tab. 2.4: Übersicht Non-direktive vs. direktive Gesprächsführung.

Non-direktive Gesprächsführung	Direktive Gesprächsführung
Offene Fragen: Gesprächsführung stellt Fragen, die den Gesprächsgegenüber ermutigen, ausführlich zu antworten und eigene Gedanken und Gefühle zu erkunden.	**Geschlossene Fragen:** Gesprächsführung stellt häufig geschlossene Fragen, die kurze, präzise Antworten erfordern, um spezifische Informationen zu erhalten oder das Gespräch in eine bestimmte Richtung zu lenken.
Paraphrasieren: Gesprächsführung hört aufmerksam zu, gibt nonverbales Feedback (wie Nicken) und fasst regelmäßig das Gehörte zusammen, um sicherzustellen, dass alles richtig verstanden wurde und um Missverständnisse zu vermeiden.	**Anweisungen und Vorgaben:** Gesprächsführung gibt klare, direkte Anweisungen, um Gesprächspartner*innen zu bestimmten Handlungen oder Denkprozessen zu führen. Beispiel: »Bitte schreiben Sie Ihre Gedanken dazu auf« oder »Versuchen Sie diese Technik, um das Problem zu lösen.«
Verbalisieren von Gefühlen: Gesprächsführung benennt Gefühle des Gesprächsgegenübers und spiegelt sie zurück, um ein tieferes Verständnis und Bewusstsein für diese Gefühle zu fördern. Beispiel: »Es klingt, als ob Sie sich sehr frustriert fühlen.«	**Feedback und Rückmeldung:** Gesprächsführung gibt regelmäßiges Feedback, um Gesprächsgegenüber zu unterstützen/zu motivieren. Dies kann positives Feedback oder konstruktive Kritik umfassen. Beispiel: »Das haben Sie gut gemacht« oder »Versuchen Sie, beim nächsten Mal dies zu berücksichtigen.«
Entwicklung eigener Lösungen: Durch Reflexionsprozess generiert Mitarbeiter*in eigene Lösungen, bewertet diese und überprüft diese auf Umsetzbarkeit. Sie überlassen danach Ihrem Gegenüber, wie es weiter gehen soll.	**Ratschläge und Empfehlungen:** Gesprächsführung bietet konkrete Ratschläge und Empfehlungen an, um dem Gesprächsgegenüber zu helfen, Probleme zu lösen oder Entscheidungen zu treffen. Beispiel: »Ich empfehle Ihnen, täglich eine Entspannungsübung zu machen« oder »Es wäre hilfreich, wenn Sie diese Strategie anwenden.«
Zusammenfassen Sie fassen regelmäßig die Hauptpunkte des Gesprächs zusammen, um sicherzustellen, dass beide Parteien am selben Thema arbeiten und das Gespräch strukturiert bleibt.	
Lassen sie die Mitarbeitenden die nächsten Schritte formulieren und fixieren sie diese schriftlich.	Formulieren sie die nächsten Schritte und fixieren sie diese schriftlich.

Sie geben, nachdem Sie die Gesprächsbeteiligten gehört haben, klare Anweisungen vor bzw. delegieren die Aufgaben an die entsprechenden Personen. Hier ist eine schriftliche Fixierung mit klaren Anweisungen und konkreter Zeitvorgabe wichtig.

In ▸ Tab. 2.4 sind die grundlegenden Techniken der beiden Gesprächsführungsarten dargestellt. In der Realität sind Gespräche häufig Mischformen dieser beiden Gesprächsführungsarten. Im Sinn des Gesprächsaufbaus und der Beziehungsgestaltung (▸ Kap. 2.4.3) ist es häufig gut zunächst mit einer non-direktiven Phase im Gespräch zu beginnen und im Laufe des Gesprächs, wenn alle Anliegen herausgearbeitet wurden, den Fokus entsprechend festzulegen und in eine direktive Gesprächsführung zu wechseln.

2.5　Kommunikation und Führung

Es gibt unterschiedliche Führungsstile und noch mehr Beschreibungen von Führungsstilen. Je nach Situation und Aufgabenbezug ist es sinnvoll sich unterschiedlicher Führungsstile zu bedienen. Die Dimensionen, mit denen Führungsstile beschrieben werden, sind Aufgabenorientierung, Mitarbeitendenorientierung, Lösungsorientierung und Machtorientierung. Alle Führungsstile werden jedoch kommunikativ vermittelt, das heißt, es sind unterschiedliche kommunikative Fähigkeiten, aus denen sich die Stile zusammensetzen. Eine ausführliche Beschreibung der unterschiedlichen Ansätze finden sie in ▸ Kap. 2.3. An dieser Stelle soll die kommunikative Grundausrichtung beschrieben werden, die dahinter liegt.

In ▸ Abb. 2.9 sind die beiden *kommunikativen Dimensionen der Führung* dargestellt. Auf der X-Achse ist der Grad der aktiven Führung, welcher mit der direktiven und non-direktiven Gesprächsführung identisch ist. Auf der Y-Achse befinden sich die beiden Pole Aufgabenbezug und Bedürfnisorientierung, womit dies auf die Mitarbeitenden bezogen ist. Bei einem rein autoritären oder autokratischen Führungsstil werden die Entscheidungen von der Führungskraft alleine getroffen, die Mitarbeiter*innen haben wenig bis keine Mitbestimmung. Schnelle Entscheidungsfindung, klare Strukturen und Verantwortlichkeiten kennzeichnen diesen Führungsstil, was wiederum zu wenig Motivation und Engagement der Mitarbeiter*innen und zu Unzufriedenheit sowie hoher Fluktuation führen kann. Ein autoritärer oder autokratischer Führungsstil ist demnach dem Quadranten IV einzuordnen.

Dargestellt sind die kommunikativen Dimensionen in denen wir uns in sozialen Interaktionen bewegen. Diese Dimansionen gelten äquivalent für soziale Interkationen im Rahmen der Mitarbeiter*innenführung, da dies auch interative Situationen sind, die sich kommunikativ konstituieren.

Die aktiv-passiv-Dimension stellt den Bezug zu Rogers direktiven und non-direkten Gesprächsführung dar. Mit Aufgabenbezug und Bedürfnisorientierung sind zwei Dimensionen gemeint, die auf das zweite Axiom von Watzlawick zurückgehen. Es sind weniger die Sach- und Beziehungsinhalte im Fokus, sondern viel mehr die konkreten Aufgaben und die jeweiligen Bedürfnisse, die wiederum emotionsauslösend sind.

Bei einem kooperativen oder demokratischen Führungsstil werden die Entscheidungen gemeinsam mit den Mitarbeitenden bzw. dem Team getroffen. Der Fokus liegt zum einen auf einer offenen Kommunikation und zum anderen auf der Teamarbeit. Dieser Fokus hat in der Regel eine höhere

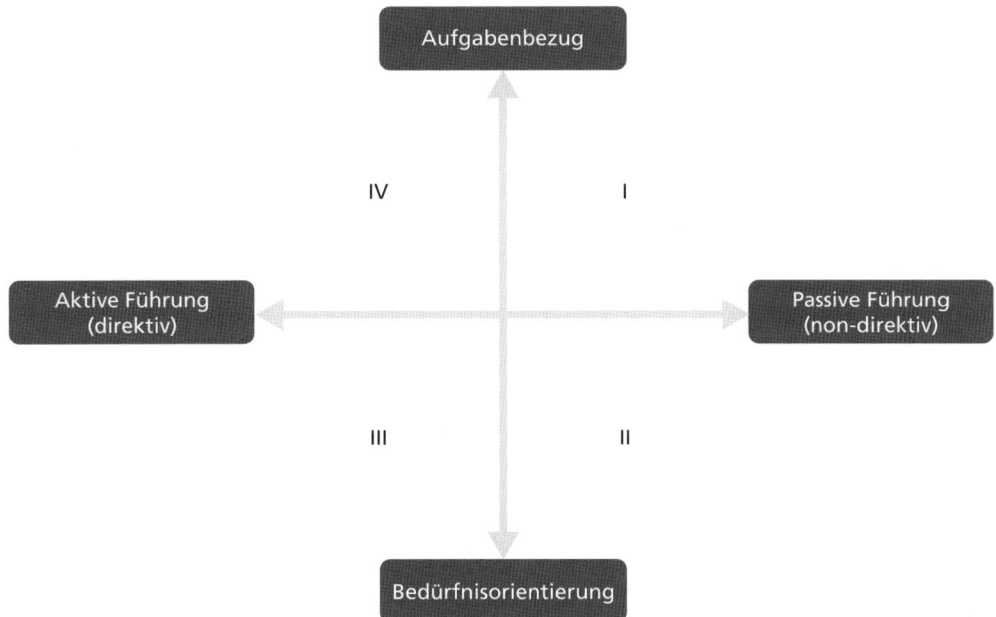

Abb. 2.9: Kommunikative Dimensionen der Führung (eigene Darstellung).

Motivation und Zufriedenheit der Mitarbeitenden zur Folge und das Potential des Teams bezüglich Anwendung von Wissen und Fähigkeiten wird besser genutzt. Dieser Führungsstil kann zu Lasten der Schnelligkeit der Entscheidungsprozesse gehen und durch die ständige Teamarbeit können Konflikte häufiger auftreten.

Der kooperative oder demokratische Führungsstil wäre in unserer Abbildung mittig einzuordnen.

Dies Form der Darstellung soll sie ermutigen, unter Bezugnahme der darstellten Führungsstile in ▸ Kap. 3 ihren eigenen Führungsstil angepasst an ihre institutionellen Rahmenbedingungen und Möglichkeiten unter Berücksichtigung der Besonderheiten ihres Teams zu entwickeln. Es gibt nicht den Führungsstil und nicht jeder Führungsstil passt zu jeder Person, viele Weg führen hier ans Ziel. Ihre Aufgabe ist es, dass sie sich ihren Weg selbst erarbeiten.

Weiterführende Literatur

Northouse, Peter G. *Leadership: Theory and practice.* Sage publications, 2021.

Bass, Bernard M., and Ruth Bass. The Bass handbook of leadership: Theory, research, and managerial applications. Simon and Schuster, 2009.

Yukl, Gary. *Leadership in Organizations, 9/e.* Pearson Education India, 2006.

2.6 Team, Teamarbeit und Konflikte

Pflege ist immer Teamarbeit. Wenn Menschen zu einem Team zusammenkommen, soziologisch eine formelle Gruppe bilden, dann hat die Gruppe ihre eigenen Regeln, gleichzeitig gibt es immer wieder ähnliche Muster und Mechanismen im Verhalten der Gruppenmitglieder zu beobachten. Mitunter kann das Arbeiten im Team sehr anstrengend sein. Die gute Nachricht ist aber: die Prozesse sind steuerbar. Damit sie ein tiefergehendes Verständnis für diese Muster und Prozesse haben, sind ein paar theoretische Grundlagen notwendig. Menschen nehmen innerhalb einer Gruppe unterschiedliche (soziale) Rollen ein.

2.6.1 Soziale Rollen

Der Begriff der sozialen Rolle geht auf die Arbeiten von George Herbert Mead (1934) und dessen Schüler Herbert Blumer, der den symbolischen Interaktionismus begründet hat, zurück. Der Grundgedanke der Rollentheorie ist, dass es innerhalb von Gesellschaften oder Gruppen bestimmte Positionen gibt, die mit Erwartungen einhergehen. Dabei besteht die Erwartung der Gesellschaft darin, dass die Person, die die Rolle innehat, diese Erwartungen zu erfüllen hat. Die Erwartungen an eine Rolle sind dabei ein ganzes Sammelsurium an Verhaltensnormen, d. h. Erwartungen, wie sich die Person in der Rolle verhalten soll. Soziale Rollen helfen uns, wie wir uns in bestimmten sozialen Situationen verhalten sollen (► Tab. 2.5).

Innerhalb unserer Gesellschaft, aber auch innerhalb unserer sozialen Gruppen, in denen wir uns bewegen, wie zum Beispiel Familie, Freundeskreis, Arbeitsteam, gibt es eine Vielzahl unterschiedlicher sozialer Rollen. Manche sind explizit benannt, jedoch implizit definiert, andere sind implizit bekannt und gar nicht definiert. Die Rolle als Mutter oder Vater ist explizit in unserer Gesellschaft verankert, jedoch sind die Vorstellung sehr unterschiedlich, welche Erwartungen an den*die *Rollenträger*in* gestellt werden, wenn es ins Detail der Rollenerwartungen geht. Einig sind wir uns in der Regel, dass eine Mutter oder ein Vater dem Kind nicht schaden darf: das Prinzip der gewaltfreien Erziehung. Diffuser wird es schnell, wenn auch eine mangelnde Förderung als Unterlassung zu den schädlichen Handlungen zählt. Diese Diskussion soll hier nicht geführt werde. Das Beispiel dient lediglich der Verdeutlichung, wie schnell Rollenerwartungen auseinander gehen bzw. sehr unterschiedlich definiert werden. Eine *soziale Rolle* ist demnach das »Bündel von Erwartungen, die an das Verhalten von Individuen in bestimmten sozialen Positionen gerichtet sind« (vgl. Dahrendorf 1973). Wir unterscheiden dabei zwischen expliziten bzw. formellen, durch Gesetze oder berufliche Standards festgelegte Rollenerwartungen, und zwischen impliziten bzw. informellen, also kulturellen oder subkulturellen Normen und Werten, die die Rollenerwartungen bestimmen.

Eine Rolle, die klar definiert sein sollte, zumindest auf dem Papier, ist beispielsweise die Rolle als Stationsleitung der ITS1.[10] Diese *Rollenerwartungen* sollten in der Tätigkeitsbeschreibung dieser *Position* festgehalten sein. Es gibt immer explizite und implizite Rollenerwartungen an eine soziale Rolle. Unabhängig davon, ob es eine konkrete Definition der Rollenerwartungen gibt. So kommt es durchaus vor, dass die Erwartungen unterschiedlicher Bezugspersonen auseinander gehen. Diese individuellen Rollerwartungen werden *Rollensegmente* genannt. Die Rollenerwartungen variieren also je nach individuellen Vorstel-

---

10 Die »Stationsleitung der ITS1« ist eine imaginäre Rolle einer konkreten Station in einem konkreten Krankenhaus.

lungen aber auch nach dem jeweiligen Kontext. Dabei wirken soziale Rollen im ersten Moment sehr stabil, sie sind jedoch dynamisch und werden durch die Interaktion der Bezugspersonen verändert.

Menschen können sich bewusst von den Erwartungen, die an ihre Rolle gestellt werden, distanzieren und ihr Verhalten hinterfragen oder ändern. *Rollendistanz* beschreibt die Fähigkeit, die Erwartungen und Normen, die an die eigene soziale Rolle gerichtet sind, zu reflektieren und im Idealfall bewusst zu gestalten (Goffman 1956). In Bezug auf unser Beispiel der Stationsleitung der ITS1 sind das die Bewusstmachung der Erwartungen des Pflegevorstandes, der eigenen Mitarbeiter*innen und der ärztlichen Kolleg*innen und eventuelle Widersprüche in den Rollenerwartungen der Berufsgruppen oder Rollensegmenten einzelner Bezugspersonen zu thematisieren und Lösungen herauszuarbeiten. Unsicherheiten und Widersprüche in den Rollenerwartungen einer sozialen Rolle werden *Rollenambiguität* genannt. Die Fähigkeit mit diesen Unsicherheiten und Widersprüchen umzugehen und auszuhalten wird als Ambiguitätstoleranz beschrieben.

Von frühester Kindheit an internalisieren wir die unterschiedlichsten Rollenerwartungen. Dieser Prozess wird mit dem Begriff der *Rollenübernahme* beschrieben und ist Bestandteil der *Sozialisation*. Viele Rollenerwartungen nehmen wir unbewusst auf und verhalten uns intuitiv richtig bzw. den Rollenerwartungen entsprechend. Da viele Rollenerwartungen kulturell oder subkulturell geprägt sind, besteht hier das Potenzial von Missverständnissen und Konflikten.

Das Maß, wie stark sich die einzelnen Individuen mit ihrer Rolle identifizieren, wird *Rollenidentifikation* genannt. Bei einer vollständigen Rollenidentifikation ist die Rolle Bestandteil des eigenen Selbstbildes. Es gibt Pflegefachpersonen, die sich vollständig mit dem Beruf und der damit einhergehenden Rolle identifizieren. Personen mit dieser Art der Rollenidentifikation besitzen ein erhöhtes Risiko eines Burnouts. Ein anderes Beispiel ist die vollständige Identifikation mit der Elternrolle bzw. der Mutterrolle. Dies führt in der Regel dazu, dass die betreffenden Personen alles an den Rollenerwartungen der einen Rolle ausrichten und in der Regel die Erwartungen oder Bedürfnisse aus anderen Rollen vernachlässigen. Die volle Rollenidentifikation als Mutter kann beispielsweise zur Vernachlässigung der Rollenerwartungen als Partnerin oder der eigenen Bedürfnisse führen.

Am letzten Beispiel wird schnell deutlich, dass es zu sogenannten *Rollenkonflikten* kommen kann. Dabei wird zwischen Interrollenkonflikten und Intrarollenkonflikten unterschieden. *Intrarollenkonflikte* sind gekennzeichnet durch widersprüchliche Rollenerwartungen von unterschiedlichen Bezugspersonen an den*die Träger*in einer Rolle. Der Pflegevorstand wird unterschiedliche Erwartungen an Sie als Stationsleitung haben als beispielsweise ihre Mitarbeiter*innen. Der Interrollenkonflikt ist gekennzeichnet durch die unterschiedlichen Rollenerwartungen, die sich aus den verschiedenen Rollen ergeben, die eine Person innehat. Sie sind beispielsweise Mutter/Vater, Stationsleitung, Partner*in, Freund*in, Tochter/Sohn usw. Als Elternteil müssen Sie bestimmte Rollenerwartung erfüllen, die sich mit den Rollenerwartungen als Stationsleitung und Arbeitnehmer*in decken.

Tab. 2.5: Grundbegriffe der Rollentheorie (in Anlehnung an Esser 1999).

Begriff	Definition
Soziale Rolle	»Soziale Rollen sind Bündel von Erwartungen, die an das Verhalten von Individuen in bestimmten sozialen Positionen gerichtet sind.« (Darendorf 2010, S. 35)
(soziale) Position	Beschreibt eine konkrete soziale Rolle in einer Gruppe oder innerhalb eines sozialen Umfeldes: Stationsleitung der ITS1.
Rollenerwartung	Beschreibt die Summe der normativen Erwartungen an eine soziale Rolle oder Position.
Rollensegment	Beschreibt die individuellen Rollenerwartungen einer Bezugsperson: Es gibt allgemein Rollenerwartungen an die Stationsleitung der ITS1, Schwester Ines hat aber eigene Erwartungen, diese werden Rollensegment genannt.
Rollenträger	Menschen, die die Position und damit die soziale Rolle übernommen haben. Mit der Unterschrift des Arbeitsvertrages zur Stationsleitung der ITS1 sind sie der Rollenträger/die Rollenträgerin der Stationsleitung.
Rollendistanz	Fähigkeit, Erwartungen und Normen, die mit der eigenen Rolle einhergehen, zu reflektieren.
Rollenübernahme	Beschreibt den Prozess der Internalisierung der Rollenerwartungen. (siehe Sozialisation)
Rollenidentifikation	Beschreibt den Grad der Identifikation einer Person mit einer sozialen Rolle.
Rollenambiguität	Beschreibt die Unsicherheit, die eine Person bezüglich der Erwartungen an die eigene Rolle hat.
Sozialisation	Prozess der Vergesellschaftung: Die Gesamtheit der Übernahme aller sozialen Rollen.
Intrarollenkonflikt	Konflikt zwischen den unterschiedlichen Erwartungen der Bezugspersonen und dem Träger eine Rolle. Die Erwartungen an die Stationsleitung von Seiten des Pflegevorstandes und den Mitarbeitenden der Station.
Interrollenkonflikt	Konflikt zwischen den Erwartungen zweier sozialen Rollen: Stationsleitung vs. Vater/Mutter

2.6.2 Team und Teammitglieder

Innerhalb eines Teams gibt es unterschiedliche soziale Rollen mit unterschiedlichen Rollenerwartungen und Rollensegmenten. Jedes Teammitglied ist Träger*in unterschiedlicher Rollen und hat unterschiedliche Funktionen im Teamgefüge. Für eine Stationsleitung ist es wichtig, ihre eigene Rolle mit allen ihren individuellen Rollenerwartungen genau zu kennen. Ausgehend vom Verständnis der eigenen Rolle kann sie dazu übergehen, die Rollen der Gruppenmitglieder mit deren Rollenerwartungen bzw. Verhaltensmerkmalen zu verstehen, um in den unterschiedlichen Führungssituationen handlungsfähig zu werden.

Meine Rolle und meine Persönlichkeitsmerkmale habe ich durch Selbst-, Fremd- und Testanalyse erkannt. Gruppenbefragung und gruppendynamische Fortbildungen haben mir geholfen, meine Wirkung auf andere zu verstehen. Damit ich die Rollen der einzelnen

Gruppenmitglieder verstehen konnte, habe ich mit Soziogrammen gearbeitet, die ich in einer entsprechenden Fortbildungsveranstaltung erstellt habe.

Trotz aufwändiger Analysewerkzeuge können Sie aber auch Fehleinschätzungen unterliegen, wenn zum Beispiel eine bestimmte Pflegekraft keine Verhaltenskontinuität zeigt: Einmal wirkt sie sehr ruhig, dann wieder sehr lebendig, einmal ist sie leistungsstark und zeitweise wieder leistungsschwach. Insgesamt jedoch ist eine genaue Einschätzung der Rolle und der Persönlichkeitsmerkmale des einzelnen Mitarbeitenden für Sie ein Mittel bei der Personalführung und kann Ihnen besonders in spontan auftretenden schwierigen Situationen helfen, Mitarbeitende in ihrem Verhalten zu bewerten und entsprechend zu reagieren.

Kranken- und Altenpflegehelfer*innen

Kranken- und Altenpflegehelfer*innen haben klare Arbeits- und Kompetenzbereiche. Diese Bereiche sind gegenüber dem examinierten Pflegefachpersonen deutlich eingeschränkt. Dies kann bei den Pflegehelfer*innen zu Minderwertigkeitsgefühlen führen (da sie sich gerne auf gleicher Stufe wie das examinierte Personal sehen), die durch herablassende Verhaltensweisen der Pflegefachpersonen noch verstärkt werden können. Manche kompensieren diese Gefühle, indem sie versuchen, durch Ausführung von anspruchsvollen Arbeiten ihre Stellung aufzuwerten. Dabei maßen sie sich Handlungskompetenzen an, die sie nicht haben und die nicht Bestandteil ihrer Rolle sind. Damit legen sie den Grundstein für Konflikte und Probleme. Sie als Stationsleitung müssen bei den Pflegehelfer*innen die Einhaltung der Kompetenzbereiche konsequent einfordern. Bei den Pflegefachpersonen sollten Sie abwertende Verhaltensweisen gegenüber den Helfer*innen in Einzel- oder Gruppengesprächen ansprechen und die Vor-

teile der Unterstützung durch Pflegehelfer*innen und einer funktionieren Teamarbeit hervorheben.

In der Arbeitspraxis der kleineren und mittleren Krankenhäuser werden Pflegehelfer*innen oft für anspruchsvollere pflegerische Arbeiten eingesetzt – aus wirtschaftlichen oder anderen Gründen. Mit dieser Tatsache werden Sie als Leitung möglicherweise konfrontiert. Hier sollten Sie eine Veränderung initiieren; loten Sie Ihren Spielraum genau aus und stellen Sie nicht zu übertriebene Forderungen an Ihr Personal und an die Pflegedienstleitung, da Sie sonst mit zu starken Gegenreaktionen rechnen müssen, die Ihre Veränderungsbestrebungen im Keim ersticken werden.

Die älteren Mitarbeiter*innen

Ältere Mitarbeiter*innen haben viel Berufs- und Lebenserfahrung, jüngere mehr Vitalität und oft die Fähigkeit zu Innovationen. Sie als Führungskraft müssen vermeiden, dass es zu einem Generationskonflikt kommt, indem sie einen einfühlsamen Führungsstil pflegen und die altersspezifischen Besonderheiten beachten. Die Stärken von älteren Mitarbeiter*innen sind unter anderem ein hohes Maß an Routine (Abhängig von Art und Dauer der Tätigkeit), Erfahrung, Urteilsvermögen, Selbstständigkeit, Verantwortungsbewusstsein, Zuverlässigkeit und Beständigkeit.

Abnehmende Fähigkeiten sind körperliche und geistige Beweglichkeit, Seh- und Hörvermögen, Kurzzeitgedächtnis, Erlernen von komplexen Aufgabenstellungen, Widerstandsfähigkeit gegenüber hohen Belastungen.

Die älteren Mitarbeiter*innen stehen kurz vor dem Erreichen ihres Ruhestandes. Einerseits freuen sie sich, dass das anstrengende Arbeitsleben endet, da ihre geistige und körperliche Flexibilität nachlässt. Andererseits ist ihre Karriere beendet, und die neue Situation des bevorstehenden Ruhestandes löst unter Umständen Unsicherheit in ihnen aus. Dieser

Zwiespalt kann Konkurrenzängste gegenüber jüngeren, leistungsfähigeren Mitarbeitenden entstehen lassen. Sie können älteren Mitarbeiter*innen helfen, indem Sie ihnen Ihre Anerkennung für vergangene und gegenwärtige Leistung zeigen und ihm nicht abverlangen, nach kurzer Zeit mit einer neuen und komplexen Technologie fertig zu werden (z. B. EDV). Eine Erleichterung kann auch die Anpassung des Arbeitsplatzes und der Art der Belastung an die nachlassenden Fähigkeiten sein, z. B. kein Nachtdienst mehr, ohne dass hier ein Gefühl der Degradierung entsteht. Eine weitere Möglichkeit die älteren Mitarbeiter*innen einzubinden ist, Tandems oder Paten für neue junge Mitarbeiter*innen zu bilden, damit die älteren Mitarbeiter*innen ihre Routinen weitergeben können.

Die jüngeren Mitarbeiter*innen

Die jüngeren Mitarbeiter*innen treten zu einer Zeit in das Arbeitsleben ein, in der die Suche nach ihrer persönlichen und sozialen Identität noch nicht völlig abgeschlossen ist. Sie fühlen sich dadurch und durch das Unbekannte und Neue ihres Arbeitsplatzes häufig verunsichert. Es ist für sie noch sehr schwer, ein ausgeglichenes Verhältnis zwischen Selbstentfaltung und Pflichterfüllung zu finden. Unter Umständen führt dies zu oppositionellem oder aggressivem Verhalten. Aber auch Strebertum, Faulheit und extreme Gefühlsschwankungen können auftreten. Sie als Leitung können die Integration der jungen Mitarbeitenden fördern, indem Sie sie mit ihren Ängsten und Sorgen ernst nehmen, sie nicht zu autoritär, aber dennoch konsequent begegnen und viel Geduld zeigen. Hilfreich ist auch, wenn Sie jungen Mitarbeiter*innen die Zusammenhänge in der Berufswelt erklären und die Aufgabe der Pflegekraft auf der Station begründen. Geben Sie genügend Freiraum, damit die Mitarbeitenden eigene Ideen ausprobieren können. Vergessen Sie als Stationsleitung nicht: Sie haben eine Vorbildfunk-

tion. Das Thema Work-Life-Balance ist für viele von großer Bedeutung und der Bezug zu Arbeit verändert sich. Diese neue Lebensrealität gepaart mit dem bestehenden Fachkräftemangel und dem demographischen Wandel müssen Sie als Stationsleitung berücksichtigen.

Der neue Mitarbeiter*innen

Ein Mitarbeiter bzw. eine Mitarbeiterin, die noch nicht in das Team integriert ist, erkennt und akzeptiert die bestehende Hierarchie in der Regel. Sie passt sich den bestehenden Normen nach kurzer Zeit an und versucht ihre Position innerhalb des Teams zu finden. Ihre Aufgabe als Leitung ist es, den neuen Mitarbeiter*innen bei der Integration zu helfen und darauf zu achten, dass die Arbeitsbelastung anfangs nicht zu groß ist.

In den letzten Jahren nimmt aufgrund des eklatanten Pflegepersonalmangels in Deutschland der Anteil ausländischer Pflegekräfte in den Einrichtungen deutlich zu. Dazu kommt ein internationaler Staatenmix. Da es viel Zeit braucht, die medizinische Fachsprache zu erlernen, haben sich die Einarbeitungszeiten deutlich verlängert. Die ausländischen Mitarbeitenden müssen viel leisten: die Belastung durch die tägliche Arbeitszeit, das Lernen der Sprache, die Integration in die Gesellschaft, den Forderungen der etablierten Mitarbeiter*innen gerecht werden und teilweise zusätzlich noch die Belastung durch den fehlenden Familien- und Freundeskreis. Dass hier die ein oder andere Person sich den komplexen Herausforderungen nicht gewachsen fühlt, oder den Anforderungen nicht gerecht wird, ist die Folge. Für die Stationsleitung bedeutet dies viel Führungsarbeit. Auf der einen Seite muss sie den neuen ausländischen Mitarbeitenden bei der Integration besonders viel Unterstützung zukommen lassen und andererseits muss sie für viel Toleranz bei den etablierten Mitarbeitenden sorgen, die den Mehraufwand mittragen müssen. Als

Stationsleitung fungieren sie hier als Rollenvorbild für die etablierten und neuen ausländischen Mitarbeitenden.

Zu beachten ist für Sie als Stationsleitung: Sie dürfen ausländische Mitarbeitende, die zwar ihren Berufsabschluss in ihrem Heimatland haben, aber noch keine Anerkennung in Deutschland bekommen haben, keine eigenverantwortlichen pflegerischen Tätigkeiten übernehmen, wie beispielsweise im Nachtdienst, da sie nur unter Aufsicht einer anerkannten Pflegefachkraft arbeiten dürfen.

Damit die neuen Mitarbeitenden die Organisations- und Arbeitsabläufe der Station kennen lernen, ist die Erstellung eines Mitarbeitendenhandbuchs sehr wichtig. Dieses Handbuch wird im Vorfeld mit den Mitarbeitenden der Station erarbeitet und gilt als verbindliche Richtlinie für die Arbeitsablauforganisation. Das Handbuch enthält außerdem einen Einarbeitungsnachweis, der die umfassende Einarbeitung dokumentiert.

Als problematisch kann sich die Integration neuer Mitarbeiter*innen auch dann erweisen, wenn auf Ihrer Station viele Mitarbeiter*innen mit langjähriger Erfahrung arbeiten, unter denen sich positive und negative Verhaltensnormen fest etabliert haben. Kommt nun eine neue Person mit eigenen Ideen und Vorstellungen der Arbeitsabläufe in dieses Team, so können diese etablierten Normen ein großes Hindernis werden, da das Team eventuell nicht zu Verhaltensänderungen bereit ist – entweder aus Bequemlichkeit oder purer Ablehnung gegenüber der unerfahrenen Person, »die ja nichts zu sagen hat«. Hier ist es Ihre Aufgabe als Leitung, Gruppenprozesse zu starten, die eine Diskussion und Änderung der Verhaltensweisen ermöglichen, zum Beispiel durch eine von Ihnen moderierte Stationsbesprechung.

Der Gruppenstar

Der *positive Gruppenstar* ist kontaktfreudig, bei ihm wird Rat gesucht, er genießt das Vertrauen der Gruppe, ist gut informiert, und wenn die Person eine Meinung vertritt, so hat diese meistens einen starken Einfluss auf das Gruppengeschehen. In kritischen Situationen wirkt der Gruppenstar ausgleichend und besitzt trotz seines großen Selbstvertrauens kein übertriebenes Geltungsbedürfnis. Hervorstechende Persönlichkeitsmerkmale sind Intelligenz, Freundlichkeit und Hilfsbereitschaft. Sie als Stationsleitung müssen diese Rolle des positiven Gruppenstars anerkennen und ihm die gebührende Wertschätzung entgegenbringen.

Es gibt aber auch den aufwiegelnden *negativen Gruppenstar*. Er ist selbstbewusst und rhetorisch begabt. So versucht er mit viel Engagement, die Einheit der Station zu stören oder zu brechen. Er sammelt die Unzufriedenen um sich und versucht sie zu manipulieren, um im Endeffekt seine eigenen Interessen durchzusetzen. Oft ist diesem negativ zu bewertenden Star sein Verhalten gar nicht bewusst, und er fühlt sich absolut im Recht.

Praxisbeispiel

Der aufwieglerische Gruppenstar möchte gerne Stationsleitung werden. Er denkt, dass er die Station besser leiten kann als die aktuelle Stationsleitung. So kritisiert er ständig das Verhalten der Stationsleitung. Dabei schart er alle Unzufriedenen um sich und hetzt sie ebenfalls gegen die Stationsleitung auf. Die erzeugte Unruhe führt zu vielen Streitereien, und die Arbeitsleistungen der Gruppe verschlechtern sich.

Als Stationsleitung müssen Sie diesem destruktiven Verhalten klar entgegentreten, um die Erfolge der Stationsarbeit nicht zu gefährden. Ernsthafte Einzelgespräche, Abmahnungen, eventuell eine Versetzung (in Absprache mit der Pflegedienstleitung) müssen als Maßnahmen in Betracht gezogen werden. Eine Führungsschwäche würde hier fatale Auswirkungen auf die Leistungserbringung haben.

Die leistungsstarke Pflegefachperson

Die leistungsstarke Pflegefachperson ist eine Stütze der Station, sie trägt wesentlich zum Erreichen des Teamerfolgs bei. Sie weiß, was sie leistet, und will die ihr zustehende Anerkennung durch die Stationsleitung. Ihre Schwäche ist es, dass sie leistungsschwache Pflegekräfte regelrecht ablehnt.

Hier ist es Ihre Aufgabe als Stationsleitung, die Leistungsfähigkeit der Person durch gezielte Fort- und Weiterbildung zu fördern. Beobachten Sie das Verhalten genau und machen Sie auf intolerantes Verhalten gegenüber anderen Mitarbeitedenn aufmerksam, damit die Person ihre Verhaltensweisen rechtzeitig reflektieren und korrigieren kann.

Die leistungsschwache Pflegefachperson

Leistungsschwäche kann an Krankheit, vorübergehenden persönlichen Problemen oder an Führungsfehlern der Stationsleitung liegen. Prinzipiell darf man davon ausgehen, dass eine grundsätzliche Leistungsbereitschaft bei jedem Menschen besteht. Es gibt aber auch das »Drückebergertum«; eine Pflegefachperson, die ständig Pausen macht, früher nach Hause geht und alles das in der Hoffnung, dass Sie als Leitung es nicht merken. Häufig stellen gerade diese Mitarbeitenden auch noch unangemessene Forderungen an Sie. Wenn Sie die Leistungsschwäche akzeptieren, setzten Sie diesen Maßstab des Leistungsniveaus prinzipiell für alle anderen Ihrer Station. Damit reduzieren Sie massiv die Leistungsfähigkeit Ihres Teams. Aus diesem Grund können Sie die Leistungsschwäche nicht akzeptieren.

Praxisbeispiel

Die Pflegefachperson bleibt nach der Übergabe sitzen, trinkt Kaffee und raucht, während die anderen Mitarbeitenden schon längst arbeiten. Von Ihnen auf diese Situation angesprochen, behauptet sie, dass sie von dem Stress auf der Station völlig erledigt sei und dass Sie endlich für mehr Ruhe sorgen sollten, was ja schließlich Ihre Aufgabe sei.

Sie als Stationsleitung können dieses Problem lösen, indem Sie die Thematik in einer Stationsbesprechung offen ansprechen. Appellieren Sie dabei an das »Miteinander« auf der Station, bei dem jede Person die anderen unterstützt, sodass die Arbeitsbelastung gleichmäßig verteilt wird.

Allgemein sollten Sie in Ihrer Führungsposition die Ursachen für die Leistungsschwäche eines Mitarbeiters/einer Mitarbeiterin genau analysieren. Handelt es sich um eine krankheitsbedingte oder temporäre Schwäche, so müssen Sie Rücksicht auf das Personal nehmen und bei der Überwindung dieser Schwäche sowohl emotional als auch physisch unterstützen. Sind Sie jedoch mit einem »Drückeberger« konfrontiert, so müssen Sie konsequent auf die Erfüllung der Leistungserbringung bestehen, da eine Führungsschwäche hier durch Mitarbeitende sofort ausgenutzt wird.

Die/der lebhafte Mitarbeitende

Lebhafte Mitarbeiter*innen sind munter und voller Tatendrang. Meist sind sie fröhlich und humorvoll, womit es ihnen gelingt, die oft so ernste Arbeitswelt der Station, die von Krankheit und Tod geprägt ist, aufzulockern. Lebhafte Mitarbeitende tragen damit wesentlich zur positiven Teamatmosphäre und Teamerfolg bei. Der Einfluss auf das Team ist auch deshalb als positiv zu bewerten, da es diesen Mitarbeitenden in der Regel gelingt, die anderen bei positiven Aktionen mitzureißen.

Die lebhafte Pflegekraft muss nur aufpassen, dass sie nicht zu überschwänglich und unbeherrscht wird und andere Teammitglieder dadurch überfährt.

Sie als Stationsleitung müssen ihre Aufgeschlossenheit, Flexibilität und teamerhaltenden Eigenschaften anerkennen. Bei zu überschwänglichem Verhalten müssen Sie sie bremsen und auf den »Boden der Tatsachen« zurückholen. Dabei müssen Sie darauf achten, dass Sie selbst zu Wort kommen, da sich diese Mitarbeitenden häufig gern selbst reden hören. Hier bietet sich die Gesprächsführungstechnik des aktiven Zuhörens an (▶ Kap. 2.4.2).

Die/der ruhige Mitarbeitende

Ruhige Mitarbeiter*innen bewerten das Geschehen um sich herum nicht sofort, sondern denken in der Regel erst darüber nach und handeln im zweiten Schritt. Sie sind meist gute Zuhörer.

Es gibt aber auch den »Schüchternen«, dem eine Auseinandersetzung mit der harten Realität zu anstrengend oder zu gefährlich erscheint. Ihm fehlt der Mut, seine Meinung kundzutun, da er Angst hat, sich zu blamieren. In extremen Fällen von Zurückgezogenheit kann es zu Verstimmungen oder einer Depression kommen. Ruhige Mitarbeiter brauchen die besondere Aufmerksamkeit der Stationsleitung, weil sie ihre Probleme oft verschweigen.

Praxisbeispiel

Die Pflegefachperson kommt mit dem Tod eines Patienten nicht zurecht. Sie wirkt traurig und niedergeschlagen. Auf die Gesprächsangebote der Kollegen geht sie nicht ein, um ihre Probleme mit dieser in unserem Beruf alltäglichen Situation nicht zugeben zu müssen. Sie schämt sich, weil alle anderen damit scheinbar kein Problem haben bzw. souverän umgehen.

Als Stationsleitung müssen Sie mit dieser Pflegefachperson ruhig und sachlich reden, da Sie sonst eine innere Opposition hervorrufen. Ihre Argumente sollten fundiert und den Tatsachen entsprechend vorgetragen werden. Wenn Sie bei diesen Mitarbeiter*innen Ten-

denzen zu übertriebenem Rückzug und damit verbundenem depressiven Verhalten erkennen, dann sollten Sie mit viel Sensibilität auf ihn eingehen. Erkunden Sie die Gründe des Sich-Zurückziehens, dann können Sie ihm konkret Hilfe anbieten, zum Beispiel ein Seminar über »Leben, Tod und Sterben«, um bei dem oben genannten Problem zu bleiben.

Die/der Außenseiter*in

Die *Randfiguren* sind relativ interessenlos, äußern sich weder positiv noch negativ und werden in der Regel von dem Team kaum wahrgenommen. Kaum jemand redet mit ihnen mehr als nötig oder unternimmt privat etwas mit ihnen. Sie werden einfach ignoriert. Hier sollten Sie eruieren, ob dies für die betreffenden Mitarbeiter*innen als problematisch wahrgenommen wird und sich die Person ausgegrenzt fühlt oder ob es die Person so wie es ist, völlig okay ist. Wenn sich die Person ausgegrenzt fühlt, geht dies häufig mit einer Reduzierung der Leistungsfähigkeit einher.

Das »*schwarze Schaf*« hingegen wird von dem Team regelrecht abgelehnt, da es sich aufgrund seines negativen Verhaltens nicht an die Rollenerwartungen des Teams anpasst. Das schwarze Schaf, ist meistens leistungsschwach. Wenn sie in der Gruppe diese Rolle einmal übertragen bekommen haben, ist es sehr schwer für sie, aus dieser Rolle wieder herauszukommen.

In beiden Fällen der Leistungsminderung ist es Ihre Aufgabe, für eine Wiedereingliederung in das Team zu sorgen und die Leistungsbereitschaft der Mitarbeiter*innen zu erhöhen.

Wirklich schwierige Mitarbeiter*innen

»Wirklich schwierige Mitarbeiter*innen« sind in der Lage, das Gefühlsleben der anderen schnell und nachhaltig zu beeinflussen, sodass ihnen alle aus dem Weg gehen. Da aber die

Arbeitssituation eine Zusammenarbeit dringend erforderlich macht, kann man den Kontakt nicht konsequent vermeiden. Das kostet Zeit und Nerven, was sich negativ auf die Leitung des Teams auswirkt. Diese schwierigen Mitarbeiter*innen sind oft sehr egozentrisch, werten andere Kolleg*innen ab, Widerstände ignorieren sie oder sie schmücken sich mit dem Erfolg anderer. Sie sind die König*innen der Intrigen. Oft liegt bei diesen Mitarbeiter*innen eine narzisstische Persönlichkeitsstörung vor. Für die Stationsleitung ist die sachorientierte oder autoritäre Problemlösung mit sozial wenig angepassten, schwierigen Mitarbeitenden sehr zeitaufwendig. Kommen noch Verantwortungslosigkeit, Unehrlichkeit und Gewissenslosigkeit hinzu, wird die Leitungsarbeit unmöglich.

> **Praxistipp**
>
> Eine Verhaltensstrategie für die Stationsleitung wäre: Möglichst große Distanz halten, keine privaten Kontakte pflegen und Informationen über das eigene Privatleben zurückhalten, notwendige Kontakte so kurz wie möglich halten, Gespräche möglichst sachlich und unter vier Augen führen und unter Umständen dies zu protokollieren und von allen Gesprächsteilnehmern zu unterschreiben.

Sollte die Stationsleitung selbst ein »wirklich schwieriger Mensch« sein, sollten die Mitarbeitenden auch über ein Verlassen der Station nachdenken.

Exkurs: narzisstische Persönlichkeitsstörung

Die narzisstische Persönlichkeitsstörung ist eine psychische Störung, die durch ein tiefes Muster von Selbstüberschätzung, starkem Bedürfnis nach Bewunderung und einem Mangel an Empathie für andere gekennzeichnet ist. Menschen mit narzisstischer Persönlichkeitsstörung haben häufig ein übersteigertes Selbstwertgefühl und das Gefühl besonders und einzigartig zu sein. Oft haben sie das Bedürfnis überdurchschnittlich erfolgreich, schön oder talentiert zu erscheinen, damit sie die von der Anerkennung der Anderen leben, unabhängig davon ob dies gerechtfertigt ist oder nicht. Auf Kritik reagieren Menschen mit narzisstischer Persönlichkeitsstörung häufig aggressiv und greifen dann ihr Gegenüber an und beleidigen diesen oder werten ihr Gegenüber stark ab, mit dem Ziel ihre eigene Überlegenheit zu betonen. Die Beziehungen eines Menschen mit narzisstischer Persönlichkeitsstörung sind häufig oberflächlich und auf Eigennutz ausgerichtet. Sie nutzen oft andere Menschen aus, damit sie ihre eigenen Ziele erreichen, ohne Rücksicht auf die Bedürfnisse oder Gefühle ihrer Mitmenschen.

Mitarbeiter*innen mit einer ausgeprägten narzisstischen Persönlichkeitsstörung können Sie nicht in das Team integrieren, im Gegenteil: die Person wird die positive Teamdynamik zerstören und die Leitungsfähigkeit Ihres Teams stark mindern. Sie haben nur die Möglichkeit, diesen Mitarbeiter*innen einen möglichst abgegrenzten Arbeitsbereich zu geben, soweit dies möglich ist, oder nach Möglichkeit zu kündigen. Da es sich um ein pathologisches Verhalten handelt, sind Ihnen hier im Rahmen Ihrer Aufgaben als Stationsleitung und der Mitarbeiterführung Grenzen gesetzt (vgl. Kernberg, Otto F. (2014) Schwere Persönlichkeitsstörungen: Theorie, Diagnose, Behandlungsstrategien (5. Auflage). Stuttgart: Schattauer).

Der Schleimer

Kennen Sie das: Mitarbeiter*innen, die ihre Meinung wechselt, je nachdem, wer ihnen gegenübersteht, die einfache Komplimente an alle verteilten, die Sie als Stationsleitung ständig beglückwünschen, egal, was Sie tun – und dabei schweigen sie selbst, wenn sie als Leitung ganz offensichtlich falsch liegen. Haben Sie ihn erkannt, den Schleimer? Hier ist zur Vorsicht geraten, denn ohne Kritik und konstruktiven Diskurs ist keine Entwicklung und Anpassung möglich. Interessant ist auch eine repräsentative Umfrage des Gewis-Instituts, in der 77 % der Befragten angaben, dass sie sich durch Opportunisten und Schleimer im Job »gestresst« fühlen.

In einem komplexen Gesundheitswesen, in dem es zu ständigen Veränderungen kommt, wird die Stationsleitung sehr empfänglich dafür sein, wenn sie hört, dass sie alles richtig macht. Dass Sie dann genau diese Mitarbeiter*innen für die anderen als Vorbild herausstellen, führt zu Stagnation und Resignation.

2.6.3 Konflikte

Neben den Inter- und Intrarollenkonflikten bestehen vielfältige unterschiedliche Konflikte, die auftreten, wenn Menschen miteinander in Interaktion treten. Konflikte sind allgegenwärtig, wenn Menschen zusammentreffen, und sind zunächst unabhängig vom Kontext.

> »Ein Konflikt existiert dann, wenn zumindest eine Seite erkennt, daß [sic!] jemand anderer sie in irgendeiner Weise beeinträchtigt, stört, behindert, übergeht, lähmt usw., auch wenn dies nicht beabsichtigt ist oder der Anlaß [sic!] unerheblich scheint.« (Berkel 1985, Seite 28)

Die wichtigste Erkenntnis der Definition des Konfliktes ist, dass *eine Person* ausreicht, *damit zwei Personen im Konflikt sind*. Sie sind in dem Moment mit einer Person im Konflikt, wenn Sie sich eingeschränkt fühlen. Ein klassisches Beispiel ist aus dem Straßenverkehr, wenn Ihnen ein*e Verkehrsteilnehmer*in die Vorfahrt nimmt und es nicht mal mitbekommt. Sie regen sich auf und es besteht zwischen Ihnen und der anderen Person ein Konflikt. In der alltäglichen Arbeit gibt es schnell solche Situationen: Einer hat bestimmte Routinen, die anders oder konträr zu den allgemeinen Stationsabläufen sind. Ein anders Beispiel ist der Kaffee, der eigentlich wieder aufgesetzt werden sollte, wenn die letzte Tasse genommen wurde. Um einen Konflikt bearbeiten und lösen zu können, sollten Sie zunächst den Konflikt analysieren.

Konfliktinhalte: Worum geht in dem Konflikt?

Die Konfliktinhalte können bezogen auf die Konfliktparteien variieren. Sind es persönliche Aspekte, wie Meinungen, Ansichten oder Gefühle (▶ Kap. 2.3.2) oder geht es um objektive Sachverhalte, wie die Umsetzung einer neunen Leitlinie. Sind die Konfliktinhalte der Beteiligten identisch, ähnlich oder verschieden? Hier ist es wichtig die Hauptanliegen herauszuarbeiten (▶ Kap. 2.3.4).

Konfliktparteien: Wer steht mit wem im Konflikt?

Bestehen die Konfliktparteien aus einzelnen Mitarbeiter*innen, aus verschiedenen Gruppen, oder aus Organisationseinheiten, wie Stationen oder Berufsgruppen? Ist die Beziehung der Konfliktparteien symmetrisch oder komplementär (▶ Kap. 2.3.1)? Wichtig für die Klärung des Konfliktes ist es zu wissen, wie die Konfliktparteien ihre Beziehung zueinander definieren.

Konfliktform: Wie äußert sich der Konflikt?

Handelt es sich um einen offenen oder verdeckten Konflikt? Ist es ein Sachkonflikt,

Beziehungskonflikt, Wertkonflikt oder Verteilungskonflikt? Der Konflikt, kann auch zwischen den einzelnen Konfliktarten variieren oder nicht klar abgrenzbar voneinander sein. Glauben die Konfliktparteien, dass der Konflikt prinzipiell lösbar ist? Konfliktgenese: Wie ist der Verlauf des Konfliktes?

Welchen Auslöser oder kritische Ereignisse gab es? Wie haben die Konfliktparteien diese wahrgenommen? Welche Verhaltensmuster oder Konfliktroutinen gibt es zwischen den Konfliktparteien?

Arbeiten Sie in dem Konfliktgespräch die unterschiedlichen Punkte heraus und bleiben Sie in Ihren Formulierungen neutral. Wichtig ist, die unterschiedlichen Perspektive herauszuarbeiten und die Konsequenzen der jeweiligen Haltung oder Perspektive zu beschreiben. Im Idealfall erzeugen Sie damit Verständnis beim jeweiligen Gegenüber. Sind die Konfliktlinien jedoch zu verhärtet, kann eine Arbeitstrennung der Konfliktparteien sinnvoll sein. Dies gilt natürlich nur für Konflikte zwischen einzelnen Mitarbeiter*innen und nicht für Gruppen oder Organisationseinheiten.

Praxisbeispiel

Manchmal kommt es zu Kommunikationsstörungen und Konflikten im Leitungsteam. Mögliche Ursachen können sein:

- Die Stationsleitung möchte die Station allein führen und gibt deshalb ihr Führungswissen nur ungern preis. Sie geht auf Distanz, verteidigt sich und versucht, alle Probleme im Team selbst zu lösen.
- Die Stellvertretung meint, dass die Stationsleitung schon zu alt sei und versucht sie zu verdrängen. Sie reagiert ihr gegenüber oft aggressiv, schart andere Unzufriedene um sich und macht Stimmung gegen die Leitung.

- Unterschiedliche Führungsausrichtungen: Wenn die Leitung den kooperativen Führungsstil bevorzugt und die Vertretung eher zum autoritären Verhalten tendiert, kann es zwischen den beiden zu erheblichen Konflikten kommen.

In allen Fällen leidet die Leistungsfähigkeit des ganzen Teams unter diesen Bedingungen. Um den Konflikt zwischen Ihnen als Leitung und Ihrer Stellvertretung zu lösen, müssen Sie zuerst die Situation analysieren und die Ursachen des Konflikts verstehen. Haben Sie ein umfassendes Verständnis erlangt, folgt ein offenes Gespräch mit Ihrer Vertretung, indem Sie Ihre Erkenntnisse erläutern und Ihrer Vertretung eine ebenso offene Stellungnahme ermöglichen. Die Konfliktlösung kann nur durch beidseitige Zugeständnisse und gemeinsame konstruktive Ideen für eine zukünftige Zusammenarbeit erreicht werden. Sind die Positionen verhärtet und besteht wenig Kompromissbereitschaft, dann muss eine dritte, neutrale Person hinzugezogen werden, die genügend Objektivität für die Beurteilung der Situation bewahren kann.

2.6.4 Störungen ad hoc analysieren: Anatomie einer Nachricht

Um größere Konflikte vorzubeugen, eignet sich unter anderem das Kommunikationsmodell von Schulz von Thun (2021). Dies ist eine Synthese des 2. Kommunikationsaxioms von Watzlawick und Kolleg*innen (2003) und des Organon-Modells von Bühler (1934), sowie der Forderung nach Authentizität von Carl Rogers (1995). Das Modell dient dazu, Widersprüche in der Kommunikation zu identifizieren. Die vom Sender kodierten Informationen nennt Schulz v. Thun eine Nachricht.

Diese Nachricht unterteilt Schulz v. Thun in vier verschiedene Aspekte, bzw. kann der Empfänger der Nachricht diese auf vier verschiedenen Ohren hören (▸ Abb. 2.10).

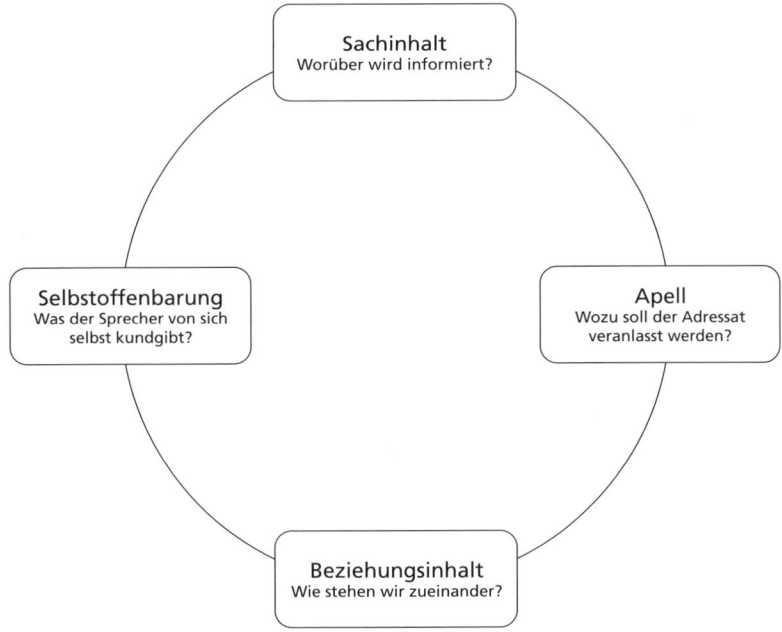

Abb. 2.10: Anatomie einer Nachricht nach Friedemann Schulz v. Thun (2021, eigene Darstellung).

Die Idee hinter der Anatomie einer Nachricht ist, dass in jeder Äußerung die vier Aspekte Sachinhalt, Appell, Beziehungsinhalt und Selbstoffenbarung enthalten ist.

Praxisbeispiel

Pflegefachmann Holger zu Pflegefachfrau Sabine: »Herr Meier ist immer noch nicht versorgt worden.«

Der *Sachinhalt* bezeichnet den inhaltlichen (propositionale) Gehalt der Aussage. In diesem Fall, dass der Patient noch nicht versorgt worden ist.

Der *Appell* beschreibt, was Holger (der Sender der Nachricht) von Sabine (die Adressatin der Nachricht) möchte, was Sie tun soll. In unserem Beispiel, dass Sabine den Patienten Herrn Meier pflegerisch versorgt.

Der *Beziehungsinhalt* beschreibt, wie die Interaktionsteilnehmenden zueinanderstehen. Holger geht davon aus, dass er Sabine die Anweisung geben kann, den Patienten zu versorgen.

Als letzten Aspekt gibt die *Selbstoffenbarung* an, was Holger (der Sender der Nachricht) von sich selbst preisgibt. Hier wäre es etwas zwischen Enttäuschung und Ärger, dass der Herr Meier noch nicht (von Sabine) versorgt worden ist.

Wenn man sich nun den Appell, den Beziehungsinhalt und die Selbstoffenbarung der Aussage von Holger anschaut, sieht man relativ schnell das Konfliktpotential, welches in der Aussage *Herr Meier ist immer noch nicht versorgt worden* steckt.

Auch wenn Schulz v. Thun den Anspruch erhebt, dass in allen Nachrichten die vier Aspekte enthalten sind, so macht es im Verlaufe eines Gesprächs Sinn, nur bestimmte Aussagen des Gegenübers oder der eigenen genauer unter die Lupe zu nehmen. Diese bestimmten Aussagen nennen wir *Schlüsselsätze*, weil durch sie sich die Stimmung im Gespräch und/oder die Beziehung der Gesprächsteilnehmenden unmittelbar verändert.

Definition Schlüsselsätze

Aus Gründen der Ressourcenschonung stehen vor allem Schlüsselsätze im Besonderen Analysefokus eines Gesprächs. Schlüsselsätze haben Eigenschaften, die Gesprächsatmosphäre und/oder den Gesprächsverlauf zu verändern. Ob es sich um einen Schlüsselsatz handelt, ergibt sich immer im Kontext und im Verlauf eines Gesprächs.

Schlüsselsätze bewirken eine Veränderung

- des Nähe-Distanz-Verhältnisses der Gesprächsteilnehmer,
- der Sitzposition eines od. beider Gesprächspartner,
- der Stimmmodulation eines od. beider Gesprächspartner.
- der Mimik und/oder Gestik eines od. beider Gesprächspartner,
- abrupte Themenwechsel.

Es gibt Menschen, die sehr stark auf den Appellaspekt oder den Beziehungsinhalt einer Nachricht fokussiert sind. Sie sind sehr schnell dabei Aussagen des Gegenübers in Handlung umzusetzen bzw. sind empört, dass sie dieses oder jenes auch noch leisten sollen, obwohl die Aussage vielleicht nur ein Problem beschreiben sollte. Menschen, die auf den Beziehungsinhalt einer Aussage fokussiert sind, stellen die Beziehung zu Ihnen in Frage und sind schnell verunsichert. In beiden Fällen empfiehlt es sich mittels Metakommunikation die eigene Intention transparent zu machen. Menschen, die grundsätzlich auf die Selbstoffenbarung einer Aussage eingehen, begegnen Sie am besten mit klassischen Deeskalationsstrategien. Diese sind: ruhig und sachlich bleiben sowie freundlich und zugewandt. Entspannen Sie bewusst Ihre Körperhaltung, reduzieren Sie Ihre Sprechgeschwindigkeit und ignorieren Sie die Angriffe, die mit der Betonung der Selbstoffenbarung einhergehen, wenn eine ungerechtfertigte Äußerung ist.

2.7 Interdisziplinäre Zusammenarbeit

Durch die immer komplexeren Versorgungsstrukturen ist eine interdisziplinäre Zusammenarbeit in allen Versorgungsbereichen, wie die stationäre Akutpflege, stationärer Langzeitpflege und der ambulanten Pflege von großer Bedeutung. Eine gute interdisziplinäre Zusammenarbeit erhöht den Therapieerfolg bei Patient*innen und verbessert die Arbeitsbedingungen bei allen Professionen. Darüber hinaus wir auch die Wirtschaftlichkeit der Einrichtung (Krankenhaus, Pflegeeinrichtung) verbessert.

Gerade der ökonomische Druck, also die knapper werdenden Ressourcen bei gleichzeitig hohen Erfolgsdruck an eine qualitativ hochwertige Gesundheitsversorgung, macht eine Zusammenarbeit unabdingbar. Die Art der Zusammenarbeit der unterschiedlichen

Berufsgruppen beeinflusst wesentlich die Leistungsfähigkeit des Krankenhauses. Dabei gewährleistet erst die Summe der erbrachten Leistungen eine qualitativ hochwertige Patient*innenversorgung. Durch eine gute oder zumindest konfliktarme interdisziplinäre Zusammenarbeit können die vorhandenen Ressourcen auf allen Seiten besser genutzt werden, wodurch sich der Therapieerfolg, das Arbeitsklima und ökonomische Aspekte verbessern.

Die interdisziplinäre Zusammenarbeit hat sich aufgrund der Versorgungsstrukturen in den letzten Jahren stark erhört und ist eine Notwendigkeit für eine gute gesundheitliche Versorgung. Obwohl die Vorteile einer Zusammenarbeit auf der Hand liegen, kommt es immer wieder zu Schwierigkeiten und Konflikten zwischen den Berufsgruppen. Neben den normalen zwischenmenschlichen Herausforderungen, die uns täglich begegnen, kommen die unterschiedlichen Sichtweisen der Berufsgruppen erschwerend hinzu. Die jeweiligen Sichtweisen sind durch das Erlernen der Berufe bedingt und sind Bestandteil der beruflichen Sozialisation.[11] Der Prozess der Sozialisation oder auch Vergesellschaftung, beschreibt die Auseinandersetzung des Einzelnen (Individuum) mit seiner Umwelt. Dabei werden Verhaltensweisen, Wissen aber auch Normen und Werte internalisiert, die wiederum das soziale Handeln beeinflussen und die Blickweise, mit den Problemen betrachtet werden, unabhängig ob es medizinisch/pflegerische oder zwischenmenschliche Probleme sind.

Sie als Stationsleitung müssen diese Einflüsse erkennen und die Zusammenarbeit entsprechend gestalten können. Insbesondere die Zusammenarbeit der Pflege mit den Mediziner*innen und der Verwaltung, da sie mit Abstand die größten Berufsgruppen im Krankenhaus stellen. Nur so können Sie auf der Station Ihre Interessen adäquat vertreten und in Kooperation mit den Ärzt*innen und der Verwaltung eine qualitativ hochwertige Arbeitsleistung bei gleichzeitig knapper werdenden Geldmitteln erreichen.

Der Vorstand eines Krankenhauses besteht in der Regel aus Vertreter*innen der drei wichtigsten Berufsgruppen im Krankenhaus: der Ärzteschaft, der Pflege und der Verwaltung. Jeder von ihnen hat andere Erfahrungen während seiner beruflichen Laufbahn gemacht. Auf der einen Seite ist es von Vorteil, wenn das unterschiedliche Wissen zusammengeführt wird und ein großes Potenzial an Kenntnissen für die Leitung des Krankenhauses zur Verfügung steht. Auf der anderen Seite besteht aber ein großes Konfliktpotenzial in den unterschiedlichen Auffassungen von Personalführung, Zusammenarbeit und der eigenen Wertigkeit in der Institution Krankenhaus.

2.7.1 Sozialisation der Ärzte

Das ärztliche Personal repräsentiert häufig nach Außen das Krankenhaus und empfindet sich als leistungs- und imagetragend. Das Studium der Humanmedizin ist bis zur Approbation in drei Abschnitte unterteilt, die jeweils mit einer staatlichen Prüfung abschließen. Im ersten Abschnitt, der Vorklinik, erlernen die Medizinstudierenden alle Grundlagen ihres Berufes und haben in der Regel keinen Patient*innenkontakt. Die Arbeitslast und der Leistungsdruck sind in diesen zwei Jahren sehr hoch und es ist eine sehr große Lerndisziplin erforderlich. Die meisten Abbrüche im Studium finden in dieser Phase statt. Die Vorklinik schließt mit dem ersten Staatsexamen ab, welches häufig als Physikum bezeichnet wird. In zweimal vier Stunden müssen insgesamt 320 Fragen aus den folgenden Themenkomplexen beantwortet werden:

---

11 In der Sozialisationstheorie wird zischen der primären Sozialisation (Elternhaus/Erziehung), der sekundären (Schulbildung) und er tertiären (berufliche Ausbildung/Studium) unterschieden.

- Physik und Physiologie,
- Chemie und Biochemie/Molekularbiologie,
- Biologie und Anatomie,
- Medizinische Psychologie und medizinische Soziologie.

Hinzu kommt die 45–60-minütige mündliche Prüfung zu den Themen:

- Anatomie,
- Biochemie/Molekularbiologie und
- Physiologie.

Nach dem Physikum beginnt der klinische Abschnitt des Studiums, welcher mit dem zweiten Staatsexamen abschließt. Im dritten und letzten Teil des Studiums, dem praktischen Jahr (PJ), müssen die Medizinstudierenden in Tertialen von 16 Wochen drei Fachgebiete absolvieren:

- Innere Medizin,
- Chirurgie,
- Ein weiteres beliebiges klinisch-praktisches Fachgebiet.

Lange Zeit wurden die Studierenden im PJ für ihre Arbeit nicht bezahlt und auch heute ist es noch weit verbreitet, dass sie nur eine Aufwandentschädigung von 400–600 EUR erhalten. Das PJ endet mit dem dritten Staatsexamen, womit bei erfolgreichem Abschluss der Prüfung die Approbation beantragt werden kann. In der Regel erfolgt danach die Facharztausbildung, die zwischen vier und sechs Jahre dauert. Wenn man sich den Ablauf des Studiums der Humanmedizin anschaut, dann wird einem schnell klar, dass der Leistungsdruck, die langen Entbehrungen, einen Menschen stark beeinflussen. Dabei sind den Studierenden jedoch klare Karrierewege in der ärztlichen Hierarchie vorgezeichnet. Um Karriere im Krankenhaus zu machen, sind fachliches Wissen und Können, Dienstalter, Durchsetzungsvermögen, an Universitätskliniken zusätzlich die Lehrbefähigung, die Fä-

higkeit, Geld für die Forschung zu akquirieren, und ein gutes internationales Image die wichtigsten Kriterien, die ein Fortkommen garantieren.

Das Gefühl der ständigen Leistungsbereitschaft, sich durchbeißen und beweisen zu müssen sind für die Tätigkeit bestimmend. Hinzu kommt ein sehr hierarchisches und ökonomisches System, welches teilweise wenig Handlungsspielraum lässt. Dies hohe Leistungsbereitschaft zeigt sich auch in überlangen Dienstzeiten (24 Stunden-Dienste) und eine permanente Ansprechbarkeit auch im Privatleben. Es ist nur allzu menschlich, dass die Erwartungen, die an einen gestellt werden, auf andere Berufsgruppen projiziert werden. Dies führt häufig zu Spannungen, da die berufliche Sozialisation der Pflege und Verwaltungskräfte eine andere ist.

Die Mediziner*innen betrachten die Neuorientierung der Pflege in Richtung Professionalisierung und Akademisierung mit viel Skepsis, da sie denken, dass die Pflegekräfte die Aufgaben, der von ihnen angeordneten Behandlungspflege, nicht mehr ausreichend erfüllen. Es fällt den Ärzt*innen schwer, die alleinige Zuständigkeit der Pflegekräfte für die allgemeine Pflege zu akzeptieren. Für sie ist die umfassende Pflegeplanung ein Zeitaufwand, der besser für die spezielle Pflege und für spezielle Wünsche der Ärzt*innen genutzt werden sollte. In den letzten Jahren fand ein Umdenken der Ärzt*innen bezüglich der Professionalisierung auf Seiten der Pflege statt. Es wird aufgrund der ständigen Überforderung des ärztlichen Dienstes ein Transfer von ärztlichen Tätigkeiten auf die Pflege in Betracht gezogen, um eine Entlastung zu ermöglichen.

Gegenüber der Verwaltung sind die Ärzt*innen eher zwiegespalten. Viele sind der Meinung, dass die Verwaltung Innovationen bremst, aber sie wissen auch, dass nur mit der Verwaltung die Umsetzung von Innovationen möglich ist. Aus dieser Sicht ist die Verwaltung eher ein notwendiges Übel. Der zunehmende ökonomische Druck auf die Krankenhäuser wird insbesondere von der Verwaltung durchgesetzt, sodass die Konfrontation mit den Ärzt*innen eher zunimmt.

2.7.2 Sozialisation der Pflegekräfte

Die Pflegekräfte gehören neben den Ärzt*innen zu den elitären Berufsgruppen, die patient*innennahe Tätigkeiten ausführen. Mit der Einführung der generalistischen Ausbildung zum Pflegefachmann, Pflegefachfrau und Pflegefachperson, wie die Berufsabschlüsse offiziell heißen, hat sich die Ausbildung stark verändert. Die angehende examinierte Pflegefachkraft durchläuft eine dreijährige Ausbildung, die anwendungsorientiert ist und die die Integration in das bestehende Krankenhaussystem fördert. In 2100 Stunden theoretischem Unterricht und 2500 Stunden Praxis, also lernen an Patient*innen, werden die Auszubildenden von speziell dafür geschulten Pflegekräften, von Ärzt*innen mit einem Lehrauftrag sowie weiteren Fachdozierenden auf die praktische Tätigkeit vorbereitet. Dabei ist der Anteil der vom ärztlichen Personal angeordneten Behandlungspflege relativ hoch. Dieser Teil wird im Gegensatz zur medizinischen Ausbildung recht gründlich gelernt. Neu ist nun, dass die Auszubildenden nicht mehr in den drei »Schwerpunkt-Berufen« Gesundheits- und Kranken-Pflege, Kinderkrankenpflege und Altenpflege ausgebildet werden, sondern das in der Ausbildung generelle Fachkompetenzen (deshalb Generalistik) vermittelt werden. Zwar gibt es prinzipiell die Möglichkeit Vertiefungsschwerpunkte auszubilden, dies wird jedoch in der Regel nicht gemacht. Ob die beiden Vertiefungsschwerpunkte Gesundheits- und Kinderkrankenpflege und Altenpflege weiterhin Bestand haben werden, wird die Evaluation 2026 zeigen.

Mit dem Inkrafttreten des Pflegeberufegesetz (PflBG) ist es seit 2020 auch möglich im Rahmen eines Bachelor-Studiums die Berufsbezeichnung Pflegefachmann/-frau zu erwerben. Damit werden die unterschiedlichen Studiengänge wie Pflegemanager*in, Pflegepädagog*innen und Pflegewissenschaftler*innen um eine weitere Möglichkeit erweitert. Während die drei genannten Studienrichtungen eher eine patient*innenferne Tätigkeit im Fokus haben, so soll beim Studium der Pflege nach den PflBG die Patient*innenversorgung im Mittelpunkt stehen. Das dies erst der Anfang einer Neuorientierung darstellt zeigt auch das Pflegestudiumstärkungsgesetz (PflStudStG), welches am 16.12.2023 in Kraft getreten ist. Damit sind nun die praktischen Einsätze der Pflegestudierenden über der Ausbildungsfond refinanziert. Diese Entwicklung ist eine unglaubliche Chance, Versorgung neu zu denken und Tätigkeiten in der medizinischen Versorgung neu aufzuteilen. Gerade hier ist eine interdisziplinäre Zusammenarbeit notwendig.

Konflikte zwischen Ärzt*innen und Pflegepersonal entstehen häufig durch ein gesetzlich nicht ausreichend geregeltes Vorgesetztenverhältnis. Auf der einen Seite sind Sie als Stationsleitung für die Dienstplanung, Urlaubsplanung und die Arbeitsorganisation zuständig. Auf der anderen Seite gibt in noch Standorte, an denen Ärztinnen in medizinischen Belangen die Weisungsbefugten sind. Der Konflikt kommt dann zum Tragen, wenn Ärzte Arbeiten an das Pflegepersonal delegieren, die rechtlich nicht eindeutig geregelt sind, wie zum Beispiel intravenöse Injektionen oder Blutentnahmen.

Wenngleich sich einiges in Richtung Professionalisierung und Akademisierung der Pflege tut, so bleibt die grundsolide Ausbildung der Pflege das Fundament der pflegerischen Versorgung.

2.7.3 Sozialisation der Verwaltungskräfte

Die Verwaltung gliedert sich in den einfachen, mittleren, gehobenen und höheren Dienst. Die Verwaltungskräfte durchlaufen eine normale Ausbildung, nur die höheren Dienststellen werden durch Betriebswirtschaftler*innen oder Jurist*innen besetzt.

Verwaltungskräfte kennen die bestehenden Hierarchien am besten und sind mit ihnen eng verbunden. Sie lernen in ihrer Ausbildung das Verwaltungshandeln, in dem ein »Fall« immer nach dem gleichen Muster bearbeitet wird: Prüfung der Zuständigkeit und der gesetzlichen Sachlage, Treffen einer Entscheidung und Abschluss in einem Verwaltungsakt. Die genauen Kenntnisse von Gesetzen, Verwaltungsabläufen und betriebswirtschaftlichen Aspekten machen sie zu einem wichtigen Gegenüber für Ärzt*innen und Pflegekräfte.

Werden diese Kompetenzen und die geforderten Regeln des Verwaltungshandelns von den Ärzt*innen und den Pflegekräften nicht anerkannt oder sogar übergangen, entsteht ein tiefgreifendes Konfliktpotenzial. Die Verwaltung ist gekennzeichnet durch ein klare und differenzierte »Laufbahn«. Die Verwaltungskräfte fühlen sich durch diese Beförderungsmöglichkeiten in ihrer Tätigkeit bestätigt. Die Verwaltung erhält durch ihre Verwaltungskenntnisse die »Ordnung« im Hause aufrecht.

Die Verwaltung erkennt die Arbeit der Ärzt*innen als Leistungs- und Imageträger des Krankenhauses an, vertritt jedoch die Meinung, dass die Ärzt*innen auf dem verwaltungstechnischen Gebiet zu wenige Kenntnisse besitzen, sodass es hier leicht zu Konflikten kommt.

Kritisch betrachtet die Verwaltung, dass das Pflegepersonal nicht dieselbe Kompetenz bei der Kenntnis und Umsetzung von Vorschriften und Gesetzen besitzt, wie es für die Verwaltung ganz selbstverständlich ist.

2.7.4 Regeln der interdisziplinären Zusammenarbeit

Sie als Stationsleitung können die interdisziplinäre Zusammenarbeit gezielt fördern, indem Sie die anderen Berufsgruppen zur Kooperation anregen. Es bieten sich Themen wie Qualitätszirkel, Visiten und gemeinsame Konferenzen an. Beachten Sie dabei:

- Jede Berufsgruppe soll ihre eigenen Interessen vertreten und Gewinn aus der Zusammenarbeit ziehen.
- Sorgen Sie für Bereitschaft zur Kooperation bei Ihrem eigenen Team.
- Treffen Sie verbindliche Entscheidungen mit den anderen Berufsgruppen, an die sich jeder halten muss.
- Formulieren Sie klar überprüfbare Ziele und legen Sie die Verantwortlichkeiten fest.
- Protokollieren Sie gemeinsam erarbeitete Regeln, um deren Verbindlichkeit zu unterstreichen.
- Bestehen Sie auch in der Folge immer auf der Einhaltung der Regeln. Müssen sie inhaltlich überarbeitet werden, dann nur in einer interdisziplinär besetzten Arbeitsgruppe.

Praxisbeispiel

Die Stationsleitung A. ist mit dem Ablauf der ärztlichen Visite nicht zufrieden. Die Pflegekräfte klagen schon lange darüber, bei der Teilnahme an der Visite von den Ärzten nicht genügend beteiligt zu werden. A. organisiert ein Treffen zwischen den Ärzten und dem Pflegepersonal auf Station, um die Zusammenarbeit bei der Visite zu verbessern. A. übernimmt als Initiator die Moderation. Auf dem Treffen stellt jede Berufsgruppe ihre Ansichten über den Ablauf einer Visite dar. Da sowohl Ärzte als auch die Pflegekräfte an einer gemeinsamen Visite interessiert sind, findet man sicher auch eine zufriedenstellende Lösung. Die Visite wird jetzt zukünftig gemeinsam geplant und durchgeführt, und jeder kann seine Interessen wahrnehmen. A. ist mit dem Ergebnis zufrieden und plant nach einem halben

Jahr das nächste Treffen, um den Erfolg der Zusammenarbeit zu überprüfen. (Auch wenn dieses Beispiel einfach klingt, so gehört doch viel Durchsetzungsvermögen dazu, seine pflegerischen Interessen gegenüber den Ärzten durchzusetzen. Aber es geht, denn in einfachen Ideen stecken oft die besten Lösungen.)

Besonderheiten der interdisziplinären Zusammenarbeit im ambulanten Bereich

Eine der wichtigsten Aufgaben der ambulanten Pflege ist die Kooperation mit allen Beteiligten, die an der Versorgung der Patient*innen teilhaben (direkt oder indirekt). Im Krankenhaus arbeiten diese Gruppen in der Regel im selben Haus. In der ambulanten Pflege halten sich alle Beteiligten an verschiedenen Orten auf und sind zum Teil nur schwer erreichbar. Es handelt sich um ganz verschiedene Berufsgruppen und um Menschen mit den unterschiedlichsten Interessen, die das soziale Netz für die Patient*innen bilden. Dazu gehören: Angehörige, Krankenhäuser (Überleitungspflegekraft), Sozialdienste, Hausärzt*innen, Krankenkassen, Medizinischer Dienst (MD), Sozialamt, Apotheken, Physiotherapeut*innen, Ergotherapeut*innen, Logopäd*innen, Selbsthilfegruppen, Vormundschaftsgericht, Hausnotruf, Alten- und Pflegeheime, Sanitätshäuser, Fußpflege,

Friseur, Getränkemärkte, Nachbarschaft, Hausmeister*innen, Pfarrer*innen, Familienpfleger*innen und Essen auf Rädern. Stationsleitungen ambulanter Dienste müssen die Aufgaben, Interessen und Möglichkeiten dieser Gruppen gut kennen, die Kontakte zu ihnen pflegen und mit ihnen zusammenarbeiten. Nur eine vollständige Integration der pflegerischen Leistungen in das bestehende soziale Netz führt zu einem qualitativ hochwertigen Arbeitsergebnis.

Die sehr aufwändigen Aufgaben der interdisziplinären Zusammenarbeit in der ambulanten Pflege zählen zu den nicht abrechenbaren Leistungen. Sie werden aber von der Stationsleitung und ihren Mitarbeiter*innen zusätzlich erledigt, da sonst die ambulante Pflege nicht durchführbar wäre.

Weiterführende Literatur

Allgemeine Erklärung der Menschenrechte, Resolution 217A (III) vom 10.12.1948

Ethik und Pflegepraxis, www.sbk-asi.ch, 02.11.2003

Hoefert, H. W. (1997): Führung und Management im Krankenhaus. Göttingen/Bern/Toronto/Seattle: Hogrefe

ICN Ethik Kodex für Pflegende, www.icn.ch, 02.11.2003

Schäfer, W. (1998): Interdisziplinäre Zusammenarbeit im Krankenhaus. In: Die Schwester/Der Pfleger 11

2.8 Karrierepfade in der Pflege

Die Förderung der Mitarbeiter*innen ist ein wichtiger Aspekt der Mitarbeitendenzufriedenheit, da der Mensch von seinem Wesen nach Weiterentwicklung strebt. Wichtig ist es die Motivation der Mitarbeiter*innen zu berücksichtigen bzw. zu fördern. Näheres zu

unterschiedlichen Motivationskonzepten finden sie in ▶ Kap. 3.1.

In kaum einem anderen Beruf gibt es so vielfältige Weiterbildungsmöglichkeiten wie in der Pflege. Der Einstieg besteht mit der Berufsreife in die Kranken- und Altenpflegehilfe Ausbildung bzw. Pflegefachassisstenz. Diese unterliegt den Bestimmungen des jeweiligen Bundeslandes und dauert zwischen 12 und 24 Monaten. In Mecklenburg-Vorpommern dauert die Ausbildung 18 Monate. Darauf aufbauen bzw. mit der mittleren Reife kann man die generalistische Ausbildung zur Pflegefachperson absolvieren.

Mit der 3-jährigen Ausbildung stehen dann vielfältige Weiterbildungsmöglichkeiten zur Auswahl. Neben den zahlreichen klinischen Fachweiterbildungen, wie beispielsweise Intensiv- und Anästhesiepflege oder Pflege in der Onkologie. Hinzu kommt der Pflegemanagementbereich mit der Weiterbildung zur Leitung einer Station/eines Bereiches oder pädagogische Qualifikationen wie die Weiterbildung zur Praxisanleitung. Mit der Einführung des Pflegeberufegesetzes zum 01.01.2020 ist die Akademisierung der Pflege ermöglicht und stark gefördert worden. Es gibt zahlreiche unterschiedliche Studiengänge in der Pflege, die sich in drei Kategorien unterteilen lassen:

1. Klinische Versorgung und Versorgungsforschung
2. Management
3. Pflegepädagogik

Informieren sie sich ausführlich, bevor sie ihren Mitarbeiter*innen berufsbegleitend ein Studium finanzieren. Nicht alle Standorte bieten eine hohe Qualität in Lehre und Forschung, einige Standorte habe stark mit Unterrichtsausfall zu kämpfen. Auch würde ich immer einen Präsenzstudiengang einem Fernstudium vorziehen, da der persönliche Austausch essenziell für die persönliche Weiterentwicklung ihre Mitarbeiter*innen ist.

2.9 Qualifizierter Einsatz der Mitarbeitenden

Sie als Stationsleitung gemeinsam mit den examinierten Pflegekräften auf der Station sind für die praktische Ausbildung der bei Ihnen eingesetzten Schüler*innen verantwortlich. Sie sind es, die es den Schüler*innen ermöglichen sollen, die pflegerischen Kenntnisse und Fertigkeiten in der Praxis zu vertiefen.

Mit der Einführung der generalistischen Pflegeausbildung wechseln die Auszubildenden häufig das Versorgungssetting. Der Orientierungseinsatz von 400 Stunden findet beim Träger der praktischen Ausbildung statt. Danach lernen die Auszubildenden die drei allgemeinen Versorgungsbereiche kennen. Dies hat zu Folge, dass die Auszubildenden in den ersten zwei Jahren 800 Stunden nicht in ihrer Einrichtung vor Ort sind. Dies hat den Vorteil, dass sich der Horizont ihrer zukünftigen Mitarbeiter*innen erweitert, stellt sie aber auch vor Herausforderungen beim Onboarding Prozess (▶ Kap. 5.3.2), da in diesem Zeitraum die Auszubildenden 100 Arbeitstage in anderen Versorgungsbereichen tätig sind und ca. 175 Arbeitstage in der Schule sind. Bei durchschnittlichen 208 Anwesenheitstage pro Jahr (▶ Tab. 2.6) wird schnell deutlich, dass die Auszubildenden einen Großteil ihrer Ausbildung in anderen Einrichtungen verbringen. Jedes Mal, wenn sie in einem neuen Bereich anfangen, müssen sie die Mitarbeitenden, und die Mitarbeitenden die Arbeits- und Ablauforganisation und die internen Spielregeln neu erlernen. Während dieser drei Jahre des ständigen Arbeitsplatzwechsels und den immer wieder eingeschobenen Schulblöcken sind die Auszubildenden einer nicht zu unterschätzenden Belastung ausgesetzt. Viele verlieren während ihrer Ausbildung die Motivation und haben schon die »innere Kündigung« in sich. Dies macht eine gute Begleitung der zukünftigen Mitarbeiter*innen notwendig.

Tab. 2.6: Berechnung der möglichen Anwesenheitstage von Auszubildenden.

Kalendertage	365 Tage
Samstag/Sonntag	-104 Tage
Durchschnittliche Feiertage	-8 Tage
Urlaubstage	-30 Tage
Durchschnittliche Krankheitstage	-10 Tage
Sonstige Anwesenheiten (Fortbildung, etc.)	-5 Tage
Anwesenheitstage	208 Tage

Was erwartet die Gesundheits- und Pflegeschule von Ihnen als Stationsleitung?

- Gemeinsame Begleitung der Auszubildenden während der drei Jahre.
- Kenntnisse über die gesetzlichen Grundlagen der Ausbildung
- Permanente, gemeinsame Weiterentwicklung des Praxiscurriculums
- Gestaltung gezielter Lernsituationen und das Erreichen der Lernziele des jeweiligen Praxiseinsatzes.
- Kontinuierlicher Austausch zum Stand der einzelnen Schüler*innen zwischen den Lernorten Schule und Praxis.
- Gute Organisation der Praxisanleitung: 10 % des Einsatzes müssen Praxisanleitung sein, d. h. eine strukturierte, geplante Anleitung, die dokumentiert werden muss.
- Das eigene Team zu informieren und in die Gestaltung der praktischen Ausbildung der neuen Kolleg*innen einbeziehen.
- Die Schüler*innen sind Bestandteil des Teams und der Teamentwicklung.

- Die Ausbildung ist ein Onboarding-Prozess, d. h. Ausbildung als Personal- und Teamentwicklung begreifen.
- Im eigenen Team die Akzeptanz und Motivation für die gemeinsame Gestaltung des Onboarding-Prozesses herstellen.
- Vorbildfunktion und Auseinandersetzung mit dem aktuellen Berufsverständnis.
- Konfliktmanagement im Verlauf der praktischen Ausbildung.

Nicht nur aufgrund des demographischen Wandelns und dem damit einhergehenden Fachkräftemangel bei gleichzeitiger Erhöhung des Pflegebedarfs ist die Ausbildung der Pflegefachkräfte immens wichtig. Auch aus Leitungsperspektive ist eine nachhaltige Integration und Begleitung der Auszubildenden von großer Bedeutung, wozu die Gestaltung der praktischen Ausbildung gehört.

Die Schüler*innen sehen, dass die von ihnen erlernten theoretischen Kenntnisse nur selten zu 100 % in der Praxis umgesetzt werden können. Ein weiterer Punkt ist der häufige Wechsel der Einsatzbereiche. Jedes Mal ein neues Team für ca. sechs bis zehn Wochen und manchmal Einsätze, bei denen sie kaum etwas lernen und nur als billige Arbeitskraft betrachtet werden. Ihre Aufgabe als Leitung besteht darin, den Praxiseinsatz der Schüler*innen zu planen und den Ablauf zu überwachen, sodass die Motivation der Schüler*innen nicht abnimmt, sondern gesteigert wird. Als Leitung können und sollen Sie nicht die unmittelbare Verantwortung für diese Ausbildung übernehmen.

Eine wichtige Brücke zwischen Theorie und Praxis sind die strukturierten Anleitungen an Patient*innen mittels Praxisanleitung. Der Einsatz der Praxisanleitung ist mit dem Pflegeberufegesetz nun klar geregelt: dieser beträgt 10 % der Einsatzzeit (§ 6 Abs. 3 PflBG). Die Weiterbildung zur Praxisanleitung ist eine überwiegend pädagogische Qualifikation, die über 300 Stunden absolviert wird. Voraussetzungen sind die dreijährige Ausbildung und zwei Jahre Berufserfahrung.

Auch eine kontinuierliche Fortbildung von 24 Stunden im Jahr wird verlangt (vgl. § 6 PflAPrV). Bei der Auswahl der Praxisanleiter*innen sollten Sie darauf achten, dass sie möglichst nur solche Pflegekräfte auswählen, die nicht in einer Leitungsfunktion sind (stellvertretende Stationsleitung), um auch anderen Mitarbeitenden die Möglichkeit einer Qualifizierung anzubieten. Des Weiteren sollte die Person im Idealfall die Fähigkeit besitzen Schüler*innen auf Augenhöhe zu begegnen und Lernsituationen bewusst zu gestalten. Auch ein gewisses Maß an Reflexionsvermögen ist notwendig für eine gute Anleitung. Für eine Station ist eine Praxisanleitung notwendig, um eine bestmögliche Schüler*innenausbildung zu gewährleisten. Sie müssen weiterhin die Arbeit der Praxisanleitung begleiten und stichpunktartig die Erreichung der vereinbarten Leistungsziele überprüfen. »Die Pflegeschule unterstützt die praktische Ausbildung durch die von ihr in angemessenem Umfang zu gewährleistende Praxisbegleitung.« (§ 6 Abs. 3 PflBG) In angemessenem Umfang ist definiert als jeweils eine Begleitung pro Orientierungseinsatz und der Pflichteinsätze. In der Summe macht das mindestens sieben Praxisbegleitungen während der dreijährigen Ausbildung. Sollte die Schule dem nicht nachkommen, dann fordern sie dies aktiv für ihre Schüler*innen ein.

Die Praxisanleitung in der Pflegeausbildung ist von zentraler Bedeutung, um die Qualität der praktischen Ausbildung sicherzustellen und den Auszubildenden bei der Entwicklung ihrer beruflichen Kompetenzen zu unterstützen. Damit es zu einer gezielten und verbindlichen Ausbildung der Schüler*innen kommt, ist es notwendig, dass die Praxisanleiter*innen zunächst aus dem normalen Dienst ausgeplant sind. Im § 4 PflAPrV ist die Praxisanleitung in der generalistischen Ausbildung zum Pflegefachperson verbindlich geregelt. Dabei ist die Praxisanleitung die Schnittstelle zur Schule und verantwortlich

Hauptaufgaben und Funktionen der Praxisanleitung:
Begleitung der Schüler*innen

- Einführung der Auszubildenden in die praktische Ausbildungseinrichtung
- Vermittlung von organisatorischen und strukturellen Abläufen
- Vermittlung von praktischen Fertigkeiten und theoretischem Wissen
- Anleitung und Demonstration von pflegerischen Tätigkeiten und Verfahren
- Verknüpfung von theoretischem Wissen mit der praktischen Anwendung
- Förderung des eigenständigen Arbeitens
- Unterstützung der Auszubildenden bei der Übernahme von Eigenverantwortung
- Förderung von kritischem Denken und Entscheidungsfindung
- Regelmäßige Beobachtung der praktischen Tätigkeiten der Auszubildenden
- Durchführung von Feedbackgesprächen und Einschätzungen der Lernfortschritte
- Unterstützung der Auszubildenden bei Problemen und Fragen
- Beratung in Bezug auf berufliche Entwicklung und Weiterbildungsmöglichkeiten
- Förderung der beruflichen Sozialisation
- Unterstützung der Auszubildenden bei der Integration in das berufliche Team und die Pflegekultur
- Vermittlung von berufsethischen und professionellen Werten

Organisation und Dokumentation

- Planung und Strukturierung der Ausbildung
- Erstellung eines individuellen Ausbildungsplans in Abstimmung mit dem theoretischen Ausbildungsplan
- Sicherstellung einer zielgerichteten und systematischen Anleitung
- Dokumentation und Evaluation der praktischen Ausbildung der Schüler*innen
- Dokumentation des Ausbildungsstandes und der erbrachten Leistungen

- Teilnahme an Evaluationsgesprächen und Bewertung der Ausbildungserfolge

Schnittstellentätigkeiten und Weiterbildung

- Kooperation mit Schulen und anderen Ausbildungspartner*innen
- Abstimmung mit den theoretischen Ausbildungsstätten
- Zusammenarbeit mit anderen Praxisanleiter*innen und Fachkräften zur Sicherstellung einer ganzheitlichen Ausbildung
- Austausch mit der Schule bei Problemen und Schwierigkeiten von Auszubildenden
- Beratung und Unterstützung der externen Kooperationspartner*innen bei Problemen und Schwierigkeiten von Auszubildenden
- Kontinuierliche pädagogische Weiterbildung im Jahr von mindestens 24 Stunden

Mit dieser Aufgaben- und Tätigkeitsbeschreibung der Praxisanleitung wird schnell deutlich, dass eine gute und gut organisierte Praxisanleitung wesentlich zur Qualität der Pflegeausbildung beiträgt und entscheidend für die Entwicklung kompetenter und verantwortungsbewusster Pflegekräfte ist. Auch der integrative Bestandteil des Onboarding-Prozesses der neuen Kolleg*innen (Schüler*innen) ist nicht zu unterschätzen.

Weiterführende Literatur

Henke, F. (2020). *Ausbildungsnachweis Pflegefrau/mann*, Kohlhammerverlag, Seite 23.

Eine weitere wichtige Tätigkeit der Praxisanleitung ist die Dokumentation. Diese hat eine wichtige Funktion und impliziert gleichzeitig eine Strukturierung der Anleitung. Warum die strukturierte Anleitung so wichtig ist, lässt schnell verdeutlichen. Die Auszubildenden lernen in den drei Jahren in 4600 Stunden alles Relevante für den Pflegeberuf. Davon

entfallen 2100 Stunden, in denen sie die theoretischen Grundlagen lernen und im geschützten Rahmen (Skillslab) fachpraktische Fertigkeiten erlernen. 2500 Stunden sind sie in der Praxis. Davon müssen 250 Stunden über die Praxisanleitung strukturiert, d. h. Vorgespräch, Anleitung, Auswertungsgespräch und Dokumentation. Diese Lernsituationen sind bewusst und gezielt gestaltbar, im Gegensatz zu den Situationen am Patientenbett, die übrig bleiben: 2250 Stunden. In dieser Zeit lernen die Auszubildenden am Modell, d. h. alles, was sie sehen, ist prinzipiell sofort wiederholbar und das Verhaltenspotential hat sich verändert.

Praxisbeispiel

Heiko Schmidt ist im ersten Lehrjahr und befindet sich aktuell im Orientierungspraktikum. Er hat Frühdienst, es ist Freitag und er geht bei Pfleger Paul mit. Paul ist von der Woche recht abgekämpft, da er montags eingesprungen ist, da viele Kolleg*innen krankgeschrieben bzw. im Urlaub sind. Im zweiten Zimmer wartet eine sehr fordernde Patientin, Frau Müller, die in der Vergangenheit besonders durch ihren rauen und unfreundlichen Ton auffällt. Der Auszubildende kennt die Patientin noch nicht. Während der gemeinsamen Grundpflege kommt es zu einem barschen Wortgefecht zwischen der Frau Müller und dem Pfleger Paul. Er macht der Patientin sehr schnell deutlich, dass er ihr Verhalten unangemessen empfindet. Wie so häufig in solchen Situationen kontert Frau Müller, dass er selbst unverschämt sei, wie er mit ihr rede. So kommt eins zum anderen. Die Grundpflege wird entsprechend der Situation zu Ende gebracht und dokumentiert.

Um dies vorwegzunehmen: wir alle haben Bedürfnisse und Emotionen, sie bestimmen unser Leben (▶ Kap. 2.2). Fehler dürfen gemacht werden, sie sind wichtiger Motor für positive Veränderungen.

Nun aber zu unserem Auszubildenden Heiko und seiner Lernsituation: Was hat Heiko aus dieser Situation gelernt? Heiko hat eine schwierige Pflegesituation erlebt, die mit Eskalation gelöst wurde. Dieses Verhalten ist typisch, das heißt eine häufige Lösung einer solchen Situation. Heiko kann und wird also in einer ähnlichen Situation genauso reagieren. Eine umfangreiche Reflektion dieser Situation wird bei der normalen Arbeitsbelastung ausbleiben. Wäre dies eine Anleitungssituation gewesen, so wäre die Auswertung Bestandteil des Auswertungsgespräches gewesen.

Diese Lernsituationen im Umfang von 2250 Stunden sind kaum oder gar nicht bewusst gestaltet.

Hier entfaltet sich meines Erachtens nach die häufig wahrgenommenen und viel diskutierte Diskrepanz zwischen Theorie und Praxis im Gesundheitswesen. Sie bezieht sich auf die Unterschiede und Spannungen zwischen dem, was in der pflegerischen Ausbildung und in theoretischen Modellen gelehrt wird, und dem, was tatsächlich im klinischen Alltag umgesetzt wird. In der pflegerischen Ausbildung wird den Auszubildenden ein umfassendes, ideales Bild der pflegerischen Versorgung vermittelt. Sie lernen im Sinne des Best Practices nach den neuesten wissenschaftlichen Erkenntnissen, mit dem Ziel, eine qualitativ hochwertige und patient*innenzentrierte Versorgung zu gewährleisten. Doch sobald sie in den pflegerischen Alltag eintreten, sehen sich Auszubildenden mit einer Realität konfrontiert, die oft weit von diesen Idealen entfernt ist.

Ein zentraler Aspekt dieser Diskrepanz ist der Unterschied zwischen evidenzbasierter Praxis und den tatsächlichen Routinen im Pflegealltag. Während in der Theorie die evidenzbasierte Pflege – also die Anwendung der besten verfügbaren wissenschaftlichen Erkenntnisse – als Standard gilt, greifen viele Pflegekräfte in der Praxis auf traditionelle Methoden und routinierte Handlungsweisen zurück. Diese entsprechen nicht immer den neuesten wissenschaftlichen Standards, sondern sind oft von Gewohnheiten und langjährigen Praktiken geprägt. Diese lernen dann auch die Auszubildenden, da es sich um Modelllernen handelt.

Darüber hinaus steht die Patient*innenorientierung theoretisch im Mittelpunkt pflegerischen Handelns. Jeder Patient soll individuell und ganzheitlich betreut werden, um bestmögliche Pflegeergebnisse zu erzielen. In der Praxis kämpfen wir jedoch häufig mit Zeitmangel und Personalknappheit, was eine individuelle Betreuung erschwert. Ökonomische Zwänge und Effizienzvorgaben zwingen auch dazu, Kompromisse einzugehen, die zulasten der patient*innenzentrierten Versorgung gehen.

Ein weiterer Punkt der Diskrepanz betrifft die Dokumentation und Bürokratie in der Pflege. Theoretisch wird eine genaue und umfassende Dokumentation als essenziell für die Qualitätssicherung und Nachvollziehbarkeit der Pflege betrachtet. In der Praxis empfinden viele Pflegekräfte die Dokumentationsanforderungen jedoch als übermäßig bürokratisch und zeitaufwendig. Diese Anforderungen nehmen wertvolle Zeit in Anspruch, die dann für die direkte Patient*innenversorgung fehlt.

Auch die kontinuierliche Fort- und Weiterbildung ist ein Bereich, in dem Theorie und Praxis auseinanderklaffen. Pflegekräfte sollen sich kontinuierlich fortbilden, um ihre Fachkenntnisse zu erweitern und auf dem neuesten Stand zu bleiben. In der Realität fehlen jedoch oft die Zeit und die Unterstützung seitens der Arbeitgebenden, um das Gelernte tatsächlich in die Praxis umzusetzen. Es besteht eine Lücke zwischen dem Wissenserwerb und der praktischen Anwendung, die durch strukturelle und organisatorische Barrieren verstärkt wird.

Schließlich spielt auch die interprofessionelle Zusammenarbeit eine Rolle in der Diskrepanz zwischen Theorie und Praxis.

In der Theorie wird eine enge Zusammenarbeit zwischen Pflegekräften, Ärzt*innen und anderen Gesundheitsberufen als essenziell für die Qualität der Versorgung angesehen. In der Praxis gibt es jedoch häufig Kommunikationsprobleme und Hierarchiekonflikte, die eine effektive Zusammenarbeit behindern.

Diese Diskrepanz zwischen Theorie und Praxis kann zu Frustration und Burnout bei Pflegekräften führen und hat potenziell negative Auswirkungen auf die Qualität der Patient*innenversorgung. Um diese Kluft zu überbrücken, sind realistischere Ausbildungsinhalte, bessere Arbeitsbedingungen, kontinuierliche Fortbildungen und eine stärkere Förderung der evidenzbasierten Praxis notwendig. Nur durch gezielte Maßnahmen und eine enge Verbindung von theoretischem Wissen und praktischer Umsetzung kann die Pflegepraxis verbessert und den Anforderungen der modernen Gesundheitsversorgung gerecht werden.

> **Praxistipp**
>
> Unter: https://www.gesetze-im-internet.de/pflaprv/anlage_7.html Ausbildungs und Prüfungsverordnung Anlage 7 zu finden.

2.10 Literatur

Beck, J. S. (2011). Cognitive Behavior Therapy: Basics and Beyond. New York: Guilford Press.

Bergner, T. M. H. (2009): Arzt sein – Die 7 Prinzipien für Erfolg, Effektivität und Lebensqualität. Stuttgart: Schauttauer.

Berkel, K. (1985). Arbeitsheft zur Führungspsychologie: 15. Konflikttraining. Heidelberg. Sauer Verlag.

Berkel, K. (1985). Arbeitsheft zur Führungspsychologie: 15. Konflikttraining. Heidelberg. Sauer Verlag.

Bohnsack, R. (2021). Soziale Rollen und Interaktionen. In: Einführung in die Soziologie, 4. Auflage. Springer VS.

Bühler, K. (1934) Sprachtheorie: Die Darstellungsfunktion der Sprache. Jena. Gustav Fischer

Corey, G. (2017). Theory and Practice of Counseling and Psychotherapy. Boston: Cengage Learning.

Dahrendorf, R. (1973). Homo Sociologicus. Opladen: Westdeutscher Verlag

Esser, H. (1999). Soziologie: allgemeine grundlagen. Campus Verlag.

Goffman, E. (1956). The Presentation of Self in Everyday Life. Edinburgh: University of Edinburgh Social Sciences Research Centre.

Goldstein, E. Bruce, & Cacciamani, Laura (Hrsg.). (2023). Wahrnehmungspsychologie: Der Grundkurs (10. Aufl., Karl R. Gegenfurtner, Hrsg.). Springer.

Habermas, J. (1981): Theorie des kommunikativen Handelns. Band 1: Handlungsrationalität und gesellschaftliche Rationalisierung. Band 2: Zur Kritik der funktionalistische Vernunft. Frankfurt am Main: Suhrkamp, 1167 S.

Habermas, J. (1983): Moralbewußtsein und kommunikatives Handeln. In: Habermas, J.: Moralbewußtsein und kommunikatives Handeln. Frankfurt a. M.: Suhrkamp. 1983. 127-206.

Hartung, M. (2004): Wie lässt sich Gesprächskompetenz wirksam und nachhaltig vermitteln? Ein Erfahrungsbericht aus der Praxis. In: Becker-Mrotzek, M., Brünner, G. (Hrsg.): Analyse und Vermittlung von Gesprächskompetenz. Frankfurt a. M.: Peter-Lang. 2004, 47-66.

Heisler M, Cole I, Weir D, Kerr EA, Hayward RA (2007) Does physician communication influence older patients' diabetes self-management and glycemic control? Results from the Health and Retirement Study (HRS). J Gerontol A Biol Sci Med Sci 62(12): S. 1435–1442.

Ivey, A. E., Ivey, M. B., & Zalaquett, C. P. (2010). Intentional Interviewing and Counseling: Facilitating Client Development in a Multicultural Society. Belmont: Brooks/Cole.

Kernberg, Otto F. (2014) Schwere Persönlichkeitsstörungen: Theorie, Diagnose, Behandlungsstrategien (5. Auflage). Stuttgart: Schattauer

Lee Y-Y, Lin JL (2011) How much does trust really matter? A study of the longitudinal effects of trust and decision-making preferences on diabetic patient outcomes. Patient Educ Couns 85 (3): S. 406–412.

Luhmann, N. (2024). *Soziologie unter Anwesenden.* Suhrkamp.

Maslow, A.: A Theory of Human Motivation. In Psychological Review. 1943, Vol. 50 Nr. 4, Seite 370–396.

Miller, W. R., & Rollnick, S. (2012). Motivational Interviewing: Helping People Change. New York: Guilford Press.

Nassehi, A. (2013). Die Theorie sozialer Systeme. München: C.H. Beck.

Parsons, T. (1951). The Social System. Glencoe, IL: Free Press.

Patterson, C. H. (1984). Theories of Counseling and Psychotherapy. New York: Harper & Row.

Philipp, S. (2004): Besonderheiten der Kommunikation und Kooperation. In: Strauß, B.; Berger, U.; von Troschke, J.; Brähler, E. (Hrsg.): Lehrbuch Medizinische Psychologie und Medizinische Soziologie. Göttingen: Hogrefe. 353-369.

Ralf Darenhof (2010): Homo Sociologicus. VS Verlag für Sozialwissenschaften. Seite 35.

Rockenbauch, K. (2006): Die innere Haltung beim Kommunizieren – Carl R. Rogers. Lengerich. In: Rockenbauch, K., Decker, O., Stöbel-Richter, Y. (Hrsg.): Kompetent kommunizieren in Klinik und Praxis. Lengerich: Pabst. 2006, 77-84.

Rockenbauch, K., Decker, O., Stöbel-Richter, Y. (2006). *Kompetent kommunizieren in Klinik und Praxis.* Pabst Science Publishers.

Rogers, C. R. (1951). Client-Centered Therapy: Its Current Practice, Implications, and Theory. Boston: Houghton Mifflin.

Rogers, C. R. (1995): Die nicht-direktive Beratung. München: Fischer.

Schul v. Thun, F. (2021). *Miteinander reden:1. Störungen und Klärungen.* Reinbek bei Hamburg. Roeohlt Taschenbuch Verlag.

Schweickhardt, A. (2006): Ärztliche Gesprächsführung. In: Fritzsche, K. und Wirsching, M. (Hrsg.): *Psychosomatische Medizin und Psychotherapie.* Heidelberg: Springer. 2006. S. 65-94.

Slatore CG, Cecere LM, Reinke LF, Ganzini L, Udris EM, Moss BR, Bryson CL, Curtis JR, Au DH (2010) Patient-clinician communication: associations with important health outcomes among veterans with COPD. Chest 138(3): S. 628–634.

Stöbel-Richter, Y.(2006): Aktives Zuhören. In: Rockenbauch, K., Decker, O., Stöbel-Richter, Y. (Hrsg.): Kompetent kommunizieren in Klinik und Praxis. Lengerich: Pabst. 2006. S. 138-151.

Tausch, R., & Tausch, A. (1998). Erziehungspsychologie: Begegnung von Person zu Person. Göttingen: Hogrefe.

van Overveld, L F J, Takes RP, Turan AS, Braspenning JCC, Smeele LE, Merkx MAW, Hermens R P M G (2018) Needs and preferences of patients with head and neck cancer in integrated care. Clin Otolaryngol 43(2): S. 553–561.

Watzlawick, P. (2003): Menschliche Kommunikation. Bern: Verlag Hans Huber.

3   Führung und Motivation

»Führung; ist eine direkte Beziehung zwischen zwei Menschen und bedeutet insbesondere, anderen die eigene Weiterentwicklung zu ermöglichen« Martin Mengel

In den Bücherregalen des Handels oder der Bibliotheken sind schier endlose Reihen an Führungsliteratur nichts Ungewöhnliches. Selbst eine simple Suchanfrage in einer namenhaften Suchmaschine ergibt bei dem Begriff Leadership über eine halbe Milliarde Treffer. Das Thema der Führung wird dabei aus den verschiedensten Blickwinkeln betrachtet. In der Regel stammen diese aus der Wissenschaft, der Forschung, der Wirtschaft oder der Psychologie. Zu diesen Themenkomplexen Reihen sich die Sichtweisen der unterschiedlichen Weltanschauungen. Alle vereint der Fakt, wie Führungsaufgaben noch professioneller und wirkungsvoller gestaltet werden können. In der vorhandenen Literatur ist zu genüge beschrieben, wie Menschen zu mehr Leistungsfähigkeit und Motivation geführt werden können, als auch Entwicklungen und Prozesse effizienter gestaltet werden können. Mit diesem Kapitel sollen Sie als Stationsleitung und Führungskraft in das umfassende Themengebiet grundlegend eigeführt werden. Von der klassischen Führungslehre bis hin zu den immer komplexer werden Versuchen der Gegenwart. Führung unterliegt dem gesellschaftlichen Wandel wie kaum eine andere Rolle im Unternehmen. Zu Beginn steht die Kompetenz sich selbst zu reflektieren und somit sein Verhalten und Handeln anzupassen und weiterzuentwickeln. Die Erkenntnisse in der täglichen Arbeit zeigen, dass immer noch viele Spitzenleute nach den alten etablierten Mustern von Macht und Autorität arbeiten. In den neusten Gallup- Studien wird dies im Kontext der Bindung erschreckend deutlich. Die größten Differenzen zeigen sich hierbei in den Eckpunkten, was sich Mitarbeiter*innen wünschen und was sie wirklich vorfinden sowie der erlebten Führungsqualität (Hoffmann 2019).

Praxishinweis

In Führungskräfteseminaren werden und wurden folgende Inhalte von angehenden Stationsleitungen benannt, welche zum Kontext Führung und Motivation wichtig scheinen:

- Verantwortung
- Führungstheorien
- Situative Führung
- Ethik/Moral
- Menschenkenntnis
- Motivieren können
- Sich in andere hineinversetzen
- Erfahrung
- Reflexion
- Wertestabilität
- Eigenes Vorankommen
- Willen zur Veränderung
- Willkommenskultur
- Wertewandel
- Generationswandel
- Vorbildfunktion
- Konfliktlösung

Die Aufzählung zeigt es aus meiner Sicht deutlich. Die Sicht auf Führung und motivierenden Faktoren ist massiv bis umfassend. Hier wird deutlich, dass Sie als Stationsleitung erkennen sollten wer Ihnen gegenübersteht, aber auch die eigene Reflexionsstärke und immer wieder der eigene Antrieb zur Reflexion des eigenen Handelns sollten in den Ablauf übertragen werden.

Das folgende ► Kap. 3.1 führt in das Thema der Motivation ein und verdeutlicht wie Motivation entsteht und was Motivation als eine Königsdisziplin ausmacht. Dabei werden die Grundelemente klassischer Theorie beleuchtet (Saas 2019).

3.1 Motivationstheorien

Die bestehenden Motivationstheorien folgen der Logik, dass sich Menschen stets an ein nächst höheres Gut, beziehungsweise an ein nächsthöheres Bedürfnis orientieren und für sich erreichen wollen und somit anstreben. Derzeitig beobachten wir vieler Orts das Streben nach der persönlichen Selbstverwirklichung.

3.1.1 Bedürfnisstheorie nach Maslow

Die Bedürfnistheorie nach Maslow unterscheidet fünf Motivgruppen menschlicher Bedürfnisse. Kaum eine andere Theorie zur Darstellung der Motivation ist bekannter als diese. Wahrscheinlich liegt es auch daran, dass sich nahezu jede Person mit dieser selbst identifizieren kann und die aufbauende Logik nachvollzieht und so auch sein Gegenüber hierbei einzuordnen versucht. Die Bedürfnisse nach Maslow, stehen nicht nebeneinander, sondern sind hierarchisch geordnet. Die ersten vier werden als Defizit- oder als Mangelbedürfnisse angegeben. Die

Theorie sieht den Menschen zunächst dabei beschäftigt, die Befriedigung der grundlegenden Bedürfnisstufe nachzukommen. Dem nachzukommen steht im Vordergrund. Sofern diese gesättigt ist, rückt die nächste in den Fokus. Ein nicht vollständig befriedigtes Bedürfnis wirkt motivierend und gibt den Anstoß zu einer bestimmten Handlung oder ein bestimmtes Verhalten, wodurch die Befriedigung des Bedürfnisses erreicht werden soll. Nach Maslows Grundtheorie entwickelt der Mensch ein sogenanntes höherrangiges Bedürfnis, wenn die Bedürfnisse einer bereits erreichten Hierachieebene befriedigt sind. Gelingt die Befriedigung eines wichtigen Bedürfnisses, verliert dieses bis auf weiteres auch dessen motivierende Wirkung. Andauernde Frustration, etwas nicht befriedigen zu können, kann zu dauerhaften psychologischen Störungen führen.

Maslow selbst erkannte vor allem die Bedeutung der Wertschätzungsbedürfnissen für die persönliche und positive Entwicklung eines Einzelnen (Drumm 2008, S 392).

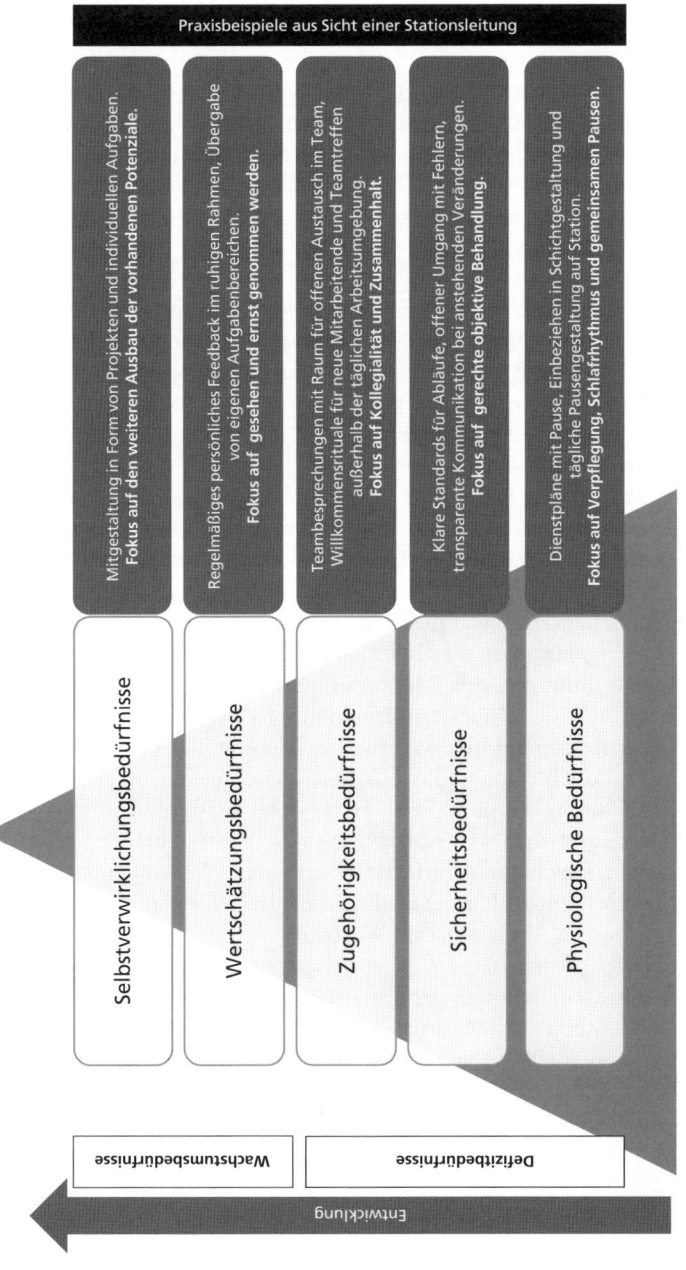

Abb. 3.1: Pyramide der Bedürfnisse von Maslow mit Praxisbeispielen aus Sicht der Stationsleitung (eigene Darstellung nach Drumm 2008).

167

Praxishinweis

Achten Sie als Stationsleitung darauf, den Mitarbeitenden immer und konstant die ersten drei Bedürfnisse zu gewähren. Gerade während der Einarbeitung kommt diesen Bedürfnissen enormer Stellenwert zu. Gehen Sie die ersten Wochen der Einarbeitung zunächst gedanklich an:
Zugehörigkeitsbedürfnisse
Wertschätzungsbedürfnisse
Selbstverwirklichungsbedürfnisse

- Die ersten Bedürfnisse (*physiologische Bedürfnisse*) und somit den Sockel der Pyramide stellen Sie bereits sicher, wenn der erste Arbeitstag schon vorab bekannt ist. Hier bedienen Sie sich gern der Möglichkeit direkt nach dem Vorstellungsgespräch den Arbeitsbereich vorzustellen. So ist der Weg dorthin geebnet und unnötiges Suchen entfällt am ersten Tag. Auch die Arbeitskleidung (Umkleideraum, Spinde, Wäschelager etc.) sollte in der korrekten Größe vorhanden sein.
- Weiter geht es zum nächsten Bedürfnis (*Sicherheitsbedürfnisse*) der Sicherheit. Sorgen Sie für einen bis maximal zwei Mentor*innen mit identischem Dienstplan, um eine Verbundenheit und Sicherheit zu gewähren. Achten Sie auf eine Passung. Wie genau? Sie kennen die Person durch das Vorstellungsgespräch und Ihre Mitarbeitenden durch den täglichen Kontakt. Schauen Sie wer gut zusammen passt. So erleichtern Sie es den neuen Kolleg*innen, sich angekommen zu fühlen.
- Durch eine direkte Bindung der Mentor*innen stärken Sie bereits das Bedürfnis (*Zugehörigkeitsbedürfnis*) der Zugehörigkeit in einer Gruppe. Gerade der Bezug zu den Grundlagen der Lernangst sind hier wichtig. Ein Mensch, der bereits in einer vorherigen Arbeitswelt eigenständlich seine tägliche Arbeit verrichtet hat, ist natürlich in der Lage seinen Tagesablauf selbst zu gestalten. Hier steht beispielsweise im Fokus, ob es gemeinsame Pausen gibt und wie Kolleg*innen sich untereinander unterstützen oder mit Fragen umgehen, welche manchmal skuril scheinen. Was ist gemeint? Alltagsfloskeln sind innerhalb unseres großen Landes und der kulturellen Prägung sehr unterschiedlich. Achten Sie gern selbst im Alltag auf Ihre Wortwahl.
- Die Bedürfnisse nach Wertschätzug (*Wertschätzungsbedürfnis*) sind manigfaltig. Hier fokussieren Sie bitte am Beispiel der Einarbeitung die Feedbackgespräche mit voller Konzentration. Bedeutet jegliche Störungen zu vermeiden und der Telefon zu übergeben und einen geeigneten, netten Raum (Zeit und Örtlichkeit bewusst wählen) schaffen. Warum nicht einen Kaffee trinken in der Cafeteria?
- Das Bedürfnis nach Selbstverwirklichung (*Selbstverwirklichungsbedürfnis*) ist innerhalb der Einarbeitung ein Ausblick, welcher nach der Einarbeitung in die Karriereplanung übergehen kann. Ein Ausblick kann hier eine Weiterbilung wie Wundmanagement oder die Betreuung von Auszubildenden sein. Wichtig ist, dass es ein immer einen Schritt weiter gehen wird. Wie groß die Schritte sind, sehen Sie im Potenzial Ihres neunen Mitarbeitenden.

Die Willkommenskultur kann hieraus sowie mit der Ausarbeitung der psychologischen Lernangst kombiniert werden. Die Wertschätzungsbedürfnisse der Mitarbeitenden stehen in unserer Zeit unweigerlich im Mittelpunkt und äußern sich regelhaft bei Qualifikationen sowie Aufgaben innerhalb der Stationsorganisation. Die Selbstverwirklichung ist vielschichtig und kann nicht auf ein Element beschränkt werden.

3.1.2 Zwei-Faktoren-Theorie von Herzberg

Aktuelle Studien zeigen, dass die langfristige Bindung an einen Arbeitgebenden ein existenzielles Sicherheitsgefühl bei Angestellten hervorruft. Dies bedeutet für Personen Stabilität und bildet die Voraussetzung für die Familiengründung. Zudem steigert es die Leistungsfähigkeit und die soziale Integration in das Arbeitsumfeld.Sichtbar wird dies für Sie als Stationsleitung indem Arbeitsroutinen oder die Übernahme von Verantwortung und der daraus folgenden Selbstentfaltung und das Einbringen neuer Ideen sichtbar werden. Persönliche Weiterentwicklungsmöglichkeiten und der Aufbau von Expert*innenwissen und Teamentwicklungsprozesse werden unterstützt. Neben den vorangegangenen Inhalten steht der monetäre Anreiz als Grundelement im Zentrum der nachfolgenden Betrachtung. Geld stellt sich, in Form einer finanziellen Vergütung, als ein grundlegendes Motivationsmittel für zukünftige Fachkräfte dar. Die vier Erklärungsansätze innerhalb der Theorie am Beispiel der monetären Bewertung (Geld) sind:

- Ein Erklärungsansatz (Motivator) besagt, dass Geld als Mittel zur Absicherung des allgemeinen Lebensunterhaltes dient.
- Innerhalb des zweiten Erklärungsansatzes (Zufriedenheit) ermöglicht Geld, Wohlstand zu erlangen und diesen verstetigt in einen gehobenen Lebensstandard zu überführen.
- Der dritte Erklärungsansatz (Annerkennung) besagt, dass Geld als Mittel der Achtung und Wertschätzung dient.
- Innerhalb des vierten Erklärungsansatzes (Motivation von der Arbeit selbst) dient Geld als konkreter Bewertungsmaßstab für die geleistete Arbeitsleistung.

Die Grenzen des monetären Anreizmittel sind in jeden Fall beobachtbar. So kann mitunter eine intrinsische Motivation, die keine von außen zugeführten Anreize benötigt, durch extrinsische finanzielle Anreize sogar zerstört werden. Zu beachten ist, dass eine unterschiedliche finanzielle Vergütung von Mitarbeiter*innen im gleichen Arbeitsumfeld zur Demotivation führen wird. Zudem ist eine zusätzliche variable Vergütung auch immer mit Gewohnheitseffekten und einem fortwährenden Evaluationsaufwand verbunden (Sass 2019).

Die Satisfaktoren oder sogenannten Motivatoren (Faktoren, die zur Steigerung der Arbeitszufriedenheit und Motivation beitragen) sind:

- Leistungszahlen, wie z. B. Verkäufe
- Anerkennung der Leistung durch Dritte
- Die Arbeit und/oder Aufgabe selbst
- Verantwortung
- Entwicklungsmöglichkeiten
- Möglichkeit zur Selbstverwirklichung

Die Dissatisfaktoren oder sogenannten Hygienefaktoren (Bedingungen, die zwar keine positive Motivation erzeugen, aber deren Fehlen oder Mangel zu Unzufriedenheit führen können) sind:

- Überwachung und Mikromanagement
- Unternehmenspolitik
- Arbeitsbedingungen
- Kontakte zu Führungskräften
- Status
- Sicherheit des Arbeitsplatzes
- Gehalt
- Familiäre Implikation

Praxishinweis

Achten Sie als Stationsleitung auf die gleiche Basis der Mitarbeitenden in Ihren Organisationsbereich. Jede zusätzlich monetäre Leistung sollte evaluiert werden und auch für andere transparent sein. Beispielsweise können Sie einem Mitarbeitenden eine Stufenvorweggewährung unter besonderen Einsatz ermöglichen oder im privaten Sektor eine Lohnsteigerung vereinbaren. Wichtig ist zu wissen, dass das Level der Arbeitsleistung nach einem Lohnanstieg zumeist abflacht. Dies ist kein Kalkühl des Mitarbeitenden, um sich wiederholt für eine Gehaltssteigerung zu positionieren, sondern ein Effekt den Herr Herzberg beschrieben hat. Geld ist ein kurzfristiger Motivator.

3.1.3 XY-Theorie von McGregor

Bei der Theorie X und Y (▶ Tab. 3.1) handelt es sich um eine Managementtheorie beziehungsweise einer Führungstheorie. Elementar in der Theorie X und Y stellt zwei konträre Menschenbilder dar. Die Theorie wurde in den 50er Jahren entwickelt und ist demzufolge eine der älteren Managementtheorien. Warum diese in dem Werk hinterlegt ist, liegt am Prinzip der sich selbsterfüllenden Prophezeiung (Becker 2014).

Tab. 3.1: XY-Theorie.

	Theorie X	Theorie Y
Kurzbeschreibung	Douglas McGregor's Theorie geht von einem negativen Menschenbild aus. Der Mensch ist unwillig und faul. Er versucht jeglicher Arbeit aus dem Weg zu gehen, ist unproduktiv und hat keinen eigenen Ehrgeiz. Demnach muss er als Konsequenz zwingend kontrolliert, gezwungen, gelenkt und geführt und, wenn dies nicht ausreichend ist, sogar mit Strafen bedroht werden. In der Theorie X will dieser Mensch an die Hand genommen werden, da er selbst Aufgaben nicht erledigen kann.	Während der Mensch in der Theorie X als faul gilt, ist der Mensch in der Theorie Y engagiert. Die Arbeit wird als Quelle der Zufriedenheit betitelt. Von Natur aus sind Menschen der Theorie Y von innen motiviert und absolut leistungsbereit. Sie streben nach Selbstverwirklichung und übernehmen selbstredend Verantwortung, sind kreativ und selbstständig. Zudem besitzen sie einen hohen Grad an Vorstellungskraft.
Eigenschaften Person X	• faul • unwillig • lustlos • Motivation nur durch Kontrolle und/oder Strafe	• (intrinsisch) motiviert • fleißig • kreativ • übernimmt gerne Verantwortung
Selbsterfüllende Prophezeiung	Betrachten Sie die Theorie X erfordert dies, dass die Mitarbeiter*innen streng kontrolliert werden und unter Vorgaben arbeiten müssen. Ein solches Kontrollverhalten führt wiederum zu passivem Arbeitsverhalten und wenig Eigeninitiative. Ein solches Verhalten bestätigt dann das erschaffene Menschenbild der Theorie X, wodurch die Führungskräfte dieses Verhalten wieder durch wenig Vertrauen und kaum Verantwortung bekräftigen. Es entsteht ein Teufelskreis oder die selbsterfüllende Prophezeiung. Die Theorie X wird sich durch das Verhalten wiederholend selbst bestätigen (Johnstone et al., 2023).	Dasselbe Prinzip der selbsterfüllenden Prophezeiungen gilt auch für die Theorie Y. Die Führungskräfte erteilen ihren Mitarbeiter*innen Verantwortung und Selbstbestimmung. Dies führt zu einer gesteigerten Arbeitsmotivation und führt zu mehr Engagement, was wiederum zu einer erhöhten Verantwortungsübernahme führt. Dies bestätigt die Theorie Y und das Verhalten der Führungskräfte. Ein solches Verhalten bestätigt dann das erschaffene Menschenbild der Theorie Y, wodurch die Führungskräfte dieses Verhalten wieder durch viel Vertrauen und kaum Kontrolle bekräftigen. Es entsteht ein positiver Kreislauf oder die selbsterfüllende Prophezeiung. Die Theorie Y wird sich durch das Verhalten wiederholend selbst bestätigen (Johnstone et al., 2023).

> **Praxishinweis**
>
> Wie eingangs erwähnt sind das Menschenbild und die Grundlage der Theorie mittlerweile in die Jahre gekommen. Die Theorie X folgt der autoritären Führung und die Theorie Y die der kooperativen Führung. Beachten Sie als Stationsleitung im Wesentlichen die Logik der selbsterfüllenden Prophezeiung. Diese Prinzipien gelten derzeit auch noch. Geben Sie Ihren Mitarbeitenden grundsätzlichen einen Vertrauensvorschuss. Sie werden belohnt.

3.2 Traditionelle Führungstheorien und Modelle

Die Aufgaben und Rollen von Führungskräften sind unterschiedlichen Sichtweisen unterworfen. Je nach Sichtweise sollen andere Fähigkeiten und Kompetenzen Inhalt der Wirkung sein. Auf Basis der bestehenden Literatur sind die Rollen einer Führungskraft in der Regel untergliedert in die Koordination, Ziele setzen und erreichen, die Kooperation im Netzwerk, die Verantwortung in verschiedensten Settings übernehmen, die Prozesse zu entwickeln, die eigenen Stärken und die der Mitarbeiter*innen kennen, nutzen und fördern, die Motivation zur individuell bestmöglichen Leistung, den Freiraum schaffen und Vertrauen geben, zur Weiterentwicklung des Unternehmens beitragen, die Fokussierung auf Chancen und nicht auf die potenziellen Risiken und die Zeit einräumen, gemeinsam Zukunftsstrategien zu entwickeln und diese zu reflektieren (Lüneburg 2020).

Die lange Auflistung ist bewusst gewählt und verdeutlicht, dass Führung nichts ist, was nebenbei erledigt werden kann. Alle aufgeführten Aufgaben kosten Zeit. Sehr viel wertvoll investierte Zeit, die ein Unternehmen oder eine Organisation zur Verfügung stellen sollte, damit eine Führungskraft den Aufgaben nachkommen kann, nämlich das Mitarbeiter*innen dem Unternehmen langfristig erhalten bleiben und ihre innere Motivation weiter ausbauen. Jedes Verhalten in der Rolle der Führungskraft hat in jeden Fall einen Effekt auf die Mitarbeiter*innen. Wenn dem Team Eigenverantwortung und eigenständiges Arbeiten zugetraut wird, werden die anfallenden Aufgaben in aller Regel verantwortungsvoll ausgeführt. Sorgt die Führungskraft für eine Disharmonie und kontrolliert jeden Arbeitsschritt, so entsteht eine sich selbsterfüllende Prophezeiung: Die Mitarbeiter*innen werden vorsichtig und trauen sich eigene Entscheidungen nicht zu und so werden sie sich stets an die Kontrollinstanz wenden. Was wiederum von der Führungskraft als Bestätigung aufgenommen wird. Ein Teufelskreis entsteht. Eine neue Ausrichtung schafft Klarheit. Die Führungskräfte der Gegenwart müssen eine andere Rolle einnehmen. Durch die Ausrichtung, dass die Führungskraft in bestimmten Settings Partner*in oder Förderer ist, schafft das Unternehmen die Ressourcen und Potentiale der Mitarbeiter*innen zu nutzen und eine vertrauensvolle Koexistenz zu sichern. Um die Rolle einer Führungskraft gut auszufüllen, um sich auch auf Führungsaufgaben konzentrieren zu können und gleichzeitig gut über alle Hierarchiegruppen hinweg zu kommunizieren, muss ein eigenes Verständnis von Führung entwickelt werden (Lüneburg 2020).

3.2.1 Führungsstile nach Max Weber

Auch Max Weber erschuf verschiedene Führungsstile. So gibt es nach Weber den patriarchalischen, den charismatischen, den autokratischen und den bürokratischen Führungsstil. Im Vergleich zu Lewin berücksichtigt er noch mehrere Faktoren, wie soziales Handeln, bei der Klassifizierung der Führungsstile (Pastoors et al. 2019).

Patriarchalischer Führungsstil

- Bei diesem Führungsstil ähnelt deine Rolle einem Familienvater. Die Kinder beziehungsweise Mitarbeiter*innen beteiligen sich nicht an der Personal- und Mitarbeiter*innenführung des Unternehmens. Sie sollen gehorchen und haben immer Zugang was bedeutet, dass die Leitung für Fragen erreichbar ist.
- Der Koordinationsaufwand ist vom archetyp aus gesehen überschaubar und das geistige Potenzial der Mitarbeitenden hingegen sehr eingeschränkt. Alle Ausrichtungen folgen dem Patriarchen.
- Ebenso, wie Vorgesetzte Gehorsam fordern, ist kein Widerspruch seitens der Angestellten erlaubt.

Charismatischer Führungsstil

- Das heißt als Führungskraft einzigartig sein.
  - es gibt keine Stellvertretung, Nachfolger*innen oder Vorgänger*innen → nur dieser Mensch begeistert
- Die Vorbildfunktion ist sehr viel höher als bei dem patriarchalischen Führungsstil.
  - der Herrschaftsanspruch basiert weniger auf Gehorsam, sondern viel eher auf dem Respekt oder der Anerkennung.

Autokratischer Führungsstil

- Nahezu unbegrenzte Macht durch Führungsapparat
- Verpflichtung der Untergebenen zu unbedingtem Gehorsam.

Bürokratischer Führungsstil

- Geprägt von Dienststellenbefugnissen, strengen Reglementen und fachlichen Führungskompetenzen
  - niedrig Ansprüche an die Persönlichkeit der Vorgesetzten
  - strenge Hierarchie in allen Ebenen
  - strenge Richtlinien und Anweisungen intern wie extern
- Kontrolle und Gegenkontrolle sind vorherrschend.
- Führungskräfte sind nur zeitlich begrenzt und beliebig austauschbar

Praxishinweis

Jeder dieser Führungsstil sagt viel über die Unternehmenskultur aus. Zeitgleich dient die Ausrichtung einzelner Stile unterschiedlichen Unternehmenszielen. Aus dem Grund ist es schwer, bei Führungsstilen von richtig, falsch oder guter Passung zu sprechen. Welcher Führungsstil ideal ist, hängt von vielen Parametern wie Hierarchie, Kultur, Umwelt Persönlichkeit ab.

3.2.2 Sieben Stufen der Eindimensionalen Führungsstile

Den eindimensionalen Führungsstilen werden sieben Stufen zugeschrieben. Vom demokratischen bis zum autoritären Führungsstil wird hierbei unterschieden. ▶ Tab. 3.2 beschreibt den Entscheidungsspielraum und die ▶ Abb. 3.2 veranschaulicht dies zusätzlich (Schweitzer und Baumeister 2015).

Nachfolgende ▶ Abb. 3.2 veranschaulicht den Entscheidungsspielraum (Schweitzer und Baumeister 2015).

Tab. 3.2: Entscheidungsspielraum innerhalb verschiedener Führungsstile.

Führungsstil	Entscheidungsspielraum
Autoritär	• Vorgesetzte entscheiden ausschließlich allein
Patriarchalisch	• Vorgesetzte entscheiden, sind jedoch bestrebt, die Mitarbeitenden zu überzeugen, bevor diese angeordnet werden
Beratend	• Vorgesetzte entscheiden, gestatten dabei Fragen zur Entscheidung durch deren Beantwortung soll eine Akzeptanz erreicht werden
Kooperativ	• Vorgesetzte informieren die Mitarbeitenden über die wohlüberlegten Entscheidungen • die Mitarbeitenden haben die Möglichkeit, die Meinung mitzuteilen, bevor die Vorgesetzten die finale Entscheidung treffen
Partizipativ	• Die Gruppe der Mitarbeitenden entwickelt Vorschläge • aus der Zahl der gemeinsam erarbeiteten Problemlösungen entscheiden die Vorgesetzten sich für das favorisierte Resultat
Demokratisch	• Die Einheit der Mitarbeitenden entscheidet • Die Vorgesetzten fungieren als Koordinator*innen

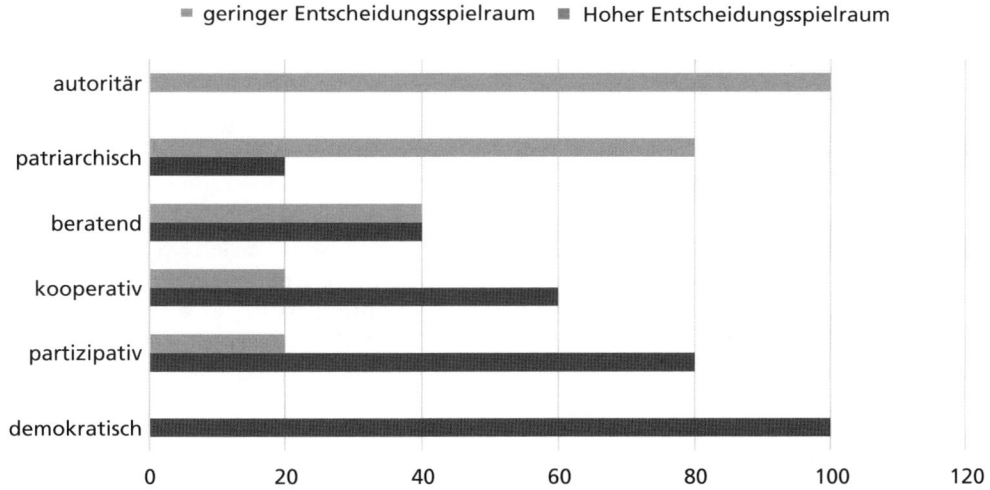

Abb. 3.2: Entscheidungsspielraum aus Sicht der Mitarbeiter*innen unter den Führungsstilen (eigene Darstellung in Anlehnung an Schweitzer und Baumeister 2015).

Praxishinweis

Wie Sie in der Übersicht sehen, ist der Entscheidungsspielraum der einzelnen Führungsstile sehr unterschiedlich. Für Sie als Stationsleitung ist es wichtig zu wissen, dass alle Stile immer noch Anwendung finden. Wenn auch regelhaft in der jeweiligen Situation. Denken Sie an Notfälle. Hierbei ist die Autorität vorherrschend. Wogegen die Einarbeitung beratend und kooperativ ist und die Mitarbeitendenentwicklung partizipativ und die Teambesprechung demokratisch sein kann.

3.2.3 Managementmodelle

Es bestehen momentan diverse Erklärungen, um komplexe Strukturen in Unternehmen zu fassen welche Managementmodelle genannt werden. Managementmodelle setzen theoretische Konzepte zur Führung und Steuerung von Unternehmen ein. Diese dienen als Leitfaden für das Management, um bestmöglich den Unternehmenserfolg zu erhalten oder auszubauen. Es sind Versuche, ein System in einen konzeptionellen Rahmen oder in eine Struktur zu fassen. Die Strategien beinhalten it Techniken zur Planung, Organisation, Steuerung sowie Kontrolle eingesetzt.

Nachfolgen werden die gängigsten Modelle aufgezählt:

- SWOT – Analyse
- Balanced Scorecard Modell
- Kotters Acht Schritte
- St. Gallener Managementmodell
- McKinsey 7-S-Modell
- Lean Management
- EFQM – Modell

Nachfolgend werden zwei Modelle näher erläutert. Zu einen das St. Gallener Führungs-

modell. Wichtig ist hier der systemorientierte Ansatz und durch die verschiedenen Ebenen ist es gut geeignet, ein System als Ganzes begreifbarer zu Zeigen. Zum anderen das 7-S-Modell von McKinsey. Es stellt einen Bezugsrahmen zur ganzheitlichen Betrachtung dar, was ein wesentlicher Schlüssel zur Betrachtung unserer komplexer werden Gesellschaftsstrukturen ist.

St. Gallener Führungsmodell

Das St. Gallener Führungsmodell (▶ Abb. 3.3) geht auf Hans Ulrich, welcher auch Gründer des St. Gallener Instituts für Wirtschaftslehre ist, zurück. Entwickelt zu Beginn der 1970er-Jahre, wurde es bis 2002 immer wieder modifiziert und angepasst. Das Modell folgt dem systemorientierten Ansatz der betriebswirtschaftlichen Führungslehre und besteht es aus drei Teilmodellen (Lorenz und Rohrschneider 2022):

1. Das normative Management oder Unternehmensmodell
   - umfasst die Bereiche Umwelt, Märkte, Funktionsbereiche, Gestaltungsebenen sowie die repetitiven und innovativen Aufgaben.
   - ausgehend von der Unternehmensphilosophie werden Zielvorstellungen formuliert und entsprechende Maßnahmen definiert
   - Fokus ist die Zielerreichung
2. Das strategische Management
   - Kontrolliert die Effizienz der getroffenen Maßnahmen
3. Das Führungsmodell
   - ist eine mehrdimensionale Verknüpfung von verschiedenen Führungsstufen deren Phasen und Funktionen der Führung.
   - Das Modell versucht einen einheitlichen Begriffsapparat zur Verfügung zu stellen und ist leicht implementierbar.

Praxishinweis

Das Modell wirkt zunächst umfangreich besticht jedoch beim Betrachten durch eine absolute Klarheit. Eingerahmt durch die drei Ebenen führt das Modell von einer Vision zur Mission und folglich zu den Aufträgen. Sehen Sie sich die Struktur an und führen Sie diese auf Ihre Organisationseinheit zurück. Die Station ist umrahmt durch ein Gerüst und findet sich auf der Ebene des operativen Managements wieder. Untermauert wird die gesamte Modelarchitektur durch die Basis, also die Mitarbeitenden und der Unternehmensentwicklung. Die Akteur*innen müssen den Inhalt verinnerlichen und akzeptieren. Veränderungen gesellschaftlicher oder wirtschaftlicher Art müssen kontinuierlich in eine Anpassung der Modellarchitektur einfließen.

McKinsey 7-S-Modell

Das 7-S-Modell bietet einen eleganten Bezugsrahmen zur ganzheitlichen Betrachtung einer Organisation. Hierbei insbesondere zur Identifizierung von Potenzialen. Aufgrund der ganzheitlichen Betrachtungsweise durch Vereinigung von harten und weichen Erfolgsfaktoren kann das Modell von McKinsey darüber hinaus im Zusammenhang mit der Initiierung von Prozessen zur Veränderung sowie der Implementierung von Strategien zur Anwendung kommen.

Grundlage des Modells sind die sieben Erfolgsfaktoren. Zum Ende der 70er Jahre hat eine interne Forschungsgruppe der Unternehmensberatung von McKinsey & Company exzellente Unternehmen untersucht. Fokus der Untersuchung war es die Faktoren für den Unternehmenserfolg herauszuarbeiten. Die Forschungsgruppe war der Auffassung, dass keine gute Struktur ohne Berücksichtigung des menschlichen Faktors existieren wird. Neben der Strategie wurden durch die Forschungsgruppe weitere in Wechselwirkung zueinanderstehende harte und weiche Faktoren herausgearbeitet. Zudem auch Faktoren, welche die Organisation beschreiben und Faktoren, von denen der Unternehmenserfolg abhängt.

- *Harte Faktoren*: Strategie, Struktur und Systeme
  - bestimmen die Effektivität und die Effizienz eines Unternehmens
- *Weichen Faktoren*: Selbstverständnis, Spezialkenntnisse, Stil und Stammpersonal
  - bilden den menschlichen Faktor und das interne Führungskonzept ab

Zwischen diesen Faktoren bestehen Interdependenzen, also eine gegenseitige Abhängigkeit (▸ Abb. 3.4). Die Veränderung eines Faktors kann somit Auswirkungen auf die übrigen Faktoren haben. Nach der Forschungsgruppe stimmen erfolgreiche Unternehmen die einzelnen Elemente konsistent aufeinander ab, um auf diese Weise die Potenziale der sieben Erfolgsfaktoren auszuschöpfen (Strozinsky 2010).

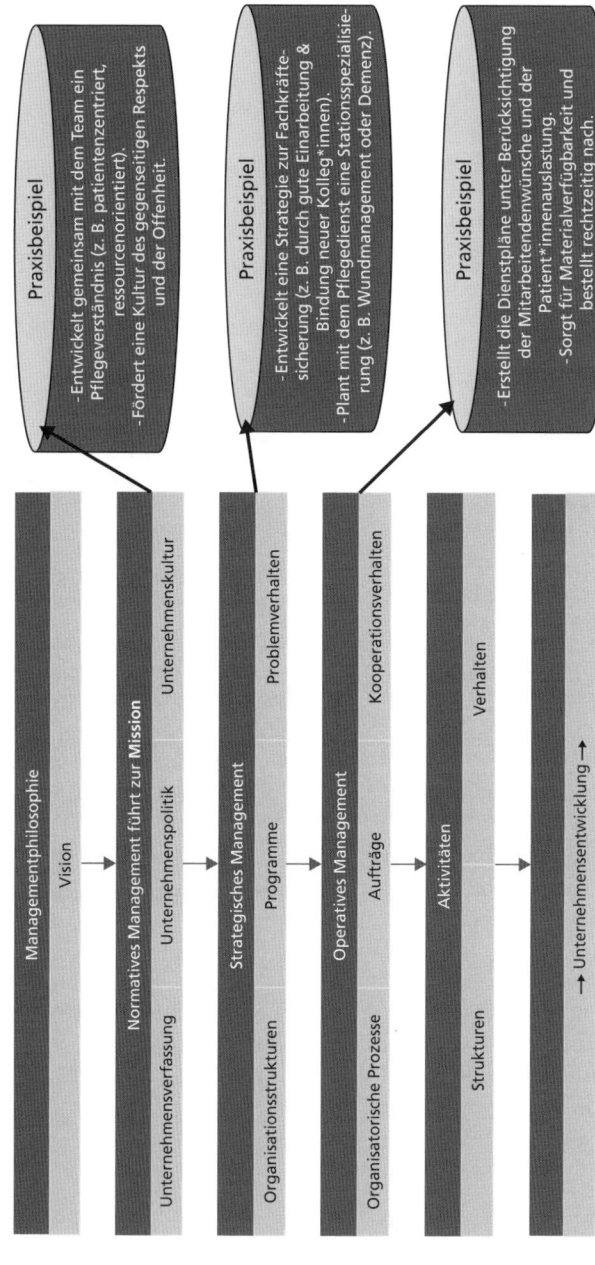

Abb. 3.3: St. Gallener Führungsmodell mit Praxisbeispielen (eigene Darstellung in Anlehnung an Lorenz und Rohrschneider 2022).

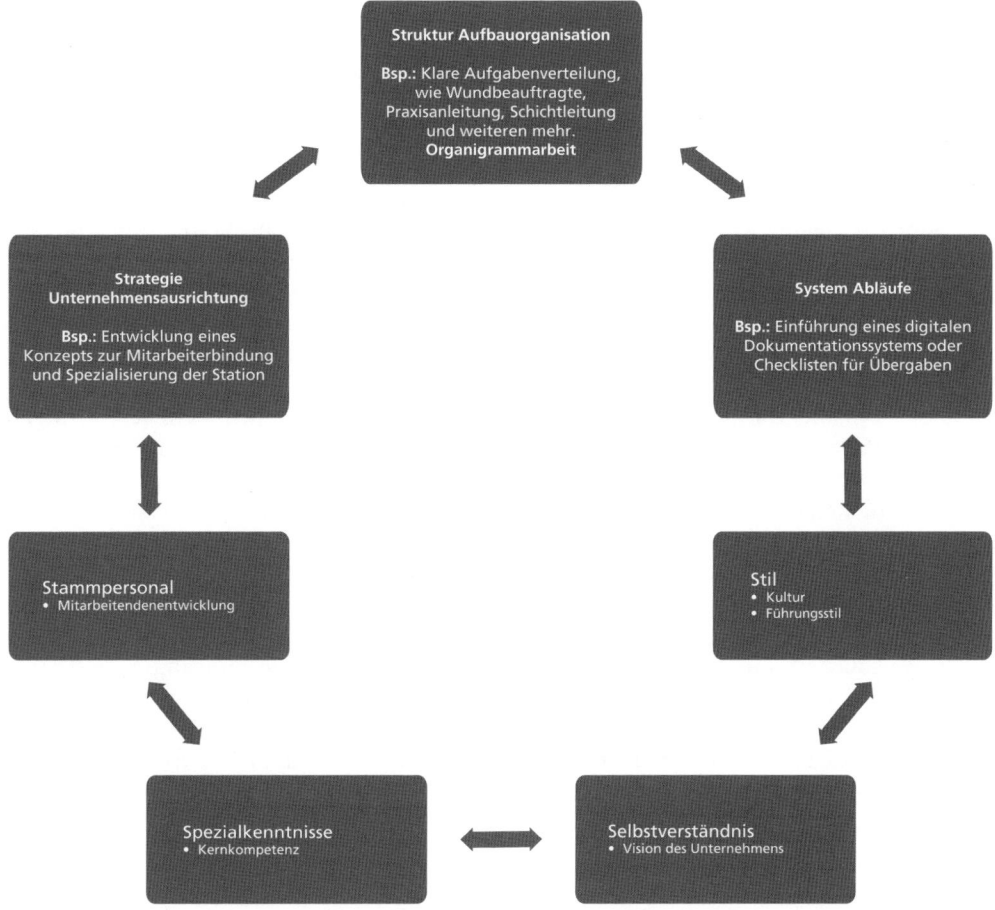

Abb. 3.4: 7-S-Konzept nach McKinsey (eigene Darstellung nach Stronzinsky 2010).

Praxishinweis

Achten Sie als Stationsleitung bei Veränderungen innerhalb der Prozessketten Ihres Bereiches darauf, dass die Interdependenzen aufeinander abgestimmt sind. Zur Erinnerung: Interdependenz = Gesamtleistung und bezieht drei Faktoren ein. Die Drei sind

Produktion – Patient*innen + Vertrieb – Nutzen + Personal – Qualifikation = Gesamtleistung.
Jede Neuerung bewirkt eine Wirkung auf die anderen Systeme. Einbezug der Basis ist essenziell. Als Beispiel können Sie hier Verantwortlichkeiten im Team übertragen und die Arbeitsschritte begleiten und nachhalten in dem Sie die Fortschritte immer wieder mit den Akteur*innen evaluieren.

Wenn Sie Arbeitsbedingungen von McKinsey in eine Suchmaschine eingeben sehen Sie auch, was aus solchen Modellen in der realen Umsetzung gemacht wird.

3.2.4 Der situative Führungsstil und die situative Reifegrad-Theorie der Führung nach Hersey und Blanchard

Beim situativen Führen lassen sich in der Entwicklung von Mitarbeiter*innen, abhängig von Kompetenz und Leistungsbereitschaft, vier Stufen der Selbstständigkeit darlegen. Basierend auf dem jeweiligen Entwicklungsstand sowie der Qualifikation der Mitarbeiter*innen sollte die Führungskraft das korrekte Verhalten zeigen und den bestmöglich passenden Führungsstil anwenden. Hierbei ist wichtig darauf zu achten, dass sich der jeweilige Reifegrad der Mitarbeiter*innen immer nur auf die jeweilige Aufgabe bezieht. Die notwendigen Eckpunkte wie Motivation und Begabung, können mitunter von Aufgabe zu Aufgabe schwanken. So kann die Motivation bei einer Aufgabe nicht so hoch und bei der anderen Aufgabe dafür umso stärker ausgeprägt sein. Im erlebten Führungsverhalten lassen sich zwei Grundkategorien unterscheiden.

1. Das aufgabenorientierte Verhalten
   - Im Fokus steht, wie und wann etwas erledigt werden muss
   - Ziel ist die Kompetenzentwicklung
   - Dafür geben die Leitungen in den Mitarbeitendengesprächen immer wieder Feedback. Somit erfahren die Mitarbeiter*innen, was gut und was nicht optimal verlief. Dies soll zur Verbesserung der Aufgabenbewältigung beitragen.
2. Das beziehungsorientierte Verhalten
   - Eigeninitiative und die Einstellung zu der Aufgabe, welche ausgeführt werden soll, stehen im Fokus

- Hierbei kommt es darauf an, die Mitarbeiter*innen in die Problemlösung einzubeziehen.

Hier wird es etwas komplexer. Nun werden die beiden Dimensionen Mitarbeitendenorientierung und Aufgabenorientierung mit den Reifegraden in Verbindung gebracht und Schlussfolgerungen abgeleitet. Bei Mitarbeitenden, die können und wollen, braucht es keines von beidem. Bei Mitarbeitenden, die weder können noch wollen, braucht es eine hohe Aufgabenorientierung. Folgt man dem Modell, besteht die Aufgabe der Führungskraft darin, das Wollen und Können der jeweiligen Mitarbeitenden einzuschätzen, um dann geschickt die Dimensionen Mitarbeitendenorientierung und Aufgabenorientierung passend zu justieren (Trost 2022).

Grundsätzlich ist die Aussage, dass es weder die richtigen Führungseigenschaften noch das richtige Führungsverhalten gibt. Das richtige Führungsverhalten hängt bei diesem Erklärungsansatz von der Situation ab. Soweit würde dies wohl jeder geradlinig Denkende sofort bestätigen. Was aber beschreibt konkret die Situation? Hier kommt ein Führungsmodell zum Zug, welches heute noch immer weltweit in Führungskräfteausbildungen gelehrt wird. Die situative Reifegrad-Theorie der Führung stammt von den Forschenden Hersey und Blanchard. Sie differenzierten unterschiedliche Situationen nach der Fähigkeit, dem Können, und der Bereitschaft, dem Wollen, des jeweiligen Geführten (► Abb. 3.5). Demnach gibt es Mitarbeiter*innen, die wollen und können und es gibt Mitarbeiter*innen, die weder wollen noch können. Zu diesen gibt es auch jene, die können, aber nicht wollen als auch und jene, die wollen, aber nicht können (Trost 2022).

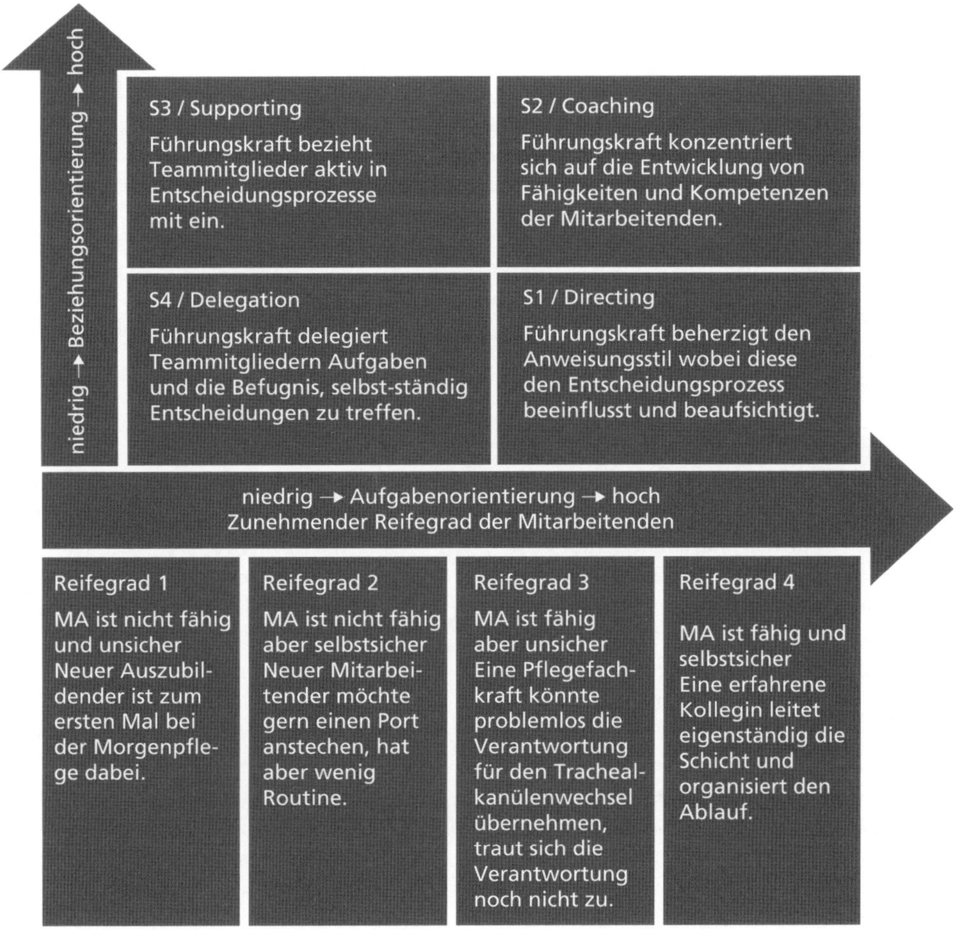

Abb. 3.5: Situative Führung nach Hersey und Blanchard mit den Reifegraden und Praxisbeispielen (eigene Darstellung nach Trost 2022).

Praxishinweis

In dem Modell ist zu erkennen, dass Mitarbeitende je Reifegrad wenig bis viel Unterstützung benötigen. Ihre Top-Mitarbeitenden, im Reifegrad 4 können Sie als Stationsleitung mit Coaching zu Bestleistungen motivieren. Hingegen Ihre Mitarbeitenden im Reifegrad 1 nur mit viel Führung durch Sie oder die Struktur in das Setting einbeziehen. Die Kette der Interaktion folgt somit folgenden Kriterien der Führung durch Sie.

- Situatives Führen S1
  - Viel aufgabenorientiertes und wenig beziehungsorientiertes Führungsverhalten
  → Zeigen – Anleiten – Anweisen
- Situatives Führen S2
  - Viel aufgabenorientiertes und viel beziehungsorientiertes Führungsverhalten

→ Erklären – Darstellen - Überzeugen
- Situatives Führen S3
  - Viel beziehungsorientiertes und wenig aufgabenorientiertes Führungsverhalten
  → Problemlösen – Teilnehmen – Ermutigen
- Situatives Führen S4
  - Wenig beziehungsorientiertes und wenig aufgabenorientiertes Führungsverhalten
  → Verfolgen – Deligieren – Beobachten

3.2.5 Transformationale Führungstheorie nach Bass, Burns und Pelz

Das Konzept der transformationalen Führung von Bass und weiteren Koautor*innen (1985) hebt sich zunächst in zwei Beziehungen vom Konzept der charismatischen Führung (▶ Kap. 3.2.1) ab. Charisma wird als notwendige, aber nicht als alleinige und ausreichende Bedingung für eine entsprechende Führungswirkung gesehen. Entgegengesetzt zu den Ansätzen von Burns werden weiterhin die Bedürfnisse der Mitarbeiter*innen und insbesondere auch emotionale Aspekte wie Charisma stärker einbezogen. Das klassische Führungsverhalten oder das Managementverhalten wird dabei im Anschluss als transaktional bezeichnet. Das verweist auf den Grundcharakter der Beziehung der Führung als eine Austauschbeziehung im Sinne der Anreiz-Beitrags-Theorie. Bei dieser die Führungskraft stellvertretend für das Unternehmen entsprechende Anreize bereitstellt und die Mitarbeiter*innen im Wechsel entsprechende Leistungen für das Unternehmen erbringen. Entgegengesetzt zu diesem Modell stellt Bass vor allem vier Faktoren heraus, die anstatt eines äquivalenten Tauschs eine überdurchschnittliche Anstrengung oder Motivation im geführten Menschen hervorrufen können und damit zu einer überdurchschnittlichen Arbeitsleistung der geführten Menschen beitragen. Hierbei liegt der Fokus insbesondere auf spezifischen Verhaltensweisen der Führungsperson.

Zu diesen Faktoren einer transformationalen Führung gehören:

1. Inspirierende Motivation
   - Die transformationale Führungspersönlichkeit formuliert anspruchsvolle Ziele und entwickelt anziehende Zukunftsvisionen.
   - Sie fördert unterdessen den Teamgeist und vermittelt Zuversicht und Vertrauen, dass die Einheit die hohen Ziele auch erreichen kann.
2. Intellektuelle Stimulierung
   - Die transformationale Führungspersönlichkeit regt die Mitarbeiter*innen »als Spezialist*innen für das jeweilige Aufgabengebiet zu eigenständigem Problemlösen und zum kritischen Hinterfragen von Gewohnheiten an und fördert somit die Kreativität und die Innovationsbereitschaft.
3. Individuelle Förderung
   - Die transformationale Führungspersönlichkeit geht auf die individuellen Bedürfnisse der Mitarbeiter*innen ein und entwicklet gezielt ihre Fähigkeiten und Stärken durch Feedback und konstruktiven Anstoß, durch Übertragung von verantwortungsvollen Aufgaben als auch durch die Einbeziehung von Entscheidungen und originelle Entwicklungsangebote.
   - In der Rolle des Coaches ermutigt und fordert die Führungspersönlichkeit ihre Mitarbeiter*innen, die persönliche Entwicklung eigenverantwortlich anzugehen.

4. Idealisierter Einfluss
   - Die transformationale Führungspersönlichkeit wird hohen moralischen Ansprüchen und Leistungsstandards gerecht, die sie authentisch lebt.
   - Das Vorbildverhalten fördert das Vertrauen im gesamten Team, um so gemeinsame Herausforderungen zu bewältigen. Durch die eigene Glaubwürdigkeit und Begeisterung wird unweigerlich eine charismatische Wirkung erreicht.

Mit der verfolgten Transformation des Führungsansatzes gibt es Parallelen zu dem in der Gesellschaftslehre gängigen Ansatz des Lernprozesses der Führung, welcher von einem Prozess des Austauschs und des Lernens zwischen Führenden und Geführten ausgeht (Rybnikova und Lang 2021).

Wie genau sich transformationale Führungskräfte im Alltag verhalten, sollen die nachfolgenden Grundgedanken eigrenzen. Zum Ende des Kapitels werden diese grafisch dargestellt. Das hier vorgelegte Konzept des Gießener Inventars der transformationalen Führung besteht aus konkreten Beschreibungen des Verhaltens erfolgreicher Führungskräfte. Dieses Verhalten kann zu sieben Kompetenzen zusammengefasst werden, die zu realen Ergebnissen führen. Es handelt sich also um Aussagen von Praxiserfahrenen, die anhand der Stichprobe auf Praxisbezug im deutschen Kulturkreis überprüft wurden (nachfolgende Auflistung nach Pelz in Au 2016).

1. Identifikation
   - Transformationale Führungskräfte werden als Vorbild wahrgenommen und schaffen Vertrauen. Sie bewirken Respekt, Bewunderung und Wertschätzung bei den Mitarbeiter*innen und sind verlässlich, halten Wort und erfüllen hohe ethische und moralische Standards.
   - Sie stellen die gemeinsamen Interessen und Ziele über ihre persönlichen Vorteile.

   - Die Vorbildfunktion hat größten Einfluss auf die Einstellung und somit die Verhaltensänderung der Mitarbeitenden und ist im Vergleich wesentlich größer als materielle Anreize oder Druck.
2. Vorbild und Persönlichkeit
   - Wichtig vorab ist, dass nicht jede Person als Vorbild geeignet ist.
   - Wesentlich für ein Vorbild sind neben gelebten Werten vor allem klare, unverwechselbare Persönlichkeitsmerkmale.
   - Persönlichkeitsmerkmale können Sie am besten darstellen, indem sie folgende Hilfsmittel nutzen:
     - 360-Grad-Feedback (Methode der Beurteilung von Leistung, bei der die Person nicht ausschließlich nur von ihrem Vorgesetzt*innen, sondern auch von Kolleg*innen, und gegebenenfalls Kund*innen und anderen Akteur*innen des Arbeitumfeldes bewertet wird. So ergibt sich ein umfassendes Bild der Fähigkeiten und Verhaltensweisen. Ein guter Ausgangspunkt für individuelle Coachings.)
     - In dem Zusammenhang ist die Nutzung der Online-Version des Gießener Inventars zu empfehlen (https://pelz.fuehrungskompetenzen.net/form/ident/FK-2-copy)
     - Der validierte Test zeigt das eigene Stärken-Schwächen-Profil der transformationalen Führungskompetenzen
3. Inspiration
   - Transformationale Führungskräfte inspirieren und motivieren ihre Mitarbeitenden durch attraktive, anspruchsvolle und zugleich realistische Ziele.
   - Damit verbundenen stellen sich Erfolgserlebnisse ein.
   - Mitarbeiter*innen erkennen den Sinn in Zielen und deren Aufgaben, was Teamgeist fördert, da alle an der gemeinsamen Aufgabe wachsen.

4. Stimulation
   - Sie selbst regen zur selbstständigen, kreativen Problemlösung an. Ein Klima, in dem überholte Denkweisen, Routinen und Gewohnheiten kritisch hinterfragt werden und völlig neue Lösungen gefunden werden führt zu einem kontinuierlichen Prozess der Optimierung aus eigener Kraft und Initiative.
5. Considertion
   - Förderung erfolgt durch Coaching
   - Transformationale Führungskräfte fördern ihre Mitarbeiter*innen nicht durch externe Schulungen, sondern vielmehr geben sie konstruktives Feedback zu den persönlichen Potenzialen und unterstützen bei der Entwicklung beruflicher Perspektiven.
   - Agieren wie ein persönlicher Coach, der Talente und das Potenzial gezielt fördert. Denn lernen ist zu 90 Prozent durch Praktizieren im Sinne des learning by doing gekoppelt und nur zu 10 Prozent durch Seminare oder Trainings.
6. Fairness
   - Effektive Kommunikation heißt auch, dass für den Umgang miteinander faire Spielregeln und Grundsätze gelten.
   - Werte wie Aufrichtigkeit, Transparenz, Offenheit, und Respekt werden nicht nur eingeführt, sondern im Alltag tatsächlich gelebt.
   - Das Verhalten bewirkt weniger Zeitverschwendung durch unnötiges politisches Taktieren.
7. Entrepreneurship
   - Unternehmerische Haltung welche nicht nur in der Geschäftsführung praktiziert wird, sondern das Denken in Chancen und Risiken überführt und so Kosten und Erträge im Betrieb fokus-

siert. Unternehmerisches Verhalten ist durch kontinuierliche Verbesserungen und am wirtschaftlichen Umgang mit den zur Verfügung stehenden Ressourcen sichtbar.
   - Die Unternehmensstrategie und die Erwartungen der Kund*innen sind bekannt.

Praxishinweis

Ziele in Resultate umsetzen, statt Aufgaben vor sich herschieben ist die Intensität der transformationalen Führung. Wie die ▶ Abb. 3.6 zeigt, ist das wichtigste Resultat die Folge der Mitarbeitendenzufriedenheit als auch die Kund*innenzufriedenheit. Denn beides fördert ein Wachstum und somit auch eine Rentabilität. Das wichtigste Merkmal transformationaler Führungskräfte sind nicht visionäre oder charismatische Effekte, sondern vielmehr die Fokussierung auf das Wesentliche. Die wesentlichsten Energiequellen der transformationalen Führung sind Persönlichkeitsmerkmale wie Optimismus, Ehrgeiz, Neugier, Beharrlichkeit und Integrität. Nutzen Sie gern den kostenfreien Persönlichkeitstest, welchen Sie nach einer kurzen Suchmaschinensuche finden. Hier sehen Sie selbst Ihre Potenziale in Bezug zur transformationalen Führung. Die ▶ Abb. 3.6 zeigt den klaren Weg des Konzeptes.

3.2.6 Vier Führungsrollen

Die Rollen einer Führungskraft sind mannigfaltig. Das Konzept der Vier Führungsrollen versucht den Mitarbeitenden im Zentrum des Handelns zu verankern. Um die mitarbeitende Person liegen die vier Rollen der Führungskraft (▶ Abb. 3.7, Trost 2022)

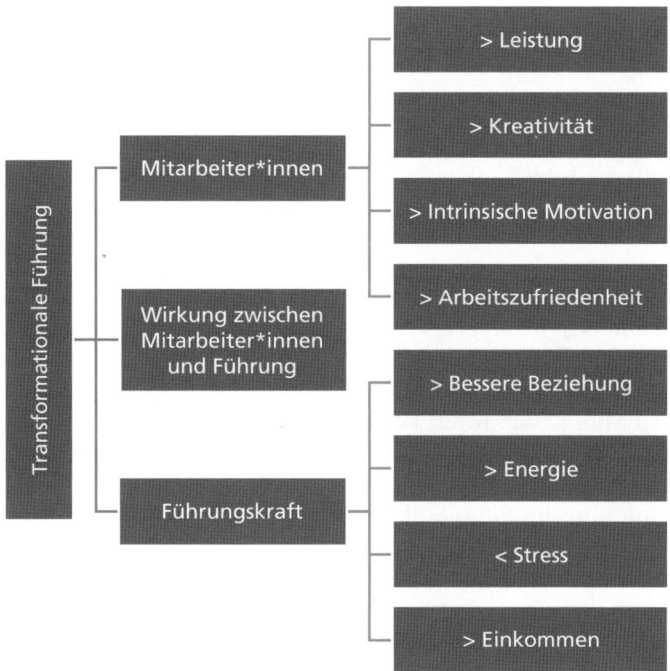

Abb. 3.6: Wirkung Transformationaler Führung (eigene Darstellung nach Au 2016).

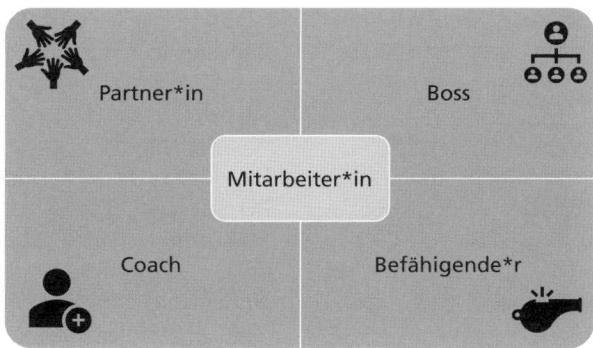

Abb. 3.7: Vier mögliche Rollen einer Führungskraft (eigene Darstellung nach Trost 2022).

Die Führungskraft als Chef*in

Gewiss ist die Führungskraft für die Leistung des anvertrauten Teams verantwortlich. Diese Aussage gilt unabhängig von der Rolle, welche sie innehat. Es stellt sich jedoch die Frage, ob sie deshalb auch die Verantwortung für alle Interessen, Aufgaben, Fragen, Sorgen übernehmen sollte. Eine Führungskraft in dem Sinne der vier Rollen tut in der Rolle der Chef*in genau das. Sie hat eine klare Vorstellung davon, wie angepackt werden soll und was die Resultate sind. Insofern versucht sie, jederzeit eine hohe Ergebnissicherheit als

183

auch Prozesssicherheit zu vermitteln. Weil diese klaren Vorstellungen verinnerlicht sind, gibt sie entsprechende Anweisungen.

Die Führungskraft als Coach*in

Die Führungskraft in der Rolle des Coaches gibt so viel Verantwortung wie möglich an ihre Mitarbeitenden ab. Ein Coach regt die Mitarbeitenden zum eigenständigen Nachdenken und Reflektieren an. Darin ist der Kern des Coachings der coachenden Führungskraft zu sehen. Ein Coach liefert keine Antworten, sondern stellt vielmehr Fragen. Dabei setzt die Führungskraft in der Coach-Rolle auf »Wie würde nun eine Führungskraft in der Rolle auf obiges reagieren?« Themen werden gedanklich und sprachlich durchlebt bevor diese passieren. Begegnen dieser Führungskraft Mitarbeiter*innen mit einer Idee, wird der Coach diese mit zum Teil quälenden und tiefergehenden Fragen begegnen. Beispiele können sein:

- Warum glauben Sie, dass diese Idee ausreichend ist?
- Was würden Kund*innen zu dieser Idee sagen?
- Warum haben Sie diese Idee gehabt?
- Haben Sie bereits mit Kolleg*innen über diese Idee gesprochen und wenn ja, was ist das Feedback?
- Was genau sind die Hauptgründe, warum diese Idee missglücken wird?

Die Führungskraft als Partner*in

Eine Führungskraft in der Partner*innenrolle wird in einem entsprechenden Konfliktfall die Kolleg*innen zu einer gemeinsamen Besprechung einladen. Dann wird gemeinsam entschieden, ob beispielsweise das Konzept in Ordnung ist, um es dann gemeinsam zu tragen oder gemeinschaftlich anzupassen. Führung bedeutet im partnerschaftlichen

Sinn, Dinge gemeinsam zu machen. Es geht um das Wir und das Uns, und nicht alleinig um die Führungskraft. Führungskräfte, die aus der Partner*innenrolle heraus agieren, teilen Verantwortung mit ihren Mitarbeitenden. Dabei agieren sie im Wesentlichen als Moderator*innen und beteiligen die Mitarbeitenden in Entscheidungsprozessen. Auch Problemlöseprozesse sind Bestandteil der Partner*innenrolle. Die Folge, als auch die Grundlage, dieser partnerschaftlichen Führung ist die gleiche Augenhöhe zu den Mitarbeitenden. Die Führungskraft ist gleichwertiges Teammitglied, lediglich mit dem Unterschied, dass sie die Rolle inne hat.

Die Führungskraft als Befähigende

Rahmenbedingungen zu schaffen, innerhalb derer die Mitarbeiter*innen das bestmögliche Potenzial entfalten können, ist Gegenstand dieser Rolle. Führung bedeutet sicherlich mehr als diese Aussage. In dieser Rolle trägt Sie die Verantwortung für die Leistungsfähigkeit der Geführten trägt. Im Sinne der modernen Führungsliteratur ist hier das Prinzip des Servant Leadership (dienende Führung) gleichzusetzen. Die naheliegenden Aspekte, die diese Aussage stützen, sind Zeit und aufgewendete Ressourcen. Darüber hinaus geht es um die Bereitstellung helfender und befähigender Maßnahmen. Diese gehen mit dem Kontext des Lernens und der langfristigen Entwicklung einher. Auch strukturelle Aspekte, wie Regeln oder kulturelle Aspekte können hierbei als psychologische Sicherheit begriffen werden. In einem Klima zu arbeiten, das Fehler als Quellen des Lernens und nicht als Grund zur Strafe begreift, ist eine Quelle der Zukunftssicherheit beinhaltet. Agiert eine Führungskraft in der Rolle des Befähigenden wird sie sich kontinuierlich die Frage stellen, was die Mitarbeitenden für eine bestmögliche Leistung benötigen.

Die vier Führungsrollen im zusammengefassten Überblick dienen Ihnen dazu, die Denkweise der Rollen auf einen Blick zuzuordnen. Hier nachfolgend die aus Sicht der Autoren dieser Ausarbeitung prägnantesten Inhalte. Nach Trost agieren Führungskräfte wie folgt (Trost 2022):

Führungskräfte, in der Rolle des Bosses:

- tragen die volle Verantwortung für die Leistung ihrer Mitarbeienden
- geben klare Anweisungen, liefern auf Fragen Antworten und Lösungen
- fällen alleinige Entscheidungen
- erwarten Loyalität und Gehorsam
- vermitteln, dass sie das Sagen haben

Führungskräfte in der Rolle des Coaches:

- übertragen Verantwortung auf die Mitarbeitenden, soweit es möglich ist
- vertrauen auf das Potenzial sowie der Kompetenz der Mitarbeitenden
- setzen auf intrinsische Motivation
- stellen herausfordernde Fragen, die zum eigenverantwortlichen Reflektieren anfeuern
- reagieren auf Fragen der Mitarbeitenden mit Gegenfragen

Führungskräfte in der Rolle des Partners/ der Partnerin:

- teilen die Verantwortung mit den Mitarbeitenden, agieren als Moderator*innen und beteiligen die Geführten in Entscheidungsprozessen
- wirken auf solidarische Alternativen und Problemlösungen hin
- fordern kontroverse Sichtweisen ein und hinterfragen den Konsens der Gruppe
- repräsentieren die Mitarbeitenden gegenüber äußeren Instanzen
- sehen sich als Teil des gesamten Teams

Führungskräfte in der Rolle des Befähigenden:

- tragen Verantwortung für die Leistungsfähigkeit der Mitarbeitenden

- stellen Rahmenbedingungen her, sodass Potenzial sicher entfaltet wird
- agieren als Mentor*innen
- fragen was benötigt wird, um gute Leistung erbringen zu können
- sehen sich als eine Art Dienstleistung gegenüber den Mitarbeitenden

---

Praxishinweis

Die vier Rollen des Modelles wirken allesamt pragmatisch und lesen sich analog zum situativen Führungsansatz so, als ob Sie sich als Stationsleitung je nach Situation in die jeweilige Rolle begeben können. Um dies auch umzusetzen, bedarf es der Erfahrung, welche Rolle von Ihnen ihr Gegenüber in der Situation braucht. Wichtig ist der von beginn an klare Fokus auf die Mitarbeitenden im Zentrum der vier Rollen.

3.2.7 Persönlichkeit einer Führungskraft: OCEAN-Modell

Die Persönlichkeit einer Führungskraft ist durch ihre Führungsumwelt geprägt und folgt einem geeigneten Rollenmix. Unter Persönlichkeit wird die überdauernde Disposition einer Person verstanden, welche in bestimmten Situationen bestimmte Verhaltensmuster zeigt. Persönlichkeit wird hierbei als ein Set stabiler Eigenschaften der Person betrachtet. Dabei gibt es zunächst keine richtigen oder falschen beziehungsweise guten oder schlechten Eigenschaften. Menschen unterscheiden sich, was als positiv anzusehen ist. Allerdings können Persönlichkeitseigenschaften für bestimmte Führungsrollen mehr oder weniger förderlich wirken. Die jahrzehntelange Forschung innerhalb der Psychologie hat offenbart, dass die Persönlichkeit von Menschen entlang fünf, voneinander unabhängiger Faktoren oder Dimensionen genannt, beschrieben werden kann. Hierbei spricht man daher auch von den *Big Five der Persönlichkeit*. Die ▶ Abb. 3.8 zeigt für jede der Dimensionen die dazugehörigen Extreme. In dem Modell wird immer eine *Ladung* beschrieben. Eine hohe Ladung drückt eine hohe Ausprägung im Sinne der Dimension aus. Eine niedrige Ladung bedeutet jeweils das entsprechende Gegenteil. Neben den deutschen Bezeichnungen sind die mutter-

sprachlichen Originale aus dem Modell ergänzt. Ihre Anfangsbuchstaben ergeben das Akronym OCEAN was auch als Merkhilfe verstanden wird und woher dieses Modell auch seinen umgangssprachlichen Namen besitzt. Hier nachfolgend in der Übersicht dargestellt die drei prägnantesten Inhalte der fünf Oberbegriffe beziehungsweise der Ladungen. (Trost 2022).

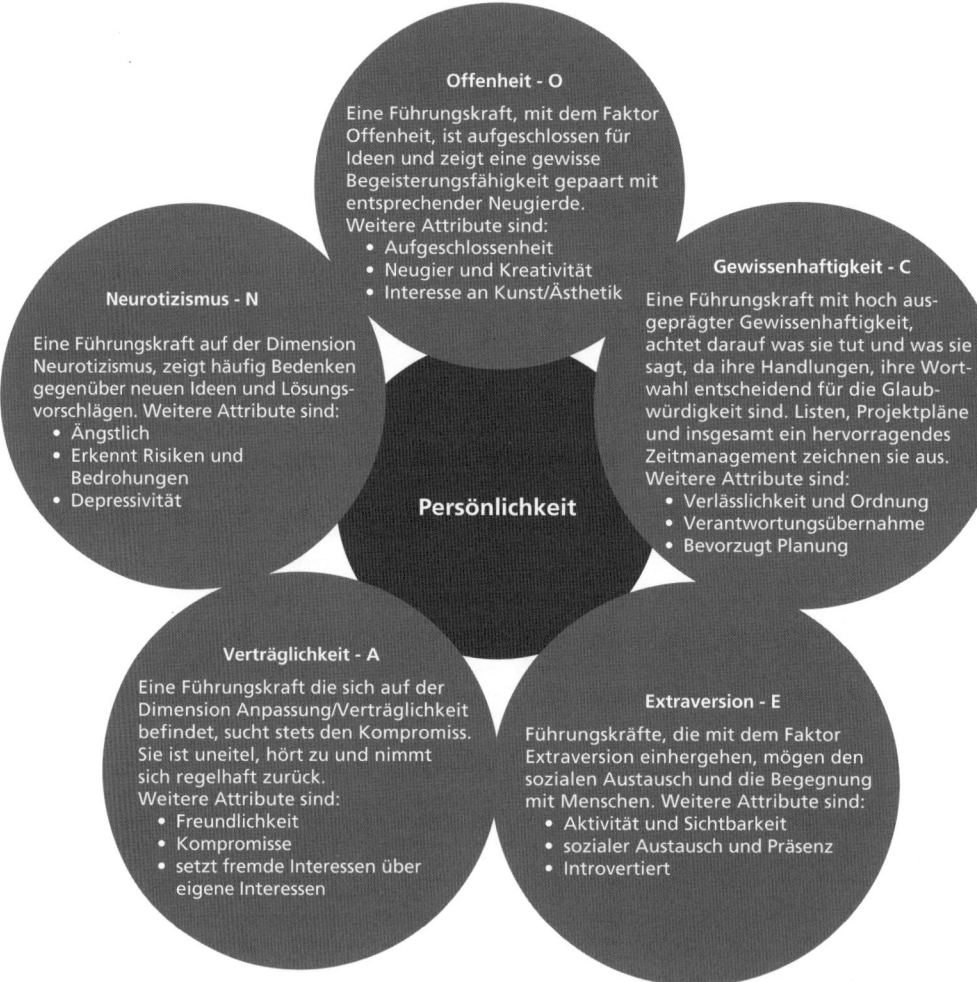

Abb. 3.8: OCEAN Modell mit Ladungen und drei Hauptmerkmalen der Führungskraft (eigene Darstellung nach Trost 2022).

> **Praxishinweis**
>
> Die fünf Dimensionen beziehungsweise Ladungen des Modelles wirken allesamt anwendungsbezogen und lesen sich fast analog zum situativen Führungsansatz. Sie als Stationsleitung können sich je nach Bedingungen in die jeweilige Ausprägung begeben. Um dies auch umzusetzen, bedarf es der Erfahrung, was es genau es in der jeweiligen Situation bedarf. Wichtig ist bereits der zu Beginn klare Fokus auf die Persönlichkeit, welche im Zentrum der Ausprägung steht.

3.3 Persönlichkeitstypen der Führungskräfte

Neben den Konzepten zu dynamischen Führungsprozessen beinhalten die Anwendungen der Psychoanalyse auch eine Reihe von Bemühungen, die Persönlichkeiten der Führungskräfte und der Mitarbeitenden zu beschreiben und zu klassifizieren. Im Folgenden wird auf drei psychoanalytische Persönlichkeitstypologien eingegangen, die nicht nur eine breite Anwendung in der Führungsforschung erfahren haben, sondern auch einen Stammplatz in der Populärpsychologie besitzen.

3.3.1 Persönlichkeitstypen nach Jung

Die Persönlichkeitstypologie nach Jung geht auf sein Werk der psychologischen Typen zurück. Die Basis stellt die Unterscheidung von (Jung 2019):

- zwei allgemeinen Einstellungstypen:
  - Introversion und Extraversion
- vier Bewusstseinsfunktionen:
  - Denken, Fühlen, Empfinden und Intuition.

Diese Merkmale bilden hierbei drei Gegensatzpaare: Wie die Introversion die Extraversion ausschließt, so steht das Denken im Gegensatz zum Fühlen und die Intuition im Gegensatz zum Empfinden. Herr Jung vermutete, dass jeder Mensch vier grundlegende Bewusstseinsfunktionen hat:

- Extraversion versus Introversion
- Denken versus Fühlen
- Empfinden versus Intuition
- Urteilen versus Wahrnehmen

Zusammen gefasst bezeichnet die letzte Unterscheidung in der Theorie von Jung, dass unterschiedliche Vorlieben und Verhaltensweisen, wie beispielsweise Menschen ihre Umwelt wahrnehmen und mit ihr interagieren. Menschen kombinieren regelhaft Wahrnehmungen und projizieren diese auf unterschiedliche Weise, was unweigerlich zu verschiedenen Persönlichkeitstypen führt, da aus ihnen Handlungen abgeleitet werden.

Die ersten beiden Paare werden hierbei als Polaritäten bezeichnet. Während die letzten beiden als Einstellungen bezeichnet werden. Sie versuchen zu beschreiben, wie wir mit Informationen umgehen. Nachfolgend werden die acht darauf resultierenden Persönlichkeitstypen kurz erläutert:

Extraversion

Die Extraversion ist ein Haltungstyp, der durch Handlungsorientierung und Konzentration auf das äußere Objekt oder dem Interesse auf etwas gekennzeichnet ist. Dieser Haltungstyp, besticht durch die Orientierung an Ideen und der Aufmerksamkeit für subjektive gefühlsmäßige Inhalte.

Introversion

Die introvertierten Menschen finden Unabhängigkeit, Einsamkeit und Freiheit als ein enorm wichtiges Gut für die eigene Selbstfürsorge. Dies liegt vor allem daran, dass nach sozialen Situationen Zeit zum Auftanken benötigt wird. Dies bedeutet nicht, dass diese Menschen nicht gerne mit anderen Menschen zusammen sind. Es bedeutet vielmehr, ein benötigen des Gleichgewichts zwischen der Qualität und Quantität der Zeit mit anderen.

Denken

Die Denker*innen haben eine kühle, und rationale Einstellung zum Leben. Sie sind gute Zuhörer*innen und Problemlöser*innen, können jedoch unmittelbar hart zu sich selbst sein. Gerade wenn sie Fehler fabrizieren oder etwas nicht richtigmachen. Wenn Denker*innen mit anderen kommunizieren, konzentrieren sie sich vor allem darauf, ihre Informationen klar, präzise und deutlich zu präsentieren.

Fühlen

Die fühlende Person beschreibt warmherzige, mitempfindende Menschen. Sie bemühen sich um Harmonie und Verständnis in ihren Beziehungen mit anderen. Im Idealfall sind alle um sie herum glücklich. Aus diesem Grund hassen sie Konflikte und werden alles tun, um sie zu vermeiden, auch wenn dies zu Folge hat, dass sie ihre eigenen Bedürfnisse zurückstellen. Fühlende Menschen geben gerne Komplimente und sind gut darin, Ratschläge zu geben.

Empfinden

Empfinden bedeutet, sich seiner unmittelbaren Umgebung bewusst zu sein und realistisch zu reagieren. Sensibel meint, sich im gegenwärtigen Augenblick präsent zu fühlen und zu genießen, was jetzt passiert. Diese Menschen sind in der Regel praktisch veranlagte, dauerhafte, beständige und bodenständige Menschen, die auch gerne mit anderen interagieren und Verbindungen zu anderen aufbauen.

Intuition

Intuitive Menschen blicken über ihr unmittelbares Umfeld hinaus; sie konzentrieren sich lieber auf Möglichkeiten als auf Fakten. Sie können Muster und Bedeutungen in Situationen erkennen, die anderen Menschen verborgen bleiben. Deshalb haben sie oft brillante Ideen, die auf den ersten Blick seltsam erscheinen mögen, sich aber später zu sehr erfolgreichen Unternehmungen entwickeln können.

Urteilen

Für Urteilende ist der Prozess, durch den sie Entscheidungen treffen, was richtig oder falsch, besser oder schlechter ist, zentral. Die Urteilsfunktion ist rational und zielt darauf ab, die Thematik durch Anwendung von Logik und Vernunft auf objektive Weise zu verstehen.

Wahrnehmen

Bei wahrnehmenden Menschen liegen Prozesse im Fokus, durch welche Informationen aus der Welt aufgenommen werden. Wahrnehmen bedeutet, die Dinge so zu sehen, wie sie im aktuellen Moment sind, ohne sie in eine bestimmte Struktur bringen zu wollen. Die Wahrnehmungsfunktion ist irrational und folgt somit nicht zwingend einer logischen Ordnung.

Daraus ergeben sich folgende Polaritäten:

- *Extrovertiert* ist, wer seine Energie aus dem Zusammensein mit anderen Menschen bezieht.
- *Introvertiert* ist, wer sich auflädt, indem er Zeit allein verbringt.
- *Denkende* sind Personen, bei denen die Logik zum Tragen kommt.
- *Fühlende* sind Personen, bei denen die Emotionen als Leitfaden für den Entscheidungsfindungsprozess dient.

Praxishinweis

Zur Erinnerung ist nochmal zu erwähnen, dass die ersten beiden Paare als Polaritäten bezeichnet werden. Sie stehen somit im Gegensatz wohingegen die letzten beiden als Einstellungen bezeichnet werden. Für Sie als Stationsleitung arbeitet dieses

Thema zunächst die Grundlage der Entwicklung der Lehre zu Persönlichkeitstypen heraus. Die nachfolgenden Beschreibungen der Modelle zu den Persönlichkeitstypen werden immer komplexer.

3.3.2 Persönlichkeitstypen nach Neuberger und Kompa

Eine psychoanalytisch geprägte und an die psychische Entwicklung eines Individuums ausgelegte Typologie der Führungskräfte entwickelten Neuberger und Kompa (Rybnikova und Lang 2021). Sie unterscheiden fünf Führungstypen:

- narzisstischer
- schizoider
- depressiver
- zwanghafter
- hysterischer Typus

Die Autor*innen führen die Typen auf die kindliche Prägung zurück. Diese Prägung wieder bringt Folgen im Erwachsenenleben und Auswirkungen auf die Persönlichkeitsmerkmale mit sich (▸ Tab. 3.3).

Tab. 3.3: Persönlichkeitstypen nach Neuberger und Kompa (in Anlehnung an Rybnikova und Lang 2021).

Typus	Kindliche Prägung	Folge der Prägung	Persönlichkeitsmerkmale	Beispiel in der Führung
Narzisstisch	gestörten Mutter-Kind-Beziehung	Lebenslangen Hunger nach Bestätigungen für eigene Leistung	Relevanz von bewundernden Ja-Sagern Pflege des eigenen Personenkults, Machtdemonstrationen	Führungskräfte mit narzisstischen Zügen suchen häufig Bestätigung und Bewunderung von ihren Mitarbeitenden und verlangen absolute Loyalität
Schizoid	mangelnde Erfahrung körperlicher Nähe und Intimität	Ablehnung von intimen Sozialbeziehungen	Meidung persönlicher Beziehungen am Arbeitsplatz	Schizoide Führungskräfte zeigen möglicherweise wenig Interesse an zwischenmenschlichen Beziehungen und fokussieren

189

Tab. 3.3: Persönlichkeitstypen nach Neuberger und Kompa (in Anlehnung an Rybnikova und Lang 2021). – Fortsetzung

Typus	Kindliche Prägung	Folge der Prägung	Persönlichkeitsmerkmale	Beispiel in der Führung
			Betonung sachlicher Herangehensweise	sich stark auf die sachliche Erledigung von Aufgaben.
Depressiv	Störung in oraler Entwicklungsphase	Angst, als einzelne*r verloren zu sein	Neigung zur Abhängigkeit und Verunsicherung Kooperative Führung	Eine depressive Führungskraft könnte sich häufig unsicher fühlen und auf eine kooperative Arbeitsweise angewiesen sein, bei der Entscheidungen in einem Team getroffen werden, um die eigene Unsicherheit zu überwinden.
Zwanghaft	Erfahrung der Überstrenge in der analen Phase	Besonderer Wert auf Ordnung, Sauberkeit und Verlässlichkeit	Beherrschung des Spontanen durch Ordnung, Sauberkeit und Verlässlichkeit als Werte Detaillierte Vorschriften, Standards und Regelwerke	Zwanghafte Führungskräfte legen großen Wert auf klare Regeln, Struktur und Ordnung und sind möglicherweise wenig flexibel, wenn es um unstrukturierte oder spontane Veränderungen geht.
hysterisch	phallische Angst, nicht geachtet zu werden	Stets auf der Suche nach neuen Ideen	Stetige Suche nach neuen Ideen Inspiration, aber auch Launischsein als auch Unberechenbarkeit	Hysterische Führungskräfte könnten ständig nach neuen und kreativen Lösungen suchen, aber auch unberechenbar oder unbeständig in ihren Entscheidungen und Prioritäten sein.

Praxishinweis

Die unbewussten Prozesse der sozialen Interaktionen sind in diesem Ansatz im Vordergrund. Die Führungsbeziehung erscheint hierbei nicht nur als formal-funktionale Transaktion, wie die modernen Führungsansätze zu erklären versuchen, sondern als Phänomene, welche durch Triebe, Emotionen, Gegensätze und oftmals schwer zu reflektierende Konflikte geprägt sind. Sie als Stationsleitung sollten in diesem Kontext beachten, dass die Sachebene vorwiegend durch die Abkehr zu den menschlichen Bedürfnissen gekennzeichnet ist. Die frühen Kindheitserfahrungen jedes Mitarbeitenden haben einen bedeutenden Stellenwert als Keim von unreflektierten Verhaltensweisen im Arbeitsalltag.

3.3.3 Persönlichkeitstypen nach Maccoby

Auf Basis einer Untersuchung von 250 amerikanischen Manager*innen ist die Klassifizierung von Führungstypen nach Maccoby populär geworden. Diese Persönlichkeitstypen sowie die Merkmale zur Persönlichkeit hat der amerikanische psychoanalytisch Forschende Michael Maccoby entwickelt. Dieser Erklärungsversuch klassifiziert die Persönlichkeitstypen der Führungskräfte nach dem Selbstverständnis der Führungskräfte, welches auf individuellen Wertvorstellungen, Arbeitsorientierungen und persönlicher Identität beruhen. Herr Maccoby unterscheidet in seinem Modell vier Typen: den Fachmann, den Dschungelkämpfer, den Firmenmensch und den Spielmacher. Die wesentlichen Motive und Merkmale aller vier Typen sind in ▶ Tab. 3.4 dargestellt. (Rybnikova und Lang 2021).

Tab. 3.4: Typen der Führungspersönlichkeiten nach Maccoby (in Anlehnung an Rybnikova und Lang 2021).

Typus	Motiv	Merkmale	Beispiele in der Führung
Fachmann	Fachkompetenz und Qualität der Leistung	Bewertung der Mitarbeitenden anhand derer Leistungsqualität Sehr geringe Fehlertoleranz	Bewertet Mitarbeitende streng nach *Leistungsqualität* und toleriert keine Fehler.
Dschungelkämpfer	Machtgewinn und Machterhalt	Positive Haltung den Mitmenschen gegenüber Das negative Umweltkonzept zeigt sin in der Angst vor Missbrauch durch Andere	Strebt nach *Macht*, zeigt sich positiv, hat aber Angst, *ausgenutzt zu werden.*
Firmenmensch	Zugehörigkeit zur Firma	ausgeprägte Firmenloyalität Beharren auf dem Status quo	Loyalität *zum Unternehmen*, hält am Status quo *fest und ist widerstandsfähig gegenüber Veränderungen.*
Spielmacher	Wettbewerb und Spiel	Motivierung der Mitarbeitenden durch Spannung und Erfolgsaussichten	Motiviert das Team durch *Wettbewerb, Ziele* und *Erfolgsaussichten.*

In den späteren Veröffentlichungen hat Maccoby seine Klassifikation differenziert und insgesamt fünf Typen unterschieden: Experte, Helfer, Verteidiger, Innovator und Selbststarter, weil sie, so der Autor, umfassender und leichter untereinander zu kombinieren sind. Die neuere Typologie erfuhr jedoch nicht die große Beachtung, die den ursprünglichen vier Typen zukam (Rybnikova und Lang 2021).

Praxishinweis

Die Typen der Führungspersönlichkeiten nach Maccoby sind eine recht simple Kategorisierung von Persönlichkeiten. Wenn Sie als Stationsleitung beispielhaft ihr Team dahingehend untersuchen zeigt sich sicherlich, dass es ausgewogen ist und alle Klassifikationen abgebildet sind. Eine Mischung im Team ist wichtig und die Visualisierung birgt die Chance sich gegenseitig besser zu verstehen. In diesem Zusammenhang bietet sich die Arbeit mit dem Belbin-Test an. In den Führungskräfteseminaren kommt dieses Modell sehr gut an, da es bildhaft ist und neun charakteristische Zuschreibungen herausarbeitet. Mit diesem spezielleren Test können Sie besser arbeiten, da Sie Ihre Mitarbeitenden in Ihrer Teamrolle besser verstehen. Sie finden nach einer kurzen Internetrecherche verschiede Möglichkeiten, um den Test für sich und für Ihr Team anzuwenden.

Kurz zum Hintergrund des Belbin-Test. Die Grundlage bildet ein bewährtes Modell von Meredith Belbin aus Cambridge. Auf Basis empirischer Studien hat Belbin einige Teams bei der Zusammenarbeit beobachtet und aufgrund der unterschiedlichen Verhaltensweisen die neun Teamrollen entwickelt (▶ Abb. 3.9). (Die Darstellung beinhaltet auch eine Verteilungsanzahl der Teamrollen (Pflegedienst). Erkenntlich ist, dass bei diesem Team nicht alle Rollen besetzt sind. Wagen Sie den Versuch mit Ihrem Team und bilden Sie die Ergebnisse für alle Bildlich dar. Hierfür können Sie in der Übersicht jeweils einen Punkt je Teammitglied vergeben.) Daraus erarbeitete er den Belbin Persönlichkeitstest zur optimalen Teamsteuerung. Gut angewendet unterstützt der Test das Verständnis von Teamrollen bei der Analyse von Teamkonflikten oder Leistungsdefiziten. Er stellt somit eine Möglichkeit zu einer guten Lösung dar. Zudem geben sie jedem Mitarbeitenden wertvolle Impulse, in welche Richtung eine persönliche Weiterentwicklung sinnvoll scheint. Gerade die Wirkung auf die Sichtweise anderer Akteur*innen im Team. So versetzen Sie die Mitarbeiter*innen einfach in ihr Gegenüber (Heinrich und Wall 2013).

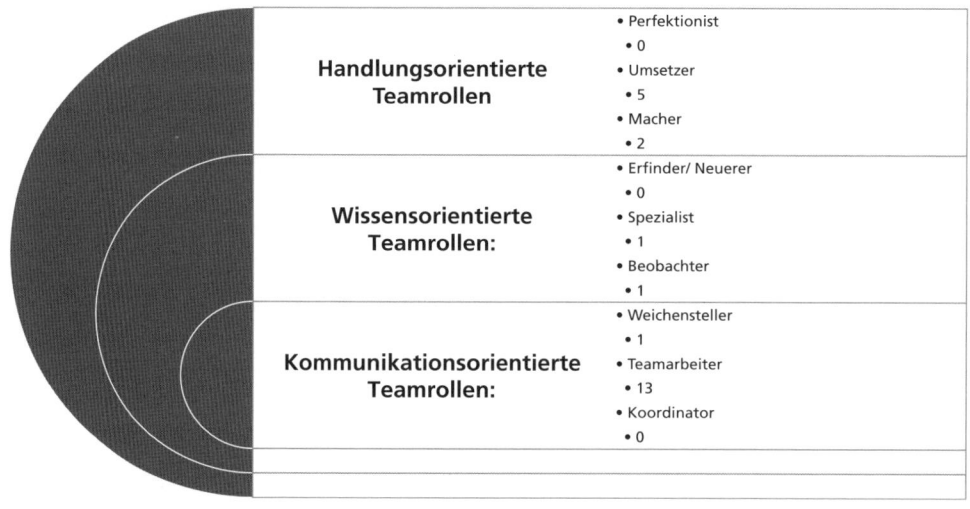

Abb. 3.9: Teamrollen nach Belbin mit Aufteilung nach einem Teammeeting mit Test bei einem Pflegeteam mit 22 Menschen (eigene Darstellung nach Heinrich und Wall 2013).

3.3.4 Leadership

Der Begriff Leadership und die Entstehungsgeschichte gehen auf das Verb to *lead* zurück. Seit circa 1.400 nach Christus wurde das Wort mit dem Umstand verbunden, jemanden anzuführen. In unserer Sprache werden die Begriffe Leader und Leadership vor allem in den letzten zwei Jahrzehnten mit den Bedeutungen Führung, Leitung und Führungsqualitäten in Verbindung gebracht. Die Vielfalt der Ansätze zum Leadership ist unüberschaubar. Jeder Ansatz versucht einen wesentlichen Faktor als Erklärung für erfolgreiche Führung in den Vordergrund zu stellen. Dabei ist die Multikausalität des Erklärungszusammenhangs für die »erfolgreiche Führung« unbestritten. Aus Verständnisgründen wird diese Multikausalität wieder »entwirrt«, indem der spezielle Erklärungsfaktor der jeweiligen Forschungsrichtung kurz erläutert wird. Als Leadership-Ansätze können nachfolgende angesehen werden. (Peters 2015).

Tab. 3.5: Ansätze des Leaderships und ihre Erklärungsfaktoren (in Anlehnung an Peters 2015).

Leadershipansätze	Erklärungsfaktoren
Traditionelle eigenschaftstheoretische Ansätze	Klären die Frage, über welche Eigenschaften eine Führungskraft verfügen muss, damit erfolgreiche Führung überhaupt gelingt.
Verhaltenstheoretische Ansätze	Legen dar, welches Verhalten Führungskräfte zeigen sollten, wenn sie mit Mitarbeiter*innen zusammenarbeiten und interagieren.
Situationstheoretische Ansätze	Gehen davon aus, dass es kein allgemeines Führungsverhalten gibt, sondern dies immer in Abhängigkeit der Situation zu sehen ist.
Interaktionstheoretische Ansätze	Stellt das sich gegenseitig beeinflussende Geäst der Beziehung zwischen Leader und seinen Mitarbeiter*innen in den Mittelpunkt des Handelns.
Persönlichkeitstypenorientierte Ansätze	Ursprung ist die Persönlichkeitsstruktur der Mitarbeiter*innen und der Leader. Es wird erforscht, wie die Charakteren der verschiedenen Persönlichkeiten im Führungsprozess abgebildet werden.
New-Leadership Ansätze	betonen und erforschen den emotionalen Aspekt der Führung. Dabei stehen die emotionalen Kompetenzen beider Akteur*innen im Mittelpunkt.
Neuroleadership Ansätze	Ausgehend von der Realität, dass der Mensch durch die Funktionalität und die Funktionsweise des Gehirns geprägt ist, bilden die neurowissenschaftlichen Erkenntnisse den Ausgangspunkt der Führungsarbeit.

Bei der vorliegenden Darstellung kann zwangsweise nur eine begrenzte Auswahl an Ansätzen präsentiert werden, wobei der aktuelle Trend der gehirngerechten Führung (▶ Kap. 3.4) umfänglicher gewürdigt werden sollte (Peters 2015).

Servant Leadership

Das Konzept des Servant Leadership also der dienenden Führung geht auf einen Aufsatz von Greenleaf (1970) zurück und erfreut sich derzeit insbesondere in den Vereinigten Staaten größter Beliebtheit. Diese Führungsphilosophie wird mitunter an den bedeutsamsten amerikanischen Business Schools wie Harvard und Wharton gelehrt und wurde von diversen Managementvordenker*innen wie Senge, Blanchard und Covey als relevante Führungsvision des aktuellenJahrtausends kategorisiert. Bei der dienenden Führung handelt es sich nicht um eine spezifische Methode oder Technik, sondern um eine Art Lebensphilosophie. Diese richtet sich nicht nur an Führungskräfte, sondern, passend zu dem vertretenen Führungsverständnis, an alle Menschen. Im Zentrum steht die Frage, wie jeder Mensch in einer dienenden Rolle Verantwortung für andere Menschen aber auch für die Gesellschaft und die Umwelt übernehmen kann. Dieser universelle Anspruch beinhaltet mehr als andere Führungstheorien auch das Gebot von Nachhaltigkeit. Implizit handelt es sich bei Servant Leadership auch um eine Entwicklungstheorie, deren Endpunkt durch eine hohe persönliche Reife markiert wird. Ein Zitat von Herrn Albert Einstein wird regelhaft mit der Denkweise des Ansatzes in Verbindung gebracht.

»Es ist die hohe Bestimmung des Menschen, mehr zu dienen als zu herrschen oder sich sonst in irgendeiner Form zu erheben.« Albert Einstein 1931

Servant Leadership lässt sich in der Führungspraxis weitgehend auf die folgende Frage ausrichten: *Wie kann ich dich bei der Erreichung der Vorhaben bestmöglich unterstützen?* Auf der Ebene der Führung beschreibt der idealtypische Ansatz einen Menschen, welcher eine bescheidene Grundhaltung im Sinne des Primus inter pares hat. Also die Gleichstellung von Mitgliedern einer Gruppe. Zudem auch ein natürliches Bedürfnis aufweist, sich in den Dienst anderer oder des Gesamtwohls zu stellen sowie die Förderung der Mitarbeiter*innen in den Mittelpunkt des Führungshandelns zu setzen.

Zehn Kernelemente dienender Führung konnten nach Spears (1998) identifiziert werden:

- Aktiv Zuhören,
- Empathie,
- Heilung,
- Bewusstsein,
- Weitsicht und Intuition,
- Überzeugungskraft auf der Basis von Vertrauen,
- Mut und Visionen konzipieren,
- Eigenverantwortung stimulieren und Gemeinschaft fördern,
- Kunst der Kontemplation in der Aktion,
- Bedürfnis und Bereitschaft, sich selbst ändern zu wollen.

Mit dem Ziel, das Gesamtkonzept zu spezifizieren und messbar zu machen, hat van Dierendonck (2011) den Servant Leadership Survey entwickelt. Dieser beinhaltet die acht Dimensionen aus ▶ Tab. 3.6.

Tab. 3.6: Dimensionen des Servant Leadership Survey.

Dimension	Inhalt der Dimension
Übertragen von Verantwortung – Empowerment	Selbstgesteuerte Entscheidungsfindung der Mitarbeiter*innen möglich machen, um diese zu mehr Autonomie und Eigeninitiative zu befähigen.
Verantwortungszuschreibung – Accountability	Klare verantwortungsstruktur für nachvollziehbare Erwartungen an Ergebnisse. Nicht nur Aufgaben werden delegiert, die Mitarbeiter*innen sind auch für die Ergebnisse verantwortlich. Die Vorgesetzten bleiben rechenschaftspflichtig

Tab. 3.6: Dimensionen des Servant Leadership Survey. – Fortsetzung

Dimension	Inhalt der Dimension
Bescheidenheit - Standing back	Führungskraft nimmt sich stark zurück und ist im Hintergrund. Teilt konsequent oder überlässt die Anerkennung für Erfolge vollständig den Mitarbeiter*innen.
Demut – Humility:	Realistische Selbsteinschätzung sowie die Kenntnis der eigenen Potenziale als auch Grenzen und anderen Ansichten und Standpunkten.
Authentizität – Authenticity	Aufrichtiger Ausdruck der eigenen Persönlichkeit, der eigenen Werte und Potenziale. Übereinstimmung zwischen inneren Überzeugungen und äußerem Handeln muss sichtbar und erlebbar sein.
Mut – Courage:	Auch bei Widerstand für die eigenen Überzeugungen einstehen. Eingehen von Risiken durch die Erprobung neuer Lösungswege.
Versöhnlichkeit – Forgiveness:	Toleranter Umgang mit Unvollkommenheiten und Fehlverhalten seitens der Mitarbeiter*innen.
Verantwortung – Stewardship:	Zum Wohlergehen Vieler den eigenen Willen und die Bereitschaft zu zeigen, eigene Interessen dem unterzuordnen als auch die Verantwortung zu übernehmen.

Das breit und solide aufgestellte Konzept des Servant Leadership vereinigt Elemente von Führungsansätzen, wie dem positive Leadership mit dem Motiv die Fürsorge und berücksichtigt gleichzeitig das Empowerment. Diese stellen vorherrschend einen Teilaspekt der Gesamtphilosophie in den Mittelpunkt. Beispielsweise der Authentizität oder der Verantwortungsübernahme. Auch deshalb markiert das Servant Leadership in meinem Modell von New Leadership den Endpunkt der persönlichen Reifegradentwicklung und der persönlichen Führungsentwicklung (Frehner 2023).

Praxistipp

Verstehen Sie Führung als Dienstleistung am Mitarbeitenden. Klingt verwunderlich? Der künftige Arbeitsmarkt konzentriert sich hin zum Menschen und Individuum selbst. Ermöglichen Sie den Mitarbeitenden bestmögliche Arbeitsbedingungen, welche das Kerngeschäft bedienen. Vier bis fünf Passwörter sind abschreckend, um einen Tag im Betrieb zu leisten. Viele Freigabeebenen auch. Haben Sie noch einen Computer mit Drucker zu Hause? Wenn nein: warum müssen Mitarbeitende noch immer häufig eine Bewerbung mit Lebenslauf schreiben? Die gilt vom Praktikum bis hin zu Absolvent*innen von Studiengängen. Der Kontakt sollte möglichst barrierefrei mit dem Handy erfolgen. Das ist die Lebenswelt der Menschen von heute.

Schauen Sie aktiv in Ihre Prozesse, um Alltagshürden systematisch abzubauen. Ein Beispiel ist die Interaktion Arzt-Pflege in der Visite, welche durch klare Zeiten und Zuständigkeiten geregelt werden kann. Ein Organigramm hilft dem Team bei der Rollenaufteilung, wenn allein gearbeitet wird. Ausarbeitung von Arbeitsfolgen, wie dem Schmerzschema, ermöglichen freie Arbeitsabläuft in einem gesteckten Rahmen genauso wie ein Wunschdienstplan.

Führungsprinzipien: 12 Leitsätze des Clean Leadership

Ein modernerer Ansatz für Führungsprinzipien ist der Ansatz des Clean Leadership. Dieser Ansatz stellt 12 Leitsätze ins Zentrum. Grundlegend werden die Leitsätze von drei Säulen getragen: Nachhaltigkeit, Gewinnorientierung und auf der Säule klassischer ethischer Werte. Die Inhalte der einzelnen Säulen sind nachfolgen kurz erläutert.

Erste Säule: Nachhaltigkeit, denn kurzfristiges Denken kostet die Zukunft

Nachhaltigkeit bedeutet, dass die Ziele und Maßnahmen unseres wirtschaftlichen Handelns langfristig angelegt sein müssen. Als Führungskraft sollten Sie Zukunftstrends antizipieren und diesen strategisch gerecht werden. Dafür braucht es eine stabile und tragfähige Vision der Zukunft.

Zweite Säule: Gewinnorientierung, die gesellschaftliche Verantwortung

Gesellschaftspolitischer Auftrag von Unternehmen ist es, dem Markt und den Kund*innen Dienstleistungen oder Produkte zu einem angemessenen Preis zur Verfügung zu stellen. Alles unter der Beachtung der Nachhaltigkeit in der jeweiligen Region. Wird dieser Auftrag gut erfüllt, werden Firmen zu attraktiven Arbeitgebenden und somit deren Arbeitsplätze gesichert und sozialer Wohlstand geschaffen.

Dritte Säule: Werte sind die Basis

In jeder Krise wird vor allem eines offenbart, nämlich eine unübersehbare immanente Führungskrise. Topmanager*innen können die Mitschuld und die Verantwortung von sich weisen. Das Verschlafen von Trends, einem erwünschten stetigen Vertrauensvorschuss von den Mitarbeitenden muss in Ergebnissen enden. Vorbilder, die gerade in Krisenzeiten vor der Belegschaft stehen und zeitgleich den Mitarbeiter*innen den Rücken stärken.

Die zwölf Führungsprinzipien, nach dem Clean Leadership Ansatz sind nachfolgend aufgezählt:

- erstes Führungsprinzip
  - Stärke dein Entrepreneur-Mindset – nur wer sich selbst führen kann, kann auch andere führen
  - Von der Selbstführung zur Führung
- zweites Führungsprinzip
  - Fokussiere dich auf die wesentlichen Dinge
  - Einfach intuitiv – das Richtige im richtigen Augenblick
  - Intuition bedarf des Trainings, um diese nutzbar zu machen
- drittes Führungsprinzip
  - Handle zuverlässig als aufrichtiges Vorbild
  - Zwingend Wertekonflikte vermeiden
  - Die Paradoxie des Authentischen
- viertes Führungsprinzip
  - Verfolge die richtigen und von Werten geprägten Ziele
  - Klarheit erreichen und schaffen
  - Ziele durch Zielvereinbarungen mit dem Team gemeinsam erreichen
- fünftes Führungsprinzip
  - Trainiere dein Entscheider-Gen
  - Entscheidungen scheiden die Geister
  - Fünf Faktoren als Basis jeder Entscheidung
- sechstes Führungsprinzip
  - Stelle den Menschen/Mitarbeitenden ins Zentrum deines Handelns
  - Mitarbeiter*innen sind Ziel und nicht Werkzeug des Führungshandelns
  - Die richtigen Mitarbeiter*innen mit den richtigen Werten entdecken
  - Der Mensch steht im Mittelpunkt
- siebtens Führungsprinzip
  - Andere erfolgreich machen
  - Situativ führen und unterschiedliche Führungsstile nutzen

- Das Instrument der Führung ist das Gespräch
- achtes Führungsprinzip
  - Komplexität ist Unheil und Segen
  - Führung gibt Management einen Wirkungsrahmen
- neuntes Führungsprinzip
  - Begeistere dich selbst und damit andere
  - Fähigkeiten sich ständig zur Verbesserung zu ermutigen
  - Fakten sind elementar. Somit ist klar, dass unternehmerische Grundlagen stimmen müssen
- zehntes Führungsprinzip
  - Betrachte Gewinn als Prämie für Sinn und Klugheit
  - Wertorientierung umfasst Gewinnorientierung
- elftes Führungsprinzip
  - Nähre und nutze die Weisheit der Schwarmintelligenz
  - Wissen und Erkenntnis anderer nutzbar machen

- zwölftes Führungsprinzip
  - Bleibe selbst in der neugierigen, bescheiden und lernenden Rolle

Ein Team zu führen, es zu Bestleistungen zu motivieren und als Führungskraft am Ball zu bleiben, erfordert Kraft, Ausdauer und Motivation. Dabei gilt es, den Überblick zu behalten und – vor allem bei größeren Teams – die Fäden in der Hand zu halten, zu fördern und zu fordern, achtsam zu sein und den (anderen) Menschen im Unternehmen immer als wichtig zu erachten. Der eigenen Vision zu folgen und als Vorbild voranzugehen, selbst leistungs- und lernbereit zu bleiben und die Leistung der Mitarbeiter zu gestalten, dabei seine eigenen Ressourcen und die eigene Persönlichkeit weiterzuentwickeln, ist eine Aufgabe für einen sehr bewusst mit sich und anderen umgehenden Menschen, der sich über seine Führungsverantwortung im Klaren ist (Buhr 2023).

3.4 Gehirngerechte Mitarbeitendenführung und Leadership 4.0

Die gehirngerechte Mitarbeitendenführung ist grundsätzlich eine Haltung der Führungskultur. Die Haltung kann optimale Rahmenbedingungen schaffen, in denen sich alle Mitarbeiter*innen wohlfühlen und ihre Tatkraft gemeinsam für das Unternehmensziel einsetzen. Die gehirngerechte Führung verlässt das mechanistische Bild, nach dem Führungskräfte eine komplexe Konstellation mit sequenzieller Methodik zu lösen versuchen. Zudem ist dies ein dynamischer und wechselseitiger Prozess der bewussten Einflussnahme, um unter Bezugnahme der individuellen Bedürfnisse und Motivationen, die Handlungen Mitarbeitenden auf die Ziele der Organisation auszurichten. Dies geschieht in aller

erster Linie durch die Beziehungsgestaltung (Hoffmann 2019). Die nachfolgende ▸ Abb. 3.10 zeigt die Führungskompetenzen als Zukunftskompetenzen der Arbeitswelt.

Was genau ist Leadership 4.0 und was hat dies mit gehirngerechter Führung zu tun? Um den im vorrangegangenen Kapitel beschriebenen Herausforderungen zu begegnen, benötigen Organisationen Konzepte, wie die täglich zu verrichtende Arbeit mit Innovationsgeist im Führungskontext als auch der Strategieausrichtung stattfinden können. Führungskräfte begegnet in der *VUCA-Welt* eine Welle der Veränderungen. VUCA ist ein Acronym aus Anfangsbuchstaben, welches sich auf volatility (Volatilität/Schwankungen), uncertainty

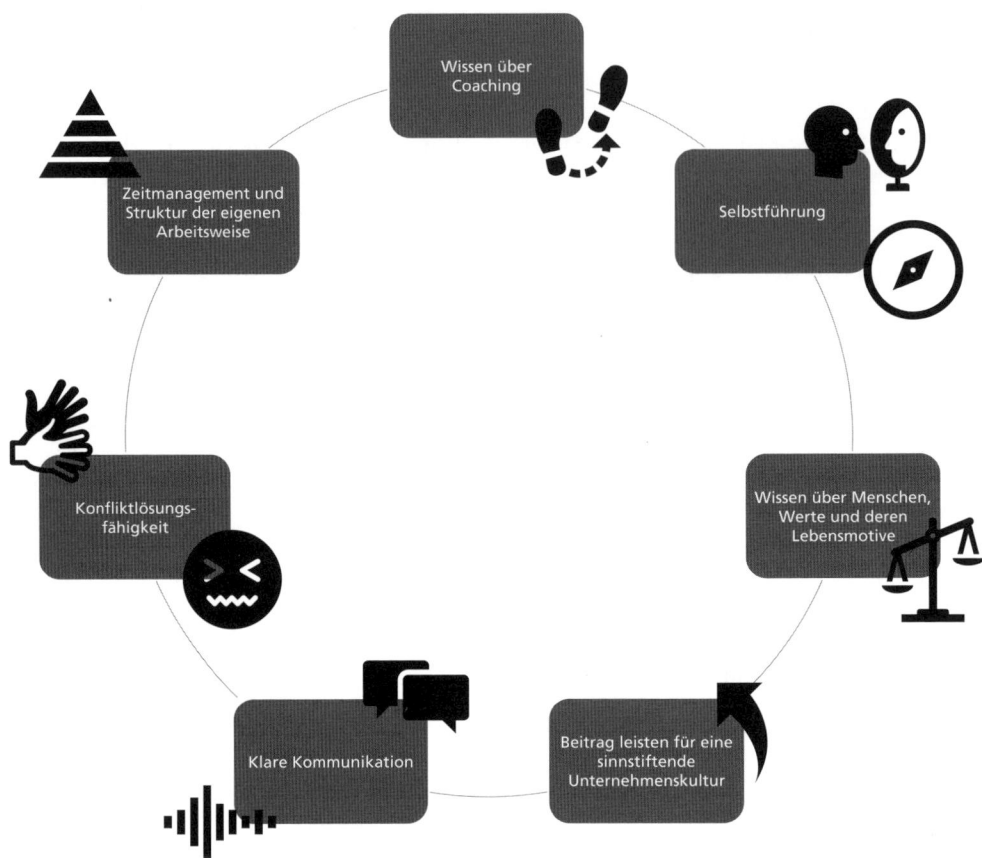

Abb. 3.10: Führungskompetenzen als Zukunftskompetenzen der Arbeitswelt 4.0 (eigene Darstellung nach Hoffmann 2019).

(Unsicherheit), complexity (Komplexität) und ambiguity (Mehrdeutigkeit) bezieht. Durch dieses Akronym wird versucht die Merkmale der modernen Welt zu beschreiben. Die Entwicklung eines Selbstverständnisses für die Arbeitswelt 4.0 und die daraus entstehenden Ansprüche der VUCA-Welt müssen durch Führungskräfte verknüpft werden. Die Erkenntnisse der Hirnforschung zur maximalen Leistungssteigerung, Förderung und dem Erhalt der Gesundheit der Mitarbeitenden muss zwingend im Führungshandeln Befriedigung erfahren. Die Berücksichtigung der neuronalen Struktur des Zerebrums in der veränderten VUCA-Welt steht für die Abkürzung Leadership 4.0. Der Begriff der Führung

braucht demnach unter der Tatsache der Effizienzsteigerungen, der Neuerung, der zunehmenden Selbstverständlichkeit, der Individualisierung der Produkte und Dienstleistungen sowie des Mitbedenken der Umweltfaktoren, einer Neuausrichtung. Die Fokussierung auf die Selbststeuerung in allen Bereichen verdeutlicht den Anspruch an diese Arbeitswelt. Leadership 4.1 kann die Selbstorganisation und das Navigieren der Organisation durch die Mitarbeitenden sicherstellen. Ziel ist es, das Unternehmen beweglicher zu machen und den Einfallsreichtum und die Mitarbeitendenzufriedenheit zu maximieren. Der Ansatz der Holokratie versucht durch hohe Transparenz und Beteiligungsmöglichkeiten die Mitarbeitenden von althergebrachten hierarchischen Strukturen in die Selbstorganisation zu führen. Die Holokratie beinhaltete dabei die Komponenten: Verantwortung annehmen, Selbststeuerung beziehungsweise die Selbstorganisation, aktives Zuhören, Feedback geben, Veränderungsbereitschaft, Moderationskompetenz, bereichsübergreifende Denken, Vertrauen, Fehlertoleranz, ausgeprägte Rollenbewusstheit und Commitment.

Praxistipp

Die Sprache ist eine akustische Welle und manchmal sorgt diese für eine eigene Wahrnehmungskriese. Verstehen, was manche Worte bedeuten, ist wichtig, um den Menschen zu verstehen. Meinen Sohn frage ich oft, ob er dieses Wort kennt, oder was er denkt, was dies bedeuten kann. Verblüffende Antworten. Versuchen Sie gern herauszufinden, was in Ihrem Kolleg*innenkreis Work-Life-Balance bedeutet. Sie werden verblüfft sein.

Selbstverständlich werden nicht alle dieser Kompetenzen bei allen Akteuren gleichmäßig stark ausgeprägt sein. Der Aufbau und die Förderung ist die zentrale Aufgabe der Führungskräfte der Gegenwart. Dies erfordert von den Führungspersonen ihrerseits Kompeten-

zen: Verstehen der Mechanismen gehirngerechten Führens und die Fähigkeit Mitarbeiter*innen auf den Kulturwandel einzustimmen, hohe Selbstkenntnis und Selbstführung als auch die Begabung andere darin anzuleiten, Kompetenzen digitale Formate zu beherrschen, offene Prozesse flexibel steuern zu können, Fähigkeit Netzwerke aufbauen und managen zu können und eine umfassende Methodenkenntnis und Innovationsförderung (Hoffmann 2019).

Praxistipp

Aktives Zuhören ist nicht zuhören bis man selbst antworten kann und seinen Beitrag leistet, sondern wirklich verstehen wollen, was mein Gegenüber bewegt. Es ist eher die Themen im Kopf zusammenführen und verstehen, was die Entscheidung bedingt hat. Denn Ihnen muss klar sein: Verständnis schafft Nähe. Zuhören, um Munition zu sammeln, die gegebenenfalls gegen jemanden verwendet werden kann, ist etwas anderes, als zu verstehen. Eine Frage hierzu wäre folgende: Was brauchst du, um dich hier wirklich richtig wohlzufühlen? Hier geht es um Blockaden im Alltag, welche den Arbeitsfluss beeinflussen und somit den Arbeitskomfort von Menschen.

3.5 Organisatorische Führungsinstrumente

3.5.1 Management-by-Techniken

Als organisatorische Führungsinstrumente können insbesondere die Management-by-Techniken sowie deren Kommunikationsformen eingesetzt werden. Management-by-Techniken sind schon zu Beginn der 50er

Jahre von der amerikanischen Wirtschaftspraxis entwickelt worden und später in unserem Kulturkreis im Rahmen der Auseinandersetzung mit der betriebswirtschaftlichen Weiterentwicklung aufgegriffen worden. Sie bestechen in der Form der Zielvereinbarung. Eine systematische Ordnung und Interpretation dieser Techniken werden möglich, wenn sie auf die regelungsgebenden Komponenten (Steuerungsmechanismen und Regeln) untersucht werden. Management-by-Techniken setzen insbesondere geordnete und planbare Aufgaben und Arbeitsprozesse voraus. Setzt man für den Regler die Vorgesetzten und für die Regelstrecke die Mitarbeiter*innen ein, so sind zwei zustandsgrößenseitige Management-by-Techniken erkennbar (Drumm 2008).

Tab. 3.7: PRODEMS – Management-by-Techniken (in Anlehnung an Drumm 2008).

Acronym	Management by	Inhalt
P	Partizipation	• sieht die Beteiligung der Mitarbeiter*innen an der Zielvorgabe durch die Vorgesetzten vor • Beteiligung mündet in Zielvereinbarung
R	Results	• führt zu einer regelmäßigen Berichterstattung über bestimmte Zustandsvariablen innerhalb der Regelstrecke • besonders über Arbeitsergebnisse der Mitarbeiter*innen
O	Objectives	• besteht aus Zielvorgaben der Vorgesetzten an die Mitarbeiter*innen • Zielvereinbarungen durch ein zwischen Vorgesetzten und Mitarbeiter*innen ausgehandeltem Ziel und regelhaft klar, wie mit dem SMART-Prinzip beschrieben (▶ Kap. 1.5.4)
D	Decision Rules	• Führung durch Aufgabenübertragung • beschreibt ein grobes Konzept zur Übertragung von Aufgaben von Vorgesetzten an dessen Mitarbeiter*innen • Der Idealfall ist, dass sämtliche Vorgesetzte lediglich administrative Aufgaben haben und den alltäglichen Betrieb an andere Mitarbeitende übertragen.
E	Exception	• Einbezug der Vorgesetzten nur bei bestimmten Zustandsvariablen • Beispiel hierfür ist jede Art von Budgetvorgabe als Unter- oder Überschreitung.
M	Motivation	• Führung durch Begeisterung und Motivation • Hauptaufgabe ist es, die Bedürfnisse der Mitarbeiter*innen vollständig zu analysieren und die Bedürfnisse außerhalb der Selbstverwirklichung einzubeziehen • Annahme, dass die Mitarbeitenden umso motivierter arbeiten, je mehr Bedürfnisse durch die Ausübung der Tätigkeit erfüllt werden
S	Systems	• Führung durch Steuerung beschreibt eine starke Delegation der verschiedenen Aufgabenbereiche • Gegensatz zu Management-by-Delegation wird hierbei jedoch eine besonders hohe Selbstregulation angestrebt • Ziel besteht darin, dass das Management sämtliche Aufgaben an die Subsysteme überträgt und diese bei der Ausführung der Aufgabe weder beraten noch anleiten muss

Management-by-Techniken setzen wie einleitend erwähnt geordnete und planbare Aufgaben und Arbeitsprozesse voraus (Drumm 2008).

> **Praxishinweis**
>
> Die Management-by-Techniken beschreiben unterschiedliche Führungsstile oder Führungstechniken. Diese Techniken sind jedoch für Sie als Stationsleitung nicht einfach so einsetzbar wie der Ansatz der situativen Führung, welcher sich je nach Situation den bestmöglichen Weg herausnimmt. Hierbei liegt die Arbeit und der Fokus auf der Ausrichtung einer gesamten Organisation oder Abteilung. Ein Hin und Her springen ist bei diesen Techniken nicht ohne massive Auswirkung realistisch.

3.5.2 Ausblick Transflexing und Theorie U

Transflexing im Kontext zukunftsweisender Konzepte der Führung

Als zukunftsweisendes Konzept der Führungsgestaltung kann das Coaching durch die Führungskraft herangezogen werden. Das Verständnis und die Verbreitung in den verschiedenen Bereichen der Arbeitswelt ist gegeben, jedoch noch nicht klar erfassbar. Sicher ist jedoch, dass künftig die Reflexionsbedarfe, durch die stetig komplexere Umwelt auf allen Organisationsebenen, zunehmen werden. Ferner werden durch die erfahrungsbasierten Führungskräftetrainings die Reflexionskompetenzen und Beratungskompetenzen der Spitzenleute gestärkt und weiter verbessert. Nach Geißler (2011) bedarf das Coaching durch die Führungskraft einer normativen Fundierung, welche als Bewertungsgrundlage und Entwicklungsperspektive dient. Die zukunftsweisende Anstrengung der Führungsansätze, welche das Coaching einbeziehen sind besonders innovativ ausgerichtet und lassen sich besonders gut mit dem Transflexing in Verbindung setzen. Eine grundsätzlich wertschätzende Haltung dem Menschen gegenüber ist eine der wesentlichen Voraussetzungen für diese Art der Mitarbeitendenführung. Partizipative Führungsansätze, wie beispielsweise der transformationale Führungsstil sind für das Beratungsformat Coaching durch die Führungskraft förderlich. Allerdings lässt sich im Zusammenhang dienender, ermächtigender und demokratischer Mitarbeitendenführung die coachende Führungskraft vermutlich noch besser realisieren. Das Transflexing umfasst auch die Notwendigkeit von kombinierten organisationsumfassenden und organisationsübergreifenden Reflexionssystemen. Die absoluten Stärken des Coachings durch die Führungskraft liegen unter anderem in der sicheren Verfügbarkeit, der passgenauen Beratung der Mitarbeitenden bei der Bewältigung der jeweiligen Arbeitsaufgabe. Zudem auch bei der unmittelbaren Begleitung im Transfer von individuellen und teambezogenen Veränderungen im beiderseitigen vertrauensvollen organisationalen Kontext. Die Zukunftsfähigkeit lernender Organisationen wird in einer sich rasch verändernden VUKA-Welt entscheidend davon abhängen, inwiefern es Führungskräften gelingen wird, die jeweiligen Transformationsprozesse adäquat zu gestalten. Hierzu zählt auch die eigene Reflexionsfähigkeit zur stetigen Erweiterung der eigenen Kompetenz. Die Autoren verorten das Coaching durch die Führungskraft als Teil eines Rahmenkonzepts, nämlich des Transflexings. Das Wort ergibt sich aus dem Begriffen Reflexion und Transformation. Das Konzept sieht Führungskräfte und Mitarbeitende auf Augenhöhe zur erfolgenden Ausgestaltung eines Reflexionsraums (Kühl et al. 2018).

> **Praxishinweis**
>
> Dem Coaching durch die Führungskraft wird zukünftig zwangsläufig eine zunehmend wichtigere Funktion zukommen. Hier nutzen Sie gern die Ausarbeitung aus

dem ▸ Kap. 5.8. Seien Sie unbedingt stolz, wenn sich Mitarbeitende durch Ihre Unterstützung entwickeln. Sofern Sie selbst einmal den Eindruck im Sinne der Eigenreflexion erhalten, dass Sie Sorgen haben, wenn jemand besser wird als Sie selbst, suchen Sie ein Reflexionsangebot bei einer Stationsleitung Ihres Vertrauens. Wichtig ist zu begreifen: wenn gute Mitarbeitende bei Ihnen eine Entwicklung durchleben, zieht dies auch andere gute Mitarbeitende an. Auch wenn Sie beim Karriereweg jemanden aus Ihrem Bereich verlieren, sie selbst werden immer wegbegleitend sein und mit diesen Mindset die nächsten potentialstarken Mitarbeitenden anziehen. Die wenigsten Trainer*innen im Fußball sind selbst überragende Spieler*innen gewesen. Unter dessen Führung jedoch gelingt oft großartiges. Nehmen Sie so oft es geht die Rolle der coachenden Führung ein. Sie werden sehen, was alles möglich wird!

Praxistipp

Erstellen Sie sich ein Post-it mit der Aufschrift: N / A. N = Nicht und A = Antworten. Somit haben Sie eine Hilfestellung um nicht wiederholt in die Problemlösungsrolle zu verfallen, sondern Ihre Mitarbeitenden zu befähigen.

Ein weiterer Hinweis: wer dich nicht kennt, kann nicht für dich arbeiten. Mit dieser Aussage ist gemeint, dass Sie immer auch als Mensch wahrgenommen werden sollten. Dies bedeutet auch die Preisgabe von Informationen und Entscheidungswegen und der eigenen Identität. Trauen Sie sich und sehen Sie selbst wie erfolgreich dieses Konzept ist. Mitarbeitende entscheiden heute auf zwischenmenschlicher Basis, ob die Arbeit der eigenen Zielvorstellung entspricht.

Theorie U

Die Theorie U ist ein Ansatz zur Lösung komplexer Probleme und befasst sich mit Herausforderungen, die nicht auf Basis von Erfahrungen aus der Vergangenheit gelöst werden können. Die Theorie zielt darauf ab, bestehende Denkmuster aufzulösen, um eine tiefere und ganzheitlichere Sichtweise zu entwickeln, um ein System als Ganzes zu betrachten und die Beziehungen und Zusammenhänge der Bestandteile des Systems für alle Beteiligten nachvollziehbar und erlebbar zu machen.

Die Theory U kann in 3 Sätzen zusammengefasst werden:

1. Ein System ist nicht verstanden, wenn es nicht verändert wird.
2. Man kann ein System nicht verändern, wenn sich das Bewusstsein der einzelnen Akteur*innen nicht verändert.
3. Bewusstsein kann sich nicht wandeln, wenn ein System nicht als Gesamtes betrachtet wird und als dieses erlebt wird.

Die Theory U ist nach seinem Begründer Otto Scharmer als ein Rahmenwerk anzusehen, welches einen Veränderungsprozess beschreibt, der sowohl persönlich, organisatorisch als auch in Gemeinschaften oder global stattfindet. Der U Prozess bildet ein Mindset für eine innere Haltung heraus. Das Mindset ergibt sich folglich aus einem tieferen Bewusstsein für ein großes Ganzes (Schwarmer 2011).

Nachfolgend drei Fragen, die uns zur Umsetzung der Theorie U einladen:

- Berücksichtige ich den Standpunkt meines Gegenübers, wenn ich meine eigene Vision einer bestmöglichen Zukunft entwickle?
- Nehme ich andere Akteur*innen in meinem System ernst oder widerspreche ich deren Position?

- Wird die Art und Weise, wie ich gegenwärtig agiere, die Veränderung, die ich mir selbst wünsche, aktiv begünstigen?

Wie wir Organisationen so gestalten können, dass sie weitaus produktiver, auch erfüllender und auch sinnorientierter arbeiten zeigt uns der Prozess der Theorie U. Hierzu ist es wichtig zunächst den Weg die Reise durch das U nachvollziehen zu können. Als Ansatz bezieht sich diese Theorie auf eine u-förmige Krümmung. Wesentlich ist es, sich in verschiedenen Schritten zu öffnen.

Die Entwicklung verläuft in folgenden Abschnitten:

- Öffnung des Denkens:
  - Downloading und innehalten, um zum Performing dem verkörpern zu gelangen.
- Öffnung des Fühlens:
  - Seeing und umwenden, um zum Prototyping dem hervorbringen zu gelangen.
- Öffnung des Willens:
  - Sensing und loslassen, um zum Crystallizing, dem kommen lassen zu gelangen.

Die folgende ▶ Abb. 3.11 stellt die Inhalte des U-Prozesses dar, inklusive der Begleitung der Phasen.

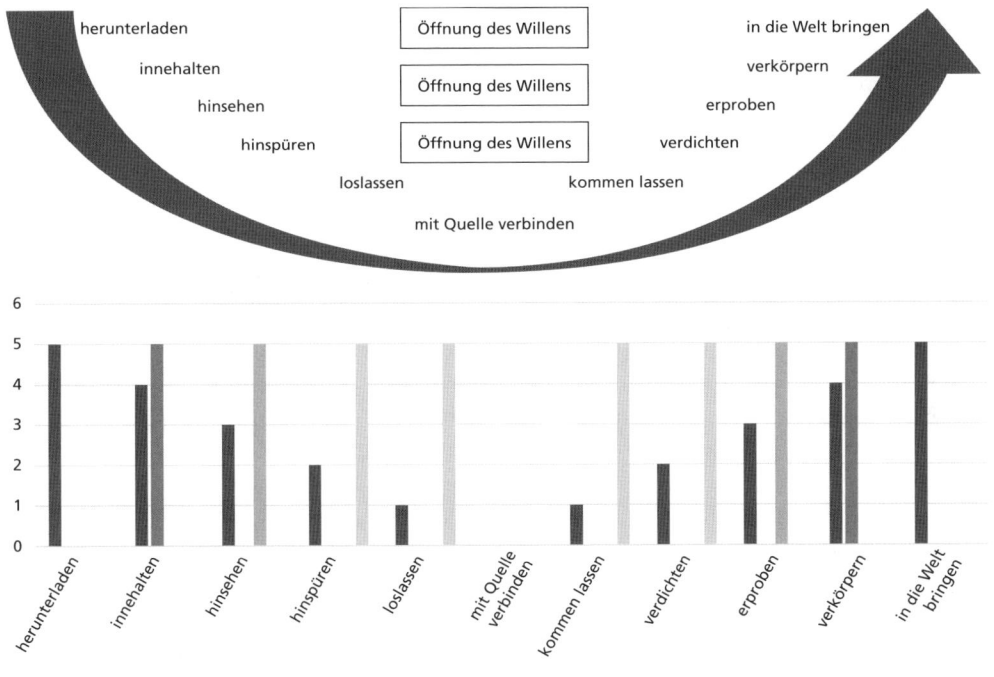

Abb. 3.11: Der U Prozess mit Phasen der Öffnung (eigene Darstellung nach Scharmer und Senge 2020).

Die Dimensionen (Kästchen) folgen in den Phasen der Öffnung nicht direkt der U-Kurve.

Der U-Prozess beschreibt den Weg der einzelnen Phasen:

Wir halten inne (links oben in der U-Kurve),
wenden uns um, lassen los,
nehmen die Präsenz der Zukunft
wahr (unten),
lassen Dinge kommen,
bringen etwas hervor und
verkörpern es (rechts
oben)

Verlaufen diese drei Phasen dienlich, gelangt der Anwendende in den Zustand des Presencing. Dieser Zustand ist der zentrale Moment, in dem die vergangene Welt hinter sich gelassen wird und sich einem unbekannten Zukunftspotential hinwendet. Es kommt also dazu, dass wir die Präsenz der Zukunft konkret wahrnehmen. In der Geschwindigkeit und Dynamik des Alltages ist es oft einfacher auf das, was an uns herangetragen wird, zu reagieren und dies einfach abzuarbeiten. Dieses Verhalten bringt jedoch keine neuen Ergebnisse und erst recht keine Innovationen und wenig Sinnhaftigkeit. Der Wandel kann nur gelingen, wenn wir die Qualität unserer Aufmerksamkeit verändern. Der U Prozess versucht uns an einen inneren Platz nicht urteilender und verbundener Präsenz zu bringen. Aus diesem heraus agieren wir und bringen dadurch wahrhaft Neues in die Arbeitswelt. Innovation kann nur so gelingen und wir müssen es wagen, von Automatismen loszulassen und uns einer innewohnenden höheren Führung anvertrauen. Der U Prozess hat ein wahrlich schöpferisches Potenzial der Zukunft (Scharmer und Senge 2020).

»Um die tieferen Schichten des Lernens und der kollektiven Intelligenz zugänglich zu machen, benötigen Führungskräfte eine neue soziale Technologie, durch die drei Instrumente bewegt und gestimmt werden können: der offene Geist, das offene Herz und der offene Wille.« Otto Scharmer (2009)

Um die Theorie greifbarer zu machen, wenden wir den Blick auf das aktive Zuhören im Kontext der Theorie. Die vier Stufen des Zuhörens der Theorie U, welche in ihrer Intensität jeweils ansteigend sind.

1. Downloading:
   - der Zuhörende will die eigenen Denkmuster bestätigt sehen
   - Zuhörende sucht nach Stichworten, die als Vorlage für die eigene Antwort dienen können
   - Es besteht keine Offenheit gegenüber anderen Ansichten
   → Zuhören, um zu antworten
2. Faktisches Zuhören:
   - Zuhörender agiert faktenbasiert
   - Konzentration liegt auf den Inhalten, welche mit dem eigenen Wissen abgeglichen werden
   - Rationale Intelligenz kommt zum Einsatz
   → Empathie fehlt vollständig
3. Empathisches Zuhören:
   - Konzentration liegt auf den Gefühlen und Handlungsmotiven des Gegenübers
   - reine Faktenebene wird verlassen
   → Zuhörende ist dazu bereit, eine neue Perspektive einzunehmen
4. Presencing:
   - Theorie-U-Zustand geht über die Empathie-Stufe hinaus
   - Gesprächspartner*innen können gegenseitig eine tiefe Verbundenheit und viel Verständnis spüren
   - Intuition kommt zum Einsatz
   - Idealfall summiert sich Wissen, Sichtweisen und empathische Einblicke zu etwas Höherem.
   - weiter Blick durch das vollständige Da-Sein im Hier und Jetzt
   → Basis für Zukunftsideen entstehen

Praxishinweis

Insbesondere für Führungskräfte und Sie als Stationsleitung gibt Otto Scharmer die Richtung vor, dass Sie selbst dazu in der Lage sind, den inneren Handlungsort zu verändern. Sie passen sozusagen Ihre eigene Passung im System immer wieder von neuem an. Führungskräfte können mit der Theorie U ein agiles Mindset entwickeln. Wichtig ist es, die Theorie als Dialogwerkzeug zu betrachten und mit diesem Kommunikationsinstrument eine geeignete Plattform finden, die Zukunft gemeinschaftlich zu denken. In den letzten Führungskräfteseminaren ist es mir selbst gelungen diesen Prozess endlich zu verstehen und zu verinnerlichen. Hierfür waren lediglich drei Seminare und einige Lehrvideos auf YouTube notwendig. Auch die Auseinandersetzung mit der folgenden Website kann Sie weiterringen: https://www.u-school.org/. Diese Theorie kann nur empfohlen werden. Nutzen Sie dieses Mindset für sich und Ihre Organisation.

Um ehrlich zu sein muss erwähnt werden, dass ich diese komplexe Theorie im zweiten Seminar, welches ich zum Thema geben durfte, verstanden habe und so auch verinnerlichen konnte. Wie bekannt ist, besteht Erfolg aus Treppen, welche selbst gegangen werden müssen. Es hilft zu verstehen, wie gewisse Themen zusammenführen, auch wenn es oftmals dennoch nicht gelingt gewisse Veränderungen zu vermeiden. Persönlich denke ich, dass dennoch ein Entgegenwirken geschieht, weil Ereignisse schon vorab durchgespielt wurden. Somit ist das Endresultat im Gefühl abgemildert und akzeptiert.

3.5.3 Führungsmodell nach Mengel – Die innenliegende Potenzialentfaltung als Schöpfung von Führung

Die eigene permanente Auseinandersetzung mit Führungsstilen, der unterschiedlichen Führungstheorien und der Führungsmodelle sorgt unweigerlich dafür, selbst ein Bildnis von einem Modell zu entwerfen und diese komplexe Thematik für den eigenen Verstand erklärbar darzustellen. Im Rahmen der weiteren Auflagen soll dieses Konzept der innenliegenden Potenzialentfaltung als Schöpfung von Führung stets weiter optimiert und an die Umweltbedingungen adaptiert werden. Und somit einen eigenen Beitrag für die Wissenschaft zu leisten.

Aufbau und Struktur des Modelles folgen einem gegenseitigen Strom auf das Zentrum der Potenzialentfaltung.

- Leitgedanke der Organisation steht über allem
- Leitgedanke mündet ins Kerngeschäft
- Im Mittelpunkt die Potenzialentfaltung der Organisation
- Kraftquelle und Quell neuer Strukturen
- Belegschaft ist Basis allen Erfolges

Nachfolgend werden die einzelnen Punkte Inhaltlich weiter aufgegliedert.

Der gegenseitige *Strom auf das Zentrum der Potenzialentfaltung* wird umrahmt durch die fünf Ebenen.
Die beiderseitige Bewegung vom Leitgedanken beziehungsweise von der Belegschaft aus ins Zentrum der Potenzialentfaltung ist wesentliche Ausrichtung des Modells. Von hier aus kann die Potenzialentfaltung nach innen sowie nach außen wahrgenommen werden. Der erarbeitete Fortschritt wird hier erkennbar, durch die Wahrnehmung von Mitarbeitenden, als auch durch die Wahrnehmung

von externen Akteur*innen. Die Folge dessen ist, dass in der Innenwahrnehmung eine Identität gestärkt wird, warum der einzelne Mitarbeitende produktiv ist. Hier geht es viel um Zusammenhalt, Teamgefüge, Ausrichtung der eigenen Arbeit am Gesamterfolg des Bereiches oder der gesamten Organisation. Hingegen führt die Außenwahrnehmung beflügelt durch den Fortschrittsgeist dazu, dass Mitarbeitenden es wichtig ist, wie ein Unternehmen wahrgenommen wird. Welche Wichtigkeit spielt das Unternehmen für die Region/überregional? Wie werden das Unternehmen und somit auch die Mitarbeit im Unternehmen in der Bevölkerung oder auch im Freundeskreis/Familienkreis wahrgenommen? Leitfrage hier: *was passiert genau im Unternehmen?*

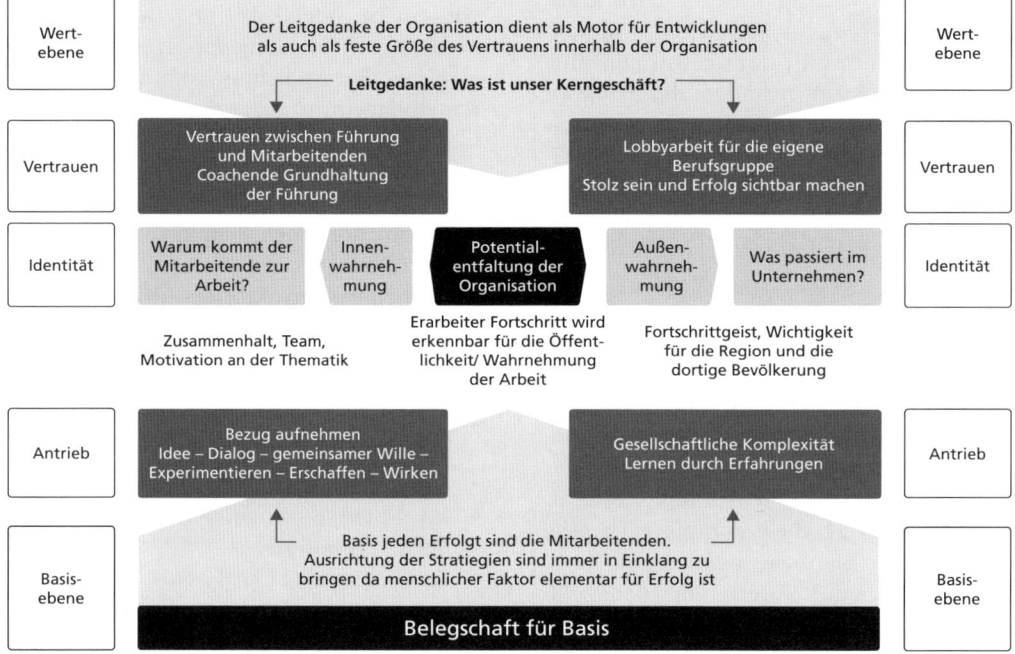

Abb. 3.12: Führungsmodell nach Mengel - innenliegende Potenzialentfaltung als Schöpfung von Führung.

Unter dem *Leitgedanken der Organisation* versteht dieses Modell den Motor der Entwicklung und somit ein Vertrauensaufbau innerhalb wie außerhalb der Organisation.

Die *Innenwahrnehmung* konzentriert sich hier auf das Vertrauen zwischen der Führungsebene und den Mitarbeitenden und wird hier untermauert durch eine coachende Grundhaltung der Führung. Dies bedeutet, dass alle Mitarbeitenden zu bestmöglichen Leistungen herangeführt werden und ein Miteinander im Zentrum steht und Hierarchieebenen nur wichtig sind, weil es unterschiedliche Rollenprofile gibt.

Die *Außenwahrnehmung* hingegen bezieht sich hier auf eine Art Lobbyarbeit der eigenen Berufsgruppen. Nämlich an dem Erfolg sichtbar gemacht wird, gibt es eine Art Vertrauensaufbau gegenüber anderen entscheidenden Akteur*innen in der Umwelt. Dies können Lieferant*innen oder Vertragspartner*innen sein als auch kommunale oder abgeordnete

Politiker*innen. Zu diesen kommen selbstverständlich andere Entscheidungsträger*innen innerhalb des Einflussgebietes des Unternehmens, wie der Stadt oder dem Landkreis, hinzu.

Die Ebene *Belegschaft als Basis jeglichen Erfolges* bezieht sich wesentlich darauf, dass die Strategien des Unternehmens im Einklang also unmittelbar im Aufbau mit den Mitarbeitenden bringen, da dieser Faktor elementar für den Erfolg ist.

Dieser setzt den Spatenstich für die klassische Corporate Identity.

Der Antrieb auf der *Innenwahrnehmung* bezieht sich hier auf Experimentierfreude den gemeinsamen Willen und somit aus dem Kernaustausch zwischen Führung und Mitarbeitenden, um Ideen im Dialog zu generieren und um die daraus folgende Wirkung durch die Mitarbeitenden selbst.

Die *Außenwahrnehmung* bezieht sich hier auf die gesellschaftliche Komplexität und das potenzielle Marktgeschehen, welches unmittelbar Auswirkung auf die Produktion und die nächsten Ideenquellen hat.

Das Modell wird beidseits *von fünf Ebenen eingerahmt*. Die fünf Ebenen bedingen sich wechselseitig, indem diese die Innenwahrnehmung der Organisation als auch die Außenwahrnehmung der Organisation, wechselseitig bestimmen. Alle Ebenen haben auf der Innenwahrnehmung wie der Außenwahrnehmung ihre unterschiedliche Wirkung.

Die Werteebene oben als gesamtes Gerüst, soll intern wie extern als Basis jeder Entscheidung dienen und prägt den Leitgedanken zum Kerngeschäft.

Vertrauen

Die Vertrauensebene bezieht sich in der Innenwahrnehmung auf die Arbeit zwischen Führung und Mitarbeitenden und bildet die im Kern coachende Grundhaltung. Auch in der Außenwahrnehmung steht der Fokus auf dem Miteinander. Eine Lobbyarbeit, in der es wichtig ist, mit Partner*innen auf Augenhöhe zu agieren und im Wesentlichen zu sehen, dass eine langfristige Ausrichtung wichtiger ist, als ein kurzfristiger Profit. Stabile Wirtschaftsbeziehungen wirken im Unternehmen wie ein Grundvertrauen.

Identität

Die Identität ist hier im Zentrum veranlagt, da sie von innen heraus wirkt, in dem der*die Mitarbeiter*in die intrinsische Motivation bezieht als auch nach außen wahrgenommen wird und verstanden wird, was genau im Unternehmen passiert. Hier stehen auf der Außenwahrnehmung im Fokus der Fortschrittsgeist und die Wichtigkeit des Unternehmens für die Region als auch nach innen, der Zusammenhalt im Team und Motivation an der Thematik.

Antrieb

Der Antrieb folgt direkt als aufbauende Struktur auf die Basisebene also der Belegschaft.

In der Innenwahrnehmung geht es um aktive Teilhabe am Dialog und der daraus erfolgenden gemeinsamen Ideenentwicklung, als auch um das Erschaffen von neuen/potenziellen Themenfeldern.

In der Außenwahrnehmung fließen hier die gesellschaftliche Komplexität und das Lernen aus den eigenen Erfahrungen mit ein, um zukünftigen Herausforderungen bestmöglich zu begegnen.

Basisebene

Die Basisebene beschreibt das zentrale Fundament des Unternehmens. Hierbei ist wichtig zu erkennen, dass der menschliche Faktor für den Erfolg des Unternehmens elementar ist.

Die Ausrichtung der Werteebene muss im Einklang mit der Basisebene sein, um wechselseitig im Zentrum der Potenzialentfaltung zu münden.

Praxistipp

Versuchen Sie sich selbst, als Stationsleitung, Kontexte vorzustellen, die nicht vorstellbar sind.

Beispiel 1:
Wie hätte ein Mensch vor 100 Jahren Ihre Station beschrieben? Wie kann sich ein*e Urwaldeinwohner*in ohne Handy das Zentrum von Frankfurt am Main vorstellen? Vergleiche wie diese gibt es oft, gerade in der komplexen Welt, in der wir uns befinden. Nutzen Sie diese Art der Gedankenspiele, um sich selbst bestmöglich auf die Zukunft vorzubereiten. Denn so gelingt es Ihnen auch eine Potenzialentfaltung zu erreichen. Als coachende Führungskraft und mit dem Motto: *wer fragt führt*.

Beispiel 2:
Welche Technologien werden künftig in meinem Arbeitsbereich Einzug halten? Schauen Sie kritisch zurück, was in den letzten Jahren in ihren Arbeitsbereich alles Einzug gehalten hat. Was folgt unweigerlich und wo können Sie schon jetzt die Mitarbeitenden hin aufmerksam werden lassen. Es empfiehlt sich immer regelmäßig in andere Gebiete der Bundesrepublik zu Fahren und sich dort ebendiesen Arbeitsbereich anzusehen.

- Beispieleinrichtung der orthopädischen Versorgung, z. B. ein Besuch der Waldkliniken Eisenach. Der Fokus liegt hier auf optimalen Prozessen und Ambiente.
- Beispielprojekt für eine bedarfsorientierte Versorgungspraxis im ländlichen Raum ist das IGiB-StimMT (Institut für Gesundheitsförderung und integrierte Betreuung – Systemische Interventionsmethoden in der Medizinischen Therapie), welches vom GBA (01NVF16001 – Kennnummer) in Templin im Kontext der Versorgungsmodelle in strukturschwachen oder ländlichen Gebieten bundesweite Bewunderung erlangt hat. Hierunter verbirgt sich eine zukunftsweisende regionenspezifische und bedarfsorientierte Versorgungspraxis mit Fokus auf den Eckpunkten des demografischen Wandels.

Ein letzter Denkanstoß: Wie ist mein eigenes ich, wenn ich mich in ein paar Jahren bei einem Kaltgetränk treffe? Die Antwort sollte nicht sein: »Ich bin gar nicht so, aber ich komm so selten dazu anders zu sein.«

3.6 Literaturverzeichnis

Au, Corinna von (2016): Auswahl und Onboarding von Führungspersönlichkeiten. Diagnose, Assessment und Integration. Wiesbaden: Springer Fachmedien Wiesbaden GmbH (Leadership und Angewandte Psychologie Ser). Online verfügbar unter https://ebookcentral.proquest.com/lib/kxp/detail.action?docID=4788932.

Becker, Florian (2014): Psychologie der Mitarbeiterführung. Wirtschaftspsychologie kompakt für Führungskräfte. 1. Aufl. s.l.: Springer-Verlag (essentials). Online verfügbar unter https:// ebookcentral.proquest.com/lib/kxp/detail.action? docID=1967764.

Buhr, Andreas (2023): Führungsprinzipien. Führung geht heute anders | Die 12 Leitsätze der Clean Leadership. 1st ed. Offenbach: Gabal Verlag (Dein Business). Online verfügbar unter https://ebookcentral.proquest.com/lib/kxp/ detail.action?docID=7254054.

Drumm, Hans Jürgen (2008): Personalwirtschaft. 6., überarb. Aufl. Berlin, Heidelberg: Springer.

Frehner, Thomas (2023): Führung heute. Erfolgsfaktoren des New Leadership. Berlin, Heidelberg: Springer Gabler. Online verfügbar unter https://link.springer.com/978-3-662-67779-7.

Heinrich, Anika; Wall, Jennifer (2013): Teamrollen. Das Modell nach Belbin. München: GRIN Verlag (Studienarbeit Wirtschaft). Online verfügbar unter https://permalink.obvsg.at/AC151 29665.

Hoffmann, Christoph (2019): Gehirngerechte Führung. Wirkungsvoll führen nach neuropsychologischen Erkenntnissen. Berlin, Heidelberg: Springer.

Johnstone, Stewart; Rodriguez, Jenny K.; Wilkinson, Adrian (Hg.) (2023): Encyclopedia of human resource management. Second edition. Cheltenham, UK, Northampton, MA, USA: Edward Elgar Publishing (Elgar encyclopedias in business and management series).

Jung, C. G. (2019): Typologie. Hg. v. Lorenz Jung. Ostfildern: Edition C. G. Jung im Patmos Verlag.

Kühl, Wolfgang; Lampert, Andreas; Schäfer, Erich (2018): Coaching als Führungskompetenz. Konzeptionelle Überlegungen und Modelle. Göttingen: Vandenhoeck & Ruprecht.

Lorenz, Michael; Rohrschneider, Uta (2022): Praxishandbuch Mitarbeiterführung. Grundlagen - Führungstechniken - Gesprächsleitfäden. 5. Auflage. Freiburg, München, Stuttgart: Haufe Group.

Lüneburg, Anke (2020): Erfolgreich sein als Führungskraft in der Arbeitswelt 4.0. Begeisterung wecken mit Zukunftskompetenzen und Coa-ching-Tools. Wiesbaden, Heidelberg: Springer (essentials).

Pastoors, Sven; Becker, Joachim H.; Ebert, Helmut; Auge, Michelle (2019): Praxishandbuch werteorientierte Führung. Kompetenzen erfolgreicher Führungskräfte im 21. Jahrhundert. Berlin, Heidelberg: Springer.

Peters, Theo (2015): Leadership. Traditionelle und moderne Konzepte ; mit vielen Beispielen. Wiesbaden: Springer Gabler

Rybnikova, Irma; Lang, Rainhart (2021): Aktuelle Führungstheorien und -konzepte. Unter Mitarbeit von Peter W. Wald und Viktoria Menzel. 2., vollständig überarbeitete Auflage. Wiesbaden, Heidelberg: Springer Gabler (Lehrbuch).

Sass, Enrico (2019): Mitarbeitermotivation, Mitarbeiterbindung. Was erwarten Arbeitnehmer? Wiesbaden, Heidelberg: Springer Gabler.

Scharmer, Claus Otto (2011): Theorie U. Von der Zukunft her führen ; Presencing als soziale Technik ; [Öffnung des Denkens, Öffnung des Fühlens, Öffnung des Willens. 2., erw. Aufl. Heidelberg: Carl-Auer-Verl. (Management). Online verfügbar unter http://www.carl-auer.de/ pdf/leseprobe/978-3-89670-740-6.pdf.

Scharmer, Claus Otto; Senge, Peter M. (2020): Theorie U - von der Zukunft her führen. Presencing als soziale Technik. Fünfte, völlig überarb. u. erw. Auflage. Heidelberg: Carl-Auer-Systeme Verlag und Verlagsbuchhandlung GmbH (Management).

Schweitzer, Marcell; Baumeister, Alexander (Hg.) (2015): Allgemeine Betriebswirtschaftslehre. Theorie und Politik des Wirtschaftens in Unternehmen. 11., völlig neu bearbeitete Auflage. Berlin: Erich Schmidt Verlag (ESV basics). Online verfügbar unter http://www.lehmanns. de/midvox/bib/9783503158010.

Strozinsky, Lars (2010): Das 7-S Modell von McKinsey, Konzepte moderner Unternehmensführung. 1e druk. München: GRIN Verlag.

Trost, Armin (2022): Das richtige Führungsverständnis. Wie Sie Ihre Führungsrolle definieren, vermitteln und wirksam umsetzen. Berlin, Heidelberg: Springer Gabler. Online verfügbar unter http://www.springer.com/.

4   Patient*innenorientierung

»Krankenpflege ist eine Kunst, die wie jede andere vor allen Dingen eine Reihe angeborener Eigenschaften und Anlagen bedingt, ohne die auch die beste technische Schulung keinen Wert hat.« Agnes Karl (1900)

Das Zitat stammt aus dem Werk: *Die Krankenpflege als Beruf*, welches bereits im Jahr 1900 erschienen ist. In einem der, aus Sicht der Autoren, einflussreichsten Werke von Agnes Karl erkannte sie bereits zu dieser Zeit die Bedeutung von einerseits technischen Fähigkeiten als auch menschlichen Kompetenzen, welche im Pflegeberuf benötigt werden. Sie prägte damit nachhaltig das Verständnis von Pflege als Kunst sowie als Wissenschaft.

Alle Leistungserbringenden im deutschen Gesundheitswesen sind dazu verpflichtet, ein internes Qualitätsmanagement einzuführen und dieses fortwährend weiterzuentwickeln. Hierzu werden Qualitätsmanagement-Modelle genutzt, welche vorwiegend folgenden Basiselemente folgen:

- Patient*innenorientierung beziehungsweise Kund*innenorientierung,
- Mitarbeiter*innenorientierung,
- Prozessorientierung,
- Leistungsmessung,
- Verbesserung,
- Ganzheitlichkeit und
- Führung.

Bei den Maßnahmen zur Verbesserung der Qualität der gesundheitlichen Versorgung in Deutschland bestehen mitunter Defizite in der Kund*innenorientierung. Demnach wird in diesem Abschnitt versucht zunächst den Begriff Patient*innenorientierung zu erläu-

tern, um so weitere Optimierungen einleiten zu können. Hierbei ist zu beachten, dass teilweise Mitarbeitende im Gesundheitswesen den Begriff »Kund*innnen« sehr kritisch sehen und auch weiterhin traditionell von Patient*innen sprechen. Hieraus ergeben sich gewisse Spannungen, wenn der Kund*innenbegriff in den Gesundheitssektor überführt wird. Beispielsweise rücken eingeschränkte Mitbestimmungsrechte, Wahlmöglichkeiten als auch die eingeschränkte Fähigkeit zur rationalen Entscheidung in den Mittelpunkt. Dies zeigt sich je gravierender die Erkrankung eines Menschen ist und die durch die Notlage verminderte Chance zum Leistungsvergleich. In einer Untersuchung kam Pawils bereits im Jahr 2012 zu dem Schluss, dass die ansteigende Berücksichtigung von Kund*innenwünschen und der Fokus auf Qualität und Transparenz akzeptabel und durchaus nachvollziehbar ist. Wichtig scheint eine zeitgleiche Berücksichtigung zwischen dem Sachverhalt, dass Gesundheit nicht nur als individuelles Gut des Einzelnen, sondern vielmehr auch als gesellschaftliches Allgemeingut verstanden wird (Große 2021).

Um eine patient*innenorientierte Versorgung zu ermöglichen sind fünf zentrale Dimensionen maßgeblich. Hier zeigt sich, wie sich die patient*innenorientierte Versorgung vom traditionellen biomedizinischen Modell unterscheidet. Indem die Krankheitszeichen und die Symptome interpretiert werden, folgt die Orientierung von Krankheit, hin zum standardisierten Behandeln. Zudem beschreiben die fünf Dimensionen bestimmte Aspekte der Beziehung zwischen Behandlungsdurchführenden und zu Behandelnden.

Im Folgenden werden die fünf Dimensionen nach Große (2021) vorgestellt.

- Die biopsychosoziale Perspektive
  → nicht nur enge medizinische, sondern auch psychologische und soziale Sicht auf die gesundheitliche Frage
- Die Patient*innen als Personen
  → mit individuellem Krankheitserleben und nicht als Objekt.
- Die therapeutische Allianz
  → mit dem Einfluss der Beziehung zwischen Behandlungsdurchführenden und zu Behandelnden.
- Die Ärzt*innen als Personen,
  → haben Einfluss durch persönliche Charakteristik.
- Die geteilte Macht und Verantwortung
  → Entwicklung hin zu gleichberechtigter Beziehung und aktives Einbeziehen in Entscheidungen.
  → Zu dieser Dimension gehört auch die patient*innenorientierte Erhebung. Hierbei stehen Bedürfnisse und Präferenzen der Patient*innen und Angehörigen im Vordergrund. Personen werden ermutigt sich selbst zu äußern.

Die fünf Dimensionen bereiten den unmittelbaren Übergang vor, worauf im ▸ Kap. 4.1 der Fokus liegt.

4.1 Pflege in der unmittelbaren Versorgung

Das Qualitätsmanagement fußt auf der Basis der evidenzbasierten Medizin und somit auch auf der evidenzbasierte Pflegewissenschaft. Im Zentrum steht die Orientierung an Zielen für die Patient*innen. Daraus abgeleitet folgt die Behandlungsstrategie.

Das übergreifende Behandlungsziel ist die umfassende Genesung der Patient*innen oder die bestmögliche Wiederherstellung des Gesundheitszustandes beziehungsweise der schmerzarmen palliativen Versorgung. Zu beachten ist dabei die Erzeugung von Kompatibilität zwischen hoher Behandlungsqualität und Wirtschaftlichkeit. In einer Zeit knapper werdender Ressourcen sehen sich die Kassen, als Kostentragende, einem durchaus schwierigen Unterfangen ausgesetzt. In einem komplexen Entscheidungsprozess müssen Ärzt*innen und Pflegeteam im Dialog mit den jeweiligen Patienten*innen abwägen, welche Behandlungsalternativen (noch) in Frage kommen.

Zur Realisierung einer hohen Behandlungsqualität wird die kontinuierliche Überprüfung der Leistungsprozesse zur Richtschnur und führt letztendlich zur Patient*innenorientierung (Hellmann 2016). Dies bedeutet im Einzelnen folgendes:

- Die exakte Diagnose liegt vor.
- Die treffsichere Auswahl des therapeutischen Verfahrens und die Indikationsqualität ist gewährleistet.
- Das Erreichen eines bestmöglichen Ergebnisses für die Patient*innen im Sinne der Ergebnisqualität ist gesichert.

Praxishinweis

Die Pflegefachkräfte innerhalb einer Organisationseinheit haben die Verantwortung für zwei verschiedene Bereiche. Einmal sind sie zur Durchführung der von den Ärzt*innen angeordneten Behandlungspflege verpflichtet und zudem haben sie die alleinige Zuständigkeit für den Pflegeprozess. In der Behandlungspflege haben sie die Durchführungsverantwortung: im Pflegeprozess können sie die Pflege selbstständig planen, durchführen, dokumentieren, kontrollieren und korrigieren. Diese Handlungsfreiheit in der allgemeinen Pflege gibt dem Pflegepersonal die Möglichkeit, eigene Arbeitskonzepte zu entwerfen, die an die pflegerischen Leitlinien des Hauses angepasst werden und zugleich den individuellen Bedürfnissen der Patient*innen gerecht werden. Durch diesen Entscheidungs- und Handlungsspielraum in der allgemeinen Pflege haben die Pflegekräfte eine große Verantwortung gegenüber den Patient*innen. Können sie bei Problemen, die in der speziellen Pflege auftreten, noch auf Ärzt*innen verweisen, so müssen sie in der allgemeinen Pflege ihre Handlungsweisen gegenüber den Patient*innen selbst vertreten. Die Heilkundeübertragung wird für die Berufsgruppe der Pflegefachkräfte eine nächste Kompetenzstufe werden.

Sie als Stationsleitung sind für die Planung und Durchführung des Pflegeprozesses sowie für die Behandlungspflege verantwortlich. Diese Verantwortung haben Sie gegenüber dem Arbeitgebenden, der eine qualitativ hochwertige pflegerische Leistungserbringung von Ihrer Station beziehungsweise der Organisationseinheit erwartet, und Sie haben sie gegenüber den Patient*innen. Die Verantwortung gegenüber den Patient*innen wiegt moralisch dabei wesentlich schwerer, als die gegenüber dem Arbeitgebenden, denn viele pflegerische Maßnahmen haben direkte Auswirkungen auf die Patient*innen. Verletzungen und Schaden der Patient*innen an Körper und Seele müssen vermieden werden und somit müssen pflegerische Maßnahmen in deren Interesse und zu deren Wohl durchgeführt werden. Alle Maßnahmen, die Sie als Stationsleitung ergreifen, wie Leitbildentwicklung, Mitarbeiter*innenführung, Qualitätssicherung, Stationsorganisation, interdisziplinäre Zusammenarbeit, Fortbildung und die Beachtung von Recht und Gesetz müssen im Endeffekt dem Wohl der Patient*innen dienen. Anderweitig verlieren Sie die eigentlichen Werte. Diese Werte beziehen sich auf die Unterstützung der Patient*innen bei der Vermeidung von Krankheiten, bei der Genesung, beim Bewältigen von chronischen Krankheiten und auf die Begleitung von Sterbenden sowie deren Angehörigen.

Es ist aufgrund der Unterschiedlichkeit der Bedürfnisse der Patient*innen schwer zu beurteilen, ob die pflegerische Betreuung den Ansprüchen ausreichend gerecht wird. Auch eine theoretisch fundierte Pflege, die professionell mithilfe des Pflegeprozesses durchgeführt wird, kann nicht immer alle individuellen Ansprüche erfassen und befriedigen. Um hier eine Annäherung der Interessen von Pflege und Patient*innen zu erreichen, müssen diese in die Entscheidungsprozesse integriert werden. Daraus folgt, dass das Einbeziehen der Patient*innen in pflegerische Entscheidungen obligatorisch wird.

Wenn Sie als Leitung die Patient*innen mehr in die pflegerischen Entscheidungen mit einbeziehen wollen, sollten Sie sich folgende Fragen stellen:

- Wie weit wollen und können die Patient*innen bei pflegerischen Maßnahmen mitentscheiden?
- Ist die Person zurzeit körperlich und geistig dazu in der Lage?
- Hat die Person die nötige persönliche Distanz?

- Wie weit müssen eventuell die Angehörigen in die Entscheidungen mit einbezogen werden?

Um diese Fragen zu klären und flexibel auf die Wünsche und Möglichkeiten der Patient*innen einzugehen, sollten Sie (wenn nicht schon erfolgt) als Stationsleitung die Übergabe am Krankenbett einführen.

Praxistipp

Die Pflegeübergabe am Bett führt zur Steigerung der Qualität der Patient*innenbetreuung. Warum sollte dies genauso sein? Der Weg ist die verbindliche Zuständigkeit und das absolute Grundgerüst für alle anfallenden organisatorischen und administrativen Maßnahmen. Je nach Setting erhält die Pflegefachkraft eine Rolle der fachlichen Führung. Absolut notwendig im System der hochaufwendigen Pflege in Einbezug von Fachpflegekräften und akademischen Pflegefachkräften. Die Pflegeübergabe am Bett, muss von der Stationsleitung in einem organisatorischen Rahmen eingeführt werden. Die Pflegefachkräfte sollten sich bei Dienstbeginn absprechen, welchen Bereich wer genau übernehmen wird. So kann eine kontinuierliche Besetzung mit den gleichen Pflegefachkräften gewährleistet werden. Die für die Bereiche zuständigen Pflegefachkräfte sind für alle Aufgaben im Rahmen des Pflegeprozesses zuständig.

Kleine Hilfestellung zu einigen Einteilungsmöglichkeiten:

- Durch Dienstplankennung
  - oder Pflegefachkraft A versorgt Patient*innen 1-10 oder alternativ Bettenplätze X
- Eigeneinteilung durch das Kollegium
  - Vorteil der individuellen Absprachen und dem Ausdruck der eigenen Bedürfnisse

- Einteilung durch die Schichtleitung
  - Moderation und Abgleich der Kolleg*innen mit dem Vorteil der verantwortlichen Person.
  - Wichtig ist die Bahnung der Stationsleitung diese Rolle gut auszuführen
  - Die Schichtleitung sollte nicht die aufwendigsten Patient*innen betreuen

Die Pflegeübergabe am Bett findet täglich zum Schichtwechsel statt. Eine Ausnahme bildet hier der Wechsel vom Nachtdienst zum Frühdienst. Hier bietet sich eine Tafelübergabe an. So erhalten auch die Kolleg*innen einen Einblick und die Pausenablösung kann gut gewährleistet werden.

Es gibt wie so oft Ausnahmen:

- Die Intensivpflege übergibt selbstverständlich in unmittelbarem Patient*innenkontakt.
- Die Funktionspflege innerhalb des Operationsdienstes übergibt direkt innerhalb des OP-Saales.
- Die Hebammen übergeben analog zum Operationsdienst jedoch innerhalb des Geburtssettings.
- Übergaben in der Zentralen Notaufnahme finden bestmöglich in einem gemeinsamen Dienstmodell der ärztlichen und nichtärztlichen Kolleg*innen statt. So erfolgt von allen Akteur*innen regelhaft eine klare Übergabe.

Eine Übergabe am Krankenbett dauert bis zu einer halben Stunde und hat folgende Inhalte:

- Den Patient*innen werden unbekannte Pflegekräfte vorgestellt und die im Dienst zuständige Pflegefachkraft genannt.
- Vorstellung des Krankheitsbildes, Erläuterung der Pflegeprobleme und der eingeleiteten Pflegemaßnahmen. Die Patient*innen werden bei der Pflegeanamnese gefragt, ob diese mit der Übergabe am Bett einverstanden sind.

- Hier beachten Sie bitte die Verschwiegenheitspflicht sowie die Datenschutzgrundverordnung
- Übergaben und Visiten in Zwei-Bettzimmern stellen kein Ausschlusskriterium dar.
- Bitten Sie bei Mehrbettzimmern Angehörige heraus
- Aktuelle Befindlichkeit der Patient*innen.
    - Beachten Sie bitte die Würde des einzelnen, sofern diese Person etwas nicht wünscht. Wenn Angehörige miteinbezogen werden sollen, nutzen Sie gern diese Möglichkeit zur Teilhabe am Genesungsprozess.
- Inhalte, die nicht vor den Patient*innen geäußert werden sollten, können außerhalb des Zimmers besprochen werden.
- Welche pflegerischen Maßnahmen wurden bereits durchgeführt und welche stehen noch aus?
- Inhaltliche Auseinandersetzung mit den Bedürfnissen der Patient*innen und den geplanten und durchgeführten pflegerischen und medizinischen Maßnahmen. Dies erfolgt in einer kurzen Diskussion zwischen Pflegekräften und Patient*innen. Vermeiden Sie eine inhaltliche Diskussion in epischer Breite, denn hier geht es um eine inhaltliche Weitergabe, welche sich in der Dokumentation nicht unmittelbar darstellt.
- Bei Bedarf: Übergabe personell erweitern und das multiprofessionelle Team einbeziehen.

Als Leitung müssen Sie darauf achten, dass die Pflegeübergabe am Bett nicht ihren eigentlichen Zweck, nämlich die Patient*innenintegration verliert.

Äußere Anzeichen eines Qualitätsverlustes sind:

- kaum Augenkontakt zu Patient*innen,
- keine Befragung der Patient*innen nach derBefindlichkeit, kein Einbeziehen der Interessen,

- keine Vorstellung des Personals,
- die Übergabe findet nicht direkt am Bett, sondern irgendwo im Zimmer statt,
- wenn der Eindruck entsteht, dass die Übergabe genauso im Pflegestützpunkt stattfinden könnte.

Die Vorteile der Pflegeübergabe am Bett gegenüber der herkömmlichen Übergabe im Pflegestützpunkt sind:

- Die Patient*innen haben die Möglichkeit der Teilnahme, können die eigenen Interessen vertreten und sind auf dem neuesten Stand.
- Die Beziehung zwischen den Patient*innen und dem Pflegepersonal wird optimiert.
- Das Pflegepersonal hat einen aktuellen Eindruck von der Befindlichkeit der Patient*innen und den laufenden pflegerischen und medizinischen Maßnahmen.
- Die Übergabe am Bett ist intensiver und unterliegt weniger Störungen durch Telefon, Ärzt*innen oder anderem Personal.

Die Vorteile und die Bedeutung der Pflegeübergabe am Bett für Sie als Stationsleitung sind:

- Es ist ein Konzept der Qualitätssicherung und -verbesserung.
- Die Zufriedenheit von Patient*innen und Personal wird deutlich gesteigert.
- Das Ansehen der Pflegekräfte auf Ihrer Station steigt.

Dabei kommen Ihnen als Stationsleitung spezielle Aufgaben zu:

- Erstellung einer Stationsrichtlinie *Pflegeübergabe am Krankenbett*.
- Qualifizierter Personaleinsatz für die Pflegeübergabe am Bett ist bei der Dienstplanung zu berücksichtigen. Kein Pflegehilfspersonal für die Leitung der Übergabe einsetzen.
- Eventuell Durchführung eines stationsinternen Qualitätszirkels zur kontinuierlichen Verbesserung der Übergabe.

- Stichpunktartige Kontrollen der Übergabequalität.

Die nachfolgende ▶ Tab. 4.1 beinhalten alle wesentlichen Inhalte für die Erstellung einer Richtlinie zur Pflegeübergabe am Bett.

Tab. 4.1: Musterrichtlinie Pflegeübergabe am Bett (eigene Darstellung).

Musterrichtlinie Pflegeübergabe am Bett

Die Stationsleitung ist für die Planung und Realisierung der Pflegeübergabe am Bett verantwortlich.

Ziele

Die Pflegeübergabe am Bett soll:

- Patient*innen mit ihren Bedürfnissen mit einbeziehen und sie an den pflegerischen Entscheidungen teilnehmen lassen,
- eine fortlaufende Kontrolle der Pflegequalität ermöglichen,
- der folgenden Schicht ein aktuelles, umfassendes pflegerisches und medizinisches Bild der Patient*innen vermitteln,
- ein Austausch von Erfahrungen, Beobachtungen und Kenntnissen sein, die zu konstruktiven Lösungen bei pflegerischen Problemen führen,
- eine Aufgabenplanung für die nächste Schicht ermöglichen, besonders wenn noch ausstehende Arbeiten übernommen werden müssen,
- eine einheitliche Anwendung von Pflegemaßnahmen garantieren,
- den Kontakt mit den Patient*innen vertiefen, indem mehr Zeit »am Bett« verbracht wird.

Inhalte

Die Inhalte der Übergabe orientieren sich an:

- den Wünschen der Patient*innen,
- Pflegedokumentation – Pflegestammblatt – Pflegemaßnahmen – Pflegebericht – Selbstpflegeindexe oder anderen Kriterien,
- den medizinischen Anordnungen,
- Untersuchungen und Untersuchungsergebnissen.

Ablauf/Regeln

- Begrüßung und Vorstellung von neuen Patient*innen und Kolleg*innen,
- Angehörige aus dem Zimmer bitten oder bei Bedarf mit einbeziehen,
- Patient*innen aktiv mit einbeziehen und informieren,
- Konzentration auf die Übergabe; Störfaktoren auf ein Minimum reduzieren,
- informierende Mitarbeiter*innen ausreden lassen,
- Überprüfung und Bewertung durchgeführter Pflegemaßnahmen, bei Bedarf Festlegung neuer Pflegeziele,
- bei Patient*innen, die eine Übergabe am Bett ablehnen, wird diese außerhalb des Zimmers durchgeführt,
- Themen, die Diskretion erfordern, außerhalb des Patient*innenzimmers besprechen.

Organisationsfragen

- Bei zwei Pflegebereichen sorgt der Frühdienst eines Bereichs für den Ablauf auf der ganzen Station, während der andere Bereich und der gesamte Spätdienst die Pflegeübergabe am Bett durchführen.
- Unterlagen für die Pflegeübergabe am Bett sind bereit.

4.2 Patient*innen als Kund*innen in den Behandlungsablauf einbeziehen

Eines der zentralsten Symbole für eine gute interdisziplinäre Zusammenarbeit ist die gemeinsame Visite. Hier werden Behandlungsziele und die dazu notwendigen Schritte auf Augenhöhe besprochen und fixiert. Ziehen alle Akteur*innen am gleichen Strang, gelingt es den Patient*innen einen hohen Informationsgehalt sowie Weg für die eigene Gesundheit aufzuzeigen. Die Visite spiegelt somit auch die gelebte Interdisziplinarität einer Organisationseinheit wider. Es ist wichtig, die Wünsche und Bedürfnisse der Patient*innen darzustellen. Aus diesem Grund sollte die Visite nicht als Informationsveranstaltung verstanden werden, sondern eher die Kooperation und die Wertigkeit der einzelnen Berufsgruppen darstellen. Viele der Pflegefachkräfte sehen die Visite als einen wichtigen Bestandteil in der täglichen Arbeit (Forster 2017).

4.2.1 Die Visite

Der Visite sollte Raum und Zeit gegeben werden. Sie stellt die Kommunikationsbe-

dürfnisse aller Berufsgruppen dar. Eine Erklärung des Begriffes Visite lautet.

- vom lateinischen, visitare also besuchen
- regelmäßiger Besuch der Ärzt*innen am Krankenbett des Organisationsbereiches in Begleitung der Assistenzärzt*innen und der Pflegefachkraft des Bereiches.

Die gemeinsame Visite spiegelt das gelebte Gefühl der Interdisziplinarität einer Station wider. Welches Ziel die jeweilige Visite verfolgt zeigt ► Tab. 4.2. Je nach Ansatz für die Visite stehen andersgeartete Beteiligungen der anderen Abteilungen an. Um einen reibungslosen Ablauf zu gewährleisten, ist es notwendig der Visite von Anfang an der korrekten Funktionalität zuzuordnen und die notwendigen Abteilungen einzuladen. Beispielsweise sind bei einer Apothekenvisite die Apotheker*innen dabei und diese sollten die Möglichkeit haben, sich auf die Visite vorzubereiten.

Tab. 4.2: Visitenformen (eigene Darstellung nach Forster 2017).

Art der Visite	Ziel
Chefärzt*innenvisite	Übergabe des Standes der Behandlung an die Chefärzt*innen der jeweiligen Fachabteilung
mikrobiologische Visite	Überprüfung der angeordneten antimikrobiellen Therapie
Schmerzvisite	Abfragen der Schmerzintensität, Anpassung der notwendigen Schmerztherapie zur Schmerzzufriedenheit und der Qualitätssicherung
Pflegevisite	Überprüfen und Evaluation der durchgeführten Pflegemaßnahmen auf Vollständigkeit und Qualität
Kurvenvisite	kurze Überprüfung der vorliegenden Dokumentation zwischen den Akteur*innen
Mitternachtsvisite	kurze Überprüfung der vorliegenden Maßnahmen zwischen den Akteur*innen

Wie in der ► Tab. 4.2 erkenntlich wird, ist es wichtig, die Teams unterschiedlicher Berufsgruppen zusammenzuführen. Dies auch zum Punkt, dass sich die Akteur*innen mitunter nicht gut kennen. Interdisziplinarität bedeutet demnach die Behandlung einer Aufgabe unter Einbeziehung verschiedener Fachrichtungen. Für das Krankenhaus ist der Mix aus den diversen Berufsgruppen eine große Herausforderung und stellt hohe Ansprüche an eine gute Teamarbeit. Ein offener Dialog und ein offener Umgang im multiprofessionellen Team sind essenziell wichtig. Nur so können Fehler angesprochen und folglich vermieden werden. Alle im Team beteiligten Berufsgruppen müssen sich auf Augenhöhe begegnen, denn die Hierarchie darf nicht spürbar sein. Es gibt viele verschiedene Strategien und Programme zur Fehlervermeidung. Programme und vorgeschlagene Prozesse, können beispielsweise Zertifizierungen nach DIN des TÜV oder auch nach dem KTQ (Forster 2017).

> **Praxistipp**
>
> Rahmenbedingungen für eine gelungene Visite:
>
> - Fester Zeitrahmen
> - Anwesendes Personal
> - Patient*innenzimmer
> - Zeitpunkt
> - Dauer
> - Reihenfolge
> - Infrastruktur
> - Visitenwagen
> - Computer
> - Kurven

Wenn das gemeinsame Ziel die Fehlervermeidung ist, sollte die Motivation dazu genutzt werden eine interdisziplinäre, teamorientierte Zusammenarbeit innerhalb der Organisation zwischen den Berufsgruppen zu ermöglichen. Der richtige Weg ist somit für die Zukunft eingeschlagen, nachdem dieser Wille in die Tat umgesetzt wird, beziehungsweise gebahnt wird. Doch wie kann die Gratwanderung zwischen den Berufsgruppen gelingen und welche Rolle sollte auf wen konkret zugehen, damit eine patient*innenorientierte Zusammenarbeit möglich ist? Neben der gelebten professionellen Haltung und einer professionell angepassten Ausdrucksweise bedarf es zudem weiterer Softskills. Kurz zusammengefasst gelingt das durch:

- Selbstbewusstsein: sich selbst und seiner Berufsgruppe gegenüber
- Stolz auf das zu sein, was man ist
- Zugewandte, offene Kommunikation, gegebenenfalls nach dem Kommunikationsmodell von Friedemann Schulz-von-Thun
- Professionelle Sprache
- Umgang mit Konflikten und das Verständnis zum Konfliktlösen

Im Fokus steht immer das gleiche Ziel aller Berufsgruppen, nämlich die optimale Therapie für die Patient*innen (Forster 2017).

Die Ziele einer Pflegevisite

Die Ziele einer Pflegevisite sind nachfolgend aufgelistet (Schmidt 2016):

- Regelmäßige Evaluation des Pflegeprozesses
- Regelmäßige Evaluation der psychosozialen Betreuung
- Beziehungsarbeit durch die direkte Einbindung der Patient*innen und der Angehörigen
- Zielvereinbarung zum Überleitmanagement zwischen nachfolgender Struktur, Patient*innen und Bezugspersonen
- Gezielte Erfassung von Bedürfnissen und Wünschen der Patient*innen
- Ermittlung eines möglichen und weiteren Hilfebedarfes
- Instrument des Feedbacks und der Kund*innenbefragung
- Mitarbeiter*innenorientierung durch Bezugspflege

- Verbesserung von pflegebezogenen Prozessen und Abläufen der Pflege
- Ermittlung von Störquellen im Rahmen des Prozesses
- Hygiene- und Notfallmanagement

Praxishinweis

Die Ziele einer Pflegevisite liegen klar auf die Reaktivierung der patient*inneneigenen Ressourcen. Gerade im Wechsel der Sektoren muss es im Überleitmanagement zwischen nachfolgender Struktur wie dem Pflegedienst, um eine lückenlose Übergabe gehen. Somit kommen auch Pflegefachkräfte sektorenübergreifend in den Austausch und lernen voneinander und können somit das eigene Humankapital verstetigen und Netzwerken.

4.2.2 Das interdisziplinäre Team

Das Team der Visite besticht durch die Interdisziplinarität. Je nach Kontext, Disziplin und Anlass für die Visite sind unterschiedlich Menschen beteiligt (▶ Abb. 4.1). In jedem Fall ist jedoch klar, dass die Ärzt*innen und die betreuende Pflegefachkraft gemeinsam eine Visite durchführen. Beide Berufsgruppen geben einen unterschiedlichen, sich ergänzenden Blickwinkel auf die Therapieoptionen und Behandlung der Patient*innen. Diese profitieren am meisten von einer guten pflegerisch-ärztlichen Zusammenarbeit (Forster 2017).

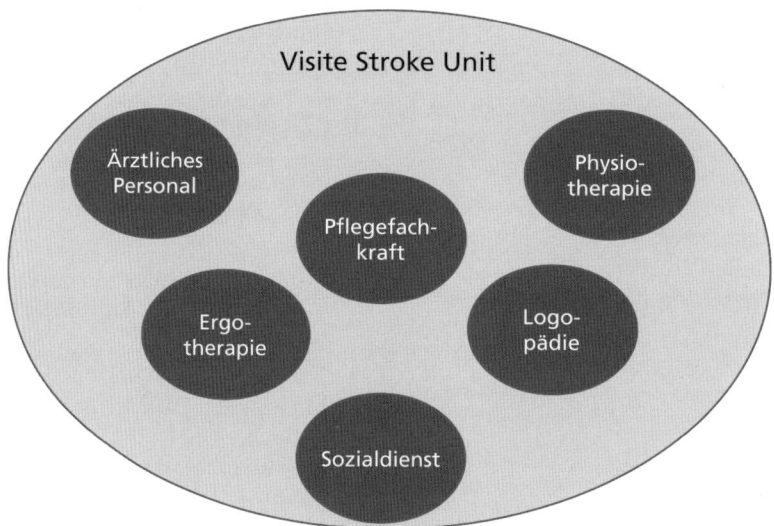

Abb. 4.1: Akteur*innen der Visite am Beispiel der Stroke-Unit (eigene Darstellung).

Praxistipp

Analog ein Beitrag zum Kapitel der Zertifizierung einer überregionalen Stroke-Unit.

Die zuständige Pflegefachkraft ist essenziell für die Umsetzung der medizinischen Therapie sowie der Pflegemaßnahmen. Bestehende Defizite, auf Grund der akuten, chronischen Erkrankung oder der dauerhaften Behinderung sind ausschlaggebend für die Nutzung der vorhandenen Ressourcen. Zudem schützen Pflegende die Patient*innen vor weiteren Verschlechterungen der vorherrschenden Erkrankung durch Expertise und der besonderen Erfahrung in der Krankenbeobachtung. Pflegefachkräfte verhindern nachweislich Komplikationen, die mit dem Krankenhausaufenthalt einhergehen. Sie beraten und leiten Patient*innen sowie deren Angehörige zielgerichtet an, die notwendigen Prophylaxen und Pflegemaßnahmen durchzuführen. Aufgrund ihrer Ausbildungsqualität können sie Therapienotwendigkeiten vorschlagen beziehungsweise nach Standard eigenverantwortlich umsetzen. Ein Beispiel kann hier die Umsetzung des Expert*innenstandards Schmerzmanagement in der Pflege sein (*Tipp:* abonnieren Sie den Newsletter des DNQP, um keinen neuen oder aktualisierten Expert*innenstandard zu versäumen). Mit diesem Wissen unterstützen sie die Ärzt*innen des Bereiches bei der Koordination der anstehenden Maßnahmen und nehmen selbstverständlich aktiv am Ausbildungsprozess und Mentoring der zukünftigen Fachärzt*innen teil. Pflegende haben zu den vorangegangenen Inhalten eine hohe Verantwortung bei der Umsetzung der Dokumentationsrichtlinien. Hierdurch wird Erlös im Rahmen der Krankenhausfinanzierung generiert.

Vorteile, wenn Pflegende als Mitglied des therapeutischen Teams bei der Visite sind:

- In der Visite werden die Beobachtungen der einzelnen Berufsgruppen dargelegt und bewertet → Grundlage der Behandlungsstrategie
- Zu beachten ist, dass sich Patient*innen in der Visite oft nicht in der Lage sehen, Wünsche und Bedürfnisse zu äußern → In der täglichen Interaktion mit der Pflegefachkraft werden oft Inhalte deutlich, die dann in der Visite vorgebracht werden können.
- Durch Erfahrung und Beobachtungsfähigkeiten können die Pflegenden bei der Visite Veränderungen wiedergeben und somit auch für eine Kontrolle der Therapie sorgen.
- Pflegende stellen ihren bisher geleisteten Ansatz zur Prophylaxe vor und können somit die Behandlungsstrategie unterstützen. → Checkliste zur Vorbereitung der Visite nach (Forster 2017):
- Bestehen für den Prozess der Behandlung relevante Beobachtungen, die dem interdisziplinären Team noch nicht umfänglich bekannt sind?
- Liegen aktuelle Ergebnisse von Untersuchungen vor, die dem Pflegeteam noch nicht bekannt sind und in der Visite besprochen werden können?
- Gibt es Unbestimmtheiten hinsichtlich des Medikamentenplanes beziehungsweise des Therapieplans?
- Liegen pflegerische Ressourcen vor, die den Behandlungsprozess beeinflussen?
- Gibt es Schwierigkeiten hinsichtlich des Therapieerfolges?
- Liegen dem Pflegeteam wichtige sozialanamnestische Informationen vor?
- Kann der Behandlungsprozess beispielsweise noch um die Aktivitäten des täglichen Lebens (ATL) von Liane Juchli erweitert werden?

Die Vorteile der Teilnahme der Pflegenden als Mitglied des therapeutischen Teams bei der Visite sowie die aufgeführte Checkliste zeigen den klaren Hinweis auf, dass dieses Setting von Ihnen als Stationsleitung absoluten Fokus einnehmen muss (Forster 2017).

4.2.3 Patient*innenorientierte allgemeine Dienstleistungen

Unter Dienstleistungen werden in dem Kapitel alle Leistungen, Handlungen und Haltungen erklärt, die für die Gesundung der Patient*innen förderlich sind (▶ Tab. 4.3). Auch das Wohlbefinden während des Krankenhausaufenthaltes kann hierzu einen wichtigen Beitrag leisten. Es geht somit um Leistungen, welche sich auf die Behandlungsqualität und die Versorgungsqualität im engeren Sinne beziehen. Auch besteht der Bezug die Prozesse und die Servicequalität neu aufzustellen. Diese sind entscheidend für die Wahrnehmung der Patient*innen, ob ein Krankenhaus sich durch gute oder weniger gute Qualität auszeichnet (Hellmann 2016).

Tab. 4.3: Allgemeine Dienstleistungen (eigene Darstellung nach Hellmann 2016).

Kategorie der Leistung	Ausgewählte Beispiele
Ausstattung und Standort	Modernität, Beispiel OP-Roboter und Anbindung an das Verkehrsnetz
Unterbringung	Ambiente im Zimmer und Ausstattung wie Fernsehen und Anbindung an Echtzeitdaten der eigenen Versorgung
Hilfsmittel	Gehhilfen oder Rollstuhl
Beköstigung	Schmackhaftes und gutes Essen welches selbst ausgewählt werden kann, gegebenenfalls Buffetessen
Gesprächskultur	Visite und allgemeine Höflichkeit
Überleitung	Kompetente Maßnahmenplanung der weiterführenden Struktur
Feedbackkultur	Professioneller Umgang, Optimierungen und Anmerkungen

4.2.4 Kommunikation mit Patient*innen

Eine gelungene Kommunikation mit Patient*innen erreichen Sie durch eine professionelle Kommunikation, vor allem durch das gesamte Behandlungsteam. Für die Einrichtung trägt es zur nachhaltigen Bindung von Patient*innen bei. Für Patient*innen ergibt sich ein Effekt des Wohlfühlens auf der Basis der vorherrschenden Willkommenskultur. Diese sollte auf den Werten Wertschätzung, Freundlichkeit, Fürsorge als auch Respekt aufbauen. Eine gute und aufklärende Kommunikation schafft Sicherheit und führt zu Vertrauen und stellt damit die Möglichkeit her, den Krankenhausaufenthalt als notwendig anzunehmen und dem nicht etwa angstvoll beizuwohnen. Dies wirkt sich auf den Gesundungsprozess der Patient*innen mutmaßlich positiv aus. Für das Behandlungsteam stellt die Kommunikation mit Patient*innen oft eine besondere Herausforderung dar. Es gilt sehr unterschiedlichen Menschen und Angehörigen gerecht zu werden. Mitunter mit durchaus schwierigen Sachverhalten zu Indikationen, Diagnosen und Therapieformen oder dem nahenden Tod (Hellmann 2016).

Für die Übermittlung schwerer Diagnosen, eignet sich beispielsweise das etablierte SPIKES Modell.

Das SPIKES Modell

Für die Übermittlung schwerer Diagnosen eignet sich das etablierte SPIKES Modell. Dies soll zur Veranschaulichung in der nachfolgenden ▸ Tab 4.4 dargestellt werden.

Das etablierte SPIKES Modell bildet das Akronym aus den Worten, **S**ituation, **P**atient*innenwissen, **I**nformationsbedarf, **K**enntnisse vermitteln, **E**motionale Reaktion und Empathie sowie **S**trategie und Zusammenfassung (Huber 2009).

Tab. 4.4: SPIKES Modell (nach Huber 2009).

SPIKES	Inhalt
Situation	• Dient der Vorbereitung, auf die möglichen emotionalen Reaktionen. Hierzu zählen Gefühle wie Hilflosigkeit und Frustration mit dem Fokus die Eigenverantwortung und Autonomie zu erhalten.
Patient*innenvorwissen	• Vorwissen bezüglich der Erkrankung und der Krankheitswahrnehmung erfassen • Stellen Sie Fragen was den Patient*innen bis zum heutigen Tag über die Erkrankung bekannt ist • Ermittlung des speziellen Informationsbedarfs unterstützt Irritationen und Missverständnissen aktiv zu entgegnen
Informationsbedarf	• Finden Sie heraus, wie viel Information der*die Patient*in sich überhaupt wünscht • Achten Sie bewusst auf psychologische Schutzmechanismen wie Verdrängung oder Krankheitsverleugnung • Anbieten, die Informationen im Beisein von Angehörigen zu erläutern
Kenntnisse vermitteln	• Mitteilen, dass mit der Diagnoseeröffnung nun eine unangenehme, aber wichtige Information folgen wird • Seien Sie ehrlich und vermeiden Sie Schönrederei
Emotionale Reaktion und Empathie	• Situativ einfühlendes Verhalten ist in dieser Phase angezeigt • Missdeuten Sie die Stille nicht als Aufforderung zum Reden
Strategie und Zusammenfassung	• weiteres Vorgehen wird besprochen • Fassen Sie zum Ende des Gespräches die wichtigsten Ergebnisse kurz zusammen. • Beispielsweise vereinbaren Sie ein Folgegespräch und übermitteln ein Dokument zur besseren Vorbereitung für die Selbstauskunft

Praxistipp

Die Anwendung des SPIKES-Modelles als Methodik in der Kommunikation strukturiert Gespräche zur Übermittlung von ungünstigen Krankheitsverläufen. In der Funktion der Stationsleitung, achten Sie bitte auf folgende Abweichungen. Diese Beispiele zeigen auf, wie zwar eine sachlich korrekte Information übermittelt wurde, diese jedoch falsch verstanden wird.

- »Sie haben eine infauste Prognose«
- »Momentan besteht keine Therapieoption«
- »Noch haben wir keine Möglichkeit der Therapie für Sie«
- »Unsere Therapiemöglichkeiten werden allesamt ausgeschöpft«

Achten Sie bitte darauf, ob die Worte von den Patient*innen verstanden wurden. Fragen Sie aktiv nach, ob das Wort bekannt ist. Aus den aufgeführten Sätzen leitet sich ein Wendepunkt in jeden Leben ab. Unternehmen Sie den Versuch Angehörige (Patient*innenwunsch beachten) mit einzubeziehen.

Der Punkt *Kenntnisse vermitteln* zeigt die Wichtigkeit der Aussage. Seien Sie ehrlich und vermeiden Sie Schönrederei. Oftmals ist es Unkenntnis oder bewusste Vermeidung, da die Situation nicht den Regelfall im täglichen Doing der Behandlungsführenden ist. In der Regel werden die Patient*innen im Anschluss des Gespräches mit den ärztlichen Kolleg*innen auf die Pflegefachkräfte zukommen.

Erforderlich wird nun mehr denn je eine differenzierte Kommunikation. Grundsätzlich ist zu fordern, dass eine verständliche Sprache ohne lateinische Termini konsequent Anwendung findet. Nur sie ermöglicht den Patient*innen die Aussagen der Ärzt*innen zur Therapie und Behandlung sowie deren Alternativen wirklich zu verstehen. Für alte

und wesenseingeschränkte wie demente Patient*innen gilt dies nicht. Hier bedarf es aufgrund massiver Einschränkungen besonderer dialogischer Taktiken (Hellmann 2016). Nachfolgend wird dies dargestellt.

Hinweise zur Kommunikation mit hochbetagten Patient*innen

In der Kommunikation mit alten Patient*innen müssen die folgenden Hinweise angemessen berücksichtigt werden. In Anlehnung an Hoefert (2011) ergeben sich für den Dialog zwischen Ärzt*innen, Pflegekräften und Patient*innen folgende Inhalte (Hellmann 2016):

- Respektvolle Ansprache mit normaler Tonlage
- Verstärken der Lautstärke auf Nachfrage von Patient*innen
- Hinweis geben, dass Fragen wirklich gewünscht sind
- Keine thematischen Sprünge und bei einem Thema bleiben
- Rückmeldung ins Behandlungsteam geben, dass die Information angekommen ist
- Gesprächsabschnitte clustern und zusammenfassen
- zu Rückfragen auffordern
- Zusammenfassung am Endpunkt des Gesprächs und Nennung noch offener Punkte
- Sich bei Patient*innen für das Gespräch bedanken
- Sofern notwendig ein weiteres Gespräch ankündigen

Hinweise zur Kommunikation mit dementen Patient*innen

Unter dem Begriff der Demenz werden unterschiedliche Erkrankungen subsummiert (Hoefert 2011). Besonders verbreitet mit circa 70 % der Demenzerkrankungen ist die Alzheimer-Demenz. Der restliche Anteil bezieht sich vorwiegend auf Betroffene mit einer vaskulären Demenz. Ausfallerscheinungen nach einem Schlaganfall sind häufig rückläufig wohingegen die Alzheimer-Demenz fortschreitend und somit irreversibel ist. Zudem werden folgende Stadien Unterschieden:

- frühes Stadium/gestörtes Kurzeitgedächtnis,
  - mangelnde sprachliche Präzision/Wortfindungsschwierigkeiten,
- mittleres Stadium mit erweiterter Ausprägung der Merkmale des Frühstadiums,
  - Zunahme der Abhängigkeit bei alltäglichen Tätigkeiten,
  - Fragen mit wenig Substanz,
  - Unruhe und zunehmende Ängste.
- spätes Stadium/vollständige Abhängigkeit von Dritten im Alltagsleben,
  - Neigung zur Sturzgefahr und hoher Einschränkung des Vokabulariums

In Anlehnung an Hoefert (2011) ergeben sich für den Dialog zwischen Ärzt*innen und Patient*innen folgende Empfehlungen (Hellmann 2016):

- Das Gespräch am Morgen durchführen und die Bereitstellung von Hör- und Sehhilfen ermöglichen als auch die Sitzposition auf Augenhöhe herstellen.
- Bewusst beruhigend sprechen und auf Emotionen sensibel eingehen. Eigene Emotionen negativer Art wie Ärger oder Wut nicht zeigen.
- Patient*innen mit Namen ansprechen sowie sich selbst vorstellen.
- Den Grund des Besuches angeben.
- Zeit zum Nachdenken bei Fragen einräumen
  - Keine Doppeldeutigkeit
  - keine Fremdworte nutzen
  - wenn möglich Ja-/Nein-Fragen nutzen

- Versuchen nicht zu widersprechen (kann Irritationen auslösen)
- keine Doppelhandlungen
  - Blutabnahme, Verbandswechsel und Gespräch
- Non-verbale Aspekte beachten
  - Offener und freundlicher Blickkontakt
  - freundliche Mimik
- Abrupte Körperbewegungen vermeiden und gegebenenfalls situativ Körperkontakt herstellen.

Die aufgeführten Empfehlungen dienen dazu Störungen in der Kommunikation bewusst vorzubeugen.

Prozessorientierung

> **Praxishinweis**
>
> Der Übergang von der funktionalen Ablauforganisation und der Aufbauorganisation hin zur Prozessorientierung ist eindeutig zu empfehlen. Prozessorientierung ist ein absolut geeignetes Instrument zur Herstellung beziehungsweise zur Steigerung von mehr Patient*innenorientierung. Flache Hierarchien und die Zusammenarbeit von Ärzt*innen und Pflegenden in therapeutischen Teams führen zu besseren medizinischen Resultaten und damit auch zu einem Zuwachs der Patient*innenzufriedenheit.

Ein klassischer Prozess im Sinne der Pflege ist der Krankenpflegeprozess (▶ elektronisches Zusatzmaterial).

Klinische Pfade

> **Praxishinweis**
>
> Klinische Pfade sind ein zunehmend wichtiges Instrument der Patient*innenorientierung. Sie optimieren den Behandlungsprozess, fördern die Kommunikation, Zusammenarbeit

zwischen den Berufsgruppen, schaffen Transparenz für alle Akteur*innen und sind Grundlage für die Entwicklung von innovativen Komponenten. Führen Sie klinische Pfade auf Organisationsebene ein. Erst im Verlauf bieten sich organisationsübergreifende Pfade an. Die Umsetzung setzt keinesfalls das Vorhandensein aufwendiger Krankenhausinformationssysteme voraus. Scheuen Sie nicht die folgende Auseinandersetzung mit Ihren Kolleg*innen. Verhandlungen und Vorbehalte sind zu erwarten. Viele Ärzt*innen betrachten Pfade immer noch als Reglementierung und Eingriff in ihre hoheitliche ärztliche Entscheidungsfreiheit. Klinische Pfade definieren einen verbindlichen Handlungskorridor und eröffnen durchaus den Spielraum, vom Pfad abzuweichen, sofern dies begründbar ist. Es ist festzuhalten, dass die Richtschnur für alle maßgebend ist. Entscheidend ist, dass Sie für Ihr hauptsächliches Fachgebiet qualitativ aufgestellt ist. Klinische Pfade werden zur Qualität einen zielführenden Beitrag leisten können.

Beispiele für klassische klinische Pfade sind im ▶ elektronischen Zusatzmaterial hinterlegt.

4.3 Patient*innenerwartungen an eine gute pflegerische Versorgungsqualität

Mag man die erfolgreiche Führung von Einrichtungen im Pflegebereich unter marktorientierten Aspekten beachten, stellt sich als erstes die Frage, inwieweit eine marktwirtschaftliche Einordnung von Gesundheitsleistungen sinnvoll ist. Die Auseinandersetzung und Kombination wirtschaftlicher und ethischer Fragestellungen ist für die Pflegepraxis und dem Pflegemanagement zunehmend von Bedeutung. Die gesellschaftlichen und organisatorischen Bedingungen, unter denen eine qualitativ hochwertige Pflege derzeit erbracht wird, werden von der marktorientierten Führung und Organisationskultur einer Pflegeeinrichtung umrahmt. Der zunehmenden Transparenz geschuldet führt, durch den Konsum und der Verfügbarkeit der Informationstechnologien, dies zu einem Anstieg der Nachfrage von gesundheitlichen Leistungen. Die Informationsangebote für Patient*innen und den zugehörigen Angehörigen über Gesundheitseinrichtungen und ihre Leistungen sind einfacher denn je zugänglich. Gesundheitsleistungen werden aktiv verglichen und

danach bewusst ein Leistungsanbietender ausgewählt. Pflegetätigkeit ist außerdem einer zunehmend kritischen Öffentlichkeit ausgesetzt. Dabei wird das Ansehen des Pflegeberufs innerhalb der Bevölkerung der Bundesrepublik durchaus positiv bewertet. Kritisch betrachtet und demzufolge auch eher negativ eingestuft werden die aktuelle Arbeitssituation und die daraus resultierende Erwartung an die Pflegequalität in den Einrichtungen sowie die beruflichen Möglichkeiten für Pflegekräfte (Bolz 2022).

Patient*innenerwartungen an eine gute pflegerische Versorgungsqualität:

- Fachliche Kompetenz,
- Persönliche Zuwendung durch die Pflegefachperson,
- Vorliegen einer vertrauensvollen Beziehung, gekennzeichnet durch Wertschätzung und Respekt
- Einbeziehung bei der Planung und Realisierung von Pflegemaßnahmen,

- Einfühlungsvermögen und Berücksichtigung individueller Bedürfnisse und Gewohnheiten,
- Öffentliche Anbindung und ausreichend Zeit,
- Zuverlässigkeit, Pünktlichkeit und Einhaltung der Pflegezeiten,
- personelle Kontinuität der Pflegekräfte
- nötiges Engagement, Sorgfalt und Behutsamkeit
- Umfassende Entlastung und Unterstützung
- Freundlichkeit und Höflichkeit des Personals
- Sauberkeit des Personals und der Pflegeeinrichtung

Wie ersichtlich wird liegen die Erwartungen weit über denen der Inhalte eines traditionell ausgelegten defizitorientierten Pflegebegriff (wesentliche Bestandteile wie Körperpflege, Darm- oder Blasenleerung, Nahrungsaufnahme und Mobilität).

Die Bedeutung einer angepassten Versorgung der Patient*innen bringt es mit sich, dass Sie als Stationsleitung die Bereitschaft und Fähigkeiten entwickeln, bestehende Prozesse und Handlungsweisen anzupassen und somit zu verändern. Dabei kommt es besonders darauf an, die pflegerische Versorgung im Sinne der Patient*innen über die klassischen Grenzen gleich- oder verschiedenartiger Leistungserbringenden interdisziplinär zu gestalten. Dies setzt entsprechende Qualifikationen in der zwischenmenschlichen kommunikativen Kompetenz des Pflegepersonals sowie im Wissen über die fachlichen, organisatorischen als auch rechtlichen Eventualitäten der Kooperation mit anderen Leistungserbringenden voraus (Bolz 2022).

4.4 Qualitätsmanagementsysteme

Die Qualitätsmanagementsysteme werden für die tägliche Arbeit immer relevanter. In diesem Kapitel wird zunächst ein Überblick der gängigen Systeme aufgezeigt. Im Anschluss erfolgt die Darstellung des Qualitätsmanagementsystems, welche die *zehn Ks* des Qualitätsmanagements für Dienstleistungen darstellt. Abschließend erfolgt eine Gegenüberstellung der Ziele mit den Prinzipien, welche eingangs aufgeführt wurden. Die Grundsätze sind: Patient*innenorientierung beziehungsweise Kund*innenenorientierung, Mitarbeiter*innenorientierung, Prozessorientierung, Leistungsmessung, Verbesserung, Ganzheitlichkeit und Führung. Die Grundsätze betonen die Notwendigkeit einer permanenten Leistungsmessung, an deren sich die Verbesserung der Prozesse sowie die ganzheitliche Betrachtung der Gesundheitsversorgung abbilden lassen. Ziel ist die Zufriedenheit der Patient*innen sowie der Erhalt/die Verbesserung der Arbeitsbedingungen der Mitarbeitenden. Die Führung spielt eine zentrale Rolle, um die aufgeführten Prinzipien erfolgreich umzusetzen (Große 2021).

Die wesentlichen Qualitätsmanagementsysteme sind:

- Prinzipien des Qualitätsmanagements für Dienstleistungen nach Bruhn
- Kaizen und KVP
- Prozessorientiertes Qualitätsmanagement mit der Normenreihe ISO 9000
- Six Sigma
- Lean Management
- Lean Six Sigma
- Total Quality Management und Total Quality Service
- Excellence

Nachfolgend die Darstellung des Qualitätsmanagementsystems, die zehn Ks - Prinzipien des Qualitätsmanagements für Dienstleistungen (▶ Abb. 4.2).

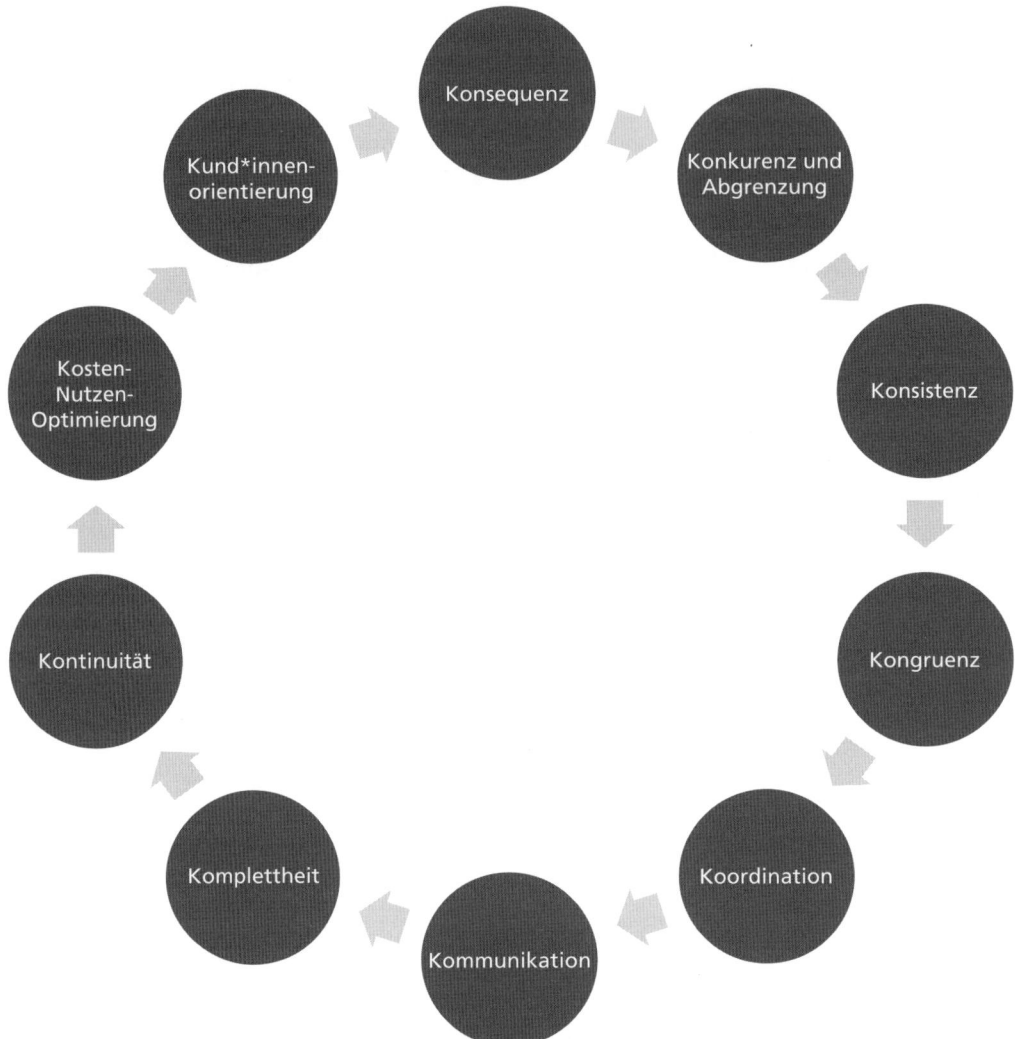

Abb. 4.2: Die 10 K's: Prinzipien des Qualitätsmanagements für Dienstleistungen (eigene Darstellung nach Bruhn aus Große 2021).

Die Patient*innen als Kund*innen oder Klient*innen zu betrachten ist eine recht aktuelle Perspektive für die Pflegefachkräfte. Es ergeben sich dadurch neue interessante Aspekte, die in vorherigen Zeitepisoden eher unbeachtet gelassen wurden. Im folgenden Teil werden bewusst die Begriffe, Kund*in/Klient*in statt Patient*in sowie ähnliche Begriffe aus dem Management, gebraucht.

Die Kund*innen/Klient*innen, die zu Ihnen auf Station kommen, werden oft nicht wissen, welche medizinischen und pflegerischen Entscheidungen sie befürworten oder ablehnen sollen. Wenn die Klient*innen zum Beispiel zur Behandlung der Erkrankung auf Ihre Station kommen, dann wollen diese nicht nur die rein medizinisch-pflegerische Betreuung, sondern erwarten in der Regel wesentlich mehr. Dies sind unter anderem:

- einen guten Service (Kund*innenbetreuung),
- eine angenehme Atmosphäre,
- ein wohltuendes Ambiente,
- das Gefühl, etwas Besonderes unter all den anderen Patient*innen zu sein.

Diese Wünsche der Kund*innen sollen Sie als Stationsleitung kennen und in Ihrem pflegerischen Angebot berücksichtigen. Fast alle Stationen haben Wahlleistungspatient*innen. Fast alle Einrichtungen haben eigene Wahlleistungsstationen. Hier zählt oft der Dienstleistungsfokus und nimmt einen besonderen Stellenwert ein. Hier kann es wichtig sein den Serviceanspruch als Teil des eigenen Deeskalationsmanagements einzubetten (Große 2021).

Die nachstehende ▶ Tab. 4.5 gibt einen Überblick zu den Grundsätzen und zeigt auf wie die einzelnen Modelle die Grundsätze einbeziehen beziehungsweise diese berücksichtigen.

Tab. 4.5: Übersicht der wiederholenden Grundsätze. (Legende: Grundsatz vorhanden = ja / Grundsatz nicht vorhanden = nein. Eigene Darstellung nach Große 2021).

	Bruhn	Kaisen	ISO 9001	Six Sigma	Lean Management	TQM	Excelence
Kund*innen-orientierung	Ja	Ja	Ja	Ja	Ja	Ja	Ja
Mitarbeitenden-orientierung	Nein	Ja	Ja	Ja	Ja	Ja	Ja
Prozess-orientierung	Nein	Ja	Ja	Ja	Ja	Ja	Ja
Leistungs-messung	Nein	Ja	Ja	Ja	Ja	Ja	Ja
Verbesserung	Nein	Ja	Ja	Ja	Ja	Ja	Ja
Ganzheitlichkeit	Ja	Ja	Nein	Nein	Nein	Ja	Ja
Führung	Nein	Ja	Ja	Ja	Nein	Ja	ja

Praxisbeispiel

Der*Die Kund*in/Klient*in A. kommt zur Behandlung einer Hepatitis auf die Krankenstation. A. wünscht sich die Behandlung in einer angenehmen Atmosphäre. Darunter stellt A. sich konkret Folgendes vor: Unterbringung in einem ruhigen Zweibettzimmer mit Dusche, Telefon und Fernsehen. Das Essen soll nett serviert, wohlschmeckend und auf individuelle Wünsche abgestimmt sein. Vom Personal wird ein freundliches, entgegenkommendes und auf Wünsche eingehendes Verhalten erwartet. Außerdem wünscht A. sich eine bestmögliche Behandlung, bei der sich alle genügend Zeit nehmen und A. nicht übermäßig lange warten muss.

Wenn Sie und Ihr Team in der Lage sind, die Wünsche von A. weitestgehend zu erfüllen und nicht nur das tun, was Sie für richtig halten, dann arbeiten Sie kund*innenorientiert. Auf diese Weise vermitteln Sie A., dass es zwischen A. und der Station etwas Gemeinsames gibt und eine

Beziehung besteht. Wenn es Ihnen gelingt, A zu respektieren, dann haben Sie den Gipfel der Kund*innenorientierung erreicht. Infolgedessen wird A. ein tiefes Vertrauen in die Leistungen der Station entwickeln, wird mit dem Personal kooperieren und, da sich A. als zugehörig und Teil betrachten, bei erneuten gesundheitlichen Problemen wieder vertrauensvoll auf die Station zurückkehren. Dies ist gerade in Settings wie der onkologischen Pflege wichtig. Hier sind es oft die Pflegefachkräfte die dauerhaft im Bereich arbeiten und mitunter bei einem rezidiv die einzige Person sind, welche wiedererkannt wird und somit unmittelbar zur Vertrauensperson aufsteigen.

Wenn Sie sich als Stationsleitung auf diese Sicht- und Handlungsweise einlassen, müssen Sie zuerst an eine Marktforschung durchführen, um sich darüber klar zu werden: Wer sind meine Kund*innen und welche konkreten Wünsche haben sie? Dabei sollten Sie bedenken: Was muss ich herausfinden und mit welcher Methode ist das möglich? Dabei werden Sie merken, wie differenziert die Antworten sind. Dazu einige Beispiele:

Praxishinweis

Analyse der Klient*innenstruktur/Wer sind Ihre Klient*innen?

- Ihre Kundschaft umfasst in der Regel alle Altersgruppen, alle Vermögensschichten sowie alle Geschlechter.
- Sie kommen aus verschiedenen gesellschaftlichen Schichten.
- Sie gehören unterschiedlichen Nationalitäten an.
- Herkunft der Klient*innen bei überregionalen Zentren beachten (Krankenhausaufenthalt aufgrund eines Notfalles außerhalb der Heimatregion)

Generell gilt, dass die Kund*innen Ihrer Station keine Produkte oder Dienstleistungen erwarten, sondern Problemlösungen und eine Orientierung an der Individualität.

Im Einzelnen erwarten die Kund*innengruppen:

- Bei allen Geschlechtern ist es vorherrschend, dass sie in der Regel von gleichgeschlechtlichem Pflegepersonal bei der Körperpflege unterstütz werden wollen. Dies gilt insbesondere für die Intimpflege.
- Klient*innen aus gebildeteren oder aufgeklärten Gesellschaftsschichten hinterfragen oft den Sinn der anstehenden Pflegemaßnahmen.
- Kund*innen aus internationalen Herkunftsgebieten und Kulturkreisen haben andere Essensgewohnheiten oder spezifische Ernährungsweisen, beispielsweise ohne Schweinefleisch. Viel Besuch durch einen großen Verwandten- und Freundeskreis ist in einigen Kulturen gang und gäbe. Gerade zu Besuchszeiten ist dies für Patient*innen im gleichen Zimmer zu beachten.

Wie führen Sie auf Ihrer Station Marktforschung durch?

- Erkundigen Sie sich bei der Pflegedienstleitung, ob es im Haus schon Kund*innenbefragungen gab und bitten Sie gegebenenfalls darum, die erhobenen Daten einzusehen. Besonders interessant sind gezielte Befragungen durch Pflegewissenschaftler*innen, da Sie hier pflegerelevante Themen finden.
- Eventuell finden Sie auch Kund*innenstatistiken mit Informationen über die Häufigkeit der Diagnosen, die Anzahl der Klient*innen, die durchschnittliche Belegung, das Geschlecht der Kund*innen und deren Nationalität. Heutzutage finden Sie viele dieser Informationen auf der Homepage der Klinik im Qualitätsbericht.
- Führen Sie einen Erfahrungsaustausch mit anderen Stationsleitungen in Ihrem Hause durch.

- Sie können auch Primärerhebungen durchführen, indem Sie Kund*innen danach fragen, welche Erfahrungen und Einschätzungen sie haben. Zwei Leitfragen wären: Wie zufrieden sind Sie mit den pflegerischen Leistungen? Was können wir verbessern? Beachten Sie dabei aber, dass Sie zuhören und nicht reden.
- Kund*innen äußern von sich aus in der Regel mehr Beschwerden, als dass sie Dinge nennen, die ihnen gefallen. Durch anonyme Befragungen können Sie jedoch auch diese ermitteln.
- Bewerten Sie einzelne Aussagen nicht zu hoch; erst wenn ein bedeutender Anteil Ihrer Kund*innen die gleiche Beschwerde äußert, sollten Sie handeln.
- Aktualisieren Sie Ihre Patinet*inneninformationen in regelmäßigen Abständen.
- Haben Sie zum Beispiel einen hohen Anteil an Klient*innen aus anderen Kulturkreisen, lohnt es sich, sich mit der Kultur auseinanderzusetzen und Ihr Pflegepersonal entsprechend zu schulen.

Wie können Sie die vorhandenen Informationen über Kund*innen nutzen?

- Bilden Sie einen Qualitätszirkel mit dem Ziel der kontinuierlichen Verbesserung der Kund*innenorientierung. Bleiben Sie bei den Zielsetzungen realistisch und beachten Sie Ihre Personal- und Zeitressourcen.
- Diskutieren Sie mit Ihren Mitarbeiter*innen das Thema Kund*innenorientierung und die Möglichkeiten einer Verbesserung. Schlagen Sie ihnen vor, sich in die Rolle der Kund*innen zu versetzen, um diesen besser zu verstehen.
- Betrachten Sie Beschwerden der Klient*innen als kostenlose Marktforschung.
- Regen Sie Ihr Team dazu an, selbst Primärbefragungen durchzuführen sowie aus den Informationen Schlussfolgerungen und Konsequenzen zu ziehen.

- Regen Sie Ihre Mitarbeiter*innen an, so oft wie möglich den Kontakt zu den Kund*innen zu suchen und sich nicht allzu lange mit administrativen Tätigkeiten zu beschäftigen. Seien Sie dabei in Ihrem Verhalten selbst ein Vorbild, indem Sie mit den Kund*innen regelmäßig sprechen.
- Sie können mit gezielter Kund*innenarbeit andere Stationen anstecken und sie dazu bringen, sich dieser Idee anzuschließen.
- Entwickeln Sie zusammen mit Ihren Mitarbeiter*innen einen maßgeschneiderten und persönlichen Service für Ihre Kund*innen, um sich von einer unpersönlichen und anonymen zu einer freundlichen und kundenorientierten Station zu wandeln.

Welche Folgen ergeben sich aus einer konsequenten Kund*innenorientierung?

- Die Kund*innen fühlen sich weniger fremd auf der Station.
- Konflikte zwischen dem Pflegepersonal und den Klient*innen nehmen ab.
- Die Motivation der Mitarbeiter*innen steigt, da sie von den Kund*innen anerkannt werden.
- Eine Atmosphäre der gegenseitigen Achtung und des Respekts zwischen Mitarbeiter*innen und Kund*innen entsteht.
- Das Pflegeteam und die Kund*innen entwickeln ein Wir-Gefühl.

Kund*innen, die zufrieden sind, kommen wieder und empfehlen Sie weiter. Der Ruf Ihrer Station und Ihres Krankenhauses kann davon abhängen, denn: ohne Kund*innen kein Krankenhaus und keine inhaltliche Tätigkeit im Fachgebiet.

Mit welchen Schwierigkeiten müssen Sie rechnen, wenn Sie die Kund*innenorientierung auf Ihrer Station einführen?

- Wenn Sie im öffentlichen Dienst sind, müssen Sie damit rechnen, dass man hier nicht wirklich an Kund*innen interessiert ist. Erst die zunehmend ausgeprägtere Konkurrenzsituation zwingt auch diese Häuser dazu, ihre Einstellung gegenüber Klient*innen zu ändern.

- Sie werden Beschwerden von Kund*innen hören, deren Ursachen Sie in Ihrer Position als Stationsleitung definitiv nicht beseitigen können. Es besteht die Gefahr, dass Sie dann resignieren und ganz vom Konzept der Kund*innenorientierung abweichen.
- Verhaltensweisen Ihrer Mitarbeiter*innen wie Arroganz oder Gleichgültigkeit gegenüber den Kund*innen lassen sich nur schwer und nur über einen längeren Zeitraum hinweg verändern.
- Ihre Bemühungen sind nicht echt; Sie versuchen vielmehr, ein Konzept mechanisch umzusetzen, ohne wirklich daran zu glauben und ohne die Menschen, die es betrifft, mit einzubeziehen. Der Misserfolg ist damit programmiert.
- Da sich die Meinungen Ihrer Kund*innen ändern, dürfen Sie sich nach einer positiven Veränderung nicht ausruhen, sondern müssen den Kontakt ständig pflegen.
- Sie können den Klient*innen nicht wirklich zuhören, sondern versuchen ständig, sich zu rechtfertigen.

Da der Pflegeberuf mit extremen menschlichen Situationen wie lebensgefährlichen Zuständen oder dem Tod konfrontiert ist, gleichzeitig aber auch der Dienstleistungsberuf schlechthin ist, treffen hier zwei Extreme aufeinander. Die Herausforderung, unter diesen Bedingungen eine exzellente Kund*innenbetreuung zu entwickeln, ist ganz besonders groß. Ihr gerecht zu werden, verlangt besonders engagierte und begeisterungsfähige Menschen.

*Kund*innenorientierung* ist mit *Patient*innenorientierung* gleich zu setzen. Es handelt sich dabei um zwei verschiedene Perspektiven ein und derselben Sache, aber mit der Möglichkeit, sich mehr Klarheit im Umgang mit den Patient*innen bzw. Kund*innen zu verschaffen.

Die Kund*innen im ambulanten Bereich

Von wesentlicher Bedeutung ist der Aspekt der Kund*in im ambulanten Bereich. Hier hängt die Existenz eines Pflegedienstes direkt vom Erlös der Pflegeleistungen ab. Dabei ist der Umgang mit den ambulanten Kunden wesentlich schwieriger, als der mit den Kund*innen im stationären Bereich. Der Grund dafür: ambulante Kund*innen werden in der häuslichen Umgebung versorgt. Hier sind diese zuhause und fühlt sich sicher. Sie erwarten Respekt, Wertschätzung und Vorsicht im Umgang mit dem persönlichen Eigentum. Daher ist der Erstkontakt mit Kund*innen im ambulanten Bereich von besonderer Bedeutung. Hier werden die Leistungen ausgehandelt, die die Kund*innen für ihre Versorgung wünschen. Dieser hochsensible Bereich des Erstbesuchs ist allein der Stationsleitung oder deren Vertretung vorbehalten.

4.5 Literaturverzeichnis

Bolz, Heinrich (2022): Pflegeeinrichtungen erfolgreich führen. Wiesbaden: Springer Fachmedien Wiesbaden.
Forster, Alexander (2017): Visite! - Kommunikation auf Augenhöhe im interdisziplinären Team. Berlin, Heidelberg: Springer Berlin Heidelberg

(Top Im Gesundheitsjob Ser). Online verfügbar unter https://ebookcentral.proquest.com/lib/kxp/detail.action?docID=4801149.
Große, Caroline (2021): Patientenorientierung im Qualitätsmanagement im Gesundheitswesen. Theoretische Grundlagen, gesetzliche Regelun-

gen und eine sektorenübergreifende qualitative Studie. Wiesbaden: Springer Gabler, Springer Fachmedien Wiesbaden GmbH.

Hellmann, Wolfgang (2016): Kooperative Kundenorientierung im Krankenhaus. Ein wegweisendes Konzept zur Sicherung von mehr Qualität. 1st ed. Stuttgart: Kohlhammer Verlag. Online verfügbar unter https://ebook central.proquest.com/lib/kxp/detail.action?doc ID=4776673.

Huber, Doris Patricia (2009): Krebsdiagnosen menschlich vermitteln – Passende Worte mit SPIKES. In: Via medici 14 (02), S. 32–34. DOI: 10.1055/s-0029-1220301.

5 Besondere Fragestellungen für die Arbeit als unmittelbar vorgesetzte Führungskraft

»Die Fähigkeit, Talente zu erkennen und diese fördern zu dürfen, bis sie noch besser sind als man selbst, ist ein Privileg für gute Führungskräfte.« (Martin Mengel)

5.1 Das Vorstellungsgespräch

Praxistipp

Aus eigenen Erfahrungen sind Vorstellungsgespräche nach wie vor entscheidend für alle Beteiligten des Gespräches. Dienstliche Vorgesetzte, welche zum Gespräch einladen, sind in aller Regel auch diejenen, die das Gespräch moderieren. Wenn sich neue Mitarbeiter*innen anbahnen, erfolgt in der Regel eine Sichtung durch die Pflegedienstleitung oder Die Personalabteilung. Hierbei geht es zunächst um den formalen Inhalt und ob die Kriterien erfüllt sind. Der Ablauf ist im Krankenhaus aber auch in Pflegediensten und Pflegeeinrichtungen in der Regel identisch. Die letzte Entscheidung über die Einstellung der Pflegekraft sollte aber bei Ihnen als Stationsleitung liegen, denn Sie führen die Station und sind damit für das Leistungs- und Arbeitsverhalten der Mitarbeiter*innen verantwortlich. In vielen ambulanten Stationen kommen die Bewerbungen dagegen direkt zu Ihnen.

Vor dem Gespräch sollten Sie die Bewerbungsunterlagen analysieren. Im Gespräch können Sie sich dann einen persönlichen Eindruck verschaffen.

Die grobe Gliederung des Gespräches:

- Begrüßung
- Bewerber*in erzählt über ihre berufliche und persönliche Situation
- Interviewer*in liefert Informationen über das Unternehmen beziehungsweise den Job
- Vertragsverhandlungen
- Abschluss des Gespräches

Damit Sie im Vorstellungsgespräch alle Informationen erhalten, die Sie für eine Einstellung benötigen, müssen Sie sich vorbereiten. Folgende Punkte sind dabei zu beachten:

- eine klare Vorstellung des Anforderungsprofils haben,
- die schriftlichen Unterlagen analysieren und Unstimmigkeiten innerhalb der Unterlagen notieren,
- ein Mitarbeiter*innen-Handbuch bereitlegen,
- das Gespräch so planen, dass wenige Störungen auftreten.

Das Gespräch kann frei verlaufen, damit die Atmosphäre ungezwungen ist und die sich bewerbende Person eventuell vorhandene

Hemmungen überwindet. Wenn es standardisiert ist, also mit genauer Themenvorgabe und mit vorbestimmten Inhalten verknüpft ist, wird die Stimmung angespannter sein. Eine mittlere Variante wäre ein strukturiertes Gespräch mit einem bestimmten Gesprächsrahmen, aber freiem Gesprächsverlauf und freien Inhalten.

Allgemein:

- Ermitteln Sie durch Fragen die fachlichen Qualitäten des Bewerbenden.
- Vermitteln Sie ein klares Anforderungsprofil des Arbeitsplatzes.
- Händigen Sie das Mitarbeitenden-Handbuch aus.
- Zeigen Sie die Räumlichkeiten und stellen Sie das Personal vor.

- Geben Sie die Gelegenheit, eigene Erwartungen und Wünsche an den Arbeitsplatz zu erläutern.

Der Ablauf im Detail:

- Begrüßung und gegenseitige Vorstellung.
- Vorstellung der Station (Rundgang) und des Personals, damit die sich bewerbende Person die Aufregung ablegen kann und ein Bild von der Stationsatmosphäre bekommt.
- Es folgt das Gespräch in einem ruhigen Raum.
- Der Bildungsgang wird geklärt und die berufliche Laufbahn besprochen.
- Darstellung der Wünsche und Erwartungen vonseiten der sich bewerbenden Person und von Seiten der Station.
- Gegenseitige Beantwortung weiterer Fragen.

Praxishinweis

Mögliche Fragen an den*die Bewerber*in (Diese müssen nicht beantwortet werden, aber auch die Nichtbeantwortung beinhaltet eine Aussage – Will er*sie etwas verschweigen?)

- Warum interessieren Sie sich für unser Krankenhaus und/oder unsere Station?
- Sind Sie neu in dieser Stadt?
- Erzählen Sie etwas über sich, insbesondere, warum Sie die bisherigen Entscheidungen in Ihrem Berufsleben getroffen haben.
- Was war das Spannendste an Ihrem Auslandsjahr?
- Was machen Sie, wenn Sie nicht arbeiten? Wo holen Sie sich Kraft?
- Was fällt Ihnen leicht?
- Wie stellen Sie sich die ersten Monate bei uns vor?
- Was war Ihre größte Hürde? Was haben Sie daraus gelernt?
- Sie erhalten das Projekt XYZ. Wie Strukturieren Sie die ersten Arbeitsschritte?
- Welche Fort- und Weiterbildung haben Sie bisher gemacht?
- Sind Sie bereit, hier an Fort- und Weiterbildungsmaßnahmen teilzunehmen?
- Wo liegen Ihre Stärken und Schwächen?
- Wie würde Sie Ihr*e beste*r Freud*in (oder Freund*in/Partner*in/Elternteil etc.) beschreiben?
- Wie sieht Ihr idealer Arbeitstag aus? Haben Sie Fragen für Ihr Gespräch mitgebracht?
- Was hat Ihre derzeitige Führungskraft gemacht, was unbedingt beibehalten werden sollte?
- Wenn Sie einer befreundeten Person erzählen würden, warum Sie diesen Job haben wollen, was würden Sie erzählen?
- Was planen Sie bei Ihrer derzeitigen Arbeitsstelle als Ausstand?
- Was machen Sie, wenn dies nicht Ihr Karriereweg wird?

- Was hat Ihnen an Ihrer letzten Stelle gefallen und was nicht?
- Warum möchten Sie die Stelle wechseln?
- Wie lange möchten Sie bei uns bleiben?
- Wie sehen Sie Ihre berufliche Karriere bei uns?
- Lesen Sie Fachliteratur?

Nachbearbeitung: Gesprächsanalyse

Analysieren Sie Ihr Gespräch und besprechen Sie das Ergebnis mit Ihren Vertretungen. Haben Sie sich entschieden, dann besprechen Sie Ihre Entscheidung mit der Pflegedienstleitung. Diese wird dann endgültig über die Einstellung entscheiden.

Auszug Assessment Center

Typische Bestandteile bei Führungskräfteauswahlgesprächen, Berufungen, Stipendien oder Traineeprogrammen. Nachfolgender Ablauf ist in der Regel Bestandteil eines Assessment Centers:

- Einzelvorstellung
- Einzelaufgabe
- Gruppenaufgabe/Diskussion
- Postkorbübung
- Rollenspiele
- Fallstudie

Weiterführend ist zu empfehlen sich bei Bedarf weiterführende Literatur mittels kurzer Suchmaschinensuche oder als Erklärvideo aus einer webbasierten Videoplattform. Gerade im Bereich Managements werden diese Verfahren häufiger genutzt um die Bewerber*innen unterschiedlichsten Szenarien auszusetzten und die Kompetenzen durch externe objektiv zu bewerten.

Auszug Gehaltsverhandlung

Wichtig für die Verhandlung ist das Wissen um ein Referenzwert. Beispiele sind oft in den großen Tarifverträgen beinhaltet. So wird Stand 2025 Referent*innen ein jährliches Gehalt von 47.000 – 74.000 € gezahlt. Einen Einblick in die Tariftabellen und den Anforderungen bringt oft Klarheit für Verhandlungen.

Was ist noch wichtig, wenn ein Vertrag verhandelt werden kann?

- Wichtig ist, was ich selbst einbringe
- Abbildung über Erfahrungsstufen
- Eigenständige Arbeit vs. Nichteigenständige Arbeit: Übersetzt bedeutet dies, ob eine Arbeit übernommen wird oder eigene Leistungen geschaffen werden. Wird die Arbeit durch die Führungskraft strukturiet ist diese in der Regel nicht eigenständig. Strukturiert die Person die Arbeit selbstständig wie beispielsweise eine Führungskraft, ist diese in der Regel als eigenständig zu bewerten.
- Zulagen/Zuschläge
- Rufdienstzulage
- Stufenvorweggewährung
- Überstundenregelung
- Jahressonderzahlung
- Erschwerniszuschläge
- Schichtzulagen
- AT=Außertariflich – Leistung/Jahr

Weitere Bausteine Gehaltsverhandlung:

- Jahressonderzahlung/13 Gehalt
- Leistungsbonus? Verkauf von XYZ (Verträgen oder Pflegeberatungen)
- Umsatzbeteiligung
- Firmenwagen: ACHTUNG 1 % Regel[12]
- Reisekosten/Fortbildungskosten
- Hardware zur privaten Nutzung (Mobiltelefon oder Laptop)

---

12 Es werden unterschiedliche Prozente erhoben, da die private Nutzung ein Gelt wertender Vorteil ist. 0,5 % Hybridauto und 0,25 % Elektroauto (Stand 2025).

- Betriebliche Altersversorgung und persönliche Rücklagen
- Urlaub
- Coaching oder Reflexionsangebote
- Fort- und Weiterbildungsangebote
- Bausteine Gehaltserhöhungen
- Faustregeln (vereinfachte Entscheidungsregel)
  - Innerhalb eines Jahres oder einer Projektphase (3 – 5 %)
  - Mehr Verantwortung/Führung (Unterstellungszahlen, 10 % <)
  - Abwerbung der eigenen Person in ein anders Unternehmen (min. 20 %)

> **Praxistipp**
>
> Was sich in einer Gehaltsverhandlung, aus Sicht des Anfragenden nicht empfiehlt:
>
> - Verhandeln Sie möglichst lange per E-Mail
> - Falsches Timing
> - Vergleiche mit Kolleg*innen
> - Große Emotionen
> - Erpressungsversuch starten
> - Fehlende Absicherung
> - Zu viel verlangen

5.2 Einstellung und Onboarding

5.2.1 Der Onboarding-Prozess

Das Eintrittsdatum neuer Mitarbeiter*innen steht fest und somit auch der erste Arbeitstag. In der Regel ist dies bei Fachkräften und Führungskräften längere Zeit vorab bekannt. Deshalb sollten im Vorfeld eine Reihe von Maßnahmen eingeleitet sein, die den Start für alle Akteur*innen einfacher gestalten. Somit erreicht man das Vorhaben, den neuen Menschen im Unternehmen bestmöglich zu etablieren und gute Startbedingungen zu schaffen. Generell vollzieht sich die Einarbeitung und Integration neuer Mitarbeiter*innen auf drei Ebenen (Gößwein und Wetekam 2019). Nachfolgend werden die drei Ebenen des Onboardings veranschaulicht.

Die fachliche Integration

Diese Ebene bezieht sich sowohl auf Kenntnisse über das Unternehmen im Gesamten, als auch auf das tatsächliche Kernarbeitsgebiet der neuen Mitarbeiter*innen. Der Schwerpunkt in dieser Ebene liegt dabei in der Einarbeitung in bestimmte Aufgabenstellungen. Darüber hinaus auch in der Aneignung von faktenbasiertem Wissen und der konkreten Umsetzung der Kenntnisse und Fähigkeiten im Sinne der Unternehmensziele. Daraus folgt auch die Vermittlung der Eigenheiten der vorliegenden Organisationsstruktur und der in den ersten Wochen wesentlichen Ansprechpartner*innen im betreffenden Fachbereich der neu einzuarbeitenden Mitarbeiter*innen (Brenner 2014).

Die wesentlichen Eckpunkte der fachlichen Ebene sind nachfolgend stichpunktartig aufgeführt. Die aufgeführten Inhalte sind ohne Rangfolge und Wertigkeit anzusehen. Alle Aspekte sind im Rahmen des erfolgreichen Onboardings gleichrangig zu berücksichtigen. Inhaltlich orientieren sich die aufgezählten Eckpunkte an Gößwein und Wetekam (2019).

- Einarbeitung in die speziellen Aufgabenstellungen
- Aneignung von Fachwissen des Arbeitsbereiches

- Sammlung von Kenntnissen über die Organisationsstruktur
- Umsetzung eigener Kenntnisse und Fähigkeiten im Sinne der Unternehmensziele
- Kennenlernen der relevanten Ansprechpartner*innen

Die soziale Integration

Diese Ebene umfasst neue Mitarbeiter*innen, die sich mit dem neuen Arbeitsumfeld vertraut machen. Der Umgang mit dem direkten Vorgesetzten, der Unternehmensführung, den Kolleg*innen vollstreckt sich in erster Linie über die sozialen Kontakte, welche in dieser Phase des Onboardings aktiv gebahnt werden. Sofern vorhanden sind hier auch die ersten internen und externen Kundenkontakte bereits inkludiert (Brenner 2014).

Das Einfügen in das Teamgefüge ist durch Mentor*innen möglich oder durch die Arbeit in Projektgruppen. In jedem Fall ist die Abstimmung mit Kolleg*innen und das Entwickeln der eigenen Position und Rolle innerhalb der Teamstruktur, ein wichtiges Element dieser Phase. Erst wenn die Mitarbeiter*innen als Teil der Arbeitsgemeinschaft akzeptiert werden und sich ein Kollektivgefühl entwickelt hat, kann von einer erfolgreichen sozialen Integration ausgegangen werden (Brenner 2014).

Die wesentlichen Eckpunkte der sozialen Ebene sind nachfolgend stichpunktartig aufgeführt. Die aufgeführten Inhalte sind ohne Rangfolge und Wertigkeit anzusehen. Alle Aspekte sind im Rahmen des erfolgreichen Onboardings als gleichberechtigt anzusehen. Inhaltlich orientieren sich die aufgezählten Eckpunkte an Gößwein und Wetekam (2019).

- Mit dem Arbeitsumfeld und dem Arbeitsmittel vertraut machen
- Knüpfen sozialer Kontakte mit Kolleg*innen und Vorgesetzten
- Integration in das Teamgefüge

- Eigene Rollenfindung innerhalb des Teamgefüges
- Akzeptanz des Kollektivs anstreben und erreichen
- Ein Kollektivgefühl entwickeln

Die werteorientierte Integration

Diese Ebene beschreibt, dass neue Mitarbeiter*innen sich mit den Zielen und Werten des Unternehmens vertraut machen müssen. Auch ist es Ziel, die Führungsgrundsätze wahrzunehmen. In dieser Phase geht es um das Verständnis der Corporate Identity, also des Selbstverständnisses des Unternehmens. Dies ist die zentrale Rolle. Die werteorientierte Integration ist mindestens ein mittelfristiger, wenn nicht weitläufig angelegter Prozess. Dieser umfasst mehr als die Inhalte von Leitbildern, sondern bezieht sich in erster Linie auf gelebte Werte, welche den neuen Mitarbeiter*innen vermittelt werden können (Brenner 2019).

Die ausschlaggebenden Eckpunkte der werteorientierten Ebene sind nachfolgend stichpunktartig dargelegt. Die Inhalte sind ohne Rangordnung und Wertigkeit anzusehen. Alle Aspekte sind im Rahmen des erfolgreichen Onboardings gleichrangig anzusehen. Inhaltlich orientieren sich die aufgezählten Eckpunkte an Gößwein und Wetekam (2019).

- Kenntnisse über Ziele und Werte des Unternehmens gewinnen
- Kenntnisse über gelebte Führungsgrundsätze und das Leitbild erlangen
- Das Selbstverständnis des Unternehmens also die Corporate Identity kennenlernen

Der erfolgreiche Onboarding-Prozess ist wie in den vorangegangenen Absätzen aufgezeigt vielschichtig. Er ist durch mehrere Menschengruppen in diverse Teilaspekte aufgeteilt. Während in der Regel die fachliche Integration den neuen Mitarbeiter*innen eher leichtfällt, entstehen die größten Schwierigkeiten im Rahmen des Onboarding-Prozesses im Bereich der sozialen Integration und der werteorientierten Integration. Warum dies so ist, kann an der Interaktionsaktivität abgeleitet werden. Die Interaktionsaktivität bezieht sich hier auf die Verminderung in dem Setting Mentor*in und neue Mitarbeitende. Dieses Gefüge ist bestenfalls für Wochen konstant. Die anderen Integrationsformen hingegen haben einen deutlich höher frequentierten Teilnehmendenkreis. So sind nach aktueller Literatur die häufigsten Gründe für die Beendigung eines Arbeitsverhältnisses während der Probezeit nicht fachlicher Natur, sondern werden Umschreibungen aus den Bereichen der sozialen Integration und der werteorientierten Integration zugeordnet. Ein Beispiel wäre hier, dass die umgangssprachliche Chemie nicht stimmt. Ähnliche Anmerkungen sind wahrscheinlich vielen geläufig. Da diese Ausarbeitung sich vorwiegend an die Integration von Führungskräften richtet, hat diese Population daher auch hier besonderes Augenmerk. Im Onboarding von Führungskräften ist durch die Grundqualifikation die Integration in die fachliche Ebene selten gefährdet. Vielmehr ist auch hier das Engagement der Führungskräfte mit Mentoringfunktionen und coachenden Elementen gefragt. Es geht im Wesentlichen um den Netzwerkaufbau und somit um die soziale und werteorientierte Integration des neuen Menschen mit Führungsaufgaben. Welchen Schwerpunkt Führungskräfte bei der Einarbeitung und Integration wählen sollten, hängt sehr stark von den individuellen Voraussetzungen der jeweiligen Person ab. Demnach ist Beziehungsarbeit und transparente partnerschaftliche Kommunikation sowie die Schaffung von Reflexionsmöglichkeiten angeraten. In jeden Fall macht es einen Unterschied, ob es sich beispielsweise um Hochschulabsolvent*innen handelt, oder um jemanden der dieselbe Qualifikation nebenberuflich erlangt hat. Gleiches gilt für eine Führungskraft mit langjähriger Berufserfahrung, welche lediglich einen Wechsel des

Wohnortes oder der Wirkungsstätte vollzieht. Der ergebnisoffene Abgleich findet zwischen der vorhandenen Kompetenz und dem erwünschten Anforderungsprofil statt. Optimierungen sind unter allen Umständen im Dialog zu fokussieren (Brenner 2014).

5.2.2 Grundlegende Elemente von Onboarding-Programmen

In diesem Kapitel werden grundlegende Elemente von Onboarding-Programmen exemplarisch dargestellt. Die inhaltlichen Ausführungen sind aufgrund der Komplexität jedes einzelnen Elements nicht vollumfänglich.

Die neuen Mitarbeiter*innen übernehmen nach und nach die inhaltliche Bearbeitung einzelner Aufgaben und bewältigen zunehmend komplexere Aufgabenschwerpunkte. Diese Schritte des Kompetenzzuwachses werden durch entsprechende Maßnahmen begleitet. Am Ende ist das Ziel, es den neuen Mitarbeiter*innen leichter zu machen, komplexe Zusammenhänge zu verstehen (Brenner 2014).

Die Elemente sind nachfolgend stichpunktartig aufgeführt und werden inhaltlich kurz erläutert. Die aufgeführten Inhalte sind ohne Rangfolge und Wertigkeit anzusehen. Aufgrund der vereinfachten Darstellung folgt eine alphabetische Ordnung der Inhalte (Brenner 2014).

- *Abteilungsdurchläufe*
  Neue Mitarbeiter*innen lernen die wesentlichen Bereiche und Abteilungen des Unternehmens kennen. Wichtig in dieser Phase des Onboardings ist es, dass diese Bereiche einen Zusammenhang mit dem Aufgabengebiet haben. Je größer ein Unternehmen ist, desto mehr Streuung und Vielfältigkeit herrscht vor. Hier ist es wichtig in der ersten Phase den Fokus zu setzen. Ziel ist es, die eigene Aufgabe in der Prozesslandschaft als auch innerhalb der

Prozesskette besser einordnen zu können und wichtige Ansprechpartner*innen kennenzulernen.

- *Anreize*
Gerade die ersten Zeitabschnitte sind von enormem Engagement und Bemühen von neuen Mitarbeiter*innen geprägt. Die reibungslose Einarbeitung und Integration lohnen sich für beide Seiten. Zusätzlich können diese Anstrengungen an die Erreichung vereinbarter Ziele gekoppelt sein. Die Anreize sind hierbei mannigfaltig und je nach Setting sehr vielschichtig. Diese reichen von Teilnahme an Qualifizierungsmaßnahmen, die Erstellung einer eigenen Präsentation mit Vorstellung, der Moderation eines bestimmten Meetings, der Hospitation in anderen Bereichen des Unternehmens, die Aufnahme in Förderprogramme des Unternehmens, oder andere Vergünstigungen wie eine kostenlose/vergünstigte Mitgliedschaft in Sporteinrichtungen. Auch eine flexible und individuelle Regelung der Arbeitszeit, bei vorübergehendem Pendeln zwischen Wohnort und Wirkstätte können Anreiz für neue Mitarbeiter*innen sein.
- *Externes Coaching*
Neben einer intensiven Betreuung durch vorgesetzte Führungskräfte und interne Paten/Patinnen oder Mentor*innen hat sich zunehmend das Beratungsformat des Coachings durchgesetzt. Mit zunehmender Anzahl nutzen neue Mitarbeiter*innen in Führungspositionen ein externes Coaching. Dieses Angebot setzt die Hemmschwelle zur Aussprache von Problemen im Zusammenhang mit einer neuen Position herab. So ist die Befürchtung gewisse Themen im direkten Umfeld anzusprechen ausgeschlossen. Die coachende Person kann durch eigene Erfahrung und neutrale Unterstützung enorme Hilfe im Rahmen des Onboarding-Prozesses bieten.
- *Feedback-Gespräche*
Führungskräfte müssen gleich welcher Hierarchiestufe mit neuen Mitarbeiter*in-

nen Feedbackgespräche führen. Die Gespräche sollten im zeitlich angemessenen Rahmen stattfinden und dienen der realistischen Einschätzung. Im Fokus stehen das Verhalten und die beidseitige Wahrnehmung des Einarbeitungsstandes. Feedbackgespräche dienen auch Führungskräften als wesentliche Informationsquelle der eigenen Reflexion und geben Hinweise, wie der Einflussbereich auf jemanden wirkt.

- *Kunden- und Lieferant*innenbesuche*
Indem neue Mitarbeiter*innen schnellstmöglich auch externe Geschäftspartner*innen kennenlernen, schaffen Führungskräfte gezielt die Möglichkeit Zusammenhänge besser zu verstehen. Zudem können komplexe Gesichtspunkte der Geschäftsbeziehungen so »entzaubert« werden. Die Anforderungen im direkten Kontakt haben eine wesentlich dominierendere Gewichtung als eine Schriftform oder anderweitige Übermittlungsmedien.
- *Pate/Patin und Mentor*innen*
Für neue Mitarbeiter*innen werden Führungskräfte als Ansprechpartner*innen sicherlich von zentraler Wichtigkeit sein. Dennoch gibt es zahlreiche Fragestellungen, die zunächst eher unverfänglich mit einer neutraleren Person besprochen werden können. Eine sehr hilfreiche und sinnvolle Unterstützung im Rahmen des Onboardings ist daher die Bereitstellung von Pat*innen oder Mentor*innen. Es handelt sich dabei in der Regel um Kolleg*innen auf der gleichen Hierarchiestufe, welche in der ersten Zeit als persönliche Ansprechperson zur Verfügung steht und auch bei ganz alltäglichen Anfragen hilfreiche Tipps geben kann. Das Setting unterstützt dabei Situationen und Verhaltensweisen von Kolleg*innen oder Vorgesetzten besser einzuschätzen und bewerten zu können. Zusammenhänge und Machtverhältnisse können so besser eingeordnet und zugleich abgeglichen werden. Weiter dient dieses Setting als Reflexionsquelle,

um unternehmerische Entscheidungen, welche aus unterschiedlichen Blickwinkeln beleuchtbar sind, zu beurteilen. Wichtig ist dabei, dass begleitende Personen diese Aufgabe aus eigenem Antrieb übernehmen. Die Voraussetzung für beste Gelingensbedingungen und Bereitstellung des Engagements sind somit gesichert.

- *Projektarbeit*
Die Beteiligung an Projekten bietet neuen Mitarbeiter*innen die Möglichkeit, von Beginn an in Teams zu arbeiten und damit, die Vorgehensweise zur Erledigung von Aufgaben im Unternehmen kennenzulernen. Im Idealfall sind diese Teams einflussbereichsübergreifend aufgestellt. Zudem wird die Grundlage zur Netzwerkbildung gebahnt.

- *Peergroups*
Die Gelegenheit sich mit Kolleg*innen zum Erfahrungsaustausch zu treffen, ist gerade zu Beginn der Tätigkeitsaufnahme wichtig. Klassisch bieten sich diverse Einstiegsprogramme, aber auch Einarbeitungstage und Einarbeitungswochen im Unternehmen an. Je nach Taktung beispielsweise je Kalendermonat oder mit größeren Abständen.

- *Umzugsservice*
Diese Hilfeleistung beinhaltet die Unterstützung bei der Wohnungssuche, die Übernahme von administrativen Tätigkeiten wie Auto ummelden oder Telefon anmelden. Auch bei der Suche nach einem denkbaren Arbeitsplatz für Lebenspartner*innen wird unterstützt. Dieser Mitarbeitendenservice bietet den Vorteil, die vorhandene Energie der Einarbeitung im Job zu widmen und nicht mit zeitaufwendigen, wenig motivierenden, administrativen Aufgaben zu vergeuden.

- *Schulungsmaßnahmen*
Zu definieren ist in einem der Auftaktgespräche das Anforderungsprofil und der tatsächliche Leistungsstand. Nach Feststellung der Ausgangslage sind konkrete Schulungsmaßnahmen festzuhalten und konsequent umzusetzen.

- *Zielvereinbarungen*
Konkrete Ziele für einen definierten Zeitraum, wie beispielsweise das Ende der Probezeit, könnten eine klare Richtschnur sein. Damit bekommen Mitarbeiter*innen eine Orientierung und eine klare Erwartungshaltung vermittelt. Ferner wird die Gelegenheit eingeräumt erste Erfolge zu erzielen und eine solide Grundlage für die Entscheidung zu schaffen.

Coaching innerhalb des Onboardings

Der gesamte Beratungsprozess des Coachings ist durch den Umfang des Kontextes jedoch nicht Gegenstand. Coaching als Beratungsformat ist sehr umfangreich. Hier empfiehlt sich beispielsweise Literatur von Christopher Rauen. Neben diverser Literatur finden Sie hier auch Newsletter und Podcast. Im Rahmen des systemischen Ansatzes ist in jeden Fall zu berücksichtigen, dass selbst für erprobte und wechselerfahrene Führungskräfte der Wandel der Rolle von einer alten in einen neuen Posten eine enorme fachliche und persönliche Veränderung darstellt. Sollbruchstellen sind auf dem Weg des Onboardings für Führungskräfte, gleich welcher Erfahrungsstufe, durch die Unterschiedlichkeit der Akteur*innen und des Lebens selbst unumgänglich. Sollbruchstellen stellen hier individuelle nicht vorhersehbare Hürden dar. Die zum Teil unterschiedlichen und gegenseitigen Erwartungen zwischen Unternehmen und neuer Führungskraft müssen abgeglichen werden. Hierzu bietet sich das Beratungsformat des Coachings an (Böhler 2011).

Einarbeitungsphase auf der Station

Ihre Aufgabe als Stationsleitung ist es, dem neu gewonnenen Mitarbeitenden dabei zu helfen, ein vollwertiges Teammitglied zu werden. Möchten Sie Ihre neuen Mitarbeiter*innen frühzeitig an Ihr Unternehmen binden, beachten Sie neun goldene Regeln (Engelhardt-Pfister 2025):

- Der neue Mitarbeitende ist im Moment der*die wichtigste Partner*in.
- Bedenken Sie, dass Sie durch Ihre Einarbeitung nicht nur das Unternehmen, sondern auch sich selbst präsentieren.
- Versuchen Sie stets, sich die Phasen der Einführung vor Augen zu führen.
- Versuchen Sie, für die ersten Tage eine*n Mentor*in komplett für die Einarbeitung abzustellen.
- Versuchen Sie unbedingt Mitarbeitende mit Sprachbarrieren in Kommunikation und Interaktion zu bringen.
- Sprechen Sie Konflikte stets zeitnah und offen an.
- Sorgen Sie für den Informationsfluss.
- Setzen Sie sich mit der Karriereplanung des neuen Mitarbeitenden auseinander.
- Führen Sie im Anschluss an den Einarbeitungsprozess eine Teamentwicklung durch.

Die Rolle der Führungskraft trägt die Verantwortung für die korrekte und vollständige Eingliederung der neuen Mitarbeiter*innen in den betrieblichen Arbeitsprozess. Es liegt an Ihnen als Führungskraft, welchen Eindruck neue Mitarbeiter*innen von der neuen Position und Stelle als auch dem Unternehmen erhält. Mit dem Stil der Einarbeitung Sie sichern sich Führungskräfte eine wertvolle Ressource in Form eines motivierten und engagierten Mitarbeitenden. Eine Einarbeitung für neue Mitarbeitende zu planen bedeutet, bereits Wochen vor Eintritt mit der Planung und Vorbereitung zu beginnen (Engelhardt-Pfister 2025).

Beachten Sie bei der Einarbeitung die folgenden vier Phasen nach Engelhardt-Pfister (2025):

1. Antizipatorische Sozialisation
2. Konfrontation
3. Einarbeitung
4. Integration

> **Praxishinweis**
>
> Versuchen Sie direkt nach dem Vorstellungsgespräch den neuen Mitarbeitenden einen ersten Eindruck in den Arbeitsbereich zu gewähren. Besichtigen Sie direkt mit ihm den Bereich und stellen bestenfalls Kolleg*innen vor. So gelingt die Teamintegration, indem der neue Mitarbeitende bereits jetzt einschätzen kann, ob er dazugehören will. Bei einer Besichtigung passieren erstaunliche Dinge. Wer lacht im Bereich? Gibt es Blickkontakt? Wie ist die Stimmung? Gehen Ihnen als Führungskraft die Menschen aus dem Weg oder kommen sie auf Sie zu?

Weiter ist eine kleine Checkliste für neue Mitarbeiter*innen für Sie als Führungskraft sinnvoll. Die nachfolgenden Inhalte können beinhaltet sein:

- Hintergrundinfos zu Qualifikation und Zusatzqualifikationen
- Einweisungen und Unterweisungen vorhanden oder nötig
  - Strahlenschutz im OP
  - Medizinprodukte bei Intensivpatient*innen
- Sprachkurs notwendig
- Pflegeverständnis in unserem Kulturkreis vorhanden (Auch umgekehrt: Es ist hilfreich zu wissen, wie das Pflegeverständnis im Herkunftsland des neuen Mitarbeitenden ist.)
- aktuelle Stellenbeschreibung vorhanden und ausgehändigt
- Einarbeitungskatalog
- Mentor*in zugeteilt und bekannt gemacht
- Weiterbildungen geplant
- Bekleidung und Zugänge vorhanden

Im ▶ elektronischen Zusatzmaterial sind Materialien zur Einarbeitung hinterlegt

5.2.3 Der Executive Onboarding-Prozess – Onboarding von Leitenden Mitarbeitenden

Die Bedeutung und somit auch die Begriffserklärung des Executive Onboardings ist aus dem englischen Sprachgebrauch und ist zu übersetzen mit der Integration leitender Angestellten. Die leitenden Angestellten werden als *Executive* bezeichnet. Das Executive Onboarding ist somit die Integration und Eingliederung von Führungskräften in ein größeres Ganzes wie in einem Unternehmen. Vorwiegend ist dieser Prozess für Führungskräfte aus dem externen Arbeitsmarkt. Hier ist die Integration oftmals herausfordernder. Wiederum bedeutet ein Wechsel für interne Führungskräfte nicht weniger Wandelbereitschaft. Wie bereits dargelegt, ist die neue Rollenbildung ein wichtiger Aspekt der Einarbeitungsphase. Hier gilt es mit der Kundschaft, Mitarbeiter*innen und dem Kollegium, als auch den vorgesetzten Führungskräften, Arbeitsbeziehungen aufzubauen. Bei internen Besetzungen wird oftmals erwartet, dass ab dem ersten Tag gewisse Leistungen zu erbringen sind. Diese steigenden Erwartungen werden auch an externe Besetzungen gestellt. Demzufolge ist es wichtig die Unternehmenskultur in den Fokus zu rücken (Au 2016).

Das Onboarding leitender Angestellter und die Vielfalt

In der sich stetig anreichernden Literatur sind mittlerweile regalbiegende Werke zu finden, welche die Chancengleichheit der Geschlechter fokussiert. Auch wenn dies nicht der Fokus der Ausarbeitung ist, so darf dieser Kontext nicht unbeachtet sein. In Bezug auf das Onboarding ist es zwingend notwendig, dass der Praxisbeitrag nicht ausschließlich die Integration von weiblichen Führungskräften beleuchtet. Vielmehr liegt der Fokus auf der Gesamtheit der Chancengleichheit individueller Persönlichkeitsmerkmale, somit geht es auch um die Anstellung von Mitarbeitenden beispielwese nichtdeutscher Herkunft. Der nachhaltige Geschäftserfolg beinhaltet die langfristige Ausrichtung und Sicherung der Chancengleichheit für alle Angestellt*innen im Unternehmen. Diese zentrale Bedeutung spiegelt sich in Rekrutierungsprozessen und schlussendlich in Integrationsprozessen, wie dem Onboarding wider. Die rekrutierende Führungskraft ist gut vorbereitet, wenn schon zu Beginn des Rekrutierungsprozesses die Aufmerksamkeit auf die kulturellen Hürden des jeweiligen Unternehmens gerichtet wird. Untersuchungen ergaben bereits, dass die kulturelle Integration von neuen Führungskräften als eher hoch einsortiert und beschrieben wird. Das ist ein Aspekt der den meisten leitenden Angestellten nicht bewusst ist. Um dem Wandel zu begegnen und aktiv zu werden, sollte dieser Aspekt in die Begleitung des Onboardings eingebracht werden. Im Einarbeitungsdschungel ist das Unternehmen gut beraten ein besonderes Augenmerk auf heterogene Personengruppen zu richten. Beispielsweise sind bestehende Netzwerke von Führungskräften zunächst für neue Mitarbeiter*innen undurchlässige Gebilde. Diese sollten zunehmend durchlässig gestaltbar werden. Mit der notwendigen Transparenz können neu eingestellte leitende Angestellte rasche ein Teil dieser Netzwerke werden. So kann eine umfassende und reibungsarme Integration bestmöglich erreicht werden. Ausgangspunkt ist ein Gespräch, welches die besondere Integrationsherausforderung zum Thema hat. Die einstellungsbefugte Führungskraft ist somit gefordert die eigene Haltung, vor dem Aspekt der Arbeitsweise mit oder in diversen Teams zu reflektieren. Das Executive Onboarding ist in diesem Sinne ein beidseitiger Prozess der Akteur*innen. Nur so gelingt es konkrete und spezifische Maßnahmen zu ergreifen, um die Integration dieser Führungskräftegruppen zu fördern. Etablierte Prozesse können beispielsweise eine Option für eine Begleitung im Prozess durch interne oder externe coachende Personen sein. Diese Struktur der Unterstützungsangebote zielt nicht nur auf die Rolle ab. Die neue Führungskraft erfährt durch das Coaching vielschichtige Unterstützung. Somit kann die eigene Führungsrolle reflektiert werden und an individuellen Beziehungen im Netzwerkaufbau gefeilscht werden. Die Gestaltung dieser Führungskonstellationen als gemeinsamen Lernprozess anzusehen ist die Chance für Unternehmen. Die Chancengleichheit für alle ist ein wesentlicher Schlüssel des Erfolges der nahen Zukunft (Au 2016).

Phasen des Executive Onboardings

Der Onboarding-Prozess zur nachhaltigen Integration ist auf einen bestimmten Zeitraum angelegt. Ferner unterteilt sich dieser in drei Phasen. Die erste Phase ist die Pre-Board-Phase, so legt diese den Schwerpunkt auf die Vorbereitung des Onboardings. Die On-Board-Phase umfasst die ersten Wochen der neuen Führungskraft im Unternehmen. Die letzte Phase ist die Post-Board-Phase, sie bildet die Zeit bis zur 24. Woche im neuen Unternehmen ab. Die letzte Phase wird mit einer abschließenden Evaluation des Gesamtprozesses beendet (Au 2016).

Die nachfolgende Übersicht (▶Abb. 5.2) veranschaulicht die wesentlichen Aspekte der Phasen des Executive Onboardingswelche folgend erleutert werden.

Erste Phase: Pre-Board Woche -6–1	Zweite Phase: On-Board Woche 1–4	Dritte Phase: Post-Board Woche 5–24
Vorlauf/Willkommen • Initiales Gespräch • Vorbereitung des Arbeitsplatzes • Erstellung einer Mappe mit allen Unterlagen • Versand eines Willkommenspaketes • Auswahl Coach*in oder Mentor*in • Beispiel: Zwei Wochen vor dem Start erhält die neue Bereichsleitung eine Einladung zum internen Willkommensfrühstück mit den Kolleg*innen gleicher Ebene um erste Eindrücke zu gewinnen.	**Orientierung/Ziele** • Begrüßung • Erste Treffen, beispielsweise Einarbeitungstag mit Peergroup • Konkretisierung der Ziele • Start des Coachings und des Mentorings • Beispiel: In den ersten Wochen führt die Führungskraft gezielte Gespräche mit Schlüsselpersonen und legt gemeinsam mit dem Team erste Zielvereinbarungen fest.	**Training/Evaluation** • Weitere Treffen, beispielsweise Einarbeitungswochen mit Peergroup • Trainings mit Bezug auf Führung • Dialoggespräche mit der Führungskraft • Evaluation am Ende des Prozesses • Beispiel: Nach drei Monaten reflektiert die Stationsleitung im Feedbackgespräch mit der Bereichsleitung über erste Erfolge und passt ihre Strategie zur Teamführung an.

Abb. 5.1: Executive Onboarding mit Praxisbeispiel (eigene Darstellung nach Au 2016).

Erste Phase: Pre-Board

Die Pre-Board-Phase, die Vorphase des Einarbeitungsprozesses, beginnt zwingend vor dem ersten Arbeitstag der leitenden Angestellten.

Mit der Vertragsunterschrift startet der Prozess und verfolgt das Ziel alle bei der Integration Beteiligten zu versammeln, sowie die Arbeitsfähigkeit der neuen Führungskraft von Tag eins an zu gewährleisten. Zentraler Bestandteil ist auch die Arbeitsplatzlogistik. Dies umfasst beispielsweise den Zugang zu den Unternehmenssystemen und anderen Arbeitsmitteln. In dieser Phase steuert maßgeblich die Personalabteilung den Prozess. Diese initiiert auch die Beteiligung der Führungskraft der leitenden Angestellten, welche für den Gesamtprozess verantwortlich ist. Sofern in der Rolle vorgesehen wird die Assistenz der neuen Führungskraft die administrativen Themen organisieren. Zu Beginn steht ein initiales Erstgespräch mit dem Ziel, die Rollen und Verantwortlichkeiten transparent zu gestalten und unterdessen die notwendigen Arbeitsschritte zu planen. Die konsequente Steuerung des Prozesses gewährleistet die erfolgreiche Bahnung ins Unternehmen. Zur Gestaltung des Gesprächs besteht eine Vielzahl an Agendapunkten die innerhalb dieser Ausarbeitung stichpunktartig aufgeführt sind.

Die Agenda dieser Abstimmung umfasst:

- Begrüßung der Teilnehmer*innen und Schaffung von Transparenz der Rollen
- Vorstellung des Onboarding-Prozesses für die neue Führungskraft
- Arbeitsplatzlogistik: Büro, Arbeitsplatz und Softwarezugänge
- Planung der Termine mit Schlüsselpersonen in den ersten Wochen sowie Berücksichtigung der zentralen Bausteine aus dem Onboarding-Prozess
- Willkommenspaket mit Versand noch vor Eintritt an Privatadresse
- Festlegung eines Folgetermins zur weiteren Einarbeitungsplanung

Die Abwicklung der Arbeitsplatzlogistik, wie beispielsweise der üblichen Büroausstattung, ist eine wichtige Grundvoraussetzung für ein erfolgreiches Onboarding. So banal es sich liest, ist ein verzögerter Start mit unvollständiger Ausstattung unweigerlich ärgerlich und senkt die Effektivität der neuen Führungskraft in den ersten Tagen. Dieser Hygienefaktor wirkt sich zwangsläufig negativ auf die Zu-

friedenheit aus, da Wertschätzung und Wertigkeit als wichtige Bestandteile der Arbeitsaufnahme fehlen. Dieses gilt insbesondere für die Erreichbarkeit per elektronischem Postfach, der Telefonanbindung sowie dem Zugang zu den weiteren Kommunikationssystemen des Unternehmens. Um ein effektives Arbeitsnetzwerk aufzubauen, werden Termine mit Schlüsselpersonen in den ersten Wochen des leitenden Angestellten vorab geplant. Diese sollen sowohl begleitend wirken und kulturelle als auch die fachliche Orientierung gewährleisten. Hinzu kommt die Einbindung des Coachings. Mit Hinblick auf Aspekte von Diversität und der kulturellen Integration ist das besonders empfehlenswert. Die anstehenden Integrationsveranstaltungen und Trainings, und somit die Schaffung von Peergroups, sind weiterhin aufzuführen. Die lokalen Einstiegsveranstaltungen sind essenziell, um ein unternehmensweites Netzwerk zu knüpfen. Abschließend ist es in besonderem Maße wertschätzend, wenn ein Willkommenspaket noch vor Dienstantritt an die neue Führungskraft gesandt wird. Durch die Zustellung an die Privatadresse stellt die Sendung auch eine Visitenkarte des neuen Unternehmens gegenüber den Familienangehörigen dar. Somit kann der Wechsel innerhalb der Familie erlebbar gestaltet werden (Au 2016).

Zweite Phase: On-Board

Die On-Board-Phase, zu Deutsch die Einstiegsphase des Einarbeitungsprozesses, ist die Etappe, die sozusagen das Betreten der Arbeitsstätte beschreibt. Zielsetzung dieser bis zu vierwöchigen Phase ist es, der neuen Führungskraft bestmögliche Grundlagen für die Orientierung in der Unternehmenseinheit zu geben. Die Gestaltung der ersten Tage und der Folgewochen ist für die neuen Mitarbeiter*innen von besonderer Bedeutung. Die in der ersten Phase skizzierten Termine und Aktivitäten werden verfolgt und weiter ausgebaut. Wichtiger Erfolgsfaktor in dieser Phase ist die Begleitung durch die direkt vorgesetzte Führungskraft. Erfolgsentscheidend ist es von Beginn an, einen regelmäßigen und nahen Kontakt aufzubauen und zu halten. Die unterschiedlichen Erwartungen werden mit der Konkretisierung der Ziele fixiert und dienen in der gesamten Phase als Richtschnur. Hierbei eignet es sich bis zu fünf Ziele mit Priorisierung festzuhalten. Der persönliche Kontakt ist essenziell, da hier ein Beziehungsaufbau stattfindet. Dieser findet über digitale Medien nicht in der gewünschten Intensität statt. Diese Beziehungsarbeit beugt dem Irrtum vor, dass Führungskräfte schon aus eigener Kraft wissen, was zu tun sei. Das Phänomen, in der sich diese Personengruppe befindet, ist, dass das Gefühl des Fremdseins in jeder Hierarchiestufe charakteristisch ist. Diese emotionale Scheidelinie zu durchbrechen ist das Fokusziel dieser Phase. Die stetige Beziehungsaufbauarbeit, gespickt mit dem einhergehenden Reflexionsraum rund um die vereinbarte Zielkonkretisierung, gilt hierfür als Motor und Beschleuniger. Dadurch kann die neue Führungsarbeit im Unternehmenskontext wirksam werden. Die Dokumentation selbst dient der Klarheit und Verankerung, hier mit dem Zielbild die folgende Phase im Prozess des Onboardings einzuleiten (Au 2016).

Dritte Phase: Post-Board

Die Post-Board-Phase, zu Deutsch die Endphase des Einarbeitungsprozesses, bezieht sich auf die Phase ab der fünften Woche. Die Phase hält bis zur Beendigung der Probezeit an. Dieser circa zwanzig-wöchige Abschnitt ist mit dem Schwerpunkt der Unterstützung durch die vorgesetzte Führungskraft ausgelegt. Zentraler Baustein der Evaluierung ist das Instrument der Reflexion. Die Reflexion beinhaltet die hinterlegten Aufgaben, die Prioritäten und die Zielkonkretisierung, welche bezogen auf die Führungsaufgabe weiter beurteilt werden. Die Einschätzung folgt mithilfe einer Klassifizierung, die die nachfolgenden Themenschwerpunkte einbezieht. Die Schwerpunkte sind nachfolgen stichpunktartig angeführt:

- Erfüllung der Führungsanforderungen im Kontext der Rolle
- Erfüllung der funktionalen Anforderungen im Kontext der Rolle
- Kulturelle Integration in die Organisation

Im Falle einer vereinbarten Probezeit leitet die Führungskraft hieraus hauptsächlich ab, ob die Zusammenarbeit fortzusetzen ist. Der gesamte Onboarding-Prozess liefert somit einen wesentlichen qualitativen und quantitativen Input für eine gute Entscheidung. Weitere Schritte sind die Entwicklungsfelder und die Auswahl an Maßnahmen, durch welche die weiterführende Beschäftigung unterstützt wird. Zielsetzung ist, bereits vor dem regulären Leistungsbeurteilungsprozess, entsprechend transparentes Feedback auszutauschen. Eine offene Diskussion mit der direkt vorgesetzten Führungskraft zu diesem frühen Zeitpunkt wird, auch im Sinne der Konstanz des Mentorings als sehr wertvoll erachtet. Untersuchungen ergaben, dass beide Seiten hierbei betonen, durch das frühzeitige explizite Gespräch die gemeinsame Arbeitsbeziehung stärkt. Somit ist auch die Grundlage zur beidseitigen Entwicklung des jeweiligen Systems deutlich gefördert. Das Instrument des Mentorings schafft damit ein Setting, in dem zeitnah hilfreiche Unterstützungsmaßnahmen inhaltlich abgestimmt, ausgetauscht und festgelegt werden (Au 2016).

Barrieren auf den Weg ins Top-Management

Praxishinweis

Die Thematik der Besetzung von Führungspositionen unter dem Gesichtspunkt der Geschlechtergerechtigkeit rückt weiterhin in den Vordergrund. Hierzu eine aktuelle Studie zur weiteren Einordnung der Thematik gerade in Bezug zum Executive Onboarding.

1. Eine im Harvard Business Manager erschienene Studie, welche zum Ende 2022 durchgeführt wurde, identifizierte ein Jahr nach dem Inkrafttreten des aktuellen Zweiten Führungspositionen Gesetzes (FüPoG II) typische Barrieren, mit denen Frauen auf den Weg ins hohe Management beziehungsweise dem Top-Management zu kämpfen haben. Hierbei wurden die Vorständinnen aller Dax-40-Unternehmen betrachtet und auf Barrieren hin analysiert. Bei der Analyse kristallisierten sich folgende fünf Barrieren heraus (Esmailzadeh 2023): Passivität
   - wenige Unternehmen erkennen die paritätische Besetzung von Vorstandspositionen als Chance
   - rund 20 % weiblicher Vorständinnen in den Dax-40-Unternehmen
   - davon etwa 40 % erst im Jahre 2021 oder später besetzt

Deutlicher Hinweis darauf, dass erst der Druck durch das Gesetz aus dem Jahr 2021, und nicht etwa der eigene Antrieb, diese Bewegung in den Unternehmen in Gang gesetzt hat.

2. Verweigerung
   - In Bezug auf die Besetzung mit Frauen scheinen zwei Lager zu existieren:
     - diejenigen, die diesen Weg schon erfolgreich beschreiten
     - diejenigen, die diesen Weg noch gänzlich verweigern
     - es gibt noch Unternehmen, die trotz gesetzlicher Verpflichtung keine einzige Frau im Vorstand haben

Besonders stark sind hierbei die Vorstände in MDax- und SDax-Unternehmen betroffen, von denen rund 60 % keine einzige Frau auf dem Posten haben.

3. Stereotype
   - sechs ausgewählte Vorstandspositionen wurden auf den Frauenanteil überprüft:

   - Chief Executive Officer (CEO), Chief Operations Officer (COO), Chief Financial Officer (CFO), Chief Sales Officer (CSO), Chief Technology Officer (CTO) und Chief Human Resources Officer (CHRO)
   - Dax-40-Unternehmen bestellten als CEOs hierbei fast ausnahmslos Männer
   - wohingegen mit 63 % mehr als die Hälfte der CHROs weiblich sind

Mögliche Erklärung hierfür könnte sein, dass etwa mit der Position des CEOs klassischerweise Attribute wie Führungsstärke und ein energischer Habitus in Verbindung gebracht werden, welche gesellschaftlich männlich besetzt sind.

4. Fehlendes Zutrauen
   - Vergleich zwischen der Besetzung der Vorstandspositionen in Dax-40-Unternehmen mit den MDax- und SDax-Unternehmen
   - klare Unterschiede erkennbar
   - Besonders auffällig: CTO-Position bei den SDax-Unternehmen lediglich zu 6 % mit einer Frau besetzt

Auch diese Zahl macht deutlich, dass die geringe Repräsentanz von Frauen in männlich assoziierten Positionen, wie die des CTOs, wohl auch auf fehlendes Zutrauen der jeweiligen Unternehmen in die generelle Befähigung von Frauen für diese Posten zurückzuführen ist.

5. Vorgeschobene Gründe
   - Als Gegenargument gegen eine paritätische Besetzung des Vorstands wird angeführt, dass der Umfang der jeweiligen Vorstände nicht groß genug sei.
   - Ebenso wird als Rechtfertigung aufgeführt, dass sich Frauen in technischen oder anderen klassisch männlich assoziierten Bereichen nicht gut auskennen.

Diese Argumente können schnell widerlegen werden. Besonders spannend ist, dass Unternehmen sogar in klassisch männlich assoziierten Branchen wie Medizintechnik, Pharma, Maschinenbau und Software den Anforderungen nachkommen, wohingegen Unternehmen aus weiblich assoziierten Branchen wie Konsumgüter oder Mode nicht vertreten sind.

Die aufgeführten Inhalte der Studie sollten im Prozess des Executive Onboarding Beachtung finden und in fokusieren, was wirklich wichtig zur Besetzung einer Position ist. Es geht einzigallein um Kompetenz (Esmailzadeh 2023).

5.2.4 Der Offboarding-Prozess

So viel Aufmerksamkeit wie das Themenfeld des Onboardings zurecht erfährt, benötigt auch das Offboarding. Das Offboarding ist der organisierte Austritt eines Mitarbeitenden aus dem Unternehmen. Innerhalb der vorliegenden Arbeit wird der wichtige Themenkomplex grob skizziert ohne Anspruch auf Vollständigkeit. Höchstes Ziel ist es eine möglichst positive Atmosphäre für den aus dem Unternehmen scheidenden Menschen zu schaffen. Bei den Menschen zählt im Allgemeinen nicht nur der erste Eindruck, sondern auch immer der letzte Eindruck. Inhaltlich werden zwei Arten des Offboardings unterschieden. Zum einen der technische und

systematische Prozess, zum anderen der emotionale Prozess. Es ist ratsam für das Unternehmen beide Prozesse störungsarm und wertschätzend zu gestalten. Im hektischen Alltag kommt diese Tätigkeit häufig zu kurz. Dabei erweist sich ein professioneller Offboarding-Prozess als mehrfach lohnenswertes Engagement. Insbesondere sind die wesentlichen Gründe der drohende Imageverlust, aber auch die gegebenenfalls anstehende Vermeidung von Rechtsstreitigkeiten. Vergangene Mitarbeiter*innen bleiben immer Botschafter*innen des Unternehmens. Somit sind die genauen Gründe absolut wichtig. Sollte ein*e Mitarbeiter*in das Unternehmen unfreiwillig verlassen müssen, herrscht in der Regel besonders hohes Konfliktpotenzial. Es ist überaus wichtig die Person von ihrem Verhalten zu trennen. Durch die klare Trennung können Konfliktherde gemildert werden. Bei einer freiwilligen Abwanderung hingegen kann der Fokus ein anderer sein. Gute Führungskräfte und Unternehmen begleiten den nächsten Karriereschritt auf Augenhöhe und in Abstimmung mit ausscheidenden Mitarbeiter*innen. Somit gelingt es einem Unternehmen eine wertschätzende Atmosphäre zu schaffen. In aller Regel ist dieser Mensch dann vermehrt dazu bereit, Wissen weiterzugeben und eine vollumfängliche Übergabe an den*die Stellennachfolger*in zu sichern (Haufe Online Akademie 2019).

5.3 Mitbestimmung

Praxishinweis

Die Mitbestimmung ist ein wichtiger Bestandteil bei jeder Einstellung. Alle Betriebe oder Firmen die über eine Personalvertretung verfügen müssen diese im Prozess mit einbeziehen. Als Grundlage für die weiter Inhaltliche Arbeit konzentrieren wir uns auf das Bundespersonalvertretungsgesetz BpersVG.

Grundsätzlich lassen sich folgende Unterscheidungen nach dem BPersVG vornehmen: Die Mitbestimmungsrechte des Personalrats beziehen sich auf Personalangelegenheiten, auf soziale Angelegenheiten und auf organisatorische Angelegenheiten.

Beispiele im Kontext *personelle Angelegenheiten* nach § 78 Absatz 1 BPersVG

- Maßnahmen, die sich auf das einzelne Beschäftigungsverhältnis oder
- eine Vielzahl von Beschäftigungsverhältnissen gleichermaßen bezieht.
- mit Zustimmung, hier auszugsweise bei: Personalangelegenheiten, etwa bei Einstellung, Beförderung, Eingruppierung, Höher- oder Rückgruppierung von Arbeitnehmer*innen oder Versetzung.

Wenn eine Maßnahme der Mitbestimmung unterliegt, kann sie nur mit Zustimmung des Personalrats umgesetzt werden. Wann eine Maßnahme mitbestimmungspflichtig ist, ergibt sich aus dem Personalvertretungsgesetz.

Praxistipp

Eine Zusammenarbeit mit der Personalvertretung ist unabdingbar. Gehen Sie hier als Stationsleitung einen Schritt auf das Gremium zu und sprechen Sie im Vorfeld mögliche Stolpersteine durch. Alle Akteur*innen haben einen anderen Blick auf eine bestehende Thematik sowie eine andere Interessenlage. Gerade in der Arbeit des Personalrates geht es oft um einen formalen Charakter. Diesen zu erfüllen ist wichtig für die Arbeit im Gremium. Eine solide Vorarbeit und Transparenz fördert die Umsetzung, denn die Konsensbildung ist wesentlich für die Zustimmung.

Beispiele im Kontext *soziale Angelegenheiten* nach § 78 Absatz 1 BPersVG

- Maßnahmen, die die Beschäftigten durch Erleichterungen in der privaten Lebensführung unterstützen und fördern
- Mitbestimmung bei Gewährung von Unterstützungen, Vorschüssen, Darlehen und entsprechenden sozialen Zuwendungen

Beispiele im Kontext *organisatorische Angelegenheiten* § 80 Absatz 1 BPersVG

- Maßnahmen, die die betrieblichen Arbeitsbedingungen der Beschäftigten regeln.
- Themen je nach Stellung und Einordnung in der Dienststelle oder auf ihr Verhältnis zueinander beziehen.

5.4 Probezeit

Unter dem zunehmenden Kostendruck im Gesundheitswesen, welcher sich durch verschiedenste Einsparungen und Effizienzbemühungen bemerkbar macht, kann auf vielen Stationen eine Veränderung beobachtet werden. Die Toleranz gegenüber leistungsschwachen oder aus sonstigen Gründen als problematisch eingestuften Mitarbeiter*innen schwindet im Kollektiv. Somit kommt auch der Fokus auf die Führungskräfte im Kontext der Einarbeitung noch stärker zum Tragen. Dies hat Auswirkungen auf das Kündigungsverhalten der Arbeitgebenden und somit auf die Aufgabenstellung der Stationsleitungen in Bezug auf die Vorbereitung von Abmahnungen und Kündigungen. Durch die Finanzierung der Stellen auf bettenführenden Stationen, welche mit dem Pflegepersonal-Stärkungsgesetz kurz PpSG vollumfänglich übernommen werden, ist zu beobachten, dass befristete Einstellungen geschwunden sind. Die Pflegepersonalkosten für die unmittelbare Patient*innenversorgung auf bettenführenden Stationen ist nun unabhängig von den Fallpauschalen zu vergüten. Durch diese Ausrichtung und die unbefristeten Einstellungen wirkt sich dies, aus Sicht der obersten Führungsebene, so aus, dass ein regelrechter Beschäftigungswille besteht. Gelinde beschrieben ist jeder Tag, an dem eine Pflegefachkraft beschäftigt ist, besser als keiner. Sofern die Arbeitsleistung der neuen Kolleg*innen nicht mit dem des Teamentwicklungsprozessees in Einklag zu bringen ist, ist es sicherer Nährboden für Konflikte.

Praxisbeispiel

Pflegekraft T. hat vor vier Wochen ihren Dienst auf der Station begonnen. Es fällt im Rahmen der Einarbeitung auf, dass sie elementare Arbeiten nicht richtig beherrscht; sie wirkt oft unkonzentriert.

Bereits zu diesem Zeitpunkt müssen Sie als Stationsleitung ein erstes lösungsorientiertes Gespräch führen, möglichst in Anwesenheit des*der Mentors/Mentorin, welche*r den Hauptteil der Einarbeitung von Pflegekraft T. geleistet hat. Vor allen Dingen gilt es herauszufinden, worin die Ursachen für die Fehler und die Unkonzentriertheit liegen. In dem Gespräch muss deutlich gemacht werden, dass Leistungs- und Verhaltensänderungen erwartet werden. Konkrete Ziele innerhalb eines überschaubaren Rahmens, wie beispielsweise nach weiteren vier Wochen, erleichtern der neuen Mitarbeiter*in die Orientierung und Ihnen die unumgänglich notwendige Kontrolle.

Ändert sich das Verhalten der Pflegekraft T. nicht wesentlich, muss bereits nach einem zweiten Gespräch deutlich gemacht werden, dass die Probezeit nicht erfolgreich sein wird. Es hängt dann von den konkreten Umständen ab, ob nochmals ein dritter Zeitraum gewährt werden kann. Bessert sich die Leistung von Pflegekraft T. auch nach diesen Gesprächen nicht, müssen Sie als Stationsleitung die Kündigung in der Probezeit veranlassen.

Praxishinweis

In vielen Krankenhäusern wird etwa vier Wochen vor Ablauf der Probezeit auf einem Formblatt abgefragt, ob Mitarbeiter*innen nach Ablauf der Probezeit in ein unbefristetes Arbeitsverhältnis übernommen werden sollen oder ob die Probezeit als bestanden anzusehen ist. Nicht akzeptiert werden kann, wenn auf diesem Formblatt von Ihnen vermerkt wird, dass Mitarbeiter*innen nicht übernommen werden können, und es stellt sich dann heraus, dass mit den Mitarbeiter*innen nie darüber gesprochen wurde, weil Sie einem unangenehmen Gespräch aus dem Wege gehen wollten. Gerade bei Personalengpässen ist häufig die Einstellung vorherrschend, dass Mitarbeiter*innen, welche den Anforderungen eigentlich nicht entsprechen, nicht innerhalb der Probezeit kündigen will, da man dann wahrscheinlich die Stelle überhaupt nicht besetzen könne. Hier wird auch gerne von anderen Berufsgruppen argwöhnisch auf die Pflege geschaut. Wenn dann noch Bettenkontingente wegen mangelnder Personalbesetzung mutmaßlich geschlossen werden müssen, andererseits jedoch Mitarbeiter*innen während der Probezeit gekündigt werden, kommt auf Sie als Stationsleitung sehr viel Druck zu.

Was helfen kann: Die Probezeit kann auf einen Monat oder auf drei Monate reduziert werden. Warum soll ich das denn tun? Die Probezeit hat nichts mit dem Kündigungsschutzgesetz zu tun. Wenn fünf Monate Probezeit durchlaufen sind, dann können diese beiden Themen, im Kopf des Mitarbeitenden, synonym verwandt sein. So schauen Sie, ob Sie bereits nach drei Monaten die Probezeit beenden und testen so aus, ob die mitarbeitende Person sich so sicher fühlt, um das Arbeitsverhalten voll (mit all seinen positiven wie negativen Schwankungen) auszuleben. Denn beachten Sie, dass das Kündigungsschutzgesetzt bereits eine gesetzliche Probezeit darstellt, somit besteht kein Kündigungsschutz, es ist also keine weitere Regelung notwendig.

Die Erfahrung während des letzten so genannten Pflegenotstands hat gezeigt, dass Krankenhäuser und vor allem Stationen, wenn es dann wieder mehr Bewerbungen gibt, unter den leistungsschwachen Mitarbeiter*innen leiden, die damals aus Kompromissgründen behalten wurden. Es sind auch gerade diese Mitarbeiter*innen, die in der Regel den Arbeitsplatz nicht freiwillig verlassen. Die Entscheidungen zugunsten der Einstellung solcher Mitarbeiter*innen schaffen also oft nur Langzeitprobleme im Personalbereich.

Praxisbeispiel

Auch nach weiteren vier Wochen zeigt die Pflegekraft T. keine zufriedenstellenden Leistungen. Nach Rücksprache mit der Stationsleitung versetzt die Pflegedienstleitung die Pflegekraft T. daher nach drei Monaten auf eine andere Station.

Ist dies korrekt? Das Vorgehen der Pflegedienstleitung ist korrekt. Nach § 2 Absatz 4 (TVöD und TV-L) dürfen der Angestellte während der Probezeit umgesetzt werden.

Es ist aber zu hinterfragen, ob Umsetzungen während der Probezeit Sinn machen. Die Probezeit verlängert sich dadurch nicht. Es bleiben der neuen Station nur drei Monate, um sich ein Bild von neuen Kolleg*innen zu machen, die woanders bereits als *den Anforderungen nicht entsprechend* eingestuft worden ist. Dies kann jedoch auch als ein Neuanfang gewertet werden, um im Miteinander Ressourcenbewusst umzugehen.

Praxisbeispiel

Die Pflegefachkraft R. arbeitet schon seit zehn Jahren auf der Station M1. Die Pflegefachkraft R. war nie ein leistungstragender Mitarbeitende; hin und wieder kamen auch schon einmal kleinere Fehler vor oder er war Patient*innen und Mitarbeiter*innen gegenüber unfreundlich. Über die Jahre hat es die Stationsleitung aufgegeben, an dieser Situation etwas zu ändern, zumal aus dem Kreis der Mitarbeiter*innen zwar ab und zu mal gemurrt wurde, aber ernsthafte Klagen der Leitung gegenüber nie geführt wurden. So kommt es auch, dass Pflegefachkraft R. keinerlei Einträge wegen fehlerhaften Verhaltens oder Störung des Betriebsfriedens in seiner Personalakte hat. Er ist personalrechtlich im wahrsten Sinne des Wortes ein unbeschriebenes Blatt. Die Situation auf Station hat sich nun in den letzten beiden Jahren stark verändert. Die Verweildauer der Patient*innen ist zurückgegangen, die Patient*innen sind im Durchschnitt pflegeaufwändiger, da älter, und zu allem Überfluss wurde die Planstelle, die aufgrund der Pflegepersonalbedarfsberechnung zugewiesen worden war, nicht zugewiesen. Die Arbeit hat sich also verdichtet, die jahrelang mitgetragene Minderleistung der Pflegefachkraft R. wird nicht mehr toleriert, das Team übt Druck auf die Stationsleitung aus, Pflegefachkraft R. von der Station zu entfernen.

Lösungsmöglichkeit:
Die Chancen, Pflegefachkraft R. von der Station zu entfernen, sind denkbar gering.

Aktenmäßig hat Pflegefachkraft R. sich seit zehn Jahren nichts zuschulden kommen lassen. Er sieht daher nicht ein, dass seine Arbeitsergebnisse plötzlich nicht mehr zufriedenstellend sein sollen. Hier muss also ab sofort konsequent durch Gespräche und gegebenenfalls durch disziplinarische Maßnahmen gehandelt werden. Dies wird sich allerdings nach zehn Jahren nicht einfach gestalten. Zudem ist noch zu berücksichtigen, dass diese plötzliche Unzufriedenheit mit Pflegefachkraft R. und die daraus resultierenden Forderungen nach Entfernung des Pflegefachkraft R. von der Station leicht als Mobbing gewertet werden können.

Praxishinweis

Der Fehler liegt häufig darin, dass Fehlverhalten meist viel zu lange mitgetragen wird. Schnell wird das Wort Kollegenverrat verbreitet, wobei hier meist die verständliche Angst kaschiert wird, selbst zu

denen zu gehören, mit deren Leistung Arbeitgebende unzufrieden sind.

Gerade, um auch solche meist verfahrenen Situationen von vornherein zu vermeiden, sehen die Tarifverträge die sechsmonatige Probezeit vor. Innerhalb dieser Zeit müssen Sie sich als Stationsleitung ein Bild davon machen, ob neue Mitarbeitende den Anforderungen auf der Station genügen.

Beispiele zum Kündigungsschutz beziehungsweise erfolgreichen Kündigungen aus dem Gesundheitsbereich nach eigenen Erfahrungen:

- Kündigung wegen menschenverachtender Äußerungen gegenüber Heimbewohnenden
- Kündigung wegen Misshandlung von Patient*innen
- Kündigung wegen sexueller Belästigung von Patient*innen oder Kolleg*innen
- Kündigung wegen groben Fehlverhalten oder Diebstahl

5.5   Entfristung

Praxishinweis

Die Entfristung eines Arbeitsvertrages sagt nichts Geringeres aus als dass die Umwandlung des Arbeitsverhältnisses in eine unbefristete Zusammenarbeit umgestellt wird. Dabei existieren nach Teilzeit- und Befristungsgesetz, TzBfG welches unter § 14 die Zulässigkeit der Befristung regelt, zwei Arten von Befristung:

- Zeitbefristung (Arbeitsverhältnis endet nach Ablauf einer kalendarisch bestimmten Frist)
- Zweckbefristung (Arbeitsverhältnis endet nach Erreichen eines bestimmten Ergebnisses, häufig projektbezogen)

Die Befristung eines Arbeitsvertrages ist nach TvBfG § 14 zulässig, wenn sie durch einen sachlichen Grund gerechtfertigt ist. Folgende Gründe vorliegen:

- der betriebliche Bedarf an der Arbeitsleistung nur vorübergehend besteht,
- die Befristung im Anschluss an eine Ausbildung oder ein Studium erfolgt, um den Übergang des Arbeitnehmers in eine Anschlussbeschäftigung zu erleichtern,
- der Arbeitnehmer zur Vertretung eines anderen Arbeitnehmers beschäftigt wird
- die Eigenart der Arbeitsleistung die Befristung rechtfertigt
- die Befristung zur Erprobung erfolgt,
- in der Person des Arbeitnehmers liegende Gründe die Befristung rechtfertigen
- der Arbeitnehmer aus Haushaltsmitteln vergütet wird, die haushaltsrechtlich für eine befristete Beschäftigung bestimmt

sind, und er entsprechend beschäftigt wird oder
- die Befristung auf einem gerichtlichen Vergleich beruht

Welcher Art die Befristung ist, ist im Arbeitsvertrag zu vereinbaren. Das Arbeitsverhältnis endet automatisch bei Erreichung der Befristung. Es bedarf demnach keiner gesonderten Kündigung oder eines Aufhebungsvertrages.

Der Übergang zu einer unbefristeten Stelle wird mit einer Entfristung eingeleitet. Hier werden sich Arbeitgeber*innen und Arbeitnehmer*innen vor Ablauf der Frist darüber einig, dass das Arbeitsverhältnis in eine weiterführende Beschäftigung übergeht.

Praxishinweis

Für Arbeitnehmer*innen ist die Entfristung in nahezu allen Fällen erstrebenswert. Gleich mehrere Vorteile sprechen dafür und werden in der ▶ Tab. 5.1 dargestellt.

Tab. 5.1: Vorteile einer Entfristung (eigene Darstellung).

Vorteil	Bezugsrahmen
Verdienst	Sichere Planung der finanziellen Möglichkeiten.
Teilhabe	• Nachhaltige Planung des eigenen Lebens sowie des finanziellen Spielraumes. • Basis für ein Zusammenleben in der Gemeinschaft.
Sicherheit	Entfristung ist ein Instrument der Mitarbeiter*innenbindung.

5.6 Personalfortbildung

Praxishinweis

Die Personalfortbildung ist wesentlich im Sinne des lebenslangen Lernens. Dieser Prozess vollzieht sich die gesamte Spanne des Arbeitsverhältnisses und unterliegt unterschiedlichsten Ansprüchen. Folgende sind aus dem eigenen Erleben oft Grundlage zur Fortbildung:

- Vorgaben der Berufskammern
- Expertenstandards nach SGB XI § 11
- Pflichtfortbildungen des Hauses
  - Datenschutz
  - Arbeitssicherheit
  - Brandschutz
  - Maßnahmen im Notfall (von Basisreanimationsschulung [BLS] zu 1,5 Stunden bis hin zum Tagesseminar zur erweiterten Lebenserhaltung [ALS])
- Pflichtfortbildungen eines Bereiches
  - Strahlenschutz im OP
  - Unterweisung zu Bluttransfusion
- Zertifizierungsrichtlinien
- Richtlinien des Gemeinsamen Bundesausschusses
  - Notfallfachpflege in der Zentralen Notaufnahme
  - Versorgung von Patient*innen beim Bauchaortenaneurysma
  - Verordnung von außerklinischer Intensivpflege

Praxishinweis

In der Regel wird von Mitarbeiter*innen erwartet in einem vorab bestimmten Zeitraum eine gewisse Anzahl an Fortbildungspunkten anzusammeln beziehungsweise vorzuhalten. Ein Blick in die etablierten Kammern zeigt, dass hieran auch künftig die Berufsausübung gemessen werden kann.

Für die betriebliche Praxis bietet sich die Arbeit mit dem Qualifikationsrahmen an. Im Bundesministerium für Bildung und Forschung ist dies unter dem Suchbegriff Qualifikationsrahmen oder als Abkürzung DQR zu finden und ist inhaltlich gut aufgebaut. Im Qualifikationsrahmen werden acht Niveaus zur allgemeinen Beschreibung der Kompetenzen, die im deutschen Bildungssystem erworben unterschieden. Nachfolgend werden die Niveaus nach dem Vorbild des Bundesministeriums dargestellt (► Tab. 5.2).

Tab. 5.2: Kompetenzniveaus, Kompetenzen und Ausbildungsgrad.

Niveau	Vorhandene Kompetenzen zur	Beispiel Ausbildungsgrad
1	Erfüllung einfacher Anforderungen	Praktikant*innen
2	fachgerechten Erfüllung grundlegender Anforderungen	Betreuungskraft
3	selbständigen Erfüllung fachlicher Anforderungen	Krankenpflegehilfe
4	selbständigen Planung und Bearbeitung fachlicher Aufgabenstellungen	Pflegefachkraft
5	selbständigen Planung und Bearbeitung umfassender fachlicher Aufgabenstellungen	Praxisanleitung, Wundexpert*in

Tab. 5.2: Kompetenzniveaus, Kompetenzen und Ausbildungsgrad. – Fortsetzung

Niveau	Vorhandene Kompetenzen zur	Beispiel Ausbildungsgrad
6	Planung, Bearbeitung und Auswertung von umfassenden fachlichen Aufgaben- und Problemstellungen sowie zur eigenverantwortlichen Steuerung von Prozessen	Fachpflegekraft, Pflegekraft mit Bachelorabschluss
7	Bearbeitung von neuen komplexen Aufgaben- und Problemstellungen sowie zur eigenverantwortlichen Steuerung von Prozessen in einem wissenschaftlichen Fach	Pflegekraft mit Masterabschluss
8	Gewinnung von Forschungserkenntnissen in einem wissenschaftlichen Fach oder zur Entwicklung innovativer Lösungen und Verfahren in einem beruflichen Tätigkeitsfeld	Pflegkraft mit Promotion

5.7 Mitarbeitendenbeurteilung

Als Stationsleitung müssen Sie im Laufe eines Jahres meist eine Vielzahl von Beurteilungen abgeben. Dazu gehören beispielsweise die:

- Beurteilung von Pflegeschüler*innen während des praktischen Einsatzes,
- Beurteilung von Teilnehmer*innen an Fachweiterbildungen,
- Beurteilung von Praktikant*innen anderer Ausbildungsberufe im Gesundheitswesen,
- Beurteilung von Mitarbeiter*innen während der Probezeit,
- Beurteilung von Mitarbeiter*innen zum Zwecke der Zeugniserstellung,
- laufende Beurteilung aller Mitarbeiter*innen im Rahmen der Führungsverantwortung,
- Beurteilung zur Vorbereitung personeller Entscheidungen (Versetzung, Kündigung),
- Beurteilung von Mitarbeiter*innen im Rahmen der Karriereförderung.

Im Folgenden soll auf die Beurteilung von Mitarbeiter*innen im Rahmen der Führungsverantwortung sowie der Zeugniserstellung näher eingegangen werden.

Eine erfolgreiche Beurteilung XE »Beurteilung« ist ein zentraler Bestandteil der Führungsverantwortung von Stationsleitungen. Sie darf jedoch nicht auf einen festen Zeitpunkt oder nur eine bestimmte Methode beschränkt bleiben. Bei Schuler (1987) erfolgt dies über drei Ebenen mit unterschiedlicher Aufgaben- und Kompetenzverteilung wie dem Feedbackmechanismus der täglichen Rückmeldung durch Mitarbeiter*innen beziehungsweise Mentor*innen, die Regelbeurteilung ausschließlich durch die Stationsleitung sowie die Potenzialbeurteilung, die ausschließlich von der Pflegebereichsleitung oder der Pflegedirektion durchzuführen ist (Nerdinger et al. 2008).

Viele Probleme bei der Mitarbeiter*innenbeurteilung XE »Mitarbeiterbeurteilung« sind darauf zurückzuführen, dass dieser Unterscheidung wenig Rechnung getragen wird. Werden diese drei Ebenen vermengt oder die Auffassung vertreten, die eine Ebene könne einen vollwertigen Ersatz für die andere bieten, kommt es unweigerlich zu Problemen. Scheut sich beispielsweise die Stationsleitung, auf der ersten Ebene Kritik am Mitarbeitenden zu üben, führt dies dazu, dass sie auf der zweiten Ebene im Beurteilungsgespräch gleich auf mehrere Kritikpunkte Bezug nehmen muss. Die zu beurteilenden Mitarbeiter*innen werden überrascht sein und sehr wahrscheinlich ablehnend und wenig einsichtig reagieren, da diese gleich mit mehreren Kritikpunkten konfrontiert werden. Die Folge ist eine gestörte Beziehung und eine negative Besetzung des Beurteilungsvorgangs. Das bedeutet in der Praxis, dass den Mentor*innen

und einarbeitenden Mitarbeiter*innen auf *Ebene 1* eine tragende Rolle zukommt. Ihre Aufgabe ist es, der Stationsleitung schon im Vorfeld, also vor dem Beurteilungsvorgang, laufend durch freie Eindrucksschilderung und unter Einbezug des Einarbeitungskonzepts viele Informationen über die Mitarbeiter*innen zu geben, damit diese die Gelegenheit haben, die Arbeitsleistung oder das Verhalten umgehend zu korrigieren (▸ Tab. 5.3, Nerdinger et al. 2008).

Tab. 5.3: Ebenen der Mitarbeiter*innenbeurteilung (eigene Darstellung modifiziert nach Schuler aus Nerdinger et al 2008).

Ebene	Funktion	Verfahren	Verantwortliche
1. Ebene: Tägliche Rückmeldung	dient der Verhaltenssteuerung und dem Lernen	Gespräche und Rückmeldungen zu Unterstützungsangeboten durch die Kolleg*innen	Mentor*innen; Mitarbeiter*innen, die für die Einarbeitung zuständig sind
2. Ebene: Beurteilung Regelbeurteilung Beurteilungsgespräch	dient der Einschätzung der Leistung und der Zielsetzung	durch Beurteilungssystem, mit Beurteilungsbogen und strukturiertem Beurteilungsgespräch	ausschließlich durch die Stationsleitung oder der Pflegedienstleitung
3. Ebene: Potenzialbeurteilung	dient als Prognose und Einschätzung der Fähigkeiten für weiterführende Aufgaben	Eignungsdiagnose/Fördergespräch (ggf. durch Auswahlverfahren mit weiteren Personen)	ausschließlich durch die Führungskräfte. Stationsleitung, Pflegebereichsleitung und Pflegedirektion

Damit entfällt für die Stationsleitung aber nicht die Aufgabe, sich im Vorfeld der eigentlichen Beurteilung zusätzlich ein eigenes Bild vom Leistungsstand der Mitarbeitenden zu machen, gleichwohl muss sie sich jedoch auf Mentor*innen und deren korrekte Vorgehensweise verlassen können. Diese Methode bietet den Vorteil, dass Leistungssteigerungen der Mitarbeitenden bei der Beurteilung positiv rückgemeldet werden können. Sinn und Zweck der *zweiten Ebene* ist das klare Ansprechen einer zielführenden Verhaltensänderung und der Entwicklung sowie die Initiierung eines kontinuierlichen Lernprozesses. Der Beurteilungsvorgang der zweiten Ebene durch die Stationsleitung ist nicht auf Men-

tor*innen delegierbar, sondern unterliegt der unmittelbaren Führungsverantwortung der Stationsleitung. Kontinuierlich gute und stabile Eigenschaften und Leistungen der Mitarbeitenden sind wiederum auf *Ebene 3* anzusprechen, die in diesem Fördergespräch das Potenzial für eventuell weiterführende Aufgaben einschätzt. Hier wird die Eignung für bestimmte Aufgaben, Tätigkeiten und Funktionen, insbesondere die Möglichkeit der weiteren beruflichen Förderung, betrachtet. Diese Form der Mitarbeiter*innenbeurteilung ist zukunftsorientiert; allerdings ist ihr Ausgangspunkt stets eine vergangenheitsbezogene Leistungsbeurteilung. Die Potenzialbeurteilungen werden in aller Regel nicht regelmäßig und auch nicht für alle Mitarbeiter*innen durchgeführt, da sie vornehmlich dem Zweck individueller Entwicklungsplanungen, Besetzungsentscheidungen und Kündigungen dienen (Nerdinger et al. 2008).

Eine *Praxishilfe Mitarbeitendengespräch* findet sich im ► elektronischen Zusatzmaterial

> **Praxistipp**
>
> Regelmäßige Mitarbeitendengespräche sind wichtig. Sie als Stationsleitung sind die unmittelbare Instanz des Betriebes und maßgebliche Schnittstelle. So oft es nur geht sollten Sie ins Gespräch kommen und auch abseits der Tätigkeit im Bereich Ihre Mitarbeitenden kennen. Sie wissen, dass ein*e Mitarbeitende*r mehr ist als eine Stelle im Organigramm. Welche Bedürfnisse hat die Person? Welche Biographie hat sie? Wodurch schöpft sie Kraft? Was macht den beruflichen Werdegang aus? Woher kommen die fachlichen Kenntnisse und sonstigen Fähigkeiten? Bitte lassen Sie von Bewertungen ab. In Zeiten von Zusammenarbeit auf Augenhöhe ist es relevant, dass niemand die Rolle einnimmt, den anderen zu bewerten. Denn was passiert konkret bei einer Bewertung? Der Bewertende stellt sich, moralisch unweigerlich höher als der Mensch, welcher die Bewertung (Bewertung hier am klassischen Beispiel: Einschätzung hygienische Arbeitsweise, Umgang mit Angehörigen und Patient*innen etc.) erfährt. Lassen Sie das Gespräch formal als erfolgt protokollieren. Sie werden sehen was passiert, wenn Sie keinen Bewertungsbogen oder Fragebogen durchführen. Es ist die Stunde des Mitarbeitenden. Wichtige Eckpunkte werden im Potentialentwicklungsgespräch fixiert.

Ein kleiner Ausflug zur Mitbestimmung beim Einsatz von Beurteilungsinstrumenten. Die Mitarbeiter*innenvertretung muss in Entscheidungen hinsichtlich schriftlicher Beurteilungssysteme einbezogen werden. Sind Mitarbeiter*innen mit der Beurteilung nicht einverstanden, können sie dem Beurteilungsbogen auf einem gesonderten Blatt einen schriftlichen Kommentar beilegen.

In Zeiten der Social Media ist es essenziell auch andere Feedbackinstrumente zu berücksichtigen. Durch Social Media erhalten Menschen Feedback, indem sie beispielsweise ein Essen in einem Restaurant fotografieren und posten. Denken Sie auch an Feedbacksysteme der Smartwatches. Diese enorme Kurve an Feedback ist kaum ins Arbeitsetting zu übertragen. Was kann helfen dieser Entwicklung entgegenzuwirken?

Nutzen Sie Kolleg*innen und Rituale im Bereich.

- Kurze moderierte Runde am Freitag zur Übergabezeit. Was lief diese Woche besonders gut und was sollten wir optimieren?
- Am Ende eines OP-Tages Feedback im Saal-Team
- Mentor*in während der Einarbeitung bei Gesprächen einbeziehen
- Feedback an Auszubildende durch Mentor*innen
- Praxisanleitung im Bereich fest einbinden
- Schüler*innen und Praktikant*innen durch Mitarbeitende des Bereiches betreuen und im Auswertungsgespräch unterstützen
- Ziele gemeinsam generieren.
- Einführung einer neuen Intervention oder eines Gerätes
- Begleiten Sie Ihre Mitarbeitenden und lassen den Hauptfokus auf den ausgewählten hauptverantwortlichen Mitarbeitenden
- Organigrammarbeit bedeutet hier frühzeitig im System einzubetten, wo künftig der Platz im Organigramm sein wird. Welche konkreten Zusatzaufgaben können übernommen werden?
- Jede*r im Team sollte nach der abgeschlossenen Einarbeitung eine Aufgabe innerhalb des Teams bekommen

- Auswahl zusammen mit den Mitarbeitenden
- Ziel ist die Einbindung ins System und die Wichtigkeit erzeugen, warum alles im

Bereich schlussendlich zusammenpasst. Also jeder und jede Mitarbeitende zugehörig ist, da nur so die täglichen Anstrengungen bewältigt werden.

5.8 Potenzialentwicklung/Personalentwicklung

Im Kontext der Potenzialentwicklung findet sich unmittelbar das Konzept der coachenden Führung wieder. Sie als Stationsleitung sind wegbegleitend in der Karriere der Mitarbeiter*innen. Die Bildung und Förderung besteht im Wesentlichen aus nachfolgenden Aspekten: Mitarbeiter*innen streben von sich aus nach Aufstieg und Weiterbildung und wollen neue Aufgabenbereiche übernehmen sowie an eigenen Kompetenzen ihr Humankapital steigern. Unabhängig von ihrem Leistungsstand müssen Mitarbeiter*innen unterstützt werden, damit ihre Kenntnisse und Fähigkeiten mit den

Veränderungen am Markt und den daraus resultierenden neuen Anforderungen Schritt halten können. Personalentwicklungsgespräche sollen an dem durch Leitungspersonen erkannten Bedarf durchgeführt werden. Zusätzlich können die Gespräche auch anlassabhängig beispielsweise im Rahmen einer Nachfolgeentscheidung oder auf Wunsch der Mitarbeiter*innen stattfinden (Mentzel et al. 2022).

Im ▶ elektronischen Zusatzmaterial finden Sie eine Praxishilfe für das Potenzialentwicklungsgespräch.

Praxisbeispiel

Ihnen als Stationsleitung kann es nur dienlich sein in den Potentialentwicklungsgesprächen das Konzept des aktiven Zuhörens und des paraphrasieren zu beherzigen. Die Mitarbeiter*innen stehen hier im Fokus und Sie begleiten durch Struktur der Fragetechniken. Als Geheimtipp beherzigen Sie bitte diese Gespräche im gemeinsamen Gang außerhalb der Arbeitsumgebung. Indem Sie nebeneinander gehen, beschreiten sie symbolisch den gemeinsamen Weg nach vorn. Bauen Sie Pausen ein, indem Sie den Gang bewusst verlangsamen, sofern die Entscheidung folgeschwer wirkt. Nutzen Sie Wege als Weichen. Gibt es zwei Optionen so gehen sie den ersten Weg und der Mitarbeitende beschreibt diesen und bei Wiederankunft des Ausgangspunktes gehen sie den zweiten Weg und lassen sich diesen Weg wieder beschreiben. Am Ende fasst der Mitarbeitende zusammen, welcher Weg für ihn*sie der bessere ist. Seien Sie überrascht, welche Erfolge Sie mit der Methode erwirken. Indem der Mitarbeitende die Wege beschritten und ausgesprochen hat wird der nächste Schritt einfacher und realer.

Mögliche Fragen zum aktiven Zuhören:

- Habe ich Sie richtig verstanden, dass Sie...?
- Wenn ich Sie richtig verstanden habe, dann meinen Sie, dass Sie...?
- Ihre Auffassung besteht also darin, dass...?
- Ihnen ist also wichtig, dass Sie...?

- Mögliche Fragen nach den drei AAA:
  - Anlass:
    - Problem oder Symptom
    - Können Sie mir bitte kurz in einem Satz sagen, worum es geht?
  - Anliegen:
    - Wunsch und Erwartung
    - Woran würden Sie merken, dass sich die Zeit gelohnt hat? Woran noch?
    - Mal angenommen, wir schaffen es, in diesem Gespräch ein gutes Ergebnis zu erarbeiten, was wäre das? Was wäre dann anders?
  - Auftrag:
    - Erlaubnis zur Intervention
    - Von dem, was Sie bisher im Gespräch erlebt haben: Was war nicht hilfreich, was sollte ich also nicht mehr tun, und was war hilfreich, was soll ich also weiterhin tun?
    - Ich konnte zunächst nur zuhören, einige Fragen stellen und Hypothesen äußern. Was wäre jetzt für Sie jetzt hilfreich?

Praxistipp

Ausflug in die Persönlichkeitsentwicklung mit den sogenannten Big Five in Anlehnung nach Dorsch und Witz (2021, ▶ Abb. 5.2). (Dorsch und Wirtz 2021)

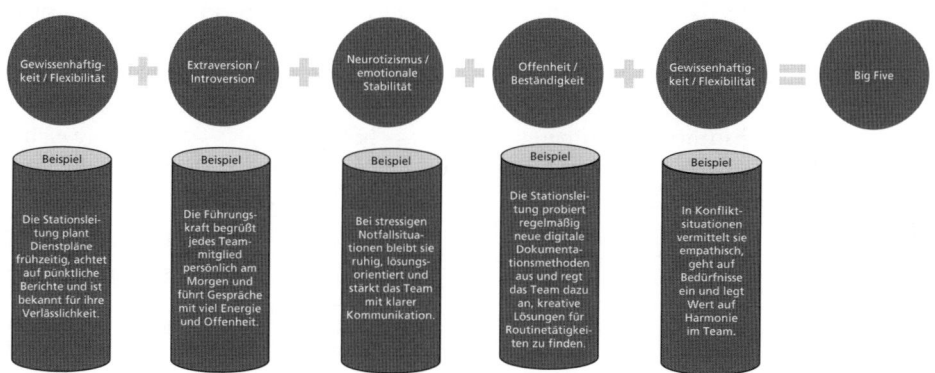

Abb. 5.2: Big five mit Beispielen auf den Weg der Aufkonzentration von Kompetenz (eigene Darstellung in Anlehnung an Wirtz nach Dorsch und Wirtz 2021 nach Dorsch und Wirtz 2021).

Die Persönlichkeit von Menschen ist vielschichtig. In der Regel können bestimmte Tests und Profile eine gute Unterstützung bieten. Nachfolgen kostenfrei verfügbare und wissenschaftlich fundierte Varianten.

- https://bigfive-test.com/de
- https://www.16personalities.com/
- https://www.leipzig-bfi2-60.formr.org/
- https://www.123test.com/de/Pers%C3%B6nlichkeitstest/

5.9 Beginn einer disziplinarischen Maßnahme und Ende der Arbeitsbeziehung

> **Praxistipp**
>
> Arbeitsbeziehungen haben auch angespannte Situationen zur Folge. Wichtig ist, dass Sie als Stationsleitung ein Wertegerüst im Einklang der Unternehmenskultur anwenden. Salopp ausgedrückt dürfen Sie als Stationsleitung Lieblingsmitarbeitende haben und Freundschaften pflegen, jedoch sollten alle anderen Mitarbeitenden hiervon keinerlei Nachteil erleben. Daher ist die Einhaltung der Objektivität enorm wichtig.

Gesprächsteilnehmer*innen nutzen bedauerlicherweise gelegentlich Wörter, welche nicht weiterführen oder das Gespräch in eine Defizithaltung lenken. Hierbei wieder auf die Objektivität, dem eigentlichen Fokus und dem Weg zum Ziel zurückzuführen ist konkrete Gesprächsführungskompetenz. Wie vertraut sind Sie mit folgenden Wörtern?

- noch nie
- gar nicht
- immer
- unmöglich
- kann jemand mal
- macht was er will
- alle
- hat keine Konsequenz
- aber
- wie gewohnt
- wiederholend
- in meiner Auflistung

Kennen Sie eigene hiervon aus dem eigenen Erleben? Diese aufgeführten Wörter erschweren jeden Dialog und führen nicht weiter. Hier ist es wirksam wieder die Objektivität und den Pfad zum Ziel beziehungsweise dem Fokus zu finden. So fokussieren Sie sich und die Teilnehmenden des Gespräches erneut auf das Wesentliche.

In der nachfolgenden Ausführung ist der Weg beschrieben (▶ Abb. 5.3), welcher in Bezug zur disziplinarischen Maßnahme in der Regel angewandt wird.

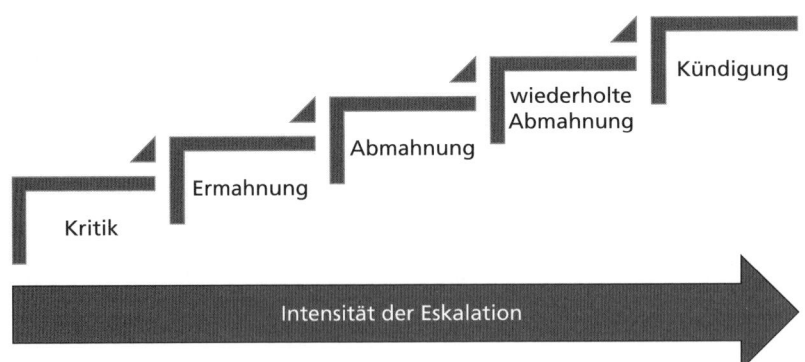

Abb. 5.3: Weg der disziplinarischen Maßnahme mit Intensität der Eskalation.

5.9.1 Kritikgespräch

Praxistipp

Es gibt im Arbeitsalltag auch sehr schwierige Mitarbeiter*innen, die ausgesprochen aggressiv sind, provokant schweigen können, uneinsichtig oder rechthaberisch sind. Sie kommen zu spät, feiern krank, intrigieren und zeigen ein schlechtes Leistungsverhalten. Unter diesen Verhaltensweisen leiden die Kolleg*innen und die Patient*innen des Bereiches.

Einflüsse auf das Verhalten als schwierig empfundene Mitarbeiter*innen:

- Länder mit starker sozialer Absicherung weisen vergleichsweise höhere Fehlzeiten auf (Hildebrandt 2025).
- Durch den Wertewandel in unserer Gesellschaft steht die Arbeit oft nicht mehr im Mittelpunkt des Lebens.
- Das Verhältnis zwischen Leitung und Mitarbeiter*innen hat sich gewandelt: mehr Mitbestimmung, mehr Mitsprache und partnerschaftlich kooperative Zusammenarbeit. Die Stationsleitung muss also mehr besprechen, mehr verhandeln und sich manchen Mehrheitsentscheidungen zugunsten des Teams anpassen.
- Mangelnde Übersicht in großen Organisationen. Entscheidungen der Direktion/Unternehmensführung/Vorstand können nicht mehr nachvollzogen werden.
- Die Mitarbeiter*innen sind aufgrund der Distanz zur Unternehmensführung oft kritischer gegenüber betrieblichen Entscheidungen.
- Die schwierigen gruppendynamischen Probleme werden weniger in Gemeinschaft gelöst.
- Persönliche Lebensmodelle und Zunahme von Einelternfamilien (nicht regelhaft; idividuelle Betrachtung wichtig)

Diese Pflegekräfte können Ihren Bemühungen widerstehen, auf kooperativer Ebene gemeinsame Zielsetzungen zu entwickeln. Motivierungsbemühungen und Beurteilungsgespräche führen nicht zum Ziel. Darum müssen Sie zu einer verschärften Gesprächsform greifen: dem Kritikgespräch.

Praxishinweis

In Führungskräfteseminaren werden und wurden folgende Inhalte und Settings für Kritikgespräche benannt.

- Das Gespräch müssen Sie in Abwesenheit Dritter führen, aber immer in Anwesenheit der betroffenen Person. Sprechen Sie Kritik in Gegenwart Dritter aus, dann zeigen Sie damit wenig Achtung vor der Persönlichkeit der betroffenen Person, diese wird das Gespräch blockieren, und eine sachliche Kritik ist Ihnen nicht mehr möglich. Äußern Sie die Kritik auch nicht in Abwesenheit des Mitarbeitenden, sonst gefährden Sie das Vertrauensverhältnis zwischen Ihnen.
  - *Praxisbericht*: Diese Gespräche bergen die Gefahr von Anfeindungen, welche im Nachhinein aufkommen. Von Umdeutung der Aussage bis hin zum Vorwurf des sexuellen Übergriffes. Wenn Sie eine Art Vorahnung haben, sprechen Sie zu dritt.
- Kritik sollten Sie sach- und verhaltensbezogen und nicht persönlich anbringen, sonst fühlt sich die betroffene Person verletzt und reagiert mit Trotz. Auf diese Weise verschließen sich Mitarbeiter*innen der Kritik, und Sie können ihn nicht zu einer Verbesserung seines Verhaltens bewegen.

- Sie ist konstruktiv, konkret, direkt, fair und nicht übertrieben. So können sich Mitarbeiter*innen aus dieser Kritik konkrete Schlüsse ziehen und das Verhalten anpassen.
- Kritik wird, wenn möglich freundschaftlich, humorvoll und nicht nachtragend vermittelt. Auf diese Weise zeigen Sie Achtung vor Ihrem Gegenüber, und dieser fühlt sich ausreichend ernst genommen.
- Kritik darf nicht über eine dritte Person erteilt werden, sonst ist der Betroffene der Meinung, Sie wollten sich drücken, und Sie gefährden dadurch Ihren Führungsstatus.
- Sie sollten alte Fehler nicht zusätzlich mit erwähnen, wenn kein inhaltlicher Zusammenhang mit dem aktuell zu kritisierenden Verhalten besteht. Die Mitarbeiter*innen müssen mit einer Kritik abschließen können, indem das Verhalten angepasst wird und in Folge auch nicht mehr darüber gesprochen wird.
- Entmutigen Sie nicht mit Ihrer Kritik, sonst sind Mitarbeiter*innen nicht motiviert, ihr Verhalten zu ändern, denn Mitarbeitende glauben ja, dass sogar die Vorgesetzten der Meinung sind, sie schaffen es nicht.
- Benutzen Sie nicht das Telefon, um Ihre Mitarbeiter*innen zu kritisieren. Am Telefon können Sie die Reaktionen nicht beurteilen. Außerdem könnten Mitarbeitende denken, dass sie ein persönliches Gespräch vermeiden wollen. Am Telefon kann man auch nie sicher sein, ob nicht ein Dritter zuhört.
- Nehmen Sie sich ausreichend Zeit für das Gespräch, um eventuelle Missverständnisse zu vermeiden.
- Kritisieren Sie so, wie Sie selbst kritisiert werden möchten.

Möglicher Ablauf eines Kritikgesprächs

Gehen Sie nach einer persönlichen und freundlichen Einleitung des Gesprächs immer mehr ins Sachliche über. In diesem Teil müssen Sie versuchen, den Sachverhalt zu klären, indem beide Parteien die Möglichkeit bekommen, ihre Position darzustellen. Die Ansicht der Mitarbeiter*innen sollten Sie sich anhören, um den Sachverhalt richtig beurteilen zu können und um zu sehen, ob das Fehlverhalten tatsächlich bei den Mitarbeiter*innen liegt.

Wenn die Mitarbeiter*innen von vornherein eine aggressive Haltung einnehmen, dann obliegt es Ihnen, die hinter den Aussagen stehenden Gefühle zu verbalisieren.

Praxisbeispiel

Die Pflegekraft B, die für ihr aggressives Verhalten unter den Mitarbeiter*innen bekannt ist, beginnt das Gespräch mit dem Satz: »Was soll denn dieses Gespräch,

Sie verstehen ja doch nicht, um was es mir geht!« Die Stationsleitung: »Sie ärgert anscheinend, dass ich Sie hier zu einem Gespräch gebeten habe, aber ich möchte die Verhaltensweisen verstehen und die Handlungen nachvollziehen können.«

Mitarbeiter*innen, die aufständisch sind, können mit Fragetechniken zum sachlichen Gespräch geführt werden.

Praxisbeispiel

Pflegefachkraft B. beginnt das Gespräch mit dem Satz: »Das Klima auf der Station ist in letzter Zeit deutlich schlechter geworden.« Die Leitung antwortet: »Ich nehme war, dass Sie mir etwas sagen wollen. Wie meinen Sie das genau, haben Sie ein konkretes Beispiel?«

Führen Sie ein Gespräch mit einem besonders schwierigen Gesprächsgegenüber, der provokant schweigt und Sie damit bewusst in Schwierigkeiten bringen will? Bestenfalls können Sie diese Person eventuell durch Gegenschweigen aus der Reserve locken. Auch hier bietet sich die Zeit außerhalb der Station als gemeinsamer Gang an. So ist Bewegung angezeigt und Themen können ohne Augenkontakt angegangen werden. Gelingt es Ihnen, den Sachverhalt weitgehend zu klären und einen eindeutigen Bezug zur mitarbeitenden Person herzustellen, dann erörtern Sie mit diesen Menschen die Konsequenzen aus dem Fehlverhalten.

Potenzielle Konsequenzen bei dauerhaftem Fehlverhalten:

- Eine berechtigte Kritik nicht zu üben ist ein Führungsfehler!
- Tritt ein Fehlverhalten erstmals auf, dann genügt es, wenn Sie ein ernsthaftes Gespräch mit dem betreffenden Mitarbeitenden führen. Kommt dieses Verhalten jedoch gehäuft vor, folgt eine schriftliche Ermahnung oder nach Schweregrad die Abmahnung. Nach einer wiederholten Abmahnung kann auch eine verhaltensbedingte Kündigung des Arbeitsverhältnisses in Erwägung gezogen werden (Zusammenarbeit mit der Pflegedienstleitung, der Mitarbeitervertretung beziehungsweise mit dem Personalrat).
- Die möglichen Folgen aus dem Verhalten sollten Sie den Mitarbeiter*innen von vornherein klarmachen.

Zum Abschluss des Kritikgesprächs sollten Sie Ihren Mitarbeiter*innen ein positives Bild vermitteln, indem Sie Ihr Vertrauen auf eine weitere positive Zusammenarbeit zeigen. In der Nachbereitungsphase können Sie darüber nachdenken, was Sie für Ihr zukünftiges Kritikverhalten gelernt haben und welche Fehler Sie zukünftig vermeiden können.

Eine Praxishilfe für das Kritikgespräch ist dem ▶ elektronischen Zusatzmaterial zu entnehmen.

5.9.2 Lösungsorientiertes Coaching – ein Ausweg

Ziel dieses Unterkapitels ist es eine Einführung in das Themengebiet des lösungsorientierten Coachings von und für Führungskräfte darzustellen. Als Essenz wird die Sichtweise des Coachees idealerweise auf die individuelle Problemlösung fokussiert.

Hintergrund

Die Herausforderungen an die komplexen Umweltthemen der Gegenwart sind vielfältig. Thementiefe und Themenvielfalt scheinen schier grenzenlos. Um komplexe Aufgaben zu bewältigen sind Führungskräfte auf der Suche nach Beratungsformen, mit denen es gelingen kann, sich vorurteilsfrei einem Sachverhalt zu widmen. Gerade in Führungspositionen ist seriöses Feedback von Kolleg*innen oder Mitarbeitenden schwer einzuschätzen. Da die Rückkopplog oftmals im Kontext der Unparteilichkeit verschwimmt. Um diesen Schwachpunkt entgegenzuwirken werden andere Ansätze zur Lösungsentwicklung herangezogen.

Im Coachee schlummert die individuelle Lösung

Vor dem Hintergrund, dass jede Person durch die Vielseitigkeit in der Bewältigung der eigenen Lebensbereiche bereits selbst Lösungen für verschiedenste Situationen mitbringt, verfolgt das lösungsorientierte Coaching genau diesen Kernpunkt. Die Klarheit und die Fähigkeit zur Selbststeuerung werden im Coaching fokussiert. Der für die Person erforderliche Veränderungsprozess setzt ein. Die lösungsorientierte Kommunikation steht mit den Entwicklungsfeldern des systemischen Denkens und der Reflexion in stetigem Zusammenhang.

Das Coaching ist somit als eine Art der Prozessberatung zu verstehen. Der Coachee erarbeitet unter der zielführenden Struktur des Coaches einen individuellen Lösungsweg. Mit diesem Resultat wird die Zielformulierung unter Bezugnahme der eigenen Ressourcen erarbeitet (Rauen 2008).

Grundlagen des Coachings durch die Führungskraft

Grundsätzlich sehen die Unterstützer des Coachings durch die Führungskraft dieses Instrument als ureigene Aufgabe der Führungskraft an, dass in der Problemlösung auch eine Unterstützung erfolgt. Um einen Beitrag im Sinne eines Coachings zu leisten sind Rahmenbedingung zwingend notwendig. Im Kern ist eine wesentliche Voraussetzung die tragfähige Beziehung zwischen beiden Personen. Diese kann auch als eine erfolgreiche Führungsarbeit im Allgemeinen gewertet werden. Neben diesen Voraussetzungen ist die wichtigste Frage zu klären. Ist ein Coaching oder eine andere Beratungsform notwendig? Diese Antwort liefert selbstverständlich der Coachee selbst. Richtwert ist, dass eine Thematik oder ein Problem seit längerer Zeit als ungelöst eingestuft sind. Beispielsweise wenn die Frage, »Was geschieht, wenn ich heute nicht handle?«, mit einer für den Coachee unbefriedigenden Antwort entgegnet wird, als Anlass gelten, den Prozess zu initiieren. Da Coaching eine absichtsvoll herbeigeführte Methodik ist, basiert sie auch im Wesentlichen auf der Freiwilligkeit. Nur durch diesen Aspekt kann eine qualitative Arbeitsbeziehung im Sinne eines Ergebnisses für den Coachee folgen. Das Optimierungspotenzial basiert auf der Prozessebene, welche durch den Coach im Sinne eines Gesprächsrahmens vorgegeben wird. Die Lösungen erarbeitet ausschließlich der*die Gecoachte und wird durch den Coach durch gezielte Frage-

methodik zur eigenen Lösungsentwicklung angeregt.

Konzeptioneller Hintergrund des lösungsorientierten Coachings

Die Lösungssuche ist das Ziel des lösungsorientierten Coachings. Mit dem Hintergrund der Prozessberatung tauchen Coach und Coachee in die verstehensorientierte Hypothesenbildung ein. Das Bestreben beider Gesprächspartner*innen ist, eine angemessene Lösung zu entwickeln. Um eine handlungsorientierte Zielformulierung ableiten zu können, werden zunächst vielseitig Ideen beleuchtet als auch entwickelt und im Anschluss gewichtet. Die Gewichtung hat das Ziel eine Priorisierung der Maßnahmen im Sinne der Umsetzung für den Coachee zu erwirken. Wichtig für die beiden Gesprächsteilnehmenden ist es, dass der Coachee die Verantwortung für die zu findenden Lösung hat. Die Intervention durch den Coach, durch gezielte Fragen, bietet im bestenfalls einen Rahmen. Durch diese Interventionen kann beispielsweise eine hypothetische Fragestellung in das Gespräch einfließen, jedoch ebenso schnell wieder zurückgezogen werden.

Getreu der Grundelemente des lösungsorientierten Coachings, welche durch die konstruktivistische Sichtweise geprägt sind, gibt es eine Wirklichkeit, die von jeder Person unterschiedlich wahrgenommen wird. Die Ansätze des lösungsorientierten Coachings setzen genau hier an. Indem die Sprache die Wirklichkeit schafft, schafft das bewusst anders Wahrnehmen derselben Realität einen anderen Blickwinkel auf die Thematik. Die Zentralfragen zum Kontext sind beispielsweise folgende »Was ist, wenn das Problem nicht mehr wäre?«, und »Woran wird man merken, dass das Problem gelöst ist?«. Diese zentralen Fragen können durch die Lösungsvision komplettiert werden. Hierbei sollte der Choachee sich unmittelbar vorstellen, dass die Problemlösung möglichst konkret und sinnlich wahrnehmbar ist. Dies ermöglich die motivationale

Zugkraft und erleichtert die konkrete Zielde-finition. Alles geschieht mit den Ressourcen und Kompetenzen des Choachees. Die erste von drei Grundregeln des lösungsorientierten Coachings ist: »Repariere nicht, was nicht kaputt ist«. Hierbei ist die Fokussierung auf die Unterstützung der eigenen Ziele gerichtet und nicht auf das Korrigieren der individuellen Lebensentwürfe. Zweite Grundregel ist: »Wenn etwas funktioniert, mache mehr da-von!«. Der normale Alltag zeigt, dass alle Menschen Lösungsstrategien haben. Diese herauszuarbeiten und für die Zielerreichung zu stärken, ist Bestandteil der zweiten Grund-regel. In der letzten Grundregel lautet das Ziel, keine Energie in die Analyse dessen zu inves-tieren, was nicht gelang. Wichtig ist es etwas Neues anzustoßen. Die Grundregel Nummer drei »Wenn etwas nicht funktioniert, wieder-hole es nicht. Mach etwas anderes!« fokussiert einen positiven Kreislauf (Kühl et al. 2018).

Der Problemteufelskreis

Um einen Problemteufelskreis zu durchbre-chen ist es wichtig, den Fokus zu ändern. Gerade Führungskräfte verbringen viel not-wendige Arbeitszeit mit der Identifikation aufkommender Hürden und Probleme. Ziel ist es, stets diese Hürden frühzeitig zu erken-nen. Hierdurch entsteht notgedrungen der Fokus auf Probleme und die Analyse der Thematik (Problembeschreibung führt zur Problemanalyse und zu einer intensiven Schuldsuche) verursacht eine hohe Anzahl an Arbeitszeit. Dadurch kann der Problem-teufelskreis entstehen (▶ Abb. 5.4).

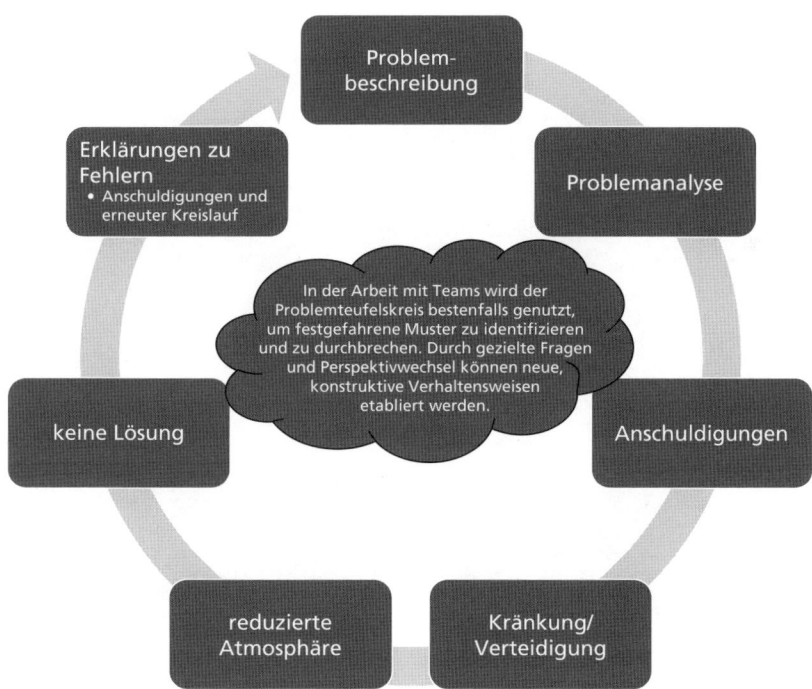

Abb. 5.4: Analyse lähmt – Problemteufelskreis (eigene Darstellung nach Geisbauer 2018).

Den Problemteufelskreis umgehen und den Fokus auf die Zukunft zu richten bedeutet nicht, die Themen einfach zu ignorieren. Die Sichtweise wird anstatt auf die Vergangenheit auf die Zukunft gerichtet, um in die Lösungsorientierung einzutauchen wird die Vergangenheit als eine hilfreiche Lernerfahrung angesehen (Geisbauer 2018).

Der positive Kreislauf

Um den Trend in die Zielorientierung zu bringen kann eine einfache Methode zur Anwendung kommen. Sofern eine Problemliste beispielsweise auf einem Flipchart erstellt wurde und dieser eine Zielliste gegenübersteht, sollte die Problemseite einfach mit einer Schere abgetrennt werden. Somit erhält der Choachee einen absoluten Fokus auf die Ziele. Diese einfache Fokussierung durch den Coach wird als neuer Rahmen verstanden (► Abb. 5.7). Der Kurs kann durch zusätzliche Fragen wie: »Was muss getan werden, um mit der Zielerreichung zu scheitern« weiter präzisiert werden (Geisbauer 2018).

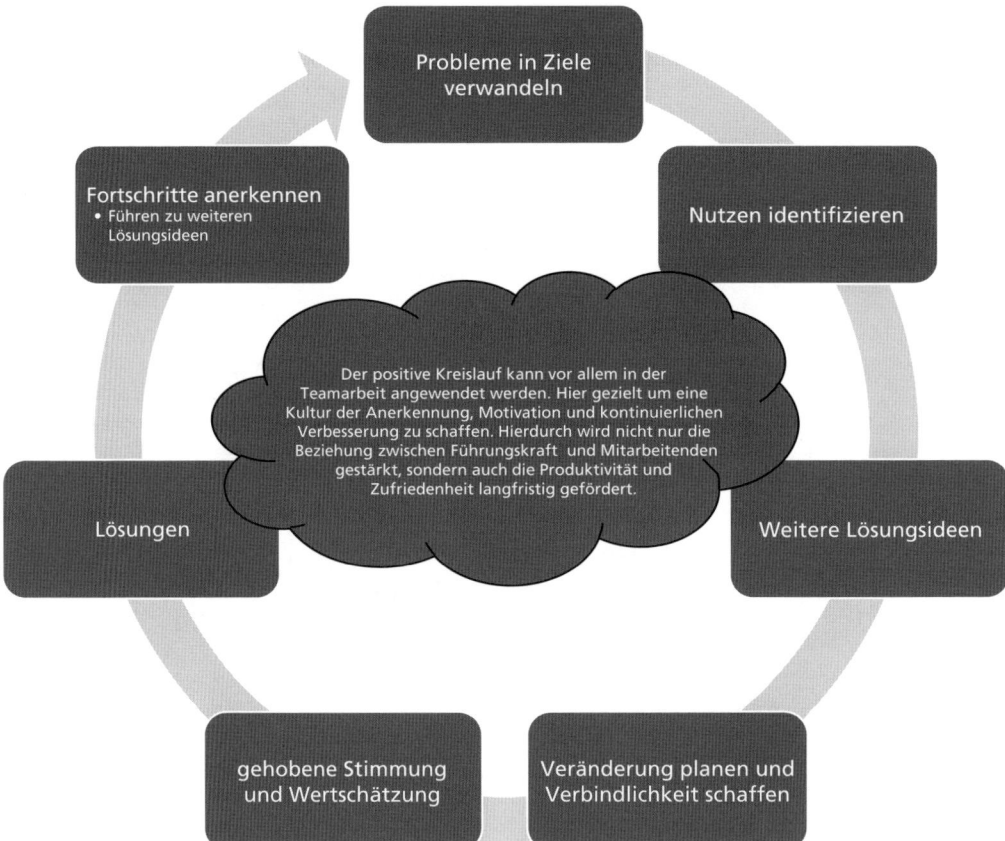

Abb. 5.5: Positiver Kreislauf (eigene Darstellung nach Geisbauer 2018).

Grundlegende Veränderungen entwickeln sich zumeist evolutionär. Demnach ist eine überraschende und rasante Veränderung nicht realistisch. Durch die neuen Lösungsideen werden Veränderungsschritte eigeleitet und in konkrete Lösungen gebracht. Wichtig ist auch in diesen Phasen der Lösungsorientierung, die individuellen Beiträge hervorzuheben und erfolge zu würdigen (Geisbauer 2018).

Praxishinweis

Das lösungsorientierte Coaching kann für Führungskräfte als eine wertvolle Richtschnur zur Zielformulierung verstanden werden. Gerade durch den Aspekt, dass die Lösung durch den Coachee selbst erarbeitet wird, umgeht die Führungskraft selbst die zum Teil vorhandenen Bedenken, dass andere Menschen in der Beraterrolle nicht zwingend wohlwollend und gegebenenfalls auch parteilich agieren. Durch die Prozessbegleitung des Coachs wird die Fokussierung auf die eigenen Ressourcen gebündelt, ohne einen gefürchteten Gesichtsverlust verbuchen zu müssen. Da Führungskräfte primär den Fokus des Unternehmens haben ist das lösungsorientierte Coaching ein Kernthema jeder zukunftsfähigen Organisation. Es schafft den oft notwendigen Perspektivenwechsel, um von der Problemzentrierung in die Zielorientierung einzusteigen. Nur so lassen sich in der rasch verändernden Umwelt die Unternehmensziele in Einklang mit den Rahmenbedingungen einer sich ständig wachsenden Komplexität bringen. Stationen, welche mit Mitarbeitenden aus zehn unterschiedlichen Ländern mit entsprechenden Sprachbarrieren und diversen Sozialisationshintergründen arbeiten, sind buchstäblich eine Kommunikationshochkultur für die Stationsleitung.

5.9.3 Ermahnung, Abmahnung und Versetzung

Praxisbeispiel

Pflegefachkraft D. führt die Dokumentation seiner pflegerischen Maßnahmen nur unzureichend durch. Es fehlen Eintragungen, bei den Pflegeberichten schreibt er meist: »Keine Besonderheiten«, obwohl sich dann in der nächsten Schicht herausstellt, dass sehr wohl wichtige Maßnahmen durchgeführt wurden.

Lösungsmöglichkeit:
Als Stationsleitung können Sie in einem Stufenverfahren versuchen, eine Änderung im Verhalten der Pflegefachkraft D. herbeizuführen. Dies könnte so aussehen:

- Führen Sie ein Gespräch mit Pflegefachkraft D., um die Gründe für die mangelhafte Pflegedokumentation herauszufinden. Gegebenenfalls wird eine Nachschulung angeboten.

Führt dies zu keiner Verbesserung der Situation, können Sie

- entweder eine mündliche Ermahnung in Gegenwart von Zeug*innen (hier bietet sich natürlich sofern vorhanden die stellvertretende Leitung an, andernfalls eine Führungskraft selbiger Hierarchiestufe, beispielsweise aus einer Nachbarstation) aussprechen oder
- eine schriftliche Ermahnung formulieren. Diese kann zur Personalakte gelegt werden. Sie ist ohne rechtliche Konsequenz, belegt aber, dass hier Mängel vorhanden sind und auch eine Besserung gefordert wurde.

Wenn auch dies ohne Erfolg bleibt, sollten

- Sie eine Abmahnung erwirken oder aussprechen.

Praxishinweis

Voraussetzungen und Inhalte einer Abmahnung

- In der Regel werden Abmahnungen durch die Pflegedienstleitung oder die Personalabteilung ausgesprochen. Der Arbeitgebende kann das Recht auf Abmahnung allerdings an Sie als Stationsleitung delegieren.
- Wenn Sie eine Abmahnung durch die Pflegedienstleitung erwirken wollen, müssen zwei wesentliche Fragen in Ihrem Bericht an die Pflegedienstleitung beantwortet sein:
  - Worin liegt konkret das fehlerhafte Verhalten?
  - Welche Pflichten wurden verletzt?

In der Abmahnung selbst müssen dann zusätzlich enthalten sein:

- die Wertung des Fehlverhaltens als Verletzung der vertraglichen Arbeitnehmer*innenpflichten,
- die Aufforderung an die beschäftigte Person, sich ab sofort vertragsgemäß zu verhalten,
- die Androhung arbeitsrechtlicher Folgen, wie beispielsweise der Kündigung im Wiederholungsfall.

Abmahnungen sind unabdingbare Voraussetzungen für ordentliche Kündigungen wegen Fehlverhaltens der Mitarbeiter*innen. Ändern die Mitarbeiter*innen das Verhalten, so erlischt die rechtliche Wirksamkeit der Abmahnung. Über den Zeitpunkt, wann eine Abmahnung wieder aus einer Personalakte zu entfernen ist, gibt es unterschiedliche Angaben in der Literatur. Es kann aber wohl davon ausgegangen werden, dass eine Abmahnung mindestens ein Jahr in der Personalakte verbleibt. Wichtig ist eine Einheitlichkeit in der Pflege der Personalakte. Wichtig für Ihre Organisation ist es auch, dass ein langfristiger Zeitraum zu wählen ist. Ohne diesen ist eine objektive Bewertung über einen längeren Zeitraum nicht möglich.

Versetzung

Immer wieder wird von Stationsleitungen auch die Forderung an Pflegedienstleitungen herangetragen, Problemmitarbeiter*innen auf eine andere Station zu versetzen. Solche Versetzungen oder Abordnungen (Abordnung ist die Umsetzung auf Zeit, für beispielsweise drei Monate) sind in aller Regel problematisch. In den wenigsten Fällen liegen bei Fehlverhalten der Mitarbeiter*innen Gründe vor, die auf einer anderen Station nicht mehr auftreten. Im Gegenteil, es dürfte wohl die Realität sein, dass die andere Station schon voreingenommen ist, weil sie Problemmitarbeiter*innen erhalten.

Umgekehrt sind Stationsleitungen nicht gezwungen, sich mit Problemmitarbeitenden zu beschäftigen, wenn die Schwierigkeiten durch die Versetzung auf eine andere Station, scheinbar gelöst werden. Der Mitarbeitende bleibt letztlich dem Arbeitgebenden als schwierige*r Mitarbeiter*in erhalten. Versetzungen bei Fehlverhalten verlagern das Problem nur woanders hin, ohne es zu lösen. Dennoch können Versetzungen in einzelnen Fällen sinnvoll sein.

Praxisbeispiel

Pflegefachkraft A. arbeitet schon seit zwölf Jahren auf der Station/in dem Bereich. Im Laufe dieser Zeit hat sie sich zu einer grauen Eminenz im Hintergrund entwickelt. Die Stationsleitung ist erst seit zwei Jahren in der Leitungsfunktion. Es kommt immer wieder zu Störungen des Arbeitsfriedens, weil Pflegefachkraft A. die Leitung nicht akzeptiert. Das Team ist zerrissen, da Pflegefachkraft A. aufgrund der langjährigen Zugehörigkeit und unbestrittenen fachlichen Qualitäten eine hohe Autorität besitzt. Pflegefachkraft A. führt auch immer wieder heftige Auseinandersetzungen, vor allen Dingen mit jungem, unerfahrenem ärztlichem Personal; sie ist wenig kooperativ. Die Stimmung auf der Station wird dadurch insgesamt belastet; junge Mitarbeiter*innen kündigen sehr schnell wieder, sind aber nur mündlich bereit, das Verhalten von Pflegefachkraft A. als Grund anzugeben.

Hier kann eine Versetzung auf eine andere Station sinnvoll sein, um A. aus ihrer Rolle als machtvolle graue Eminenz im Hintergrund herauszuholen. Allerdings muss eine solche Versetzung sehr genau mit der Stationsleitung der neuen Station abgestimmt sein und von der Pflegedienstleitung eng begleitet werden.

Einleitung einer disziplinarischen Maßnahme

Müssen wir uns als Führungskräfte mit disziplinarischen Maßnahmen befassen, dient dies als unmittelbare Reaktion auf ein konkretes Fehlverhalten. Disziplinarische Maßnahmen dienen nicht nur der Aufrechterhaltung der betrieblichen Ordnung, sondern auch der Sicherstellung des Arbeitsumfelds. Im Folgenden wird vorgestellt, welche Inhalte für diese Maßnahme wesentlich sind.

Beispielinhalt für die Einleitung einer disziplinarischen Maßnahme nach § 275 Begutachtung und Beratung nach SGB V:

*Im Zeitraum vom XX.XX.XXXX bis XX.XX.XXXX ist der*die oben genannte Mitarbeiter*in auffällig häufig arbeitsunfähig.*

Die Häufigkeit bezieht sich insbesondere auf:

- Mitarbeiter*in ist auffällig häufig arbeitsunfähig.
- Mitarbeiter*in ist auffällig häufig nur für kurze Dauer arbeitsunfähig.
- Der Beginn der Arbeitsunfähigkeit fällt auffällig häufig, auf einen Arbeitstag am Beginn oder am Ende einer Woche.

Detaillierte Art und Beschreibung der Pflichtverletzung:

- Aufgrund der wiederholenden Häufigkeit der ausgestellten Bescheinigungen, ist der Zweifel an der Arbeitsunfähigkeit begründet. Hiermit bitten wir um gutachterliche Stellungnahme gemäß § 275 Abs. 1a Satz 1 SGB V.
- Aufgrund der regelmäßig wiederholend ausgestellten Arbeitsunfähigkeitsbescheinigungen, ist der Zweifel an der Arbeitsunfähigkeit begründet. Hiermit bitten wir um gutachterliche Stellungnahme gemäß § 275 Abs. 1a Satz 1 SGB V.

Hintergrund: Was bedeutet auffällig häufig

- im Vergleich 50 % höher als andere Mitarbeitende der Abteilung
- Beizulegen ist ein statistisches Mittel: Jahresfehlzeiten der Person im Vergleich zur Abteilung

Obligatorische Inhalte wie Datum, Ort und Unterschrift

Ermahnung und Abmahnung

Beispielinhalt für die Einleitung zur Einreichung einer disziplinarischen Maßnahme.

*Am xx.xx.xxxx wurden durch oben genannte*n Mitarbeiter*in folgende Pflichten aus dem Arbeitsvertrag verletzt:*

- *Überziehen der Pausen*
- *Eigenmächtiger Urlaubseintritt*
- *Unentschuldigtes Fehlen*
- *Nicht arbeitsfähig zum Dienst erschienen*
- *Verlassen des Arbeitsplatzes ohne Genehmigung*
- *Arbeitsverweigerung*
- *Schlechtleistung*
- *Verspäteter Dienstantritt*
- *Arbeit während der Krankheit*
- *Sonstiges*

Detaillierte Art und Beschreibung der Pflichtverletzung:

Durch das Verhalten wurden die arbeitsvertraglichen Pflichten und unser Vertrauen in den*die Mitarbeiter*in erheblich verletzt.

Ich kann das oben beschriebene Fehlverhalten nicht hinnehmen und bitte mit Nachdruck, aufgrund der Verletzung der arbeitsvertraglichen Verpflichtung (je nach Grund adaptieren), um die Einleitung einer disziplinarische Maßnahme.

Obligatorische Inhalte wie Datum, Ort und Unterschrift

Praxishinweise zu Urteilen der Gerichte:

Abmahnung bei nichtgemeldeter Nebentätigkeit:

- Arbeitgebende können Mitarbeitende abmahnen, wenn diese eine Nebentätigkeit nicht anzeigen, obwohl es laut Arbeitsvertrag verpflichtend ist und der Zustimmung benötigt hätte.
- Das BAG stellte fest, dass die Vertragsklausel wirksam, und Mitarbeitende nicht unangemessen in der Berufsfreiheit beeinträchtigt sind. Durch diese Vereinbarung ist es verpflichtend, dem Arbeitgebenden einen Nebenjob zu melden. Dem Arbeitgebenden soll die Möglichkeit gegeben werden, zu prüfen, ob seine betrieblichen Interessen hinreichend gewahrt werden (BAG, 11.12.2001, 9 AZR 464/00)

Abmahnung durch Störung des betrieblichen Friedens oder der betrieblichen Ordnung

- Straftaten rechtfertigen nicht immer sofort eine fristlose Kündigung, manchmal muss erst durch Abmahnung reagiert werden. Grund: Nicht nur das Vergehen des Mitarbeitenden ist isoliert zu betrachten, es müssen die gesamten Umstände berücksichtigt werden (LAG Rheinland-Pfalz, 10.07.2008, 10 Sa 138/08)

Aufforderung an Arbeitgebende, die Abmahnung aus der Personalakte zu entfernen.

- Wenn in einem Abmahnungsschreiben mehrere Pflichtverletzungen abgemahnt werden, dies aber nur für einen Teil von ihnen berechtigt ist, muss das Abmahnungsschreiben auf Verlangen des Arbeitnehmenden vollständig aus der Personalakte entfernt werden und kann nicht teilweise aufrechterhalten bleiben. Der Arbeitgebende kann dann aber eine neue Abmahnung, beschränkt auf die zu Recht gerügten Pflichtverletzungen, aussprechen (BAG, 13.03.1991, 5 AZR 133/90)

5.9.4   Kündigung

Das letzte Mittel stellt schließlich die Kündigung dar. In Frage kommt hier in der Regel die personen- oder verhaltensbedingte Kündigung. Auf die betriebsbedingte Kündigung soll im Rahmen dieses Beitrags nicht eingegangen werden, weil diese Kündigungsform nicht von Ihnen als Stationsleitung in die Wege geleitet wird.

Während der Probezeit sind Arbeitgebende nicht verpflichtet, detaillierte Gründe für die Kündigung anzugeben. Es muss jedoch stichwortartig dem Betriebsrat beziehungsweise dem Personalrat mitgeteilt werden, worum es geht. Konkret bedeutet dies »Mitarbeiter*in genügt den fachlichen Anforderungen nicht« und Sie führen weiter aus mit dem Einarbeitungsstand sowie dem Ausblick, dass sich eine flache Lernkurve zeigt. Einzelheiten wie bei einer ordentlichen Kündigung brauchen nicht ausgeführt zu werden. Arbeitgeber*innen und Arbeitnehmer*innen muss es in der Kennenlernphase möglich sein, sich »schnell und unkompliziert« zu trennen. Dies hat das Arbeitsgericht Frankfurt/Main 1998 in einem Urteil ausgeführt (AZ 4/13 Ca 2084/98).

Personenbedingte Kündigung

Die personenbedingte Kündigung kommt in der Regel wegen mangelnder körperlicher oder geistiger Eignung der Mitarbeiter*innen oder wegen Erkrankung der Mitarbeiter*innen mit ungünstiger Prognose in Frage. Es ist ausschließlich Sache des Arbeitgebenden, die notwendigen Beweise für eine personenbedingte Kündigung beizubringen. Deshalb sind derartige Kündigungen in der Praxis auch gar nicht einfach durchzusetzen.

Praxisbeispiel

Bei Pflegefachkraft St. wurde eine Alkoholerkrankung festgestellt. Pflegefachkraft St. wird daraufhin Gelegenheit zu einer Alkoholentwöhnungstherapie gegeben. Sie führt die Entwöhnung auch durch und nimmt die Arbeit wieder auf. Bald darauf bemerkt die Stationsleitung wieder deutliche Zeichen eines Alkoholmissbrauchs bei Pflegefachkraft St. Sie informiert den vorgesetzten Mitarbeitenden, der daraufhin die Kündigung ausspricht. Die Kündigung ist jedoch nur dann wirksam, wenn keine Umstände aus dem Arbeitsleben der Pflegefachkraft St. für den Alkoholmissbrauch ursächlich sind. Auch besondere persönliche Belastungen wie zum Beispiel eine Scheidung oder der Tod eines nahen stehenden Menschen können dazu führen, dass Pflegefachkraft St. noch eine Gelegenheit zur Entwöhnung erhält. Ebenso ist zu berücksichtigen, ob eine Suchtvereinbarung mit der Mitarbeiter*innenvertretung vorliegt. Dann muss natürlich das dort vereinbarte Verfahren eingehalten werden.

Verhaltensbedingte Kündigung

Praxishinweis

Häufig sind es Gründe aus dem Verhaltensbereich der Mitarbeitenden, die Anlass zur Forderung nach Kündigung geben. Dies können sein:

- Arbeitsverweigerung,
- ständiges Zuspätkommen,
- Missachtung von Dienstanweisungen:
  - Verstoß gegen Hygienevorschriften,
  - Verstoß gegen Vorschriften zur Schutzbekleidung.

Die Voraussetzung für eine verhaltensbedingte Kündigungen setzt ein Verschulden des Mitarbeitenden voraus. Außerdem muss der Mitarbeitende zuvor durch Abmahnungen auf sein Fehlverhalten aufmerksam gemacht worden sein, um ihm damit Gelegenheit zur Besserung zu geben. Weiterhin muss eine Interessenabwägung sowohl bei personen- wie verhaltensbedingten Kündigungen vorgenommen werde. Nach Böhme (1998) nach hierzu:

Auf Arbeitnehmer*innenseite:

- Art, Häufigkeit und Schwere der vorgeworfenen Pflichtverletzungen,
- früheres Verhalten Arbeitnehmer*in,
- Mitverschulden Arbeitgeber*in,
- Dauer der Betriebszugehörigkeit und Lebensalter,
- soziale Lage Arbeitnehmer*in,
- Lage auf dem Arbeitsmarkt und Umsetzungsmöglichkeiten.

Auf Arbeitgeber*innenseite:

- Ist die Funktionsfähigkeit des Betriebs beeinträchtigt?
- Wird die Arbeitsdisziplin anderer Mitarbeitender in Mitleidenschaft gezogen?

- Ist ein konkreter Schaden eingetreten?
- Liegt Wiederholungsgefahr vor?
- Liegt eine einschneidende Schädigung seitens Arbeitgeber*in vor?

Aus all dem ergibt sich, dass Kündigungen nur sehr schwer zu vollziehen sind. Dies ist auch verständlich, greift doch eine Kündigung ganz erheblich in das Leben eines Arbeitnehmenden ein und kann schwerwiegende Nachteile mit sich bringen. Dennoch darf bei hartnäckigen Verstößen gegen die Treuepflicht gegenüber Arbeitgebenden und gegen die beruflichen Sorgfaltspflichten nicht gezögert werden, auch die Kündigung von Mitarbeitenden anzustreben. Wegen der hohen Hürden, die einer Kündigung im Wege stehen, soll nochmals auf die Bedeutung der Probezeit hingewiesen werden (Böhme 1998).

Kündigungsgespräch

> **Praxishinweis**
>
> Behandeln Sie Mitarbeiter*innen in Kündigungsgesprächen so, wie Sie in der gleichen Situation auch behandelt werden möchten. Da es in Krankenhäusern, Pflegeeinrichtungen, ambulanten Diensten oder weiteren Gesundheitseinrichtungen in der Regel eine gewisse Fluktuationsrate gibt, wird Stellenabbau durch Nichtbesetzen der frei gewordenen Stellen umgesetzt.

Die häufigste Art der Kündigung, mit der die Stationsleitung konfrontiert wird, ist die Probezeitkündigung. Die zweite Variante eines Kündigungsgesprächs ergibt sich aus der Situation, wenn Mitarbeiter*innen kündigen. Dieses Gespräch fängt in der Regel mit der Einleitung an: »Ich möchte mit Ihnen konkret zur weiteren Zukunft sprechen«. Haben Sie bei der ersten Variante noch genügend Zeit, sich auf dieses Gespräch einzustellen, so werden Sie bei der zweiten Variante keine Gelegenheit für eine Vorbereitung bekommen.

Kündigungsgespräch kein Ersatz für die schriftliche Kündigung

Im Rahmen der Stationsleitungsarbeit werden Sie auch Kündigungsgespräche führen müssen. Die offizielle Kündigung wird in der Regel die Personalabteilung beziehungsweise die Pflegedienstleitung aussprechen. Überlassen Sie die unangenehme Aufgabe des Kündigungsgesprächs nicht der Personalabteilung oder der Pflegedienstleitung. Eine so leidige Botschaft sollte immer der oder die direkt vorgesetzte Person überbringen. Die schriftliche Kündigung kann das persönliche Gespräch nicht ersetzen. Zögern Sie nicht damit, das Gespräch zu führen, denn wenn die Entscheidung gefallen ist, dann spricht sie sich schnell herum. Sie als Stationsleitung haben die Aufgabe, in einem Kündigungsgespräch der Person mitzuteilen, warum sie seinen Arbeitsplatz bei Ihnen nicht mehr behalten darf.

Vier Eckpunkte sollten Sie nach eigenem Erleben immer beachten:

- ein eindeutiger Gesprächsbeginn, der die Fakten klar darstellt,
- eine eindeutige und akzeptable Begründung,
- Mitarbeiter*in wieder aufbauen, indem Sie seine konkreten positiven Fähigkeiten herausstellen,
- ein sachbezogenes Gespräch führen.

Ein Kündigungsgespräch ist für eine Leitung immer stressig und erfordert ein durchdachtes Vorgehen. Sie dürfen und sollten offen und ehrlich sein.

In der *ersten Variante* wollen Sie den Mitarbeiter*innen über die Beendigung des Arbeitsverhältnisses informieren. Sie wissen, dass die Kündigung unumgänglich und gerechtfertigt ist und haben eventuell das Problem, dass Sie die Person als Mensch sehr sympathisch finden. Der Einstieg in das Gespräch ist der wichtigste Teil. Sagen Sie im ersten Satz, worum es geht, und erläutern Sie danach, aus welchen Gründen Sie die Person nicht mehr beschäftigen wollen. Begehen Sie den Fehler, die eigentliche Information nicht klar auszusprechen, so wissen die Mitarbeitenden trotz allem sofort, worum es geht. Die Folge ist eine zunehmend aggressive Stimmung. Lassen Sie also die Person nicht unnötig leiden, indem Sie sie auf die Folter spannen. Haben Sie den entscheidenden Satz ausgesprochen, *wir werden das Arbeitsverhältnis mit dir beenden*, können Sie ihr Gegenüber wieder aufbauen, indem Sie den konkreten Sachverhalt erläutern. Zeigen Sie Chancen auf dem Arbeitsmarkt aufgrund konkret angesprochener Fähigkeiten auf. Bleiben Sie sachlich, lassen Sie es nicht zu einer persönlichen Abrechnung kommen

In der *zweiten Variante* werden Sie von einer mitarbeitenden Person mit einer Kündigung überrumpelt. Jetzt heißt es Zeit gewinnen. Da Sie noch keine Gelegenheit hatten, über den Sachverhalt nachzudenken, sollten Sie versuchen, das Gespräch auf den nächsten Tag zu schieben, um in Ruhe über die Ursachen und Konsequenzen nachzudenken. Vermeiden Sie auf jeden Fall spontane Reaktionen, die Sie eventuell bereuen würden. Gelingt es Ihnen, das Gespräch auf den nächsten Tag zu verschieben, dann sollten Sie

mit der nötigen Sachlichkeit vor allem nach den Ursachen der Kündigung fragen.

Fragen Sie nach dem Grund der Kündigung

Oft geschieht eine Kündigung aus einer Unzufriedenheit heraus oder der Absicht bestrafend zu wirken. Sobald Sie die wahren Gründe der Kündigung kennen, können Sie auch entscheiden, ob Sie die Person halten möchten oder ob Sie sie gehen lassen wollen. Wenn Sie den Eindruck haben, ihr Gegenüber will Sie erpressen und ist nicht zu einer sachlich konstruktiven Problemlösung bereit, dann sollten Sie die Kündigung auf jeden Fall akzeptieren, da Sie ansonsten auf Dauer erpressbar wären. In jeden Fall müssen Sie umgehend klare Verhältnisse schaffen, da die restlichen Mitarbeitenden die Situation genauestens mitverfolgen werden. Treten Ungerechtigkeiten oder Unstimmigkeiten auf, dann wächst die Gefahr von Folgekündigungen.

Um diese Folgekündigungen zu vermeiden, ist es am sinnvollsten, die Mitarbeiter*innen über den Sachverhalt zu informieren, ohne etwas zu verschweigen. Gerüchte und Vermutungen müssen aus der Welt geschafft werden. Eventuell können Sie sich mit der Person, welche gekündigt hat, einigen, wie die Kolleg*innen informiert werden sollen.

5.10   Zeugnis

Praxishinweis

Das Zeugnis stellt für Mitarbeitende die letzte Beurteilung dar, die sie von Ihnen als Führungskraft sowie dem Unternehmen erhalten. Da die Zeugnisse bei Bewerbungen vorgelegt werden können, kommt ihnen eine große Bedeutung zu. In aller Regel ist es Ihre Aufgabe als Stationsleitung, die wesentlichen Inhalte des Zeugnisses zu erstellen. Übergeordnet liegt dies im Aufgabenbereich der Abteilungs- oder Pflegedienstleitungen. Diese benötigen selbstverständlich für eine korrekte, den Tatsachen entsprechende Zeugniserstellung, die Beurteilung der unmittelbar vorgesetzten Stationsleitung.

Sinnvoll ist es daher, wenn Sie der Pflegedienstleitung eine strukturierte Beurteilung geben. Dabei hat sich folgende Einteilung bewährt:

- Persönliche Daten:
  - Name, Vorname, Geburtsdatum und -ort, Beschäftigungsdauer
- Tätigkeitsbeschreibung:
  - Insbesondere Erweiterungen des Aufgabengebiets (beispielsweise Mentor*innentätigkeit oder Verantwortung im Wundmanagement oder des Medizinproduktebetreibergesetzes),
  - Sonderaufgaben (beispielsweise Teilnahme an Arbeitsgruppen),
  - besonderes Engagement (beispielsweise Fortbildungen auf Station abgehalten)
- Fortbildungen:
  - Wegen der herausragenden Bedeutung von Fort- und Weiterbildungen und allen Qualifikationen sollte hier ein eigener Absatz im Zeugnis eingefügt werden (beispielsweise OP-Fachweiterbildung, regelmäßige Teilnahme an Fortbildungen, Seminaren)
- Leistungsbeurteilung:
  - Wie war die Arbeitsleistung?
  - Wie waren die Arbeitserfolge?
  - Wie war die Arbeitsweise?
- Beurteilung des Verhaltens (Führung):
  - Verhalten gegenüber Vorgesetzten und Mitarbeitenden
  - Verhalten gegenüber Patient*innen
  - Führungsverhalten (beispielsweise bei stellvertretender Stationsleitung oder der Schichtleitung als fachliche Führung)
- Schlussformulierungen:
  - Worte des Dankes, Art der Beendigung des Arbeitsverhältnisses, Wünsche für den weiteren beruflichen Weg.

Weitere Eckpunkte zur Zeugniserstellung

Im Zuge veränderter Führungsstrukturen wird den Stationsleitungen mehr Verantwortung übertragen werden. Dies wird vereinzelt bereits jetzt bei der Zeugniserstellung praktiziert. Wegen der überaus komplizierten Zeugnissprache und den gar nicht so seltenen juristischen Auseinandersetzungen um den Inhalt von Zeugnissen bedarf es hier einer eingehenden Schulung und Auseinandersetzung mit dem Themenkomplex für Sie als Stationsleitung. An dieser Stelle soll auf die Zeugnissprache nicht im Detail eingegangen werden. Wenn Sie sich für die Zeugnissprache interessieren, so finden Sie dazu in der Literatur oder Internetrecherche eine Vielzahl von Büchern und anderen Nachschlagewerken, aus dem Sie sich das Geeignete heraussuchen können. Sofern Sie an einem Krankenhaus arbeiten, in dem die Zeugniserstellung durch die Pflegedienstleitung oder die Personalverwaltung vorgenommen wird, werden Sie sicherlich zu den in obiger Auflistung gedruckten Kriterien befragt werden. Nur Sie haben die notwendige Nähe zu Arbeitnehmer*innen, um hier fundierte Angaben machen zu können.

Wichtig kann die Zeugnissprache für Stationsleitungen auch bei Vorstellungsgesprächen möglicher neuer Mitarbeiter*innen werden. Zum einen, wenn die Stationsleitung selbst Einsicht in die Bewerbungsunterlagen erhält oder dies in der Zusammenarbeit zwischen Pflegebereichsleitungen und Stationsleitungen grundsätzlich so vereinbart ist. In diesem Zusammenhang ist die Stationsleitung dann gefordert, auch die Zeugnissprache und die Bewertungskriterien richtig zu interpretieren, um sich ein realistisches Bild des Bewerberbenden machen zu können. Zeugnisse können zwar niemals ein Bewerbungsgespräch ersetzen, werden aber oft Thema im Bewerbungsgespräch sein. Dennoch dienen Sie als einer von mehreren Informationslieferanten für eine Entscheidung.

Im Bereich der Mitarbeiter*innenführung ist es wichtig, auch rechtliche Anspruchsgrundlagen zu kennen, wenn Sie von Ihren Mitarbeiter*innen beispielsweise nach Zwischenzeugnissen, qualifizierten oder einfachen Zeugnissen gefragt werden.

Alle Arbeitnehmer*innen können bei Beendigung des Arbeitsverhältnisses ein Zeugnis fordern. Dieser Zeugnisanspruch ergibt sich für alle Arbeitnehmenden insbesondere aus dem Bürgerlichen Gesetzbuch (BGB), den Tarifverträgen und der Gewerbeordnung (GeWO) für ambulante private Pflegedienste. Auch das Berufsbildungsgesetz (BBiG) befasst sich mit der Zeugnisproblematik.

Gesetzgebung zur Zeugniserstellung:

- Der § 630 BGB stellt die Pflicht zur Zeugniserteilung dar. Bei Beendigung eines dauernden Dienstverhältnisses können die Verpflichtenden vom anderen Teil ein schriftliches Zeugnis über das Dienstverhältnis und dessen Dauer fordern. Das Zeugnis ist auf Verlangen auf die Leistungen und die Führung im Dienst zu erstrecken.
- Der § 35 TVöD und TV-L Zeugnis stellt die Pflicht zur Zeugniserteilung dar. Bei Kündigung haben die Angestellten Anspruch auf unverzügliche Ausstellung eines vorläufigen Zeugnisses über Art und Dauer der Tätigkeit. Dieses Zeugnis ist bei Beendigung des Arbeitsverhältnisses sofort gegen ein endgültiges Zeugnis umzutauschen, das sich auf Antrag auch auf Führung und Leistung erstrecken muss.
- Der § 109 GeWO Zeugnis stellt die Pflicht zur Zeugniserteilung im ersten Absatz dar. Beim Abgang können die Arbeitnehmenden ein Zeugnis über die Art und Dauer der Beschäftigung fordern. Absatz zwei

sagt aus, dass dieses Zeugnis auf Verlangen der Arbeitnehmenden auf ihre Führung und Leistungen auszudehnen ist.
- Der § 16 BBiG Zeugnis stellt die Pflicht zur Zeugniserteilung im ersten Absatz dar. Der Ausbildungsbetrieb hat den Auszubildenden bei Beendigung des Berufsausbildungsverhältnisses ein Zeugnis auszustellen. Das Zeugnis muss Angaben enthalten über Art, Dauer und Ziel der Berufsausbildung sowie über die erworbenen Fertigkeiten und Kenntnisse. Auf Verlangen des Auszubildenden sind auch Angaben über Führung, Leistung und besondere fachliche Fähigkeiten aufzunehmen.

Die Angestellten sind berechtigt, aus triftigen Gründen auch während des Arbeitsverhältnisses ein Zeugnis zu verlangen. Bedeutungsvoll ist hier das Wort sofort oder unmittelbar. Der Arbeitgebende darf sich nach TVöD und TV-L keine Zeit lassen mit der Erstellung des endgültigen Zeugnisses. Er hat also innerbetrieblich sicherzustellen, dass dem ausscheidenden Beschäftigten das Zeugnis zum Kündigungstermin zur Verfügung steht. Es steht ihm hierzu also die Kündigungsfrist zur Verfügung.

Die Gesetzestexte machen deutlich, dass es drei Arten von Arbeitszeugnissen gibt:

- das einfache Zeugnis,
- das qualifizierte Zeugnis,
- das Zwischenzeugnis.

Unabhängig von der Art des Zeugnisses sind turnusmäßig erstellte Beurteilungen für deren Erstellung hilfreich, da die Stationsleitung die Mitarbeiter*innen am besten kennt. Liegen diese nicht vor, so ist die Pflegebereichsleitung gezwungen, über Gespräche die zeugnisrelevanten Informationen einzuholen. Letzteres kann bei Zeugnisberichtigungswünschen problematisch werden, nämlich dann, wenn keine Beurteilungsbögen vorliegen (Weber 2019).

> **Praxishinweis**
>
> Im ▶ elektronischen Zusatzmaterial finden Sie zwei Varianten zur Erstellung eines Arbeitszeugnisses.

5.11   Literaturverzeichnis

Au, Corinna von (Hg.) (2016): Wirksame und nachhaltige Führungsansätze. Wiesbaden: Springer Fachmedien Wiesbaden.

Böhler, Markus (2011): Entwicklungspotenziale der Personalberatung. Ansätze aus der systemischen Organisationsentwicklung und Beratung. Zugl.: Augsburg, Univ., Magisterarbeit, 2010. 1. Aufl. Wiesbaden: Gabler (Gabler Research).

Böhme, Hans (1998): Das Pflegerecht. 3., neubearb. Aufl. Stuttgart, Berlin, Köln: Kohlhammer (Kohlhammer Pflege Wissen und Praxis).

Brenner, Doris (2014): Onboarding. Wiesbaden: Springer Fachmedien Wiesbaden.

Dorsch, Friedrich; Wirtz, Markus Antonius (Hg.) (2021): Dorsch - Lexikon der Psychologie. Hogrefe Verlag. 20., überarbeitete Auflage. Bern: hogrefe.

Engelhardt-Pfister, Sabine (2025): Neue Mitarbeiter erfolgreich einarbeiten. 5., aktualisierte Auflage. Stuttgart: Verlag W.Kohlhammer (Pflegekompakt Pflegemanagement). Online verfügbar unter https://shop.kohlhammer.de/neue-mitarbeiter-erfolgreich-einarbeiten-45496.html#147=23

Esmailzadeh, Annahita (2023): Von Quotenfrauen und alten weißen Männern. Schluss mit Vorurteilen in der Arbeitswelt. Unter Mitarbeit von Schlorian. Frankfurt, New York: Campus Verlag.

Geisbauer, Wilhelm (2018): Führen mit Neuer Autorität. Stärke entwickeln für sich und das Team. Erste Auflage. Heidelberg: Carl-Auer Verlag GmbH (Coaching | Beratung | Management).

Gößwein, David; Wetekam, Ellen (2019): Willkommen an Bord. In: Im OP 09 (01), S. 33–39. DOI: 10.1055/a-0744-3926.

Haufe Online Akademie https://www.haufe.de/personal/hr-management/offboarding-mitarbeiterprozess-und-checkliste_80_484420.html

Hildebrandt, Susanne; Nguyen, Thuy Ha (2025): Krankheitsbedingte Fehlzeiten im europäischen Vergleich, Sonderanalyse zur Datenlage. IGES Institut. https://caas.content.dak.de/caas/v1/media/88938/data/e97f6edd56500bf7009e421662f5d401/250127-download-studie-krankenstand-2024.pdf?utm_source=chatgpt.com

Hindrichs, Sabine; Rommel, Ulrich (2022): Interventions-Maßnahmen-to go. Hannover: Vincentz Network. Online verfügbar unter https://www.degruyter.com/isbn/9783748606505.

Kühl, Wolfgang; Lampert, Andreas; Schäfer, Erich (2018): Coaching als Führungskompetenz. Konzeptionelle Überlegungen und Modelle. Göttingen: Vandenhoeck & Ruprecht.

Kühl, Wolfgang; Schäfer, Erich (2019): Coaching und Co. Ein Kompass für berufsbezogene Beratung. Wiesbaden, Heidelberg: Springer (essentials).

Mentzel, Wolfgang; Grotzfeld, Svenja; Haub, Christine (2022): Mitarbeitergespräche erfolgreich führen. Einzelgespräche, Meetings, Zielvereinbarungen und Mitarbeiterbeurteilungen. 13. Auflage. Freiburg, München, Stuttgart: Haufe Group.

Nerdinger, Friedemann W.; Blickle, Gerhard; Schaper, Niclas (2008): Arbeits- und Organisationspsychologie. Mit 32 Tabellen ; [Bachelor, Master. Heidelberg: Springer Medizin Verl. (Springer-Lehrbuch). Online verfügbar unter http://digitale-objekte.hbz-nrw.de/webclient/DeliveryManager?pid=2346213&custom_att_2=simple_viewer.

Rauen, Christopher (2008): Coaching. 2., aktualisierte Aufl. Göttingen, Bern, Wien: hogrefe (Praxis der Personalpsychologie, 2). Online verfügbar unter http://bvbr.bib-bvb.de:8991/F?func=service&doc_library=BVB01&doc_number=016361837&line_number=0001&func_code=DB_RECORDS&service_type=MEDIA.

Weber, Martina (2019): 100 Fragen zum Arbeitsrecht für Pflegekräfte. Aktuelles Fachwissen für Fach- und Führungskräfte : kompetente Antworten & praktische Tipps. 2., aktualisierte Auflage. Hannover: Schlütersche (Schlütersche macht Pflege leichter).

6 Juristischer Grundstock für das mittlere Pflegemanagement

»Das eigene Verhalten permanent an die Lebenswirklichkeit anzupassen ist entscheidend für nachhaltigen Erfolg« (Martin Mengel)

In diesem Kapitel erfolgt ein Überblick über die juristische Einbettung des Krankenhauses und Pflegesettings sowie deren Finanzierungsgrundlagen. Zudem erfolgt auch für den Wirkbereich des Pflegemanagements eine Grundlage für juristische Themenkomplexe der Alltagspraxis. Hierbei unterscheiden die Autor*innen in drei wesentliche Teilbereiche. Zum einen in juristische Grundlagen der Krankenhaus- und Pflegefinanzierung, in Arbeitszeitgesetzt und Tarifrecht sowie in Gesetzen in unmittelbaren Praxisbezug von pflegerischen Führungskräften.

6.1 Juristische Grundlagen der Krankenhaus- und Pflegefinanzierung

6.1.1 KHG – Krankenhausfinanzierungsgesetz

Das Gesetz zur wirtschaftlichen Sicherung der Krankenhäuser und zur Regelung der Krankenhauspflegesätze dient dem Zweck diese Strukturen der Gesundheitsversorgung auf dem Gebiet der Bundesrepublik wirtschaftlich zu sichern, um eine bedarfsgerechte Versorgung für die Bevölkerung zu gewährleisten. Das Gesetz verfolgt hierbei zwei Grundsätze:

- Zum einen die wirtschaftliche Sicherung der Krankenhäuser, um die Aspekte einen qualitativen hochwertigen Patient*innenversorgung und einer bedarfsgerechten Versorgung der Bevölkerung mit leistungsfähigen digital ausgestatteten sowie qualitativ hochwertig eigenverantwortlich wirtschaftenden Krankenhäusern.

- Zum anderen die Gewährleistung die Vorangegangenen Aspekte zu sozial tragbaren Pflegesätzen einzubetten. Wesentlich zu beachten ist der zweite Grundsatz, welcher gerade im Kontext zweier Polaritäten enormen Wert hat.

Der *Unterschied zwischen einem Ballungsgebiet und einem Flächenland* liegt der Grundsatz zwei des KHG zugrunde. Hierbei soll bei der Durchführung des Gesetzes die Vielfalt den Krankenhausträgern beachtet werden (Studier 2023b).

Das KHG ist mit über 30 Paragraphen ausgestattet und sollte aufgrund der Aktualität zwingend mit dem geltenden Stand in Einklang gebracht werden. Zwei Unterpunkte des KHG sind aus Sicht der Autor*innen im Sinne der Ausrichtung des vorliegenden Werks besonders erwähnenswert.

Der § 6 Krankenhausplanung und Investitionsprogramme und dessen wesentliche Inhalte:

Die Länder stellen zur Verwirklichung der in § 1 genannten Ziele Krankenhauspläne und Investitionsprogramme auf, Folgekosten, insbesondere die Auswirkungen auf die Pflegesätze, sind zu berücksichtigen. Die Empfehlungen des Gemeinsamen Bundesausschusses zu den planungsrelevanten Qualitätsindikatoren gemäß § 136c Absatz 1 des SGB V sind Bestandteil des Krankenhausplans.

Durch Landesrecht kann die Geltung der planungsrelevanten Qualitätsindikatoren ganz oder teilweise ausgeschlossen oder eingeschränkt werden und können weitere Qualitätsanforderungen zum Gegenstand der Krankenhausplanung gemacht werden.

Die Länder stimmen ihre Krankenhausplanung auf die pflegerischen Leistungserfordernisse nach dem SGB XI ab, insbesondere mit dem Ziel, Krankenhäuser von Pflegefällen zu entlasten und dadurch entbehrlich werdende Teile eines Krankenhauses nahtlos in wirtschaftlich selbständige ambulante oder stationäre Pflegeeinrichtungen umzuwidmen.

§ 17 Grundsätze für die Pflegesatzregelung und dessen wesentliche Inhalte:

- Die Pflegesätze und die Vergütung für vor- und nachstationäre Behandlung nach § 115a des Fünften Buches Sozialgesetzbuch sind für alle Benutzer*innen des Krankenhauses einheitlich zu berechnen.
- Die Pflegesätze sind im Voraus zu bemessen.
- Bei der Ermittlung der Pflegesätze ist der Grundsatz der Beitragssatzstabilität nach Maßgabe dieses Gesetzes und des Krankenhausentgeltgesetzes zu beachten.
- Überschüsse verbleiben dem Krankenhaus; Verluste sind vom Krankenhaus zu tragen.

§ 17a Finanzierung von Ausbildungskosten und dessen wesentliche Inhalte:

- Finanzierung durch Zuschläge, aus einen Ausbildungsfonds, für die notwendigerweise verbundenen Kosten von Ausbildungsstätten wie beispielsweise der Ausbildungsvergütungen.
- Der Ausgleichsfonds wird von der Landeskrankenhausgesellschaft errichtet und verwaltet.
  - Die Finanzierung umfasst alle Berufsgruppen und Hebammenstudierenden.
  - Zwingend Aktualität unter KHG, § 2 Absatz 1a beachten.

6.1.2 KHEntgG – Krankenhausentgeltgesetz

Das Gesetz über die Entgelte für voll- und teilstationäre Krankenhausleistungen hat nachfolgende Anwendungsbereiche. Der Anwendungsbereich bezieht sich im Wesentlichen auf die vollstationären und teilstationären Leistungen der DRG-Krankenhäuser und werden nach diesem Gesetz und dem Krankenhausfinanzierungsgesetz vergütet. Weiter gilt dieses Gesetz auch für die Vergütung von Leistungen der Bundeswehrkrankenhäuser, soweit diese Zivilpatient*innen behandeln, und der Krankenhäuser mit Trägerschaft der gesetzlichen Unfallversicherung, dies jedoch soweit nicht die gesetzliche Unfallversicherung die Kosten trägt. Beachtenswert ist in dem Zusammenhang, dass das KHEntgG gilt nicht für Einrichtung unter § 1 Satz 2, Nummer 1 bis 4. Die Vergütung der vor- und nachstationären Behandlung folgt für alle Benutzer*innen einheitlich nach § 115a des SGB V. Die findet weiter Anwendung bei der Durchführung von ambulanten Operationen und sonstiger stationsersetzender Eingriffe (Studier 2021).

Das KHEntgG ist mit über 20 Paragraphen ausgestattet und sollte aufgrund der Aktualität zwingend mit dem aktuellen Stand in Einklang gebracht werden. Zwei Unterpunkte des KHEntgG sind aus Sicht des Autors im Sinne der Ausrichtung des vorliegenden Werks besonders erwähnenswert.

Der § 6a bezieht sich auf die Vereinbarung eines Pflegebudgets:

- Die Vertragsparteien nach § 11 vereinbaren zur Finanzierung der Pflegepersonalkosten nach § 17b Absatz 4 des KHG, die dem einzelnen Krankenhaus entstehen, ein Pflegebudget.
- Das Pflegebudget umfasst nicht
  - Die Entgelte, die im Erlösbudget nach § 4 oder in der Erlössumme nach § 6 Absatz 3 berücksichtigt werden,
  - die Zu- und Abschläge nach § 7 Absatz 1 Satz 1 Nummer 4, und
  - die Entgelte nach § 6 Absatz 2 und
  - die Zusatzentgelte für die Behandlung von Blutenden.

Das *Pflegebudget ist zweckgebunden* für die Finanzierung der Pflegepersonalkosten nach Satz 1, zu verwenden. Nicht zweckentsprechend verwendete Mittel sind zurückzuzahlen. Die Ausgangsgrundlage für die Ermittlung des Pflegebudgets sind die Summe der im Vorjahr für das jeweilige Krankenhaus entstandenen Pflegepersonalkosten. Für das Vereinbarungsjahr geltende Vorgaben zur bundeseinheitlichen Definition der auszugliedernden Pflegepersonalkosten nach § 17b Absatz 4 Satz 2 oder Absatz 4a des KHG sind zu entsprechen.

Im Absatz 3 ist nachfolgendes festgehalten: Der Krankenhausträger hat vor der Vereinbarung des jeweiligen Pflegebudgets den anderen Vertragsparteien nach § 11 Absatz 1 die jahresdurchschnittliche Stellenbesetzung in Pflegevollkräften, gegliedert nach Berufsbezeichnungen, sowie die Pflegepersonalkosten nachzuweisen. Dazu hat der Krankenhausträger jeweils die entsprechenden Ist-Daten des abgelaufenen Jahres, die Ist-Daten des laufenden Jahres sowie die Forderungsdaten für den Vereinbarungszeitraum vorzulegen; zusätzlich sind Daten und Nachweise für das Jahr 2018 vorzulegen, sofern diese nach der Vereinbarung nach § 17b Absatz 4 Satz 2 des Krankenhausfinanzierungsgesetzes für die Zuordnung von Kosten von Pflegepersonal zugrunde zu legen sind.

Die nachfolgenden Inhalte sind zu einem *Stichtag* inklusive der Bestätigung des Jahresabschlussprüfers für das vorangegangene Kalenderjahr vorzulegen:

- die jahresdurchschnittliche Stellenbesetzung der Pflegevollkräfte insgesamt, gegliedert nach Berufsbezeichnungen,
- die Pflegepersonalkosten insgesamt,
- die Überprüfung der nach den Vorgaben der Vereinbarung nach § 17b Absatz 4 Satz 2 oder Absatz 4a des KHG und der Vereinbarung nach Absatz 1 Satz 1, sofern diese vorliegt, im
- Pflegebudget
- die Überprüfung einer Aufstellung der Summe der Erlöse des Krankenhauses aus den tagesbezogenen Pflegeentgelten nach § 7 Absatz 1 Satz 1 Nummer 6a und
- die Überprüfung der zweckentsprechenden Verwendung der Mittel im Sinne des Absatzes 1 Satz 3, sofern jeweils bis zum 31. März eines Jahres ein Pflegebudget für das vorangegangene Kalenderjahr vereinbart oder von der Schiedsstelle nach § 13 Absatz 1 festgesetzt wurde.

Im Absatz 4 wird weiter beschrieben, wie die Abzahlung des Pflegebudgets erfolgt. Dieser Entspricht einem *krankenhausindividuellen Pflegeentgeltwert*. Der krankenhausindividuelle Pflegeentgeltwert wird berechnet, indem das für das Vereinbarungsjahr vereinbarte Pflegebudget dividiert wird, durch die nach dem Pflegeerlöskatalog nach § 17b Absatz 4 Satz 5 des KHG ermittelte voraussichtliche Summe der Bewertungsrelationen für das Vereinbarungsjahr.

Der § 7 enthält die Regelung über Entgelte für allgemeine Krankenhausleistungen und beschreibt die allgemeinen Krankenhausleistungen werden gegenüber den Patient*innen oder ihren Kostenträgern mit folgenden Entgelten wie folgt abgerechnet:

- Fallpauschalen nach dem auf Bundesebene vereinbarten Entgeltkatalog (§ 9),
- Zusatzentgelte nach dem auf Bundesebene vereinbarten Entgeltkatalog (§ 9),
- gesonderte Zusatzentgelte nach § 6 Abs. 2a,
- Zu- und Abschläge nach § 17b Absatz 1a des KHG und nach diesem Gesetz
- sowie nach § 33 Absatz 3 Satz 1 des Pflegeberufegesetzes,
- Entgelte für besondere Einrichtungen und für Leistungen, die noch nicht von den auf Bundesebene vereinbarten Fallpauschalen und Zusatzentgelten erfasst werden,
- Entgelte für neue Untersuchungsmethoden und Behandlungsmethoden, die noch nicht in die Entgeltkataloge nach § 9 Abs. 1 Satz 1 Nr. 1 und 2 aufgenommen worden sind,
- tagesbezogene Pflegeentgelte zur Abzahlung des Pflegebudgets nach § 6a,
- Pflegezuschlag nach § 8 Absatz 10.

Mit diesen Entgelten werden alle für die Versorgung der Patient*innen erforderlichen allgemeinen Krankenhausleistungen vergütet. Darüber hinaus werden der DRG-Systemzuschlag nach § 17b Abs. 5 des KHG, der Systemzuschlag für den Gemeinsamen Bundesausschuss und das Institut für Qualität und Wirtschaftlichkeit im Gesundheitswesen nach § 91 Abs. 3 Satz 1 in Verbindung mit § 139c des SGB V und der Telematikzuschlag nach § 377 Absatz 1 und 2 des SGB V abgerechnet.

6.1.3 FPV – Fallpauschalenvereinbarung

Die Fallpauschalenvereinbarung ist Vereinbarung zwischen GKV-Spitzenverband sowie dem Verband der Privaten Krankenversicherung und der Deutschen Krankenhausgesellschaft. Gemäß § 17b Absatz 1 und 3 KHG ist für die Vergütung der allgemeinen Krankenhausleistungen ein durchgängiges, leistungsorientiertes und pauschalierendes Vergütungssystem eingeführt worden. In dem werden die Pflegepersonalkosten für die unmittelbare Patient*innenversorgung auf bettenführenden Stationen abgebildet. Mit dem Gesetz zur Stärkung des Pflegepersonals (Pflegepersonal-Stärkungsgesetz, PpSG) wurde in § 17b Absatz 4 KHG festgelegt, dass die *Pflegepersonalkosten für die unmittelbare Patient*innenversorgung auf bettenführenden Stationen* ab dem Jahr 2020 aus dem G-DRG-System auszugliedern sind und in einen Pflegeerlöskatalog überführt werden (Im Krankenhaus 2023).

Die Abrechnung von Fallpauschalen wird in acht Unterpunkte unterteilt. Auszugsweise sind die ersten drei verkürzt abgebildet.

- Die Fallpauschalen werden jeweils von dem die Leistung erbringenden Krankenhaus nach dem am Tag der voll- oder teilstationären Aufnahme geltenden Fallpauschalen-Katalog und den dazu gehörenden Abrechnungsregeln abgerechnet.
- Ist die Verweildauer von Patient*innen länger als die obere Grenzverweildauer, wird für den dafür im Fallpauschalen-Katalog ausgewiesenen Tag und jeden weiteren Belegungstag des Krankenhausaufenthalts zusätzlich zur Fallpauschale ein tagesbezogenes Entgelt abgerechnet.
  - Dieses wird ermittelt, indem die für diesen Fall im Fallpauschalen-Katalog ausgewiesene Bewertungsrelation mit dem Basisfallwert multipliziert wird.
  - Die Zahl der zusätzlich abrechenbaren Belegungstage ist wie folgt zu ermitteln:
  - (Belegungstage insgesamt + 1) - erster Tag mit zusätzlichem Entgelt bei oberer Grenzverweildauer = zusätzlich abrechenbare Belegungstage

- Ist die Verweildauer von nicht verlegten Patient*innen kürzer als die untere Grenzverweildauer, ist für die bis zur unteren Grenzverweildauer nicht erbrachten Belegungstage einschließlich des im Fallpauschalen-Katalog ausgewiesenen ersten Tages mit Abschlag ein Abschlag von der Fallpauschale vorzunehmen.
  - Die Zahl der Abschlagstage ist wie folgt zu ermitteln: (Erster Tag mit Abschlag bei unterer Grenzverweildauer + 1) - tatsächliche Verweildauer = Anzahl der Abschlagstage

Der Teixtteil des § 8 Tagesbezogene Pflegeentgelte beschreibt, dass zusätzlich zu vollstationären und teilstationären Entgelten für alle ab dem 01.01.2022 aufgenommenen Patient*innen, tagesbezogene Pflegeentgelte gemäß dem KHEntgG abzurechnen, sind. Das tagesbezogene Pflegeentgelt wird ermittelt, indem die maßgebliche Bewertungsrelation jeweils mit dem krankenhausindividuellen Pflegeentgeltwert multipliziert und das Ergebnis kaufmännisch auf zwei Nachkommastellen gerundet wird.

6.1.4 PpSG – Pflegepersonalstärkungsgesetz

Mit dem Gesetz zur Stärkung des Pflegepersonals möchte der Gesetzgeber das *Pflegepersonal entlasten und gegen die Unterbesetzung in der Pflege* vorgehen. Beschlossen wurde hierfür ein Sofortprogramm zur Schaffung von Pflegestellen in stationären Pflegeeinrichtungen. Außerdem werden auch Pflegebedürftige und pflegende Angehörige von der Reform bedacht. Nachfolgend werden die wesentlichen Inhalte stichpunktartig aufgeführt (PpSG 2019).

- Um die Personalausstattung in der Pflege im Krankenhaus zu verbessern, wird zukünftig jede zusätzliche und jede aufge-

stockte Pflegestelle am Bett vollständig von den Kostentragenden refinanziert.
  - Einführung: Das mit dem Krankenhausstrukturgesetz eingeführte Pflegestellen-Förderprogramm wird damit über das Jahr 2018 hinaus weiterentwickelt und ausgebaut.
- Tarifsteigerungen werden im Rahmen des Gesetzes umfänglich refinanziert.
- Die Auszubildendener Pflegefachberufe erhalten eine vollständige Refinanzierung
  - Hierdurch ist eine Grundbasis für alle Versorgungssettings geschaffen.
- Weitere Ausweitung der pflegesensitiven Bereiche.
  - Näheres hierzu im ▶ Kap. 6.1.7 zu PpUGV.
- Um die Personalausstattung in der Pflege in Altenpflegeeinrichtungen zu verbessern wird folgender Stellenzuwachs je Bewohner*in gewährt:
  - 40 Bewohner*innen – 0,5 Vollkräfte
  - 41-80 Bewohner*innen – 1,0 Vollkräfte
  - 81-120 Bewohner*innen – 1,5 Vollkräfte
  - Ab120 Bewohner*innen – 2,0 Vollkräfte
- Eine medizinische Rehabilitation für pflegende Angehörige wird geschaffen.

6.1.5 BPflV – Bundespflegesatzverordnung

Die Verordnung dient der Regelung der Krankenhauspflegesätze. Der Anwendungsbereich ist im § 1 dargelegt. Nach dieser Verordnung werden die vollstationären, stationsäquivalenten und teilstationären Leistungen der Krankenhäuser und selbständigen, gebietsärztlich geleiteten Abteilungen für die Fachgebiete Psychiatrie und Psychotherapie, Kinder- und Jugendpsychiatrie und -psychotherapie sowie psychosomatische Medizin und Psychotherapie vergütet, die nicht in das DRG-Vergütungssystem einbezogen sind. *Ein Krankenhaus im Sinne dieser Verordnung ist*

279

eine psychiatrische Einrichtung an einem somatischen Krankenhaus.

Diese Verordnung gilt demnach nicht für die Krankenhäuser, auf die das KHG nach seinem § 3 Satz 1 Nr. 1 bis 4 keine Anwendung findet und die Krankenhäuser, die nach § 5 Abs. 1 Nr. 2, 4 oder 7 des KHG nicht gefördert werden (Studier 2022).

6.1.6 PEPPV – Vereinbarung über die pauschalierenden Entgelte für die Psychiatrie und Psychosomatik

Die Vereinbarung über die pauschalierenden Entgelte für die Psychiatrie und Psychosomatik ist eine Vereinbarung zwischen GKV-Spitzenverband sowie dem Verband der Privaten Krankenversicherung und der Deutschen Krankenhausgesellschaft. Die Verständigung zum pauschalierenden Entgeltsystem für psychiatrische und psychosomatische Einrichtungen ist im Jahr 2022 geschlossen und veröffentlicht.

Die Abrechnung von pauschalisierten Entgelten wird in neun Unterpunkte unterteilt. Auszugsweise sind die ersten vier verkürzt abgebildet.

- Die pauschalierenden Entgelte für die Psychiatrie und Psychosomatik (PEPP) sowie die jeweiligen Zusatzentgelte (ZP) und ergänzenden Tagesentgelte (ET) werden jeweils von dem die Leistung erbringenden Krankenhaus nach dem am Tag der vollstationären, stationsäquivalenten oder teilstationären Aufnahme geltenden Entgeltkatalog und den dazu gehörenden Abrechnungsbestimmungen abgerechnet.
  - Zur Einstufung in die jeweils abzurechnenden Entgelte sind Programme (Grouper) einzusetzen, die vom Institut

für das Entgeltsystem im Krankenhaus der Selbstverwaltungspartner zertifiziert sind.
- Maßgeblich für die Abrechnung ist die Zahl der *Berechnungstage*.
  - Berechnungstage sind der Aufnahmetag sowie jeder weitere Tag des Krankenhausaufenthalts beziehungsweise bei stationsäquivalenter Behandlung, Tage mit direktem Patient*innenkontakt inklusive des Verlegungs- oder Entlassungstages aus dem Krankenhaus beziehungsweise der stationsäquivalenten.
- *Vollständige Tage der Abwesenheit* sind Kalendertage, an denen Patient*innen sich während einer voll- oder teilstationären Behandlung nicht im Krankenhaus befinden beziehungsweise bei stationsäquivalenter Behandlung kein direkter Patient*innenkontakt stattfindet. Für diese Tage kann kein Entgelt abgerechnet werden (iNEK und pictura Werbung GmbH 2023).

6.1.7 PpUGV – Pflegepersonaluntergrenzen-Verordnung

Kaum eine andere Verordnung hat in den letzten Jahren für mehr Aufsehen gesorgt als die Pflegepersonaluntergrenzen-Verordnung. Diese Verlautbarung regelt die Festlegung von Pflegepersonaluntergrenzen in pflegesensitiven Bereichen in Krankenhäusern nach § 137i des SGB V. Zunächst ist es angebracht den Gesetzestext im § 1 des Anwendungsbereiches zu zitieren, um nachvollziehen zu können, was als pflegesensitiv betrachtet wird. Die Rahmenbedingung sind auf Grundlage der Personaluntergrenzen-Verordnung welche im § 137i des SGB V beschlossen wurde, wurde die deutsche Krankenhaus Gesellschaft sowie der Spitzenverband der gesetzlichen Krankenversicherung Mitte des Jahres 2017 mit der Erarbeitung eines Agreements beauftragt. Diese sollte bis zum 30. Juni des Jahres 2018 vorliegen und eine verbindliche Vereinbarung zur Einführung der Pflegepersonaluntergrenzen beinhalten. Nachdem die Debatten zwischen der deutschen Krankenhausgesellschaft und dem Spitzenverband der Krankenkassen als gescheitert anzusehen waren, erließ das Bundesministerium für Gesundheit eine Verordnung. Dies geschah auf Grundlage des geltenden Gesetzgebungsverfahrens und ist zum 01. Januar des Jahres 2019 für alle Krankenhäuser bindend.

Als *pflegesensitiv* werden die nach Maßgabe von § 3 zu ermittelnden Bereiche in Krankenhäusern festgelegt, in denen Leistungen der Intensivmedizin, Inneren Medizin, Geriatrie, Unfallchirurgie, allgemeinen Chirurgie, Orthopädie, Gynäkologie und Geburtshilfe, Kardiologie, Neurologie, allgemeinen Pädiatrie, pädiatrischen Intensivmedizin, speziellen Pädiatrie, neonatologischen Pädiatrie, Hals-Nasen-Ohrenheilkunde, Rheumatologie, Urologie oder Herzchirurgie erbracht werden. Die ausgewiesenen Pflegepersonaluntergrenzen sind stets die aktuellen Beschlüsse zu entnehmen.

Der § 2 bringt Klarheit im Sinne der Begriffsbestimmungen welche Abschlüsse sowie welche Schichten gelten. Zunächst ist die Eingrenzung des Begriffes der Pflegefachkräfte allgegenwärtig. Nachfolgend die wesentlichen Inhalte.

- *Pflegekräfte im Sinne dieser Verordnung* sind Pflegefachkräfte und Pflegehilfskräfte.
  - Pflegefachkräfte sind Personen, die über die Erlaubnis zum Führen einer Berufsbezeichnung nach § 1 Absatz 1, § 58 Absatz 1 oder Absatz 2 des Pflegeberufegesetzes verfügen oder deren Erlaubnis zum Führen der Berufsbezeichnung nach dem Krankenpflegegesetz und dem Altenpflegegesetz vorliegt.
  - Pflegehilfskräfte sind Personen, die erfolgreich eine landesrechtlich geregelte Assistenz- oder Helfer*innenausbildung in der Pflege von mindestens einjähriger Dauer abgeschlossen haben.

- Zu den *Pflegehilfskräften* im Sinne dieser Verordnung zählen außerdem:
  - Medizinische Fachangestellte, die erfolgreich eine Ausbildung nach der Verordnung über die Berufsausbildung abgeschlossen haben.
  - Anästhesietechnische Assistenz und operationstechnische Assistenz, die erfolgreich eine Ausbildung nach der Empfehlung der Deutschen Krankenhausgesellschaft abgeschlossen haben.
  - Notfallsanitäter*innen, denen auf Grundlage des Notfallsanitätergesetzes eine Erlaubnis zum Führen der entsprechenden Berufsbezeichnung erteilt worden ist.

Die zweite Begrifflichkeit bezieht sich auf Schichten.

- *Schichten im Sinne dieser Verordnung* sind die Tagschicht und die Nachtschicht.
  - Die Tagschicht umfasst den Zeitraum von 6 Uhr bis 22 Uhr.
  - Die Nachtschicht umfasst den Zeitraum von 22 Uhr bis 6 Uhr.
- Die Bestimmung der Tagschicht und der Nachtschicht nach den Sätzen 2 und 3 lässt die Schichteinteilungen unberührt, die in den Krankenhäusern insbesondere zur Gewährleistung familienfreundlicher und flexibler Arbeitszeiten vorgenommen werden.
  - Führt die Arbeitszeitgestaltung eines Krankenhauses dazu, dass eine Schicht sowohl der Tagschicht als auch der Nachtschicht nach den Sätzen 2 und 3 unterfällt, so kann das für diese Schicht vorgehaltene Personal anteilig der Tagschicht und der Nachtschicht zugeordnet werden.

Ein weiterer wichtiger Eckpunkt ist, dass eine Station im Sinne dieser Verordnung die *kleinste bettenführende organisatorische Einheit in der Patient*innenversorgung* am Standort eines Krankenhauses ist.

- Diese muss räumlich ausgewiesen und anhand einer ihr zugewiesenen individuellen Bezeichnung auch für Dritte identifizierbar sein.
- Auf einer Station werden Patient*innen entweder in einem medizinischen Fachgebiet oder interdisziplinär in verschiedenen medizinischen Fachgebieten behandelt.
- Das einer Station zugeordnete Personal sowie seine Leitungsstruktur lassen sich den Organisations- und Dienstplänen des Krankenhauses entnehmen.
- Zu einer intensivmedizinischen Behandlungseinheit einer Station zählt jedes Bett, das der intensivmedizinische Patient*innenversorgung dient.

Die Ermittlung pflegesensitiver Bereiche in den Krankenhäusern erfolgt auf Grundlage der *Indikatoren-DRGs* und wird vom Institut für das Entgeltsystem im Krankenhaus ermittelt. Die Grundlage der Ermittlung der pflegesensitiven Bereiche in den Krankenhäusern erfolgt auf:

- § 21 des KHEntgG übermittelten Daten des jeweiligen Vorjahres der enthaltenen Zusammenstellung der Diagnosis Related Groups (Indikatoren-DRGs)
- WICHTIG: Aufgrund der Aktualität stets Abgleichen. Indikatoren-DRGs zu finden beispielsweise im Bundesanzeiger.

Demnach verfügt ein Krankenhaus über einen pflegesensitiven Bereich, wenn gemäß den nach § 21 des KHEntgG übermittelten Daten des Vorjahres:

- Eine Fachabteilung, wie in § 3 ausgewiesen, mit einer entsprechenden Schwerpunktbezeichnung ist.
- Mindestens 40 % der Fälle einer Fachabteilung in die jeweiligen Indikatoren-DRGs entweder wie in § 3 ausgewiesen einzugruppieren sind oder
- Die Anzahl an Belegungstagen in den jeweiligen Indikatoren-DRGs wie in § 3

ausgewiesen mindestens 4.500 Tage beträgt.

Die PpUGV regelt für Krankenhäuser zum Stand November 2024 (20 Bereiche) weitere Bereiche. Aufgrund der Fülle der Inhalte der Verordnung sind diese Stichpunktartig aufgeführt.

- Bereich der neurologischen Frührehabilitation
- Bereich der neurologischen Schlaganfalleinheit
- Bereich der Intensivmedizin
- Bereich der pädiatrischen Intensivmedizin
- Bereich der allgemeinen Pädiatrie
- Fachabteilung der speziellen Pädiatrie

Die Festlegung der Pflegepersonaluntergrenzen ist sicherlich der wichtigste Extrakt der Verordnung. Für die nachfolgenden pflegesensitiven Bereiche in Krankenhäusern werden die folgenden Pflegepersonaluntergrenzen schichtbezogen als Verhältnis von Patient*innen zu einer Pflegekraft festgelegt, die unter Berücksichtigung der in Absatz 2 genannten Höchstanteile von Pflegehilfskräften auf den Stationen oder für die betroffen intensivmedizinischen Behandlungseinheiten, die einem pflegesensitiven Bereich angehören, stets einzuhalten sind.

Aufgrund der zum Stand November 2024 bereits fortgeschrittenen Etablierung von 20 Bereichen folgt auszugsweise die Darstellung von vier Bereichen.

- Intensivmedizin und pädiatrische Intensivmedizin:
  - in der Tagschicht: 2 zu 1
  - in der Nachtschicht: 3 zu 1
- Geriatrie:
  - in der Tagschicht: 10 zu 1
  - in der Nachtschicht: 20 zu 1
- neurologische Schlaganfalleinheit:
  - in der Tagschicht: 3 zu 1
  - in der Nachtschicht: 5 zu 1

- allgemeine Pädiatrie:
  - in der Tagschicht: 6 zu 1
  - in der Nachtschicht: 10 zu 1

Der kurze Überblick über einen kleinen Querschnitt des Krankenhauses stellt die Auswirkungen der Diagnosen zu den einzelnen Bereichen dar. Die Verordnung regelt im Weiteren die Grenzwerte der Anrechnung von Pflegehilfskräften. Die Prozentualen Werte schwanken von 0 % bis 20 %. Nachfolgend dargestellt der Unterschied zwischen dem Fachbereich der Geriatrie und der Intensivstation.

- Grenzwerte von Pflegehilfskräften an der Gesamtzahl der Pflegekräfte Intensivmedizin:
  - in der Tagschicht: 8 %
  - in der Nachtschicht: 0 %
- Grenzwerte von Pflegehilfskräften an der Gesamtzahl der Pflegekräfte Geriatrie:
  - in der Tagschicht: 15 %
  - in der Nachtschicht: 20 %

Die Pflegepersonaluntergrenzen-Verordnung regelt in § 7 Ausnahmetatbestände. Die Pflegepersonaluntergrenzen müssen in den folgenden Fällen nicht eingehalten werden:

- Bei kurzfristigen krankheitsbedingten Personalausfällen, die in ihrem Ausmaß über das übliche Maß hinausgehen.
- Bei starken Erhöhungen der Patient*innenzahlen, wie beispielsweise bei Epidemien oder bei Großschadensereignissen.

Wichtig ist hierbei, dass das Krankenhaus verpflichtet ist, den jeweiligen Vertragsparteien das Vorliegen der Voraussetzungen eines Ausnahmetatbestandes nachzuweisen. Beachtenswert ist, dass hier die alleinige Wahl der Kriterien des Krankenstandes nicht genügt.

Der abschließende Auszug zur PpUGV ist der der im § 8 geregelten der Personalverlagerungen. Personalverlagerungen aus anderen Bereichen in der unmittelbaren Patient*innenversorgung auf bettenführenden Stationen in die pflegesensitiven Bereiche in Krankenhäusern sind unzulässig, wenn sich die Anzahl der Pflegefachkräfte, in Vollkräften gerechnet, in den anderen Bereichen in der unmittelbaren Patient*innenversorgung im Jahresdurchschnitt oder Belegungstagen um mehr als 3 % reduziert hat.

Wie auch dem kurzen Auszug zu entnehmen, ist die Verordnung weitreichend und wirkt sich bei Nichteinhaltung unmittelbar aus. Die PpUGV ist am 02.03.2021 durch eine PpUG-Sanktions-Vereinbarung erweitert worden. Die PpUG-Sanktions-Vereinbarung ist zwischen dem GKV-Spitzenverband und der Deutschen Krankenhausgesellschaft e. V. geschlossen worden. Um eine Detailtiefe abzuwenden ist es wichtig die Grundlegende Intention nicht zu vernachlässigen. Im Kern stellen die Vertragsparteien nach § 11 KHEntgG sicher, dass Sanktionen zu vereinbaren sind, wenn ein Krankenhaus die Pflegepersonaluntergrenze nach § 6 PpUGV auf einer Station eines pflegesensitiven Bereiches *im Durchschnitt eines Monats* nach nicht eingehalten hat, ohne dass ein Ausnahmetatbestand nach vorliegt (W. Kohlhammer GmbH 2024).

6.1.8 PPR 2.0 – Pflegepersonal-Regelung 2.0

Mit dem Pflegepersonalbedarfsbemessungsinstrument wurde in Anlehnung an die bisherige Pflegepersonal-Regelung zusammen mit dem Deutschen Pflegerat und der Gewerkschaft ver.di ein Weg bei der Bewältigung der Personalkrise in der Pflege dargelegt. Beachtenswert ist, dass dies als Interimslösung zur einheitlichen Bemessung des Pflegepersonalbedarfs in zugelassenen Krankenhäusern zur unmittelbaren Patient*innenversorgung auf bettenführenden Stationen eingeführt werden soll. Auf Basis der Pflegepersonal-Regelung 2.0 erfolgt die krankenhausindividuelle Ermittlung und Planung der Personalstellen seit 1 April 2024.

Insbesondere kennzeichnet die Regelung, dass Patient*innen täglich in je vier Grund- und Spezialpflege-Leistungsstufen eingeteilt werden. Jeder Stufe ist schließlich ein *Minutenwert* zugeordnet, welcher um die Grund- und Fallwerte als Basis erweitert wird. In der Summe ergibt sich schlussendlich ein *Zeitwert pro Patient*in*, der den Pflegepersonalbedarf bestmöglich abbilden soll. Folgerichtig ergibt der zusammengefasste Wert aller Patient*innen den Pflegepersonalbedarf des Hauses. Die Pflegepersonal-Regelung 2.0 soll zudem aktuelle Entwicklungen, wie der pflegewissenschaftlichen Evidenz in der Pflege berücksichtigt.

- Die Allgemeine Pflege umfasst dabei:
    - die Körperpflege
    - die Ernährung
    - die Ausscheidung
    - die Bewegung und Positionierung
- Die Spezielle Pflege umfasst:
    - Operationen, invasive Maßnahmen, akute Krankheitsphasen
    - die medikamentöse Versorgung
    - Wund- und Hautbehandlungen

Zum gegenwärtigen Stand ist die Pflegepersonal-Regelung 2.0 zum 01. Juli 2024 in Anwendung. (Bachmann et al. 2023)

Praxishinweis

Das Bundesgesundheitsministerium wollte einleitend zum 30.11.2023 die Rechtsverordnung zur Einführung erlassen, damit diese zum ersten Januar 2024 in Kraft treten kann. Das Verfahren hat sich jedoch offensichtlich verzögert. Aus dem Bundesgesundheitsministerium hieß es jetzt auf Nachfrage der Verbände, dass die Verordnung zur Pflegepersonalregelung 2.0 finalisiert und Anfang Februar 2024 dem Bundesrat zugeleitet wurde. Die Krankenhausreform wird wiederum Auswirkungen auf PPR 2.0 haben. Dies liegt wesentlich näher da diese laut Bundesgesundheitsministerium am 15 Mai 2024 ins Kabinett überwiesen wird. Die Reform passierte zum Jahresende den Bundesrat und trat somit zum 01 Februar in Kraft. Dieses Gesetz wird durchaus Auswirkungen auf die PPR 2.0 haben, denn diese ist derzeit noch mit dem Pflegebudget verbunden. Derzeit bleibt im Modell der Vorhaltefinanzierung das Pflegebudget zwar zunächst unangetastet. Nach dem bislang bekannten Referentenentwurf wird das Pflegebudget jedoch gegen die Vorhaltefinanzierung aufgerechnet. Was bedeutet, dass wenn ein Krankenhaus viel viele Pflegekräfte beschäftigt sich hierdurch ein monetärer Anteil für die Vorhaltefinanzierung minimiert. Dieser ökonomischen Anreiz liefert Potential, das Pflegebudget zu minimieren, um mehr Geld in die Vorhaltefinanzierungspauschale zu erhalten.

PPR 2.0 und PPUGV zum Stand Februar 2025

Während offensichtlich nach wie vor noch ungeklärt ist, wann die PPR 2.0 kommt, hält die Deutsche Krankenhausgesellschaft an ihrer Position fest, dass mit Einführung der PPR 2.0 die Pflegepersonaluntergrenzen (PPUG) nicht dauerhaft Bestand haben dürfen. Vorgeschlagen wird mitunter, dass nach einer ersten Datenerhebung das Institut für das Entgeltsystem im Krankenhaus GmbH, eine Untergrenze innerhalb der PPR 2.0 festsetzen solle und die PPUGV dann darin aufgehen könne. Diese Untergrenzen der PPR 2.0 würden dann im Gegensatz zu den PPUG bestenfalls den Pflegebedarf berücksichtigen. Die Krankenhäuser wünschen sich bereits offenkundig ein gestuftes Sanktionsmodell. Dies sieht vor, ab einer vom Bundesgesundheitsministerium festgelegten Untergrenze wird sanktioniert, im davorliegenden gelben

Bereich könnte mit einem strukturierten Dialog und auf betrieblicher Ebene vereinbarten Maßnahmen die Erreichung der PPR 2.0 angesteuert werden.

Zu den Themen der PPR 2.0 fügt sich nahtlos die Verordnung, über die Grundsätze der Personalbedarfsbemessung in der stationären Krankenpflege (Pflegepersonalbemessungs-verordnung - PPBV), der PPBV an. Die Pflege im Gesundheitswesen und insbesondere im Krankenhaus wird erstmals in der Chronik Deutschlands verbindlich in ihrer Personalausstattung geregelt. Der Deutsche Pflegerat, weitere Verbände, Gewerkschaften und Krankenhäuser haben jahrzehntelang für optimalere Arbeitsbedingungen, angemessen Pflegepersonal und um die Patient*innensicherheit gerungen. Die Politik hat diese Forderungen ernst genommen. Die Pflegepersonalbemessungsverordnung ist ein Wendepunkt und eine Anerkennung der Leistungen der Pflegeprofession. Unter anderem der Deutsche Pflegerat ruft alle Beteiligten, sowohl die Gesetzgebenden wie auch die Verbände, das Management der Einrichtungen und insbesondere die Profession Pflege dazu auf, sich ihrer Verantwortung bewusst zu sein und die Umsetzung der Pflegepersonalbemessungsverordnung zu unterstützen.

PPR 2.0 und PPUGV zum Stand Juli 2024

Die PPBV ist veröffentlicht und tritt zum 01.07.2024 in Kraft.

6.1.9 KHVVG – Krankenhausversorgungsverbesserungsgesetzes

Der Referentenentwurf wurde am 15 April 2024 veröffentlicht und am 17 Oktober vom Bundestag verabschiedet und macht umgehend deutlich, dass hier ein weitreichender Eingriff in die bestehende Struktur der Krankenhauslandschaft Einzug hält. In dies hat die

Bundesregierung bewusst folgende Schwerpunkte fokussiert.

Der wesentliche Antrieb besteht darin:

- Bessere Behandlungsqualität
- weniger Bürokratie
- Erhalt eines lückenlosen Netzes von Krankenhäusern

Der Gesetzentwurf ist dem ▶ elektronischen Zusatzmaterial zu entnehmen.

Da die Umsetzung am Beginn steht, ist es hier indiziert die Reform in ihren wesentlichen Punkten darzustellen:

- Den Krankenhäusern wird der ökonomische Druck genommen, indem durch eine Vorhaltevergütung bedarfsnotwendige Krankenhäuser künftig weitgehend unabhängig von der Leistungserbringung werden sollen.
- Zusätzliche Mittel für beispielsweise Stroke Units, Traumatologie, Pädiatrie, Geburtshilfen, Intensivmedizin, Koordinierungsaufgaben, Unikliniken und der Notfallversorgung werden gewährt.
- Um die Qualität der Versorgung zu verbessern, werden Kriterien für 65 Leistungsgruppen definiert.
- Die Verantwortung der Länder für die Krankenhausplanung bleibt unberührt indem weiterhin entschieden wird, welches Krankenhaus welche Leistungsgruppen anbieten soll.
- Die Erfüllung der Qualitätskriterien ist weiterhin auch im Rahmen von Kooperationen und Verbünden zulässig.
- Die Sicherstellung der flächendeckenden Versorgung sind mit Ausnahmeregelungen vorgesehen, um die bedarfsnotwendigen Krankenhäuser in ländlichen Räumen zu erhalten.
- Die schnelle Erreichbarkeit von Kliniken bleibt gesichert und somit bleibt auch die wohnortnahe Grundversorgung gesichert.

- Der Verwaltungsaufwand der Krankenhäuser soll signifikant verringert werden, indem die Dokumentation verschlankt und das System entbürokratisiert wird.

Praxishinweis

Das Bundesgesundheitsministerium will mit dem Gesetz die Vorschläge der Regierungskommission für eine moderne und bedarfsgerechte Krankenhausversorgung umsetzen. Durch die 65 Leistungsgruppen wird womöglich der gesamte Behandlungsplan abgebildet. Dies bedeutet weniger Spielraum in individueller Therapie und durch diese enorme Anzahl auch eine wegweisende Struktur für das gesamte Krankenhaus. Spannend, wie hier die

Entwicklung der Aufnahme und Entlassungsmanagements weitergehen wird, sowie ob Case-Management hierdurch reduziert werden kann. Die Ausnahmeregelungen sind speziell für die flächendeckende Versorgung in Bundesländern wie Mecklenburg-Vorpommern wichtig. Die Ballungsräume sind hiervon weniger betroffen.

6.1.10 SBG – Sozialgesetzbuch

Die Sozialgesetzbücher sind allesamt sehr umfassende Werke. Die nachfolgende ▸ Tab. 6.1 zeigt die Reihenfolge mit der thematischen Ausrichtung der Gesetze, welche in der Rolle des Pflegemanagements hilfreich einzusortieren sind (Becker und Kingreen 2023).

Tab. 6.1: Auflistung der Sozialgesetzbücher mit Thematik und Inhalt.

SGB	Thematik	Inhalt
I	Allgemeiner Teil	enthält die grundlegende Programmatik mit Definitionsvorschriften und Verfahrensvorschriften
II	Grundsicherung für Arbeitsuchende	enthält die Förderung von erwerbsfähigen Personen soweit diese über kein ausreichendes Einkommen verfügen
III	Arbeitsförderung	betrifft die Leistungen der Bundesagentur für Arbeit
IV	Gemeinsame Vorschriften für die Sozialversicherung	regelt Recht des Gesamtsozialversicherungsbeitrags
V	Gesetzliche Krankenversicherung	betrifft Organisation, Versicherungspflicht und Leistungen der gesetzlichen Krankenkassen und deren Rechtsbeziehungen zu Leistungserbringern
VI	Gesetzliche Rentenversicherung	betrifft Organisation und Leistungen der Träger der Deutschen Rentenversicherung
VII	Gesetzliche Unfallversicherung	Versicherungspflicht und Leistungen der gewerblichen und der landwirtschaftlichen Berufsgenossenschaften sowie der Unfallkassen
VIII	Kinder- und Jugendhilfe	betrifft Angebote und Leistungen der Träger der öffentlichen Jugendhilfe an Anspruchsberechtigte
IX	Rehabilitation und Teilhabe behinderter Menschen	hat den Zweck, die Selbstbestimmung und gleichberechtigte Teilhabe am Leben in der Gesellschaft für Behinderte

Tab. 6.1: Auflistung der Sozialgesetzbücher mit Thematik und Inhalt. – Fortsetzung

SGB	Thematik	Inhalt
X	Sozialverwaltungsverfahren und Sozialdatenschutz	regelt das sozialrechtliche Verwaltungsverfahren und den Schutz der Sozialdaten sowie die Zusammenarbeit der Sozialleistungsträger
XI	Soziale Pflegeversicherung	bildet die Grundlage der Finanzierung von langfristig auftretenden Pflegebedürfnissen in der stationären und ambulanten Pflege
XII	Sozialhilfe	regelt die Hilfe zum Lebensunterhalt für die, die ihren Lebensunterhalt nicht aus eigenen Kräften und Mitteln bestreiten können
XIV	Soziale Entschädigung	Eingliederung des sozialen Entschädigungsrechts in das Sozialgesetzbuch

6.1.11 DSGVO – Datenschutzgrundverordnung

Mit dem *Ziel in ganz Europa ein einheitliches Datenschutzniveau* zu erreichen, trat am 25. Mai 2018 die Europäische Datenschutzgrundverordnung (DSGVO) in Wirkung. Dies soll im Hinblick auf den Schutz ihrer personenbezogenen Daten erreicht werden. Das Bundesdatenschutzgesetz in der neuen Fassung (BDSG) ergänzt die Regelungen der DSGVO. Für dieses Werk werden die wesentlichen Eckpunkte für die Arbeit als pflegerische Führungskraft dargelegt. Orientierung ist selbstverständlich der Fokus auf Gesundheitseinrichtungen (DSGVO 2021).

Unter *personenbezogenen Daten* versteht man grundsätzlich alle Informationen, die sich auf eine identifizierte oder identifizierbare natürliche Person beziehen. Dies sind alle Identitätsmerkmale, die man einer bestimmten Person zuordnen kann. Dies betrifft nicht nur Angaben im medizinischen oder pflegerischen Bereich, sondern in allen Gebieten des täglichen Lebens, in welchen Daten erhoben werden. Wenn eine oder mehrere Angaben dazu dienen, dass Rückschlüsse zur jeweiligen Person gezogen werden können, ist der Datenschutz zu beachten.

Zu den personenbezogenen Daten gehören:

- Name und Identifikationsmerkmale
- Kontaktdaten
- Körperliche Merkmale (besondere personenbezogene Daten)
- geistige Zustände (besondere personenbezogene Daten)
- Verbindungen und Beziehungen
- weitere Daten wie beispielsweise Äußerungen

In Abteilungen, in denen entscheidend ist, besondere personenbezogene Daten zu verwenden, wie beispielsweise im Gesundheitswesen, werden an den Datenschutz größere Anforderungen gestellt (Prölß et al., 2019).

Zu den besonderen personenbezogenen Daten gehören laut *Art. 9 Abs. 1 DSGVO*: Daten, aus denen die rassische oder ethnische Herkunft, politische Meinungen, religiöse oder weltanschauliche Überzeugungen oder die Gewerkschaftszugehörigkeit hervorgehen, sowie die Verarbeitung von genetischen Daten, biometrischen Daten zur eindeutigen Identifizierung einer natürlichen Person, Gesundheitsdaten oder Daten zum Sexualleben oder zur sexuellen Orientierung einer natürlichen Person.

Bei der Anonymisierung werden personenbezogene Daten derart verändert, dass sie einer Person nicht mehr zugehörig erscheinen. Bei der Pseudonymisierung ist es gelebte Praxis die Personendaten wie Name, Vorname, Geburtsdaten durch eine Identifikationsnummer zu ersetzt. Wer sich hinter der Identifikationsnummer verbirgt, ist nur den Berechtigten bekannt.

Die Datenerfassung und Datenspeicherung von Patient*innendaten darf nur durchgeführt werden, wenn Patient*innen dem beispielsweise über eine Einwilligung im Rahmen eines Behandlungsvertrages zustimmen. Im Art. 5 DSGVO sind die Grundsätze für die Verarbeitung personenbezogener Daten hinterlegt.

Praxisbeispiel

Die Verarbeitung besonderer Kategorien personenbezogener Daten ist im Artikel 9 der DSGVO geregelt. Hier empfiehlt es sich stets die Aktualität des Gesetzes zugrunde zu legen. Die hier genutzten und beispielhaften Internetpräsens (https://dsgvo-gesetz.de/art-9-dsgvo/) ist zusätzlich mit den passendenden Erwägungsgründen ausgestattet. In Artikel 9 der DSGVO hier passende sind:

* Erwägungsgrund 46: Lebenswichtige Interessen
* Erwägungsgrund 51: Besonderer Schutz sensibler Daten
* Erwägungsgrund 52: Ausnahmen vom Verbot der Verarbeitung sensibler Daten
* Erwägungsgrund 53: Verarbeitung sensibler Daten im Gesundheits- und Sozialbereich
* Erwägungsgrund 54: Verarbeitung sensibler Daten zu Zwecken der öffentlichen Gesundheit

Ein Praxisbeispiel zu den Erwägungsgründen wäre hier, dass ein Mensch nach einem Unfall in die Zentrale Notaufnahme eingeliefert wird. Dieser ist bewusstlos und kann demzufolge der Verarbeitung personenbezogener Daten nicht zustimmen. Hier gilt nach Erwägungsgrund 46: Lebenswichtige Interessen. Die Norm ist, die Verarbeitung personenbezogener Daten sollte ebenfalls als rechtmäßig angesehen werden, wenn sie erforderlich ist, um ein lebenswichtiges Interesse der betroffenen Person oder einer anderen natürlichen Person zu schützen. Demnach werden alle Daten, die für den Prozess der medizinischen Behandlung notwendig sind, erhoben und verarbeitet (https://dsgvo-gesetz.de/art-9-dsgvo/).

Das Führen eines *Verzeichnisses aller Verarbeitungstätigkeiten* aus dem Art. 30 DSGVO muss die wesentlichen Angaben zur Datenverarbeitung enthalten:

* Datenkategorie/beispielhaft Gesundheitsdaten, wie eine OP-Prozedur
* der Kreis der betroffenen Personen/in der Regel Patient*innen, Mitarbeiter*innen
* der Zweck der Verarbeitung/bestimmte Diagnostik aufgrund von Symptomen
* die Datenempfänger*innen, wie die Krankenkasse

Jede Einrichtung des Gesundheitswesens ist mit der neuen DSGVO verpflichtet, eine*n *Datenschutzbeauftragte*n* für ihre Einrichtung zu benennen. Diese haben im Wesentlichen die Aufgabe, auf die Einhaltung der datenschutzrechtlichen Gesetze hinzuwirken, die Mitarbeiter*innen diesbezüglich zu unterweisen und auch der Datensicherheit, für die die IT-Abteilung verantwortlich ist, Unterstützung zukommen zu lassen. Wichtiges Merkmal ist, dass die datenschutzbeauftragte Person in ihrer Funktion direkt der Geschäftsleitung unterstellt ist. Wichtig ist, dass die person weisungsfrei agieren kann.

Auswahl der wesentlichen Funktionen und Aufgaben eines Datenschutzbeauftragten sind:

- Verantwortliche, Auftragsverarbeiter*innen und Mitarbeiter*innen zu unterrichten und zu beraten
- die Einhaltung der DSGVO beziehungsweise des BDSG zu überwachen
- Mitarbeiter*innen schulen
- bei einer Datenschutzfolgeabschätzung nach Art. 35 DSGVO beratend agieren
- Zusammenarbeit mit der Aufsichtsbehörde sowie als Ansprechperson für diese fungieren
- Ansprechperson bei Bedenken und Fragen zum Datenschutz sein
- Aufbau einer Datenschutzorganisation

Nachfolgende persönliche Anforderungen an einen Datenschutzbeauftragten sind:

- nachgewiesenen Kenntnisse im Datenschutzrecht
- angesichts der voranschreitenden Digitalisierung sind IT-Kenntnisse zweckmäßig
- Zuverlässigkeit und Neutralität (keinen Interessenkonflikt mit eigenen Tätigkeitsbereich)

Die Schweigepflicht und das Datengeheimnis betreffen alle Mitarbeiter*innen sowie alle externen Dienstleister*innen, die Zugriff auf personenbezogene Daten haben. Diese müssen eine Verpflichtung zum Datengeheimnis beziehungsweise eine Erklärung zur Verschwiegenheit abgeben. Das Unternehmen muss die Vertraulichkeit im Umgang mit diesen Daten gewährleisten und sicherstellen.

Alle Menschen, die im medizinischen Kontext oder im pflegerischen Bereich arbeiten und mit sensiblen Patient*innendaten umgehen, unterliegen der besonderen Schweigepflicht. Diese ergibt sich:

- aus den Bestimmungen der DSGVO
- aus dem Strafgesetzbuch (StGB)§ 203
- aus den Berufspflichten von Pflegenden
- aus der Berufsordnung des ärztlichen Personals

Der Sachverhalt zwischen ärztlicher Schweigepflicht und der datenschutzrechtlichen Regelungen kann mit dem *Zwei-Schranken-Prinzip* wie folgt beschreiben werden. Die datenschutzrechtlichen Regelungen einerseits sowie das Bedürfnis der ärztlichen Schweigepflicht andererseits bilden jeweils die unbefugte Offenbarung von Patient*innendaten verhindernde Schranke. Dies ist jeweils eine Hürde. Beide Schranken beziehungsweise Hürden stehen gleichrangig parallel zueinander. Man spricht von dem sogenannten Zwei-Schranken-Prinzip was bedeutet, dass bei der Frage nach der Sachdienlichkeit einer Verarbeitung von Patient*innendaten stets beide Schranken überwunden werden müssen.

Praxishinweis

Informationen zu den Grenzen der Schweigepflicht (▶ Tab. 6.2):

Tab. 6.2: Grenzen der Schweigepflicht (in Anlehnung an Althammer 2019).

Grenze	Information
Tod	die Schweigepflicht endet nicht mit dem Tod, sondern bleibt bestehen. Änderungen nur, wenn durch Patient*in etwas Anderweitiges verfügt wurde.

Tab. 6.2: Grenzen der Schweigepflicht (in Anlehnung an Althammer 2019). – Fortsetzung

Grenze	Information
Entbindung von der Schweigepflicht	Patient*innen können schweigepflichtige Personen von der Schweigepflicht entbinden
Einschränkung wegen besonderer Aufgaben der ärztlichen Profession	Weitergeben von Informationen, da dies zur Ausführung der Untersuchung dienlich ist.
Seuchengefahr:	Im Rahmen der Mitwirkungspflicht, um übertragbaren Krankheiten vorzubeugen. Bestimmte Erkrankungen sind namentlich meldepflichtig.
Höhere Rechtsgüter	Informationen an Dritte, wenn die Rechtsgüter Dritter gefährdet sind, die höher zu bewerten sind, als das Recht auf Datenschutz und Privatsphäre

Praxisbeispiel

Als Beispiel dienen hier zwei Gesprächssituationen mit vermeintlicher Datenweitergabe. Eine der beständigsten Arten, personenbezogene Daten im medizinischen Bereich mitzuteilen, erfolgt unweigerlich in Gesprächssituationen. Gerade hier bestehen Gefahren, den Datenschutz und die Schweigepflicht zu gefährden und potenziell sogar zu verletzen. Besonders in folgenden Konstellationen sieht der Autor der Ausarbeitung den Bezug zu Verwendung von personenbezogenen Daten:

Damit die *Visite* im Sinne der Schweigepflicht und des Datenschutzes geschieht, sind Maßnahmen beachtenswert:

- Visiten stets im Patient*innenzimmer durchführen und dies ohne die Anwesenheit unberechtigter Dritter.
- Besucher*innen oder andere Unberechtigte aus dem Zimmer bitten.
- Mitnahme Visitenwagen in das Patient*innenzimmer.
- Bei der Nutzung der digitalen Akte bitte darauf achten, dass keine unbefugte Person Einsicht erlangt.

Auch im *Übergabegespräch* müssen Maßnahmen ergriffen werden, um sensible Patient*innendaten vor dem Zugriff dritter zu schützen:

- Übergabegespräche bestenfalls in einem geschützten Raum stattfinden lassen.
- Die Zimmerübergabe erfolgt direkt am Patient*innenbett ohne unberechtigte Dritte.
- Das aktuelle Dokumentationssystem der Station sollte Anwendung finden und bestenfalls keine lose Mitschrift.

Die Einsichtnahme in die Patient*innenakte regelt die Rechte zur Einsicht in die Unterlagen von Versterbenden durch Angehörige und Erbenden und ist im § 630g Abs. 3 BGB eingebettet.

Im Rahmen des *Auskunftsrechtes* Art. 15 DS-GVO haben Betroffene die Möglichkeit, Auskunft über die zur eigenen Person verarbeiteten Daten zu bekommen. Das beinhaltet vor allem:

- Datenherkunft
- den Zweck der Verarbeitung, wie beispielsweise die Behandlung im Kranken-

haus oder eine Überleitung in den Pflegedienst.

- Art der verarbeiteten Daten
- den Empfänger*innenkreis, welcher die Daten übermittelt bekommt, was auch die Dauer der Datenspeicherung einbezieht

Alle Betroffenen haben nach Art. 16, 17 und 18 DSGVO das Recht (Althammer 2019):

- Recht auf Berichtigung
- Recht auf Löschung beziehungsweise das Recht auf Vergessen werden
- Recht auf Einschränkung der Verarbeitung

6.2 ArbZG – Arbeitszeitgesetz und Tarifrecht

Wohl kaum ein Gesetz hat seit seinem Inkrafttreten im Jahr 1994 für so viel Aufregung in den Krankenhäusern gesorgt wie das Arbeitszeitgesetz. Die Arbeitszeit als Begriffsbestimmungen im Sinne des Gesetzes unter § 2 ArbZG, ist die Zeit vom Beginn bis zum Ende der Arbeit ohne die Ruhepausen. Arbeitszeiten bei mehreren Arbeitgebenden sind zusammenzurechnen (Neumann et al. 2018).

Praxistipp

Dies spielt bei der Genehmigung von Nebentätigkeiten potenziell eine Rolle. Stellen Mitarbeitende einen Antrag auf Nebentätigkeit, beispielsweise als Nachtwache in einer Privatklinik, so müssen die Arbeitszeiten zusammengerechnet werden. Weiter geregelt ist die Nachtzeit, welche die Zeit von 22 bis 6 Uhr ist.

Praxistipp

TVöD und TV-L legen die Nachtzeit alternativ in der Zeit von 21 bis 6 Uhr fest. Wichtig ist, dass die Nachtarbeit jede Arbeit ist, die mehr als zwei Stunden der Nachtzeit umfasst. Das Wording der

Nachtarbeitnehmer*innen im Sinne des Gesetzes ist anzuwenden, wenn:

- auf Grund der Arbeitszeitgestaltung normalerweise Nachtarbeit in Wechselschicht zu leisten ist
- Nachtarbeit an mindestens 48 Kalendertagen zu leisten ist

Die *Regelarbeitszeit* im § 3 ArbZG beträgt acht Stunden täglich. Sie darf auf zehn Stunden verlängert werden, wenn innerhalb von sechs Kalendermonaten oder innerhalb von 24 Wochen der Durchschnitt von acht Stunden an Werktagen nicht überschritten wird.

Pausenzeitfenster müssen im Voraus festgelegt sein. Nachfolgende Kriterien zur Umsetzung des § 4 des ArbZG müssen zur Gewährung der *Ruhepausen* eingeschlossen sein.

- 30 Minuten Pause bei mehr als sechs bis neun Stunden Arbeitszeit.
- 45 Minuten Pause bei mehr als neun Stunden Arbeitszeit.
- Pausen können aufgeteilt werden, die Mindestdauer beträgt 15 Minuten.
- Nach sechs und nach neun Stunden müssen Arbeitnehmer*innen eine Pause erhalten.

Praxistipp

Pausen können nicht aufgespart werden, um zum Beispiel eine halbe Stunde früher den Dienst zu verlassen, da spätestens nach sechs und nach neun Stunden eine Pause zu geben wie auch zu nehmen ist. Ausnahmen stellen lediglich Dienste dar, welche den Stundenumfang von maximal sechs Stunden täglich haben. Hier muss keine Pause gewährt werden. Dies kann bei Teilzeitkräften interessant werden. Beispiel ist für den Funktionsdienst die Zeit 07:30 Uhr bis 13:30 Uhr als Dienstende. Als Stationsleitung sollten Sie mit den Mitarbeitenden abwägen, was auch im Sinne der Gesunderhaltung zu vereinbaren ist.

Bei der Pausenregelung ist zu beachten, dass die Pause formal die Freizeit des Mitarbeitenden darstellt. Organisationsspezifisch ist in einem Krankenhausbetrieb mit Notfallsituationen und unvorhersehbaren Entwicklungen zu rechnen. Daher besteht weitgehend Einigkeit, dass für jede Station oder Organisationseinheit ein Pausenkorridor schriftlich zu fixieren ist.

Praxisbeispiel

Die Pflegekraft der Zentralen Notaufnahme ist via Telefon erreichbar. Zwischen 2 und 3 Uhr nachts sitzt sie im Dienstzimmer, liest Zeitung und verzehrt ihr mitgebrachtes Essen. Formal hat die Pflegekraft keine Pause gehabt, da sie unmittelbar die Arbeit aufnehmen muss. Es handelt sich um keine Pausen, da die Mitarbeitenden sofort zur Arbeit zurückkehren müssen. Damit besteht ein Zustand der Anspannung und nicht der Entspannung, welcher durch eine Pause erreicht werden soll.
Lösungsvorschläge: Es gibt Möglichkeiten, das Pausenproblem insbesondere im Nachtdienst zu lösen:

- *Zwei Pflegefachkräfte lösen sich zur Pause ab und beaufsichtigen während der Pause den jeweils anderen Bereich:* Dies setzt jedoch organisatorische Maßnahmen des Arbeitgebenden voraus, dass die Schwere der Erkrankung der Patient*innen sowie deren Anzahl verantwortbar ist.

Ablösung durch Springer für die Pausendauer: Die Springertätigkeit bezieht sich hier auf eine räumliche Nähe oder der Etablierung eines Pools, welcher zu definierten Zeiten die Gesamtaufsicht des Bereiches übernimmt.

Die Dauer der Ruhezeit regelt der § 5 des ArbZG und beträgt zwischen zwei Schichten elf Stunden. Sie kann in Krankenhäusern und anderen Einrichtungen zur Behandlung, Pflege und Betreuung von Personen auf zehn Stunden verkürzt werden.

Praxisbeispiel

Eine Pflegekraft hat Frühdienst. Sie möchte an einem Tag der Woche ausschlafen und will den Dienst gegen eine Spätschicht tauschen. Dadurch wird die zehnstündige Ruhezeit nicht erreicht. Die Pflegekraft ist jedoch der Meinung, dies sei durch das Gesetz gedeckt, da sie selbst als Arbeitnehmerin den Tausch wolle und die kürzere Ruhezeit in Kauf nehme. Dürfen Sie als Stationsleitung diesem Tausch daher zustimmen?
Da das ArbZG ein Schutzgesetz ist, kann dem Tausch nicht zugestimmt werden. Auch wissentlich darf gegen das Arbeitszeitgesetz nicht verstoßen werden.

In Krankenhäusern und anderen Einrichtungen zur Behandlung, Pflege und Betreuung von Personen können Kürzungen der Ruhezeit durch Inanspruchnahme während der Rufbereitschaft zu anderen Zeiten ausgeglichen werden, wenn sie nicht mehr als die Hälfte der Ruhezeit betragen. Im § 5 Absatz 3

des ArbZG ist das Verhältnis von Ruhezeit, Bereitschaftsdienst und Rufbereitschaft aufgeführt. Diese komplizierte Regelung im ArbZG bedeutet Folgendes:
Die reguläre Ruhezeit beträgt nach § 5 elf Stunden. Wird in einer Rufbereitschaft weniger als die Hälfte der Ruhezeit, also weniger als 5,5 Stunden gearbeitet, so wird diese Zeit nicht als Arbeitszeit angerechnet. Doch die Inanspruchnahme innerhalb des Rufbereitschaftsdienstes wird immer als Arbeitszeit angerechnet und auch vergütet. Aber wegen § 5 Abs. 3 kann hier die Ruhezeit verkürzt werden, da ein Rufbereitschaftsdienst in der Praxis immer zur Folge hätte, dass der nachfolgende Dienst nicht angetreten werden kann. Es darf daher im Anschluss an diesen Rufbereitschaftsdienst weitergearbeitet werden. Die kürzere Ruhezeit kann zu einem anderen Zeitpunkt ausgeglichen werden. Werden hingegen mehr als 5,5 Stunden im Rufbereitschaftsdienst gearbeitet, muss der Arbeitnehmende nach Hause geschickt werden und darf nicht mehr unmittelbar im Anschluss an den Rufbereitschaftsdienst eine Schicht arbeiten. Das Problem liegt darin, dass man im Voraus nicht weiß, ob mehr oder weniger als 5,5 Stunden Arbeit geleistet wird. Damit gibt es keine Planungssicherheit für die auf den Rufbereitschaftsdienst folgende Schicht.

Durch das Urteil des Europäischen Gerichtshofes vom 03.10.2000 *ist Bereitschaftsdienst grundsätzlich Arbeitszeit* und somit auf die zulässigen täglichen beziehungsweise wöchentlichen Höchstarbeitszeiten von zehn bzw. 60 Stunden anzurechnen. Nachdem die Rechtsprechung des Bundesarbeitsgerichts das Urteil des Europäischen Gerichtshofes bestätigt hat, musste der Gesetzgeber in Deutschland reagieren.

Artikel 4b dieses Gesetzes enthält die Änderung des Arbeitszeitgesetzes. Im Kern wird § 25 *»Übergangsregelung für Tarifverträge«* die größte Bedeutung zugemessen. Danach galt eine Übergangsfrist bis zum 31.12.2005 zur Umsetzung des Grundsatzes des Europäischen Gerichtshofes (EuGH), wonach Bereit-

schaftsdienst Arbeitszeit ist, für bestehende Tarifverträge eingeräumt.

Der Absatz 2 des § 6 ArbZG regelt die Eckdaten zur Nacht- und Schichtarbeit und legt fest, dass die werktägliche Arbeitszeit der Nachtarbeitnehmer*innen acht Stunden nicht überschreiten darf. Allerdings ist eine Erhöhung auf zehn Stunden möglich, wenn innerhalb eines Kalendermonats oder innerhalb von vier Wochen der Durchschnitt von acht Stunden erreicht wird.

> **Praxistipp**
> Die wöchentliche Höchstarbeitszeit beträgt als Regel 48 Stunden (werktäglich höchstens acht Stunden bei der Sechs-Tage-Woche). Sie kann zwar auf zehn Stunden täglich erhöht werden, was dann 60 Wochenstunden ausmacht, allerdings muss innerhalb von sechs Kalendermonaten oder 24 Wochen wieder der Durchschnitt von acht Stunden werktäglich erreicht werden. Bei Nachtarbeit ist innerhalb von einem Kalendermonat oder vier Wochen auszugleichen.
>
> Einen Hinweis bei der Beschäftigung von Mitarbeitenden in Wechselschicht insbesondere der Nachtarbeit. Hier mit dem Fokus der arbeitsmedizinischen Sicht. In dem Kontext der Nachtarbeit wird für Nachtarbeitnehmer*innen eine regelmäßige arbeitsmedizinische Untersuchung gefordert. Dieses Recht steht Arbeitnehmer*innen unter 50 Jahren mindestens alle drei Jahre, nach dem 50. Lebensjahr sogar jährlich zu.

Bedeutsam für die Personalplanung ist, dass ein Nachtarbeitnehmender unter drei Voraussetzungen eine Umsetzung auf einen für ihn geeigneten Tagesarbeitsplatz verlangen kann. Die Voraussetzungen für die Umsetzung an einen Tagesarbeitsplatz sind:

- Wenn die Verrichtung von Nachtarbeit aufgrund der arbeitsmedizinischen Untersuchung den Beschäftigten in seiner Gesundheit gefährdet,

- wenn im Haushalt des Mitarbeitenden ein Kind unter zwölf Jahren lebt, das nicht von einer anderen im Haushalt lebenden Person versorgt werden kann,
- wenn im Haushalt des Mitarbeitenden ein schwerpflegebedürftiger Angehöriger lebt, der nicht von einer anderen im Haushalt lebenden Person versorgt werden kann.

Zur Einschränkung dieses Rechts können vom Arbeitgebenden dringende betriebliche Erfordernisse geltend gemacht werden. Verschärft wird die Sachlage auch dadurch, dass Mitarbeiter*innen auch aus anderen Gründen Tagesarbeitsplätze benötigen. Diese Gründe sind:

- Mitarbeiter*innen mit Wünschen nach dem Teilzeit- und Befristungsgesetz,
- Mitarbeite*rinnen, die aus gesundheitlichen Gründen keine Nachtarbeit mehr leisten dürfen,
- Mitarbeiter*innen, die aufgrund von Kindererziehung oder der Betreuung eines schwerstpflegebedürftigen Angehörigen einen Tagesarbeitsplatz benötigen,
- Mitarbeiter*innen, die nach dem neuen Pflegezeitgesetz bis zu einem halben Jahr Pflegezeit für die Betreuung von Angehörigen nehmen können.

Praxishinweis

Dringende betriebliche Erfordernisse geltend zu machen ist grundsätzlich schwer. Gründe können beispielsweise folgende sein:

- Fusionen
- Auftragsspitzen welche für den Betrieb existenzwichtig sind
- Ungeplante Störfälle wie Systemausfälle
- Krisensituation welche von behördlicher Seite wirksam gemacht werden

Grundsätzlich ist in einem Betrieb mit fünf Mitarbeitenden ein dringendes betriebliches Erfordernis besser zu argumentieren, da die Aufgabenverteilung deutlicher wird. Am Beispiel eines Krankenhauses ist schwer zu rechtfertigen, warum bei hunderten Pflegekräften der eine Antrag aufgrund von Kindererziehung nicht gestattet werden kann.

Im § 7 *Abweichende Regelungen* wird der Aspekt der Flexibilisierung der Arbeitszeit deutlich. Aufgrund von Tarifverträgen oder Betriebsvereinbarungen können Regelungen vereinbart werden, die von den übrigen Normen abweichen. Bedeutsam ist hier natürlich die Rolle der Mitarbeitendenvertretungen, deren Mitwirkung an derartigen Vereinbarungen verhindern soll, dass der Hauptzweck des Gesetzes, nämlich die Sicherheit und den Gesundheitsschutz der Arbeitnehmenden zu gewährleisten, nicht einseitig unterlaufen werden kann. Sind hier entsprechende Vereinbarungen zwischen Personalvertretung und Arbeitgebenden getroffen worden, müssen dienstplanende Stationsleitungen diese natürlich berücksichtigen.

In Krankenhäusern und anderen Einrichtungen zur Behandlung, Pflege und Betreuung von Personen darf entgegen dem allgemeinen Arbeitsverbot an Sonntagen gearbeitet werden. Im § 10 und 11 des ArbZG sind Sonn- und Feiertagsarbeit geregelt. Somit legt der § 11 legt fest, dass 15 Sonntage pro Jahr beschäftigungsfrei sein müssen.

Praxisbeispiel

Pflegekraft A. ist an drei Wochenenden hintereinander zum Dienst eingeteilt. Ist das erlaubt?

Dies ist erlaubt, wenn drei Bedingungen erfüllt sind:

1. es müssen dienstliche oder betriebliche Gründe vorliegen.

2. die Sonntagsarbeit muss innerhalb der nächsten zwei Wochen ausgeglichen werden.
3. die wöchentliche Höchstarbeitszeit darf nicht überschritten werden.

Der Gesetzgebende kennt im Übrigen den Begriff Wochenende nicht. Es gibt lediglich Werktage (zu denen auch der Samstag gehört) sowie Sonn- und Feiertage.

6.3 Gesetzgebung im unmittelbaren Praxisbezug

6.3.1 Urlaub und Dienstplanung

- am Beispiel TVöD und TV-L und Bundesurlaubsgesetz
- Besondere Problemstellungen bei der Dienstplanung
- Besondere Problemstellungen bei der Urlaubsplanung

Neben der Dienstplanung hat die Planung des Jahresurlaubs eine überragende Bedeutung in der Planungs- und Führungsverantwortung der Stationsleitung. Gerade im Zusammenhang mit dem Erholungsurlaub gilt es auch, auf Vorstellungen der Mitarbeiter*innen der jeweiligen Organisationseinheit einzugehen.

Urlaubsregelungen (Bayreuther et al. 2022) im TVöD, TV-L und Bundesurlaubsgesetz (Keller und Augusten 2023)

Der Erholungsurlaub nach § 26 TVöD und TV-L regelt, wie das Bundesurlaubsgesetz, dass das Kalenderjahr als Urlaubsjahr festgelegt ist.

Praxisbeispiel

Pflegkraft A. möchte fünf Tage Urlaub in das nächste Jahr übertragen, da Pflegkraft A. im Februar eine Woche für den Winterurlaub plant. Die Pflegedienstleitung

hat eine Dienstanweisung erlassen, wonach nur in dienstlich oder betrieblich begründeten Ausnahmefällen Urlaub in das nächste Kalenderjahr übertragen werden darf.

Dürfen Sie als Stationsleitung der Krankenschwester die fünf Tage Übertrag gewähren?

Als Stationsleitung ist dies unzulässig, da hier keine dienstlichen oder betrieblichen Gründe vorliegen. Die Dienstanweisung der Pflegedienstleitung ist für Sie als Stationsleitung bindend.

Die Anweisung der Pflegedienstleitung ist auch korrekt, da der TVöD und der TV-L das Urlaubsjahr dem Kalenderjahr gleichsetzen. Im Übrigen hat die Pflegkraft A. im neuen Kalenderjahr bereits wieder einen neuen Urlaubsanspruch erworben, aus dem der Winterurlaub bestritten werden kann.

Die Protokollerklärung zu Absatz 1 Satz 6 des TVöD und des TV-L weist darauf hin, dass der Urlaub grundsätzlich zusammenhängend gewährt werden soll, wobei ein Anteil von zwei Wochen angestrebt werden soll. *Grundsatz ist, dass Urlaub der Wiederherstellung der Arbeitskraft dient.* Hier wird deutlich, was die Tarifvertragsparteien und auch Gesetzgebende mit dem Erholungsurlaub erreichen wollen. Es geht dabei um die Aufrechterhaltung der Arbeitskraft.

§ 26 Absatz 2 des TVöD und des TV-L verweist für alle anderen Regelungen, auch auf das Bundesurlaubsgesetz (BUrlG), das deshalb an dieser Stelle behandelt wird.

Der volle Urlaubsanspruch, im BUrlG als Wartezeit benannt, wird erstmalig nach sechs Monaten im Arbeitsverhältnis erreicht. Während dieser Zeit, die der Probezeit entspricht, erwirbt der Beschäftigte pro Monat ein Zwölftel des Jahresurlaubs. Natürlich kann der erworbene Anspruch auch schon während der Probezeit gegeben werden.

Praxisbeispiel

Pflegekraft B. arbeitet in einer Altenpflegeeinrichtung. Er ist 46 Jahre alt. Wegen einer dringenden Familienangelegenheit beantragt er nach 3 Monaten 10 Arbeitstage Urlaub innerhalb der sechsmonatigen Probezeit. Darf die Stationsleitung diesen genehmigen?

Als Stationsleitung dürfen Sie den Urlaunde nicht ohne Rücksprache genehmigen. Pflegekraft B. hat einen Urlaubsanspruch nach der Probezeit von 30 Tagen im Kalenderjahr. Davor hat Pflegekraft B. einen Anspruch von einem Zwölftel pro Monat, das sind nach drei Monaten 7,5 Tage. Würde die Stationsleitung die 10 Tage genehmigen und Pflegekraft B. käme nicht zurück und würde kündigen, kann der Arbeitgeber die 2,5 zu viel gegebenen Urlaubstage nicht in Geld zurückfordern (§ 5 Absatz 3 BUrlG).

Der Grundsatz legt unter anderen Zeitpunkt, Übertragbarkeit und Abgeltung des Urlaubs fest. Bei der Urlaubsplanung müssen die Wünsche der Beschäftigten berücksichtigt werden, sofern dem nicht dringende betriebliche Gründe entgegenstehen. Zudem soll der Urlaub zusammenhängend gewährt werden. Wichtig für die Dienstplanung ist auch der Satz 2 im ersten Absatz. Dem Arbeitnehmenden ist auf Antrag nach einer medizinischen Vorsorgemaßnahme oder nach einer Rehabilitation der Urlaub unmittelbar im Anschluss an diese zu gewähren.

§ 7 BurlG, Absatz 4 legt den Zeitpunkt legt fest, dass Urlaub, der wegen Beendigung des Arbeitsverhältnisses nicht genommen werden kann, in Geld abzugelten ist.

Praxisbeispiel

Pflegekraft C. (41 Jahre alt) möchte zum 31. Juli einen Auflösungsvertrag, da der*die Ehepartner*in überraschend ins Ausland versetzt wurde. Die Urlaubsplanung für die Ferienmonate ist abgeschlossen sowie die Urlaube längst genehmigt. Würde Pflegekraft C jetzt noch den ihr zustehenden Urlaub von 18 Tagen (30 Tage, davon sieben zwölftel, einmal aufgerundet) erhalten, wäre die Patient*innenversorgung gefährdet. Aus betrieblichen Gründen wird der Urlaubsanspruch daher abgegolten.

Wird ein*e Arbeitnehmer*in während des Urlaubs krank, werden die durch ein ärztliches Zeugnis *nachgewiesenen Krankheitstage* nicht auf den Urlaub angerechnet (§ 9 BUrlG).

Praxisbeispiel

Die Pflegekraft D. erkrankt im Urlaub. Pflegekraft D. geht folgerichtig zur ärztlichen Abklärung, druch welche Pflegekraft D. für eine Woche krankgeschrieben wird. Die Pflegekraft D. schickt die Bescheinigung an ihren Arbeitgebenden. Dort trifft die Bescheinigung am letzten Krankheitstag ein.

Wie viele Urlaubstage werden der Pflegekraft nicht angerechnet?

Lediglich ein Urlaubstag wird nicht angerechnet. Da die Pflegekraft D. ihre Erkrankung nicht unverzüglich gemeldet hat, werden nur die Urlaubstage ab Eingang der ärztlichen Bescheinigung beim Arbeitgebenden nicht angerechnet. Dies war im vorliegenden Fall der letzte Krankheitstag. Nach Ablauf des Urlaubs bzw.

nach Ablauf der Erkrankung (wenn diese länger als der Urlaub dauert) müssen Angestellte die Arbeit wieder aufnehmen. Der nicht angerechnete Urlaub wird erneut festgesetzt.

Praxisbeispiel

Pflegekraft E. erkrankt während des Erholungsurlaubes. Die Krankheit dauert länger an, als der Urlaub ist. Insgesamt zehn Urlaubstage gelten als nicht genommen, weil Pflegekraft E. die Erkrankung unverzüglich gemeldet und eine ärztliche Bescheinigung vorgelegt hat. Nach Ablauf der Erkrankung muss sich Pflegekraft E. zum Dienst melden. Die verbleibenden zehn Urlaubstage werden von der Stationsleitung erneut festgelegt.

Die Stationsleitung hat die dienstlichen und betrieblichen Belange bei der Urlaubsplanung zu berücksichtigen. Dies gilt in erster Linie für die Sicherstellung der pflegerischen Versorgung der Patient*innen. Da die Urlaubsplanung abgeschlossen ist, hat Pflegekraft E. dennoch krankheitsbedingt nunmehr noch zehn Urlaubstage zu erhalten. Es ist die Aufgabe der Stationsleitung, diese zehn Urlaubstage der Pflegekraft E. dort einzuplanen, wo es von den dienstlichen Belangen her am besten möglich ist. Wünsche, der Pflegekraft E., sind bestenfalls mit einzubeziehen.

Der § 27 im TVöD und des TV-L legt fest, dass Beschäftigte, die ständig Wechselschichtarbeit oder Schichtarbeit leisten

- bei Wechselschicht für je zwei zusammenhängende Monate
- bei Schichtarbeit für je vier zusammenhängende Monate einen Arbeitstag Zusatzurlaub erhalten.

Damit können bis zu neun Tage *Zusatzurlaub* erreicht werden!

Arbeitsbefreiungen bestehen für folgende Anlässe:

Tab. 6.3: Gründe für Arbeitsbereiung und max. Anzahl an Befreiungstagen.

Grund Arbeitsbefreiung	Anzahl Tage
Niederkunft der Ehefrau	1
Tod des Ehegatten, eines Kindes oder Elternteils	2
25- und 40jähriges Dienstjubiläum	1
Umzug aus dienstlichen/betrieblichen Gründen an einen anderen Ort	1
schwere Erkrankung	4
ärztliche Behandlung von Beschäftigten, wenn diese während der Arbeitszeit erfolgen muss.	erforderliche nachgewiesene Abwesenheitszeit einschließlich erforderlicher Wegezeiten.

Praxistipp

Besondere Hürden bei der Dienstplangestaltung

Wunschplan oder Wunschkalender
Ziel dieses Konstruktes ist es, die Mitarbeitenden bei der Planung einzubeziehen und nach den individuellen Bedürfnissen bestmöglich auszurichten. Im Kern soll also die Erreichung einer größeren Mitarbeitendenzufriedenheit erreicht werden. Bei diesem Konstrukt besonders zu beachten sind:

- Mitarbeiter*innen erwarten, der Wunschkalender sei eine Einrichtung, die von der Stationsleitung geführt werden müsse, es bestehe also gleichsam ein Rechtsanspruch darauf.
  → Dem ist natürlich nicht so. Ein solcher Kalender ist ein Entgegenkommen der Stationsleitung im Rahmen der Mitarbeitendenmotivation.
- Mitarbeiter*innen haben die Erwartungshaltung, die Stationsleitung müsse Wunschdienste im Kalender bei der Dienstplanung berücksichtigen.
  → Auch dies ist nicht korrekt. Der Eintrag von Wunschdiensten gleicht einem Antrag – eben einem Wunsch – der auch abgelehnt werden kann. Er muss darüber hinaus abgelehnt werden, wenn der Wunsch des Mitarbeitenden mit den betrieblichen oder dienstlichen Erfordernissen kollidiert.
- Ein kritischer Punkt bei der Benutzung von Wunschkalendern stellt die Anzahl der Einträge dar.
  → Die Stationsleitung muss deutlich machen, welche Kriterien zu Grunde liegen.
  → Bestimmte Tagesanzahl oder Wunschanzahl der Tage bis hin zu einer vollumfänglichen Planung.

- Zentrale Frage, wie weit im Voraus Wünsche in den Kalender eingetragen werden dürfen.
  → Hier empfiehlt sich eine Einschränkung wie beispielsweise ein Monat oder ein Quartal im Voraus.

Mitarbeitendenwünsche sind im Rahmen der Rolle der Stationsleitung zwingend zu berücksichtigen und mit dem betrieblichen Ziel sowie der Ausrichtung in Deckung zu bringen (Dostal 2017).

Diensttausch

Trotz vorheriger bestmöglicher Planung kommt es immer wieder vor, dass Mitarbeiter*innen den geplanten Dienst gegen einen anderen Dienst eintauschen wollen. Dies sollte nach strengen Kriterien gehandhabt werden. Der Krankenhausbetrieb ist ein Unternehmen mit Arbeitgebenden- und Arbeitnehmendenpflichten. Es ist grundsätzlich völlig in Ordnung, den Mitarbeiter*innen im Schichtdienst entgegenzukommen. Grundsatz also: Diensttausch nur nach Regeln.

Beim Diensttausch empfiehlt es sich einige Punkte zu berücksichtigen:

- Es tauschen Mitarbeiter*innen mit annähernd gleichwertiger Berufserfahrung.
- Die Bestimmungen des Arbeitszeitgesetzes dürfen durch den Tausch nicht verletzt werden.

Ein Diensttausch ist durch die Stationsleitung zu genehmigen. Ebenso tragen Sie den Diensttausch im Dienstplan ein, wobei es sich bewährt hat, durch eine entsprechende Markierung deutlich zu machen, dass es sich um einen Tausch auf Wunsch der Mitarbeitenden handelt. Dies kann von Bedeutung sein, wenn ein Mitarbeitende darüber klagt, dass er beispielsweise zu häufig Spätdienst habe.

Dienst statt Frei

Praxisbeispiel

Die Pflegekraft A. hat Montag und Dienstag Freizeitausgleich für einen abgeleisteten Wochenenddienst. Am Montag wird sie um 9 Uhr von der Stationsleitung angerufen und aufgefordert, am Dienstag Frühdienst zu machen, da es wegen Krankheit zu Engpässen auf der Station komme. Muss Pflegekraft A dieser Aufforderung Folge leisten oder wäre es eine Arbeitsverweigerung, wenn sie diesen Dienst ablehnt?

Hierzu empfiehlt es sich mit der zuständigen Personalvertretung eine Dienstvereinbarung zu schließen. Andernfalls gelten die Grundsätze des *Weisungsrechtes* beziehungsweise des *Direktionsrechtes*, die zu beachten sind. Diese sind im § 106 der Gewerbeordnung (GewO) festgehalten:

Der Arbeitgeber kann Inhalt, Ort und Zeit der Arbeitsleistung nach billigem Ermessen näher bestimmen, soweit diese Arbeitsbedingungen nicht durch den Arbeitsvertrag, Bestimmungen einer Betriebsvereinbarung, eines anwendbaren Tarifvertrages oder gesetzliche Vorschriften festgelegt sind. Dies gilt auch hinsichtlich der Ordnung und des Verhaltens der Arbeitnehmer*innen im Betrieb. Bei der Ausübung des Ermessens hat der Arbeitgebende auch auf Behinderungen des Arbeitnehmers Rücksicht zu nehmen.

Die Praxis zeigt hier in den letzten Jahren eine große Diversität an Möglichkeiten des Ausfallmanagements. Hier stichpunktartig, ohne Anspruch auf Vollständigkeit, da der Umfang der einzelnen Maßnahmen eine permanente Evolution unterliegt.

- Flexibilitätsmanagement (Geld oder andere Benefits)
- Spezielles Poolkonzept zu Absicherung der Dienste
- Arbeitnehmer*innenüberlassung

- Dienstvereinbarungen
- Bereichsübergreifende Vertretungsbereitschaft
- Förderung einer *Geben und Nehmen Kultur*
- Priorisierung von Arbeitsaufgaben durch das Pflegemanagement
- Abmelden von Strukturen bei der Leitstelle für eine gewisse Zeit
- Entlastungstarifverträge
- Tarifvertrag als Grundlage der Regelung

Der Grundsatz ist: so viel Planung wie möglich, so viel Flexibilität wie nötig (Prölß et al. 2019).

Beispiel für ein einzuhaltendes Dienstplanregelwerk

Sicherlich ist es wichtig für alle klare Regeln im Umgang mit dem Dienstplan aufzustellen. Dies fördert eine Transparenz. In Anlehnung an Dostal (2017) ist nachfolgend ein Vorschlag für ein Dienstplanregelwerk aufgeführt.

- Kein*e Mitarbeiter*in arbeitet mehr als sieben Tage hintereinander
- Maximal werden zwei Wochenenden hintereinander gearbeitet
- Am Jahresende hat jede*r Mitarbeiter*innen nicht mehr als 26 Sonntage gearbeitet
- Gleichmäßige Feiertagsverteilung auf alle Mitarbeiter*innen im Jahr
- Zu jeder Urlaubswoche gehört ein Wochenende
- Nach dem Urlaub wird mit einem Spätdienst begonnen
- Vor dem Urlaub wird mit einem Frühdienst aufgehört
- Kein Wechsel Spätdienst auf Frühdienst
- Der geplante Urlaub steht über allem
- Nachtdienstnächte sind anschließende Frei-Tage
- Mündliche Vereinbarungen haben Gültigkeit
- Früh- und Spätdienste sind auf die Mitarbeiter*innen gleichmäßig verteilt

- Weihnachten/Neujahr sowie Ostern und Pfingsten verplanen die Mitarbeiter*innen selbst

Besondere Hürden bei der Urlaubsplanung

Die Grundlagen sind zur Erinnerung im Bundesurlaubsgesetz beschrieben. Die wichtigsten sind, ohne wertende Reihung, der Anspruch, die Dauer, der Zeitpunkt, die Übertragung, das Urlaubsentgelt und die Regelung bei Erkrankung. Grundsätzlich ist der Urlaub gleichmäßig über das ganze Jahr zu nehmen.

Urlaubsberechnung

Um eine vernünftige Urlaubsplanung erstellen zu können, müssen die Stationsleitungen wissen, wie viele Mitarbeiter*innen an jedem Arbeitstag in Urlaub sein müssen, damit am Ende des Urlaubsjahres (31.12.) alle Urlaube gewährt worden sind (Dostal 2017).

Dies erfolgt nach der Formel:

$$\frac{\text{Zahl der Mitarbeitenden} - \text{Urlaubsanspruch}}{\text{Anzahl der Arbeitstage}}$$

- Dabei muss der Zusatzurlaub eingerechnet werden.
- Bei der Ermittlung der Mitarbeitendenanzahl bildet die Frage, ob eine freie Stelle im Laufe des Urlaubsjahres besetzt wird und gegebenenfalls wann, eine unbekannte Größe, da davon wiederum abhängt, wie viele Urlaubstage neue Mitarbeitende erhalten.
- Die Gesamtzahl der Arbeitstage hängt von der Anzahl der Feiertage und deren Lage ab. Beachtenswert ist hierbei auch das jeweilige Bundesland.

Praxisbeispiel Urlaubsberechnung 1

Eine Station hat 15 Vollkraftstellen, die zur Zeit der Urlaubsplanung alle besetzt sind. Sie als Stationsleitung errechnen (▶ Tab. 6.4):

Tab. 6.4: Beispielberechnung 1/Anzahl Mitarbeitende im Urlaub pro Tag.

Erholungsurlaub aller 15 Mitarbeiter*innen zusammen / 30 Grundurlaub	450 Tage
Zusatzurlaub der Mitarbeiter*innen in Wechselschicht / 9 Tage	135 Tage
Schwerbehindertenurlaub / beispielhaft 5 Tage für einen Mitarbeitenden	5 Tage
Gesamt	590 Tage
590 Tage Gesamtanspruch: 250 Arbeitstage (in Mecklenburg-Vorpommern für 2023) = 2,36 Mitarbeitende	

An jedem Arbeitstag müssen somit zwei Mitarbeiter*innen im Urlaub sein, um am Ende des Urlaubsjahres den gesamten Urlaubsanspruch der Mitarbeiter*innen abgegolten zu haben. Für jeden Tag, an dem kein Mitarbeiter in Urlaub ist, muss dann an einem anderen Tag die doppelte Anzahl in Urlaub sein.

Praxisbeispiel Urlaubsberechnung 2

Eine Station hat 15 Vollkraftstellen, die zur Zeit der Urlaubsplanung alle besetzt sind. Hierbei mit der Aufteilung von Teilzeitfaktoren. Dabei haben vier Mitarbeitende eine Anstellung zu 0,75 Vollkraftstellen, vier Mitarbeitende eine Anstellung zu 0,5 Vollkraftstellen und 10 Personen eine Anstellung mit je 1 Vollkraftstelle. Sie als Stationsleitung errechnen (▶ Tab. 6.5):

Tab. 6.5: Beispielberechnung 2/Anzahl Mitarbeitende im Urlaub pro Tag.

Erholungsurlaub aller 18 Mitarbeiter*innen zusammen / 30 Grundurlaub	540 Tage
Zusatzurlaub der Mitarbeiter*innen in Wechselschicht / 9 Tage	162 Tage
Schwerbehindertenurlaub / beispielhaft 5 Tage für einen Mitarbeitenden	5 Tage
Gesamt	707 Tage
707 Tage Gesamtanspruch: 250 Arbeitstage (in Mecklenburg-Vorpommern für 2023) = 2,83 Mitarbeitende	

An jedem Arbeitstag müssen somit drei Mitarbeiter*innen im Urlaub sein, um am Ende des Urlaubsjahres den gesamten Urlaubsanspruch der Mitarbeiter*innen abgegolten zu haben.

Praxistipp

In der unterschiedlichen Berechnung ist ersichtlich wie viele Urlaubstage gezielt geplant werden müssen. Der Urlaubszeitraum ist das gesamte Kalenderjahr. Es ist wichtig darauf zu achten, dass der Urlaub für alle Mitarbeitenden gleichmäßig verplant wird (Dostal 2017).

Auch mit dieser Kenngröße im Hintergrund müssen tatsächlich noch Resturlaubstage mit in das nächste Kalenderjahr genommen werden, liegt auf der Hand. Neu eingestellte Mitarbeiter*innen können möglicherweise ihren Urlaubsanspruch wegen der Probezeit noch nicht in Anspruch nehmen; Krankheit im Urlaub führt zur Stornierung und damit zu einer Neuvergabe durch die Stationsleitung. Unter Umständen können auch einmal dienstliche Gründe zu einer Verschiebung in das nächste Kalenderjahr führen.

Die Urlaubsplanung

Wichtig ist die Einbettung der Urlaubswünsche der Mitarbeitenden und hierbei die Anwendung des § 7 des Bundesurlaubsgesetzes. Im Wortlaut gilt:

- Bei der zeitlichen Festlegung des Urlaubs sind die Urlaubswünsche des Arbeitnehmenden zu berücksichtigen,
- es sei denn, dass ihrer Berücksichtigung dringende betriebliche Belange oder Urlaubswünsche anderer Arbeitnehmer*innen, die unter sozialen Gesichtspunkten den Vorrang verdienen, entgegenstehen.
- Der Urlaub ist zu gewähren, wenn der Arbeitnehmende dies im Anschluss an eine Maßnahme der medizinischen Vorsorge oder Rehabilitation verlangt.

Praxistipp

Was genau unter sozialen Gesichtspunkten zu verstehen ist, ist dass Menschen mit demselben Merkmal nicht benachteiligt werden. In der Praxis ergibt sich daher oft folgende Reihung der Mitarbeitenden mit demselben Merkmal:

- Schulpflichtiges Kind beziehungsweise Kinder
- (Ehe-)partner*in hat definierten Urlaub und ist:
  - verbeamtet, Lehrer*in, studiert oder Soldat*in
- Urlaubsinanspruchnahme der letzten Jahre
  - Gleichverteilung Winterferien und Herbstferien sowie Ostern und Pfingsten
  - Die sechs Wochen der Sommerferien können zusammenhängend für zwei Wochen oder für drei Wochen gewährt werden.

Gerade der Einzug der Datenschutzgrundverordnung hat die öffentlichen Teambesprechungen im Rahmen einer Urlaubsbesprechung enorm erschwert. *Grundsatz ist, dass die Ansprachen zwischen Mitarbeitenden und Führungskraft erfolgen.* Die Verantwortung ins Team zu geben ist unter diesen Rahmenbedingungen organisatorisch kaum möglich.

Praxisbeispiel

Auf Station M1 können zwei Mitarbeiter*innen pro Arbeitstag in Urlaub gehen. Es gibt aber vier Mitarbeiter*innen mit schulpflichtigen Kindern, die alle in den Sommerferien in Urlaub gehen möchten.

Lösungsmöglichkeit:
Zunächst sollte die Stationsleitung die Einigung der vier Mitarbeiter*innen prüfen und nach objektiven Kriterien einschätzen. Dazu gibt es mehrere Möglichkeiten:

- Die Urlaube werden über alle Schulferien verteilt.
- Anhand der vergangenen Dienstpläne wird ermittelt, wer in den letzten Jahren während der Sommerferien in Urlaub war und danach gleichmäßig verteilt.
- Es wird bereits im Voraus die Reihenfolge besprochen, in der diese vier Mitarbeiter*innen in den nächsten Jahren in Urlaub gehen.
- Die Ferien werden bei der Verteilung entsprechend berücksichtigt. (Bestenfalls eine Aufteilung zwischen: Ostern oder Pfingsten/Weihnachten oder Silvester/Winter- oder Herbstferien

6.3.2 MuSchG – Mutterschutzgesetz

Das Mutterschutzgesetz ist ein Schutzgesetz. Dies bedeutet, dass sowohl Arbeitgebende wie auch die Arbeitnehmer*innen zur Befolgung verpflichtet sind. Aufsichtsbehörde ist regelhaft das örtliche Landesamt für Gesundheit und Soziales (LAGuS). Von besonderer Bedeutung für die Dienstplanung sind zunächst einmal diejenigen Paragrafen des MuSchG, die unmittelbare Auswirkungen auf die Einsatzzeiten haben. Die Paragraphen 3 bis 9 und 16 kommen hier zum Tragen.

Die aktuellen gültigen Dokumente sind auf den entsprechenden Seiten des *Landesamts für Gesundheit und Soziales* zu entnehmen. Für Mecklenburg-Vorpommern sind beispielsweise im Jahr 2023 zwei Dokumente Verfügbar (Bieresborn 2022):

- Mitteilung über die Beschäftigung einer schwangeren oder stillenden Frau gemäß § 27 Abs. 1 und Auskünfte gemäß § 27 Abs. 2 MuSchG

- Antrag auf Genehmigung der Beschäftigung einer Schwangeren/Stillenden in der Zeit zwischen 20:00 Uhr und 22:00 Uhr gem. § 28 Abs. 1 Mutterschutzgesetz (MuSchG)

Neben diesen Angeboten besteht die Möglichkeit der Bestellung sowie des Downloads von Broschüren: https://www.lagus.mv-regierung.de/Arbeitsschutz/Sozialer-Arbeitsschutz/Mutterschutz/

Praxistipp

Unmittelbar nach Anzeige der Schwangerschaft haben Sie die Pflicht, die Mitteilung über die Beschäftigung einer schwangeren oder stillenden Frau gemäß § 27 Abs. 1 und Auskünfte gemäß § 27 Abs. 2 MuSchG, mit der werdenden Mutter auszufüllen und an die Zuständige Behörde zu senden.

Es empfiehlt sich nach dem Gespräch der werdenden Mutter eine Kopie mitzugeben.

Die *Inhalte der Mitteilung*, über die Beschäftigung einer schwangeren oder stillenden Frau gemäß § 27 Abs. 1 und Auskünfte gemäß § 27 Abs. 2 MuSchG, sollen hier kurz dargelegt werden. Die wesentlichen Inhalte sind:

- Angaben aufgrund von § 27 Abs. 1 MuSchG
  - Beschäftigtenstatus und Angabe des Namens mit voraussichtlichen Entbindungstermin
- Angaben zum bisherigen Arbeitsplatz
  - Ausführende Tätigkeit und Beruf mit eventueller Heimarbeit
  - Arbeitszeit wöchentlich, auch mit Angabe der Sonntagsarbeit sowie der Feiertagsarbeit
  - Randzeitenabfrage vor 06:00 Uhr und nach 20:00 Uhr
- Gefährdungsbeurteilung der bisherigen beruflichen Tätigkeit nach § 5 Arbeits-

schutzgesetz (ArbSchG) in Verbindung mit § 10 MuSchG
  - Hierbei sind zehn Items mit ja oder nein zu beantworten. Es geht hierbei um die Angaben vor Bekanntwerden der Schwangerschaft.
  - Inhalte sind beispielartig das Tragen von Lasten, Aussetzen von Lärm, Aussetzen von ionisierender Strahlung, Aussetzen erhöhter Unfallgefahren bis zum Umgang mit Biostoffen.
  - zusätzliche Angaben bei Beschäftigung im Gesundheitswesen:
    - Umgang mit Zytostatika
    - Umgang mit infizierten Personen bzw. mit potenziell infektiösem Material (z. B. Blut, Körpersekret, Untersuchungsgut, Wäsche, Verbandsmaterial)
    - Assistierte bei Operationen, Punktionen oder Injektionen oder führte diese selbst aus
- Liegt eine individuelle betriebsärztliche Stellungnahme vor?
- Veranlasste Schutzmaßnahmen aufgrund des Ergebnisses der Gefährdungsbeurteilung
  - Angaben zur pozentiellen Änderung der Arbeitsbedingungen
- Angaben zum jetzigen Arbeitsplatz bzw. der derzeitigen Arbeitszeit
  - Wichtig ist, ob die festgestellten Gefährdungen damit ausgeschlossen werden.
- Mitteilungen nach § 27 Abs. 1 Satz 1 Nr. 2 MuSchG
  - Beinhalten, ob die Absicht besteht eine schwangere oder stillende Frau in Ausbildung nach § 5 Absatz 2 MuSchG an Ausbildungsveranstaltungen bis 22 Uhr teilnehmen zu lassen oder
  - eine schwangere oder stillende Frau nach den Vorgaben des § 6 MuSchG an Sonn- und Feiertagen zu beschäftigen
    - → *WICHTIG*: Vorliegen einer Einverständniserklärung der Frau.

- wurde ein ärztliches Beschäftigungsverbot oder teilweises Beschäftigungsverbot nach § 16 MuSchG ausgesprochen.

Der Antrag auf *Genehmigung der Beschäftigung einer Schwangeren/Stillenden* in der Zeit zwischen 20:00 Uhr und 22:00 Uhr gem. § 28 Abs. 1 Mutterschutzgesetz (MuSchG), beinhalten den Wunsch der Mutter unter Angabe der Beschreibung der auszuführenden Tätigkeit, dass eine schwangere oder stillende Frau in der Zeit zwischen 20:00 Uhr und 22:00 Uhr beschäftigt werden möchte.

Praxistipp
Positivliste für eine schwangere Mitarbeiterin

Tätigkeiten, die eine schwangere Frau potenziell verrichten kann:

- Alle Gefährdungsbeurteilungen der bisherigen beruflichen Tätigkeit nach § 5 Arbeitsschutzgesetz (ArbSchG) in Verbindung mit § 10 MuSchG müssen ausgeschlossen sein.
- Individuellen Wunsch der werdenden Mutter zwingend beachten
- Betriebsärztlichen Dienst einbeziehen
- Mentoring für Auszubildende und deren Anleitung
- Mentoring im Rahmen einer neuen Einarbeitung
- Tätigkeiten im patient*innenfernen Kontakt (z. B. im Sekretariat)

Praxisbeispiel

Die schwangeren Mitarbeiter*innen teilen Ihnen in der Funktion als Stationsleitung ihre Schwangerschaft nicht mit. Sie glauben aber, eine Schwangerschaft zu erkennen. Dürfen Sie die vermeintliche Schwangerschaft ignorieren?

Lösungsvorschlag:
Als Stationsleitung müssen Sie hier unbedingt handeln. Das MuSchG spricht lediglich davon, dass eine Schwangerschaft vorliegen muss, um die Schutzbestimmungen wirksam werden zu lassen. *Es spricht nicht von einer mitgeteilten Schwangerschaft.* Sie sollten hier ein Gespräch unter vier Augen mit der Beschäftigten führen. Sollte diese jedoch eine Schwangerschaft weiterhin in Abrede stellen, sind auch für Sie als Stationsleitung die Grenzen des Machbaren erreicht.

Praxisbeispiel

Eine Mitarbeiterin teilt der Stationsleitung mit, dass eine Schwangerschaft vorliegt. Gleichzeitig wird die Bitte kommuniziert, den Kolleg*innen der Station nichts davon sagen.

Lösungsvorschlag:
Weisen Sie die werdende Mutter auf die notwendigen Änderungen hin und teilen Sie mit, wann Sie den Dienstplan ändern müssen, was auch im Interesse der betroffenen Kolleg*innen so rasch wie möglich geschehen muss. Sollte die schwangere Mitarbeiterin bis dahin die Kolleg*innen nicht informiert haben, ändern Sie die Dienstplanung. Die Schutzvorschriften sind hierbei betrachtet ein höherwertiges Gut.

Der § 7, Satz 2 schreibt fest, dass der stillenden *Mutter in den ersten zwölf Monaten täglich* mindestens zweimal die erforderliche Zeit zum Stillen, mindestens jedoch zweimal eine halbe Stunde oder einmal täglich eine Stunde Stillzeit gewährt werden muss. Bei mehr als acht Stunden Arbeitszeit erhöht sich die Stillzeit auf zweimal 45 Minuten beziehungsweise, wenn in der Nähe der Arbeitsstätte keine Stillgelegenheit vorhanden ist, einmal neunzig Minuten. Die Stillzeit ist Arbeitszeit.

Praxisbeispiel

Eine Mitarbeiterin stillet zwei Jahre nach der Geburt. Wie lange muss der Arbeitgebende die Stillzeit als Arbeitszeit gewähren?

In § 7 ist die Dauer der Stillzeit beschrieben. Demnach soll der Arbeitgebende eine stillende Frau auf ihr Verlangen während der ersten zwölf Monate nach der Entbindung für die zum Stillen erforderliche Zeit freistellen. Stillzeiten, die darüber hinaus andauern, muss die Mutter daher als Freizeit nehmen.

Die §§ 4, 5 und 6 des MuSchG legen fest, dass werdende Mütter nicht mit Mehrarbeit und nicht in der Nacht zwischen 20 und 6 Uhr beschäftigt werden dürfen, sowie nicht an Sonn. und Feiertagen. Somit liegt ein Verbot von Mehrarbeit, Verbot von Nachtarbeit und Verbot von Sonntagsarbeit und Feiertagsarbeit vor. Eine Ausnahme vom Verbot der Sonn- und Feiertagsarbeit nach § 10 Arbeitszeitgesetz ist zulässig, wenn der Frau in der anschließenden Folgewoche eine ununterbrochene Ruhezeit von mindestens elf Stunden sowie ein Ersatzruhetag gewährt wird.

Praxisbeispiel

Eine Beschäftigte meldet der Stationsleitung die Schwangerschaft. Gleichzeitig möchte sie aber die etwa einmal monatlich anfallenden Nachtdienste weiterhin ableisten. Dürfen Sie zustimmen?

Nein, denn auch die Beschäftigte selbst hat keine Möglichkeit, die zu ihrem Schutz erlassene Vorschrift, außer Kraft zu setzen. Die Arbeitszeit kann auf Antrag der Beschäftigen bis 22:00 Uhr ausgeweitet werden.

Die Kündigung gegenüber einer Frau ist in folgenden Situationen unzulässig und gleicht einem Kündigungsverbot:

- während der Schwangerschaft
- bis zum Ablauf von vier Monaten nach einer Fehlgeburt nach der zwölften Schwangerschaftswoche
- bis zum Ende der Schutzfrist nach der Entbindung, mindestens jedoch bis zum Ablauf von vier Monaten nach der Entbindung

Für die Berechnung des Anspruchs auf bezahlten Erholungsurlaub gelten die Ausfallzeiten wegen eines Beschäftigungsverbots als Beschäftigungszeiten. Hat eine Frau ihren Urlaub vor Beginn eines Beschäftigungsverbots nicht oder nicht vollständig erhalten, kann sie nach dem Ende des Beschäftigungsverbots den Resturlaub im laufenden oder im nächsten Urlaubsjahr beanspruchen. Somit regelt der § 24 des MuSchuG ein *Fortbestehen des Erholungsurlaubs* bei vorliegenden Beschäftigungsverbot (Bieresborn 2022).

Unterlagen hinsichtlich des MuSchG finden Sie im ▸ elektronischen Zusatzmaterial.

6.3.3 JarbSchG – Jugendarbeitsschutzgesetz

Die Bestimmungen des JArbSchG im Rahmen der Dienstplanung kommen in erster Linie beim Einsatz von 16-jährigen Auszubildenden oder von Praktikant*innen zum Tragen. Jugendliche im Sinne dieses Gesetzes sind Beschäftigte, die mindestens 15 Jahre, aber noch nicht 18 Jahre alt sind (Studier 2023a).

Die *Dauer der Höchstarbeitszeit* beträgt acht Stunden täglich und höchstens 40 Stunden wöchentlich.

Die in § 11 festgelegten *Ruhepausen* unterscheiden sich von denen erwachsener Arbeitnehmender:

- 30 Minuten bei mehr als viereinhalb bis sechs Stunden Arbeitszeit,
- 60 Minuten bei mehr als sechs Stunden Arbeitszeit.

- Als Ruhepause gilt nur eine Arbeitsunterbrechung von mindestens 15 Minuten.

Auch die *täglich zu gewährende Ruhezeit*, also die Zeit zwischen zwei Schichten, ist bei Jugendlichen länger, nämlich mindestens 12 Stunden.

Der § 14 legt die Arbeitszeit der Jugendlichen auf die Zeit von 6 bis 20 Uhr fest. Somit besteht formal eine *Nachtruhe*. Dies ist kein Hindernis für den Nachtwachen-Einsatz während der Krankenpflegeausbildung, da dieser meist im dritten Ausbildungsjahr erfolgt und die Krankenpflegeschüler*innen damit über 18 Jahre alt sind. In mehrschichtigen Betrieben dürfen Jugendliche über 16 Jahre bis 23.00 Uhr beschäftigt werden.

Jugendliche dürfen nur *fünf Tage in der Woche* beschäftigt werden. Die beiden Ruhetage sollen möglichst aufeinander folgen.

Nach den §§ 16 und 17 dürfen Jugendliche eigentlich nicht an Samstagen und Sonntagen beschäftigt werden. Hier gilt jedoch eine *Ausnahme für Krankenanstalten* sowie für Alten-, Pflege- und Kinderheime.

Mindestens zwei Samstage sollen im Monat beschäftigungsfrei sein; mindestens zwei Sonntage im Monat *müssen* beschäftigungsfrei bleiben.

Der Arbeitgebende hat Jugendlichen für jedes Kalenderjahr einen bezahlten Erholungsurlaub wie nachfolgend zu gewähren.

- mindestens 30 Werktage, wenn der Jugendliche zu Beginn des Kalenderjahrs noch nicht 16 Jahre alt ist,
- mindestens 27 Werktage, wenn der Jugendliche zu Beginn des Kalenderjahrs noch nicht 17 Jahre alt ist,
- mindestens 25 Werktage, wenn der Jugendliche zu Beginn des Kalenderjahrs noch nicht 18 Jahre alt ist.

6.3.4 TzBfG – Teilzeit- und Befristungsgesetz

Am 1. Januar 2001 ist das Gesetz über Teilzeitarbeit und befristete Arbeitsverträge in Kraft getreten. Dieses Gesetz enthält als wesentliche Neuerung den Rechtsanspruch des Arbeitnehmenden auf Teilzeitarbeit gegenüber seinem Arbeitgebenden. Somit besteht ein Rechtsanspruch des Arbeitnehmenden bei Teilzeitarbeit. Neu geregelt wurde das Befristungsrecht. Da auch befristete Arbeitsverträge einen Einfluss auf die Gestaltung der Dienstpläne haben (Meinel et al. 2022), wird das Teilzeitbefristungsgesetz im Folgenden in seinen dienstplanrelevanten Anteilen dargestellt.

§ 1 legt fest, dass das *Ziel dieses Gesetzes* die Förderung der Teilzeitarbeit ist sowie die Verhinderung von Diskriminierung teilzeitbeschäftigter Arbeitnehmer*innen. Im § 8 des TzBfG ist die Verringerung der Arbeitszeit geregelt. Hierbei handelt es sich um die zentrale Bestimmung für Stationsleitungen, die Dienstpläne erstellen müssen. Absatz 1 legt fest, dass Arbeitnehmende *sechs Monate nach Beginn* des Arbeitsverhältnisses und somit nach Beendigung der Probezeit verlangen können, dass die vereinbarte Arbeitszeit verringert wird. Dieses Verlangen muss drei Monate vor Beginn geltend gemacht werden. Außerdem sind der Umfang der Verringerung und die gewünschte Verteilung der Arbeitszeit anzugeben.

Absatz 4 regelt, dass der Arbeitgebende den Wünschen des Mitarbeitenden zuzustimmen hat, wenn nicht betriebliche Gründe entgegenstehen. *Ablehnungsgründe* sind eine Beeinträchtigung der Organisation, der Arbeitsabläufe oder der Sicherheit im Betrieb. Allerdings muss diese Beeinträchtigung wesentlich sein. Ebenso kann ein Ablehnungsgrund vorliegen, wenn unverhältnismäßig hohe Kosten verursacht werden. Ablehnungsgründe können in einem Tarifvertrag festgelegt werden.

Absatz 5 regelt, dass der Arbeitgebende die Entscheidung über die Verringerung der Arbeitszeit den Mitarbeitenden spätestens einen Monat vor dem gewünschten Beginn der Verringerung schriftlich mitzuteilen hat. Haben sich beide Parteien nicht geeinigt und hat der Arbeitgebende dies nicht *innerhalb eines Monats den Mitarbeitenden schriftlich mitgeteilt*, verringert sich die Arbeitszeit des Mitarbeitenden im gewünschten Umfang. Der Absatz 6 geht über in der Aussage, dass der Arbeitnehmende eine erneute Verringerung der Arbeitszeit frühestens nach Ablauf von zwei Jahren nach Zustimmung oder Ablehnung verlangen kann. Eine erneute Verringerung der Arbeitszeit kann frühestens nach zwei Jahren erfolgen. Diese Bestimmungen gelten in Betrieben mit mehr als 15 Beschäftigten, Personen in der Berufsausbildung sind nicht eingerechnet.

Teilen Arbeitnehmende mit, dass sie ihre Arbeitszeit verlängern möchten, hat der Arbeitgebende dies bei der Besetzung eines entsprechenden freien Arbeitsplatzes zu berücksichtigen und diese*n Arbeitnehmer*in bevorzugt heranzuziehen. Der § 9 des TzBfG regelt hier die Verlängerung der Arbeitszeit. Das heißt, Beschäftigte haben keinen Anspruch auf einen Arbeitsplatz auf der Station oder Organisationseinheit der derzeitigen Tätigkeit.

Ausnahmen:

1. es handelt sich dabei nicht um einen entsprechenden freien Arbeitsplatz oder
2. der teilzeitbeschäftigte Arbeitnehmende ist nicht mindestens gleich geeignet ist wie ein anderer, vom Arbeitgebenden bevorzugte*r Bewerber*in oder
3. Arbeitszeitwünsche anderer teilzeitbeschäftigter Arbeitnehmer*innen oder
4. dringende betriebliche Gründe stehen entgegen.

Im TzBfG wird auch das so genannte Job-Sharing geregelt. § 13 regelt eine Arbeitsplatzteilung indem Arbeitgebende und Arbeitnehmer*innen vereinbaren können, dass mehrere Arbeitnehmer*innen sich die Arbeitszeit an einem Arbeitsplatz teilen können. Im Verhinderungsfall eines Arbeitsnehmenden ist der*die andere verpflichtet, die Vertretung zu übernehmen, wenn sie dem im Einzelfall zugestimmt haben oder wenn der Arbeitsvertrag bei Vorliegen dringender betrieblicher Gründe dies vorsieht und dies im Einzelfall zumutbar ist.

Absatz 1 des § 14 TzBfG *Zulässigkeit der Befristung* regelt, dass Arbeitsverträge befristet abgeschlossen werden dürfen, wenn ein sachlicher Grund vorliegt.

Solche sachlichen Gründe liegen vor, wenn

- der betriebliche Bedarf an der Arbeitsleistung nur vorübergehend besteht,
- die Befristung im Anschluss an eine Ausbildung oder ein Studium erfolgt, um den Übergang des Arbeitnehmenden in eine Anschlussbeschäftigung zu erleichtern,
- der Arbeitnehmende zur Vertretung eines anderen Arbeitnehmenden beschäftigt wird,
- die Eigenart der Arbeitsleistung die Befristung rechtfertigt,
- die Befristung zur Erprobung erfolgt,
- in der Person des Arbeitnehmenden liegende Gründe, die die Befristung rechtfertigen (z. B. Rückenleiden durch betriebsärztlichen Dienst bestätigt und Tätigkeit im OP mit Röntgenschürze und daher eine Verringerung der täglichen Arbeitszeit),
- der Arbeitnehmende aus Haushaltsmitteln vergütet wird, die haushaltsrechtlich für eine befristete Beschäftigung bestimmt sind, und er entsprechend beschäftigt wird oder
- die Befristung auf einem gerichtlichen Vergleich beruht.

Absatz 2 regelt, dass die kalendermäßige Befristung ohne sachlichen Grund bis zur Dauer von zwei Jahren zulässig ist. Ein Arbeitsvertrag darf bis zu einer Gesamtdauer von zwei Jahren höchstens dreimal verlängert werden.

Die Befristung bedarf nach Absatz 3 keines sachlichen Grundes, wenn der Arbeitnehmende das 52. Lebensjahr vollendet hat. Die Befristung ist bis zu fünf Jahre zulässig. Die Arbeitnehmenden müssen unmittelbar vor der Befristung mindestens vier Monate beschäftigungslos gewesen sein. Diese Regelung soll zur leichteren Beschäftigung älterer Arbeitsloser führen. Absatz 4 legt für befristete Verträge die Schriftform fest.

Ein kalendermäßig befristeter Arbeitsvertrag endet mit Ablauf der vereinbarten Zeit. Der § 15 des TzBfG regelt das Ende des befristeten Arbeitsvertrags. Dies ist ein kompromissloser Satz, der so auch zur Anwendung kommt. Wird zum Beispiel eine auf ein Jahr befristet eingestellte Pflegekraft schwanger, so endet das Arbeitsverhältnis nach Ablauf des Jahres. Auch befristet beschäftigte Arbeitnehmer*innen müssen angemessen an Ausbildungen und Weiterbildungsmaßnahmen beteiligt werden, wenn nicht dringende betriebliche Gründe oder Ausbildung und Weiterbildungswünsche anderer Arbeitnehmer*innen dem Entgegenstehen. So geregelt im selbigen Werk unter *§ 19 Aus- und Weiterbildung.*

Praxistipp

Dies bedeutet für die Praxis, dass teilzeitbeschäftigte Pflegekräfte in Bezug auf Fortbildung und Weiterbildung den vollzeitbeschäftigten Pflegekräften gleichgestellt sind. Betriebliche Gründe, die dagegensprechen, müssen nach dem Text des Gesetzes dringend sein. Praktisch bedeutet dies, dass keine wirklichen Gründe vorstellbar sind, die eine Ablehnung aus betrieblichen Gründen rechtfertigen.

6.3.5 BEEG – Bundeselterngeld- und Elternzeitgesetz

Mit dem BEEG soll unter anderem eine bessere Vereinbarkeit von Familie und Beruf, eine erweiterte Möglichkeit einer Teilzeitarbeit ohne Einschränkung des Erziehungsgeldes und schließlich eine höhere Attraktivität der Elternzeit für Väter erreicht werden. Nachfolgend ist aufgeführt, welche wesentlichen Rahmenbedingungen für die Stationsarbeit als Stationsleitung wichtig sind (Bieresborn 2022).

Absatz 1 des § 15 des BEEG legt fest, wer einen *Anspruch auf Elternzeit h*at. Dies sind im Wesentlichen Arbeitnehmer*innen, die mit einem Kind, für das ihnen die Personensorge zusteht, einem Kind des Ehegatten oder einem Kind, das sie in Obhut genommen haben, in einem Haushalt leben und das sie selbst betreuen und erziehen. Der Absatz 2 des § 15 des BEEG bestimmt, dass der Anspruch bis zur Vollendung des dritten Lebensjahres eines Kindes gilt. Ein Anteil von bis zu 24 Monaten kann zwischen dem dritten Geburtstag und dem vollendeten achten Lebensjahr des Kindes in Anspruch genommen werden. Die Die Zeit der Mutterschutzfrist nach § 6 Absatz 1 MuSchG werden, außer in Härtefällen, auf diese Zeit angerechnet. Die drei Jahre verringern sich also um diese Wochen.

Der Anspruch besteht für jedes Kind, auch wenn sich die Zeiträume überschneiden. Elternzeit kann also so aufgeteilt werden, dass eine Pflegekraft beispielsweise bis zu zwölf Monate der Elternzeit nehmen kann, wenn das Kind eingeschult wird. Diese Übertragung gilt für jedes Kind in vollem Umfang und verringert sich nicht, wenn Kinder so aufeinander folgen, dass sich mehrere Monate überschneiden.

Absatz 3 des § 15 des BEEG enthält die Regelung, dass die Elternzeit, auch anteilig, von jedem Elternteil allein oder von beiden Elternteilen gemeinsam genommen werden kann.

Nach Absatz 4 des § 15 des Bundeselterngeldgesetzes und Elternzeitgesetz dürfen von jedem Elternteil während der Elternzeit bis zu *32 Wochenstunden* gearbeitet werden. Eine Teilzeitarbeit bei einem anderen Arbeitnehmenden oder als Selbstständige*r bedarf der Zustimmung des Arbeitgebenden. Er kann diese allerdings nur aus dringenden betrieblichen Gründen innerhalb von vier Wochen ablehnen.

Praxistipp:

Die angestellte Pflegekraft A. eines Krankenhauses, die beispielsweise eine Teilzeittätigkeit während ihrer Elternzeit bei einem ambulanten Pflegedienst beginnen möchte oder als selbstständige Pflegekraft ambulant pflegen möchte, benötigt die Zustimmung ihres Arbeitgebenden. Der Begriff dringend deutet an, dass der Arbeitgebende im Falle einer Ablehnung sehr genau die Gründe darzulegen hat. Es dürfte sich als äußerst schwierig gestalten, Ablehnungsgründe zu finden, die einer arbeitsgerichtlichen Auseinandersetzung standhalten.

So können Vollzeitbeschäftigte beispielsweise für die ersten 18 Monate eine Verringerung auf 20 Stunden und für die zweiten 18 Monate eine Verringerung auf 30 Stunden verlangen. Die Verringerung bezieht sich auf die Vollzeit von zum Beispiel 38,5 oder 40 Stunden. Die scheinbare Erhöhung von 20 auf 30 Stunden ist also dennoch eine Verringerung, nämlich von 38,5 auf 30 Stunden.

Nach Absatz 7 des § 15 des BEEG können der Arbeitnehmer*innen unter folgenden Voraussetzungen eine Verringerung beanspruchen:

- Der Arbeitgebende beschäftigt in der Regel mehr als 15 Arbeitnehmer*innen,

- das Arbeitsverhältnis besteht ohne Unterbrechung länger als sechs Monate,
- die vereinbarte regelmäßige Arbeitszeit soll für mindestens zwei Monate auf einen Umfang zwischen 15 und 30 Wochenstunden verringert werden,
- dem Anspruch stehen keine dringenden betrieblichen Gründe entgegen,
- der Anspruch wird dem Arbeitgebenden sieben Wochen vor Beginn der Tätigkeit schriftlich mitgeteilt.

Der Antrag muss den Umfang und Beginn der verringerten Arbeitszeit enthalten. Die gewünschte Verteilung der verringerten Arbeitszeit soll im Antrag angegeben werden. Der Arbeitgebende muss eine Ablehnung innerhalb von vier Wochen mit schriftlicher Begründung abgeben. Stimmt er der Verringerung nicht oder nicht rechtzeitig zu, kann die Arbeitnehmerin Klage vor dem Arbeitsgericht erheben.

Der § 16 des BEEG regelt die Inanspruchnahme der Elternzeit. Die Arbeitnehmer*innen müssen die Elternzeit, wenn sie unmittelbar nach der Geburt des Kindes oder nach der Mutterschutzfrist beginnen soll, *spätestens sieben Wochen vor Beginn schriftlich* verlangen und gleichzeitig erklären, für welche Zeiten innerhalb von zwei Jahren sie Elternzeit nehmen werden.

Der Regelung des *Urlaubs* im Zusammenhang mit Elternzeit ist der eigene § 17 gewidmet, der naturgemäß für die Urlaubsplanung einer Station bedeutsam ist. Nach Absatz 1 kann der Erholungsurlaub für jeden vollen Kalendermonat, für den Elternzeit genommen wird, um ein Zwölftel gekürzt werden. Dies gilt nicht, wenn der Arbeitnehmende während seiner Elternzeit bei seinem Arbeitgebenden Teilzeitarbeit geleistet hat. Absatz 2 bestimmt, dass Erholungsurlaub, der nicht oder nicht vollständig vor Antritt der Elternzeit genommen werden konnte, im Anschluss an die Elternzeit oder im darauffolgenden Jahr zu gewähren ist.

Praxisbeispiel

Pflegekraft B. teilt ihrer Stationsleitung am 12.1.2025 die Schwangerschaft mit. Sie hat für 2025 insgesamt einen Urlaubsanspruch von 30 Tagen. Resturlaub aus 2024 besteht nicht. Voraussichtlicher Geburtstermin ist der 20.8.2025. Da die Schwangerschaft mit Sorgen behaftet ist, wird Pflegekraft B. am 26.3.2025 krankgeschrieben und erscheint bis zu ihrer Niederkunft nicht mehr zum Dienst. Am 05.06.2025 erklärt sie schriftlich, dass sie Elternzeit für drei Jahre nehmen wird. Am 19.08.2025 entbindet sie einen gesunden Menschen. Unter Anrechnung der Mutterschutzfrist von acht Wochen dauert die Elternzeit bis 18.08.2026. Am 19.8.202026 erscheint Pflegekraft B. nach Beendigung der Elternzeit wieder zum Dienst.

Wie ist der Anspruch auf Erholungsurlaub für Pflegekraft B. zu regeln?

Pflegekraft B. erhält 25 Tage Erholungsurlaub, da sie im Jahre 2024 ihren Urlaub nicht nehmen konnte. Sie erhält zehn Zwölftel (Lauft § 17, Satz eine erfolgt die Kürzung für jeden vollen Kalendermonat der Elternzeit um ein Zwölftel.) von 30 Tagen = 25,0 Tage Urlaub. Der Urlaub kann auch nicht verfallen. Für die Dauer der Elternzeit erhält sie keinen zusätzlichen Urlaub, da der Arbeitgeber für jeden Monat ein Zwölftel in Anrechnung bringt. Endet das Arbeitsverhältnis während der Elternzeit oder setzt der Arbeitnehmende das Arbeitsverhältnis nach Beendigung der Elternzeit nicht fort, wird der restliche Urlaub ausbezahlt.

Interessant für die Urlaubsplanung ist noch Absatz 4. HabenArbeitnehmende vor Antritt des Urlaubs bereits mehr Urlaub erhalten, als ihnen zustand, so kann der Arbeitgebende diese Urlaubstage nach Beendigung der Elternzeit vom Erholungsurlaub abziehen. Somit kann zu viel Urlaub zurückgefordert werden.

Außer in besonderen Fällen darf während der Elternzeit keine Kündigung ausgesprochen werden. Grundsätzlich ist die Ausrichtung im vorliegenden § §, dass während der Elternzeit der Arbeitgebende das Arbeitsverhältnis nicht kündigen darf. Somit ist ein Kündigungsschutz gegeben. Die Arbeitnehmer*innen müssen eine dreimonatige Kündigungsfrist einhalten, wenn sie das Arbeitsverhältnis zum Ende der Elternzeit kündigen wollen.

6.3.6 PflegeZG – Pflegezeitgesetz und FPfZG - Familienpflegezeitgesetz

Wie schnell die politischen Entwicklungen doch gehen können, zeigt sich am Thema Vereinbarkeit von Familie und Beruf im Zusammenhang mit Pflege und Betreuung naher Angehöriger. Im Jahr 2008 trat die Reform der sozialen Pflegeversicherung in Kraft. Damit trat auch das Gesetz über die Pflegezeit in Kraft. 2011 wurde das Familienpflegezeitgesetz erlassen und seit 2015 gilt das Gesetz zur besseren Vereinbarkeit von Familie, Pflege und Beruf. Der Begriff des nahen Angehörigen wurde erweitert. Hierzu zählen jetzt auch Großeltern und Eltern, Schwiegereltern, Ehegatten, Lebenspartner*innen, Partner*innen einer eheähnlichen Gemeinschaft, Geschwister sowie Kinder, Adoptivkinder oder Pflegekinder, die Kinder, Adoptiv- oder Pflegekinder der geehelichten Person/ Lebenspartner*in, Schwiegerkinder und Enkelkinder sowie Stiefeltern, Schwäger*innen sowie lebenspartnerschaftsähnliche Gemeinschaften (§ 7 PflegeZG) (Kossens 2019).

Ankündigungsfristen Pflegezeitgesetz

- Bei Freistellung von bis zu 6 Monaten: 10 Arbeitstage

- Bei Freistellung für die Betreuung minderjähriger pflegebedürftiger naher Angehöriger: 10 Arbeitstage
- Bei Freistellung für die Begleitung eines nahen Angehörigen in der letzten Lebensphase: 10 Arbeitstage
- Beim Übergang von der Familienpflegezeit in die Pflegezeit: spätestens 8 Wochen vor Beginn

Ankündigungsfristen Familienpflegezeitgesetz

- Bei Freistellung von bis zu 24 Monaten: 8 Wochen
- Bei Freistellung für die Betreuung minderjähriger pflegebedürftiger naher Angehöriger: 8 Wochen
- Beim Übergang von der Pflegezeit in die Familienpflegezeit: spätestens 3 Monate vor Beginn

Wesentliche Bestimmungen für die Dienstplangestaltung nach dem PflegeZG ist im § 2 des PflegeZG enthalten. Hier ist die *kurzzeitige Arbeitsverhinderung* festgehalten. Danach können Beschäftigte bis zu zehn Arbeitstage der Arbeit fernbleiben, wenn sie einen nahen Angehörigen in einer akut aufgetretenen Pflegesituation selbst betreuen müssen oder eine entsprechende pflegerische Versorgung organisieren müssen. Dem Arbeitgebenden ist die Verhinderung an der Arbeit unverzüglich mitzuteilen. Auf Verlangen ist eine ärztliche Bescheinigung über die Erforderlichkeit der Pflege vorzulegen. Dies bedeutet, dass Mitarbeiter*innen relativ akut aus dem laufenden Dienstplan für bis zu 10 Tage ausscheiden können. Das Gehalt fällt für diese Arbeitstage weg. Dies gilt für alle Betriebe, unabhängig von der Beschäftigtenanzahl.

Der § 3 des PflegeZG definiert den Begriff Pflegezeit und sonstige Freistellungen, wurde um weitere Freistellungsgründe erweitert und legt fest, dass dem Arbeitgebenden eine Bescheinigung der Pflegekasse oder des Medizinischen Dienstes der Krankenversicherung

vorzulegen ist. Die Mitteilung, dass diese Zeit in Anspruch genommen wird, muss dem Arbeitgebenden spätestens zehn Tage vor Beginn schriftlich angekündigt und gleichzeitig die Dauer mitgeteilt werden. Bei nur teilweiser Inanspruchnahme soll auch die gewünschte Verteilung der Arbeitszeit angegeben werden.

Der § 3 des PflegeZG regelt die *Dauer der Pflegezeit*. Die Pflegezeit beträgt für jeden pflegebedürftigen nahen Angehörigen längstens sechs Monate. Es kann auch eine kürzere Zeit von beispielsweise zwei Monaten, genommen werden, mit Zustimmung des Arbeitgebenden kann diese Zeit dann auf maximal sechs Monate verlängert werden. Die Pflegezeit und die Familienpflegezeit nach § 2 FPfZG dürfen eine *Gesamtdauer* von 24 Monaten nicht überschreiten. Neu ist, dass nach Absatz 4 der Arbeitgebende den Erholungsurlaub, der dem Beschäftigten für das Urlaubsjahr zusteht, für jeden vollen Kalendermonat der vollständigen Freistellung von der Arbeitsleistung um ein Zwölftel kürzen kann.

Der *Kündigungsschutz* des § 5 wurde eingeschränkt: Der Arbeitgebende darf das Beschäftigungsverhältnis von der Ankündigung an, höchstens jedoch zwölf Wochen vor dem angekündigten Beginn, bis zur Beendigung der kurzzeitigen Arbeitsverhinderung nach § 2 oder der Freistellung nach § 3 nicht kündigen.

Nach Absatz 1 des § 6 des PflegeZG können befristete Verträge erstellt werden und somit für die Dauer der Pflegezeit oder der Freistellung ein Arbeitnehmender befristet eingestellt werden. Zeiten der Einarbeitung können der Befristung hinzugerechnet werden. Damit kann bereits vor Beginn der Befristung eine Vertretung zum Zwecke der Einarbeitung eingestellt werden.

Wesentliche Bestimmungen für die Dienstplangestaltung nach dem FPfZG

Der § 2 legt die Familienpflegezeit fest. Danach beträgt die Höchstdauer der teilweisen

Freistellung 24 Monate. Es müssen mindestens 15 Wochenstunden im Jahresdurchschnitt gearbeitet werden. Die Zeiten aus PflegeZG und FPfZG werden zusammengerechnet. Die Regelung gilt für Betriebe mit mindestens 25 Beschäftigten. Auszubildende werden dabei nicht mit angerechnet.

Wer Familienpflegezeit nach § 2 beanspruchen will, muss dies dem Arbeitgebenden spätestens acht Wochen vor dem gewünschten Beginn schriftlich ankündigen und gleichzeitig erklären, für welchen Zeitraum und in welchem Umfang innerhalb der Gesamtdauer nach § 2 Absatz 2 die Freistellung von der Arbeitsleistung in Anspruch genommen werden soll. Dabei ist auch die gewünschte Verteilung der Arbeitszeit anzugeben. Der Absatz 2 regelt, dass Arbeitgebende und Beschäftigte über die Verringerung und Verteilung der Arbeitszeit eine schriftliche Vereinbarung treffen müssen. Hierbei hat der Arbeitgebende den Wünschen der Beschäftigten zu entsprechen, es sei denn, dass dringende betriebliche Gründe entgegenstehen.

Absatz 5 regelt, was passiert, wenn die häusliche Pflege entfällt: Ist der nahe Angehörige nicht mehr pflegebedürftig oder die häusliche Pflege des nahen Angehörigen unmöglich oder unzumutbar, endet die Familienpflegezeit vier Wochen nach Eintritt der veränderten Umstände. Der Arbeitgebende ist hierüber unverzüglich zu unterrichten. Im Übrigen kann die Familienpflegezeit nur vorzeitig beendet werden, wenn der Arbeitgebende zustimmt. Das kann bedeuten, dass relativ kurzfristig betroffene Beschäftigte wieder zur Verfügung stehen.

6.3.7 MPDG – Medizinprodukterecht-Durchführungsgesetz

Aus Sicht des Autors dieses Werkes ist es wichtig, die Neuerungen kurz einzuordnen.

Für die Rolle als Stationsleitung sind hierbei ausgewählte Inhalte im Sinne des Werkes dargelegt. Die zentralen Ziele des neuen Gesetzes ist die Regelung des Verkehrs von Medizinprodukten sowie die Gewährleistung der Sicherheit, Eignung und Leistung der Produkte. Die übergeordnete Gesetzgebung stammt aus der Medical Device Regulation (MDR). Diese trat bereits im Mai 2017 als verabschiedete EU-Medizinprodukte-Verordnung in Kraft. Die Übergangsfrist von drei Jahren wurde wegen der zu der Zeit bestehenden Pandemie erneut um ein Jahr verlängert. Aus diesem Grund kam es erst im Mai 2021 zur Ersetzung des bis dahin gültigen Medizinproduktegesetztes (MPG). Die neue Verordnung nötigt Herstellende von Medizinprodukten zu einer verschärften Zertifizierung der Werkstücke. Nicht nur neue Fabrikate, sondern auch Bestandsprodukte sind vom hartnäckigeren Genehmigungsverfahren betroffen. Klare Zielausrichtung ist, dass eine umfassende Sicherheit im Umgang mit Medizinprodukten besteht (Benad et al., 2021).

> **Praxistipp**
>
> Aus dem MPG wird das MDR der Europäischen Union mit dem für Deutschland gültigen MPDG, welches in der MPBerteibV zur vollen Geltung kommt.

Nachfolgend durch den Autor ausgewählte Paragraphen für die Stationsleitung. Der § 4 beschreibt die allgemeinen Anforderungen. Von zentraler Bedeutung ist der Absatz 6. Hiernach muss sich der Anwendende vor der Anwendung eines Medizinprodukts von der Funktionsfähigkeit und vom ordnungsgemäßen Zustand des Medizinprodukts überzeugen. Dies erstreckt sich auch auf miteinander verbundene Medizinprodukte und das Zubehör sowie die Software.

Praxistipp

Die Prüfung des ordnungsgemäßen Zustands umfasst:

- die Sichtkontrolle auf äußerliche Unversehrtheit des Produkts,
- den richtigen Auf- und Zusammenbau des Produkts,
- die hygienische Unbedenklichkeit,
- die Verwendung zugelassenen Zubehörs sowie die Vollständigkeit des Zubehörs,
- die Prüfung des Datums der nächsten sicherheitstechnischen Kontrolle oder
- die Prüfung des Datums der nächsten messtechnischen Kontrolle.

Nach § 6 haben Gesundheitseinrichtungen mit regelmäßig mehr als 20 Beschäftigten sicherzustellen, dass eine sachkundige und zuverlässige Person mit medizinischer, naturwissenschaftlicher, pflegerischer, pharmazeutischer oder technischer Ausbildung als Beauftragte*r für Medizinproduktesicherheit bestimmt ist.

Folgende Aufgaben fallen dem*der Beauftragten für Medizinproduktesicherheit als zentrale Stelle in der Gesundheitseinrichtung folgende Aufgaben für den Betreiber zu:

1. die Aufgaben einer Kontaktperson für Behörden, Hersteller*innen und Vertreibende im Zusammenhang mit Meldungen über Risiken von Medizinprodukten sowie bei der Umsetzung von Sicherheitskorrekturmaßnahmen im Feld und sonstigen notwendigen Korrekturmaßnahmen,
2. die Koordinierung interner Prozesse der Gesundheitseinrichtung zur Erfüllung der Melde- und Mitwirkungspflichten der Anwender*innen und Betreiber*innen und
3. die Koordinierung der Umsetzung der Korrekturmaßnahmen und der Sicherheitskorrekturmaßnahmen im Feld in den Gesundheitseinrichtungen.

Weiter aufgeführt ist in Satz drei, dass der*die Beauftragte für Medizinproduktesicherheit bei der Erfüllung der nach Absatz 2 übertragenen Aufgaben nicht behindert und wegen der Erfüllung der Aufgaben nicht benachteiligt werden darf. Insbesondere hat nach Satz 4 die Gesundheitseinrichtung sicherzustellen, dass eine Funktions-E-Mail-Adresse des*der Beauftragt*in für die Medizinproduktesicherheit auf ihrer Internetseite bekannt gemacht ist.

Für Medizinprodukte hat der Betreibende ein *Medizinproduktebuch* nach § 12 und dessen Absatz 2 zu führen. Satz 1 gilt nicht für elektronische Fieberthermometer als Kompaktthermometer und Blutdruckmessgeräte mit Quecksilber- oder Aneroidmanometer zur nichtinvasiven Messung.

In das Medizinproduktebuch, für das alle Datenträger zulässig sind, sind folgende Angaben zu dem jeweiligen Medizinprodukt einzutragen:

1. erforderliche Angaben zur eindeutigen Identifikation des Medizinproduktes,
2. Beleg über die Funktionsprüfung und Einweisung nach § 10 Absatz 1,
3. Name der nach § 10 Absatz 1 Satz 1 Nummer 2 beauftragten Person, Zeitpunkt der Einweisung sowie Namen der eingewiesenen Personen,
4. Fristen und Datum der Durchführung sowie das Ergebnis von vorgeschriebenen sicherheits- und messtechnischen Kontrollen und Datum von Instandhaltungen sowie der Name der verantwortlichen Person oder der Firma, die diese Maßnahme durchgeführt hat,
5. Datum, Art und Folgen von Funktionsstörungen und wiederholten gleichartigen Bedienungsfehlern sowie
6. Angaben zu Vorkommnismeldungen an Behörden und Herstellenden.

Im § 12 des Medizinprodukterecht-Durchführungsgesetz ist die Rolle der *Medizinprodukteberater*innen* niedergeschrieben:

Wer berufsmäßig Fachkreise fachlich informiert oder in die sachgerechte Handhabung der Medizinprodukte einweist (Medizinprodukteberater*innen), darf diese Tätigkeit nur ausüben, wenn er die für die jeweiligen Medizinprodukte erforderliche Sachkenntnis und Erfahrung für die Information und, soweit erforderlich, für die Einweisung in die Handhabung der jeweiligen Medizinprodukte besitzt. Dies gilt auch für die fernmündliche Information.

Die *Sachkenntnis* besitzt, wer:

- eine Ausbildung in einem naturwissenschaftlichen, medizinischen, technischen oder IT-kaufmännischen Beruf erfolgreich abgeschlossen hat und auf die jeweiligen Medizinprodukte bezogen geschult worden ist oder
- durch eine mindestens einjährige Tätigkeit, die in begründeten Fällen auch kürzer sein kann, Erfahrungen in der Information über die jeweiligen Medizinprodukte und, soweit erforderlich, in der Einweisung in deren Handhabung erworben hat.

Praxistipp

Wesentliche Eckpunkte sind:

- Aus dem MPG wird das MDR der Europäischen Union mit dem für Deutschland gültigen MPDG welches in der MPBerteibV zur vollen Geltung kommt.
- Grundsatz ist keine Anwendung ohne Einweisung.
- Jede*r Anwedende hat eine Holpflicht als auch eine Bringepflicht.
- Regelung zur Verantwortlichen Personen beachten.
- Einsetzen eines Medizinproduktebeauftragten.

Anbei der Vorschlag für ein Stellenprofil sowie der notwendigen Delegationsverfü-

---

gung welche gemäß § 3, Satz 1, § 4 und § 10 der MPBetreibV zur Umsetzung des Medizinproduktedurchführungsgesetzes, der MP-Betreiberverordnung und MP-Anwendermeldeverordnung gefordert wird.

Im ▸ elektronischen Zusatzmaterial finden Sie hilfreiche Unterlagen.

6.3.8 Umgang mit Verlustmeldungen und Schadensmeldungen

Praxishinweis:

Die Bearbeitung von Meldungen zu Sachverhalten mit Stellungnahme nimmt seit Jahren auch für Stationsleitungen zu. Die Anfragen sind vielfältig. Von Schaden an Patient*innen wie Lagerungsschäden, vermeintliche Fehlleistung im Umgang mit Angehörigen, Umgang innerhalb des multiprofessionellen Team, über Verlustmeldungen von Privateigentum bis hin Diebstahl oder Medikamentenmissbrauch im Arbeitsbereich.
Angehörige, Patient*innen und weitere Personen äußern sich meist über derartige Formulare (▸ elektronisches Zusatzmaterial).

Praxistipp

In diesem Kontext ist wichtig, dass Sie sich als Stationsleitung mit Ihrer Pflegedienstleitung abstimmen, welche Meldungen eine Schleife des Einbezugs beinhalten sollen und welche nicht. So ersparen Sie sich Missverständnisse und können freier Arbeiten. Fast alle Betriebe haben eine interne Meldekette. Beispiel wäre die Polizei kommt zu Ihnen auf Station und möchte eine Auskunft erhalten. Was tun Sie konkret? In der Regel verweisen Sie umgehend auf die Rechtsabteilung und geben keine Daten oder Auskünfte. Dies gilt auch für Ihre Mitarbeitenden im Bereich.

Vorschlag zur Beantwortung von Anfragen zur Verlustmeldung:

Verlustmeldung vom XYZ

Sehr geehrte Damen und Herren,

der*die Patient*in XYZ befand sich in der Zeit vom 01.02.202025-13.02.2025 zur Behandlung auf unserer Station. Während dieser Zeit, sind die Ohrringe der*die Patient*in, abhandengekommen.

Im Aufnahmeprotokoll sind zwei Ohrringe aufgeführt. Verbleib ist unklar. Es ist anzunehmen, dass die Ohrringe im Rahmen der Aufnahmeprozedur oder während einer pflegerischen Tätigkeit versehentlich entsorgt wurden.

Für weitere Fragen stehe ich Ihnen gerne zur Verfügung.

Patient*innendaten: XYZ, geboren XYZ Aufnahmenummer: 2025XYZ

Kontaktadresse: XYZ in 17789 Greifswald

Mit freundlichen Grüßen

Vorschlag zur Beantwortung von Anfragen zur Schadensmeldung:

Schadensmeldung vom XYZ

Sehr geehrte Damen und Herren,

der*die Patient*in XYZ befand sich in der Zeit vom 01.02.202025-13.02.2025 zur Behandlung auf unserer Station. Während dieser

Zeit, soll ein Lagerungsschaden mit einer Dekubituskategorie drei bei der*die Patient*in, entstanden sein.

Im Aufnahmeprotokoll ist eine Verfärbung der Haut im betreffenden Gebiet aufgeführt. Eingeleitete Druckentlastungsmaßnahmen brachten nicht den gewünschten erfolgt und korrekt dokumentiert.

Für weitere Fragen stehe ich Ihnen gerne zur Verfügung.

Patient*innendaten: XYZ, geboren XYZ Aufnahmenummer: 2025XYZ

Kontaktadresse: XYZ in 17789 Greifswald

Mit freundlichen Grüßen

6.3.9 Update zur Krankenhausreform und Ausblick auf das Pflegekompetenzgesetz (PflegeKG)

Die Krankenhausreform in Deutschland zielt unmittelbar darauf ab, die Behandlungsqualität zu sichern und die medizinische Versorgung weiterhin in der Fläche zu gewährleisten. Es wird beschrieben, dass ein zentrales Ziel ist, die Klinikschließungen zu vermeiden und auch im ländlichen Raum die Sicherstellung einer qualitativ hochwertigen Versorgung zu gewährleisten. Wesentliches Element der Reform ist der Wandel von Fallpauschalen auf Vorhaltepauschalen. So soll der ökonomische Druck auf die Krankenhäuser reduziert und die finanzielle Stabilität der Einrichtungen erhöht werden (BMG 2025).

Für Führungskräfte im Bereich Pflege bedeutet die Reform eine intensivierte Verantwortung in der Sicherstellung der Behandlungsqualität und der effizienten Nutzung vorhandenen Ressourcen. Pflegemanager*innen sind gefordert, die neuen Strukturen aktiv mitzugestalten und die interdisziplinäre

Zusammenarbeit weiterhin auszubauen. Die Einführung von hybriden Gesundheitsversorgern, eröffnet neue Möglichkeiten für die Pflege. In den sogenannten Level I*i* Kliniken können Einrichtungen stationäre und ambulante Versorgung kombinieren. Dies erfodet eine innovative Führungskompetenz, um vielfältigste Anforderungen zu bewältigen (BV-Pflegemanagement 2025).

Die Reform legt unter anderem weiteren Fokus auf (BMG 2025):

- Spezialisierung von Krankenhäusern
- Digitalisierung des Gesundheitswesens
- Bürokratieabbau und Effizienzsteigerung

Sicherstellung einer flächendeckenden Notfallversorgung bleibt zentrales Anliegen der Reform. Eine persönliche Anmerkung zur Krankenhausreform und insbesondere der Notfallstufen, welche der Gemeinsame Bundesausschusses definiert hat, zeigt enorme Qualitätsansprüche und wird vielerorts dazu führen, dass Krankenhäuser ihren Sicherstellungsauftrag gefährdet sehen. Die Qualitätsansprüche sind vor allem beim Personal aufgekommen, welches eine der ureigensten Aufgaben der Krankenhäuser – Notfallgeschäft – stark einschränken wird. Der Wegfall dieses wesentlichen Versorgungsangebotes erschwert die regionale Grundversorgung zunehmend. Dieser Sachverhalt wird wiederum zu einer Konzentration auf die nächsten größeren Kliniken führen aber auch zu einem Unverständnis der regionalen Bevölkerung. Zudem werden Mitarbeitende vor Ort schwer nachvollziehen, warum bestimmte Leistungen, welche Jahrzehnte selbstverständlich Teil des täglichen Handelns waren, plötzlich nicht mehr Bestandteil sind. Insbesondere Führungskräfte im Pflegebereich müssen Veränderungen vorwegnehmen und ihre Teams

entsprechend strukturieren. Insgesamt erfordert die Krankenhausreform von Führungskräften im Pflegebereich ein hohes Maß an Veränderungsbereitschaft, Innovationsfreudigkeit und strategischem Denken. Wie dies in eine Welt der großen Projekte und Beratungsunternehmen sowie dem zunehmenden Spannungsfeld zwischen srategischen Krankenhausdiensten und den vor Ort tätigen Versorgenden passt, bleibt abzuwarten.

Das *Pflegekompetenzgesetz* (PflegeKG) zielt unter anderen darauf ab, die Ausbildung und Qualifikation von Pflegekräften nachhaltig zu Steigern und somit die Qualität der pflegerischen Versorgung zu sichern. Es legt fest, dass Pflegekräfte neben der praktischen Pflege vermehrt in Diagnostik und Therapie mitwirken werden. Dies unter dem Gesichtspunkt die Versorgung effizienter zu gestalten. Eine wichtige Regelung des Gesetzes ist die Förderung von berufsbegleitenden Weiterbildungsformaten, welche eine Kompetenzsteigerung zum Ziel halt. Der Pflegeberuf wird unmittelbar attraktiver, da somit eine selbstorganisierte Arbeitsweise in den Beruf einziehen wird und die Sektorengrenzen endlich öffnet. Das Pflegekompetenzgesetz ist ein erster Schritt hin zu einer besseren und nachhaltigeren Pflegeversorgung in Deutschland.

Das Gesetz zur Stärkung der Pflegekompetenz soll die Rahmenbedingungen für die Pflege verbessern, Qualifikationen systematisieren und den Pflegenden mehr Handlungsmöglichkeiten eröffnen. Daraus ergibt sich die Möglichkeit, bezogen auf die vorhandenen Qualifikation die Delegationsmöglichkeiten für Ärzt*innen zu verbessern und den Pflegenden mehr Befugnisse einzuräumen. Hier muss darauf geachtet werden, dass es nicht zu zusätzlichen Aufgaben für die Pflegenden führt, ohne das entsprechendes Personal zur Verfügung steht. (BMG Pflegekompetenzgesetz 2025).

6.4 Literaturverzeichnis

Althammer, Thomas (Hg.) (2019): Datenschutz in der Pflege. Sicher und pragmatisch umsetzen nach DSGVO. Unter Mitarbeit von Daniela Hörnicke, Simon Lang, Julian Lang und Kristin Bock. Hannover: Vincentz Network (Altenheim).

AOK - Pflegereport 2024. Abgerufen am 18.02.2025 https://www.aok.de/pp/gg/daten-und-analysen/pflege-report-2024/ https://klassifikationen.bfarm.de/ops/kode-suche/htmlops2024/chapter-5.htm, letzter Zugriff am 19.03.2025

Bachmann, Agnes; Bartl, Daniela; Benter, Jörg; van Loo, Michael; Mühle, Ulrike; Rantzsch, Torsten (2023): Zukunft der Pflege im Krankenhaus gestalten. Probleme erkennen, Profession entwickeln, Potenziale fördern. Hg. v. Vera Antonia Büchner, Roland Engehausen, Marie Peters und Maria Schwaiberger. Heidelberg: medhochzwei (Gesundheitswesen in der Praxis).

Bayreuther, Frank; Kiel, Heinrich; Zimmermann, Ralf (2022): Urlaubsrecht. Mit Nebengesetzen. 3. Auflage. München: Vahlen, Franz.

Becker, Ulrich; Kingreen, Thorsten (2023): Sozialgesetzbuch. 52., neu bearbeitete Auflage, Stand: 8. Mai 2023, Sonderausgabe. München: dtv; C. H. Beck (dtv Beck-Texte, 5024).

Benad, Nadine; Graf, Angela; Lau, Hans Joachim; Pleiss, Thomas (Hg.) (2021): MPDG & Co. Eine Vorschriftensammlung zum deutschen Medizinprodukterecht. TÜV Rheinland Group. 1. Auflage. Köln: TÜV Media.

Bieresborn, Dirk (2022): MuSchG/BEEG - Kommentar. Mutterschutzgesetz, Bundeselterngeld- und Elternzeitgesetz - Kommentar. 3. Auflage. Hg. v. Elke Roos. Hürth: Hermann Luchterhand Verlag.

BMG, abgerufen am 18.06.2024 https://www.bundesgesundheitsministerium.de/presse/pressemitteilungen/krankenhausreform-kabinett-pm-15-05-24

BMG Abgerufen am 18.02.2025. https://www.bundesgesundheitsministerium.de/themen/krankenhaus/krankenhausreform.html

BMG Pflegekompetenzgesetz. Abgerufen am 12.02.2025. https://www.bundesgesundheitsministerium.de/pflegeberufegesetz.html

BV-Pflegemanagement. Abgerufen am 18.02.2025. https://www.bv-pflegemanagement.de/meldung/items/737.html DAK - Pflegereport 2024. Abgerufen am 18.02.2025. https://www.dak.de/dak/unternehmen/reporte-forschung/dak-pflegereport-2024_64670

DSGVO. EU-Datenschutz-Grundverordnung; 2021; aktuelle Gesetze (2021). 7. Auflage, Rechtsstand: September 2021. Erscheinungsort nicht ermittelbar, Wrocław: Harwardt; Amazon Fulfillment.

Im Krankenhaus, Institut für das Entgeltsystem (2023): Fallpauschalen-Vereinbarung 2024. A4-Ausgabe. 1. Auflage. Lich, Hess: pictura Werbung.

Im Krankenhaus, Institut für das Entgeltsystem (2023): Fallpauschalen-Vereinbarung 2024. A4-Ausgabe. 1. Auflage. Lich, Hess: pictura Werbung

iNEK; pictura Werbung GmbH (2023): Fallpauschalen-Vereinbarung/Deutsche Kodierrichtlinien 2024. Praxis-Ausgabe. 1. Auflage. Lich, Hess: pictura Werbung.

Keller, Tanja; Augsten, Katrin (2023): Bundesurlaubsgesetz. Basiskommentar zum BUrlG. Frankfurt am Main: Bund-Verlag (Basiskommentar).

Kossens, Michael (2019): Pflegezeitgesetz und Familienpflegezeitgesetz. Basiskommentar. 4., überarbeitete und aktualisierte Auflage. Frankfurt am Main: Bund Verlag (Basiskommentar).

Meinel, Gernod; Heyn, Judith; Herms, Sascha (2022): Teilzeit- und Befristungsgesetz. Kommentar. 6., neubearbeitete Auflage. München: C.H. Beck.

Neumann, Dirk; Biebl, Josef; Denecke, J. (2018): Arbeitszeitgesetz. Kommentar. 17. Auflage. München: C.H.Beck (Beck'sche Kommentare zum Arbeitsrecht, 7).

Pflegepersonal-Stärkungsgesetz - PpSG (2019). Unter Mitarbeit von Bundesministerium für Gesundheit. Hg. v. Bundesgesetz.

Prölß, Joachim; Lux, Vera; Bechtel, Peter; Alkalay, Miriam; Baehr, Michael; Dzukowski, Frank et al. (Hg.) (2019): Pflegemanagement. Strategien, Konzepte, Methoden. Unter Mitarbeit von Hedwig François-Kettner und Andreas Westerfellhaus. MWV Medizinisch Wissenschaftliche Verlagsges. mbH & Co. KG. Berlin: Medizinisch Wissenschaftliche Verlagsgesellschaft.

Studier, Ronny (2021): Krankenhausentgeltgesetz (KHEntgG). Gesetz über die Entgelte für voll- und teilstationäre Krankenhausleistungen. 1. Auflage. Berlin: epubli.

Studier, Ronny (2022): Bundespflegesatzverordnung BPflV 2022. Verordnung zur Regelung der Krankenhauspflegesätze. 1. Auflage. Berlin: epubli.

Studier, Ronny (2023a): Jugendarbeitsschutzgesetz - JArbSchG 2023. 1. Auflage. Berlin: epubli.

Studier, Ronny (2023b): Krankenhausfinanzierungsgesetz - KHG 2023. 2. Auflage. Berlin: epubli.

W. Kohlhammer GmbH (2024): Krankenhausrecht kompakt 2024. KHG, KHEntgG, FPV, VBE, BPflV, PEPPV, PpUGV, SGB V. Unter Mitarbeit von Ina Haag. 34., aktualisierte Auflage. Stuttgart: Kohlhammer (Krankenhausrecht, 2.2024).

7 Zukunftsperspektiven der Autoren Schäfer und Mengel

Um mit einem Beispiel zu visualisieren, welche Herausforderungen bevorstehen, eignet sich der Blick in das Unbekannte. Können wir uns eine Welt der Zukunft vorstellen und unser eigenes Wissen über das derzeitige System zurückstellen? Hätte Florence Nightingale sich eine moderne Intensivstation, mit derartiger apparativer Ausstattung vorstellen können oder eine Metropole wie Frankfurt am Main? Denken Sie ein Mensch zur Zeit der Geburt von Jesus Christus hätte geglaubt, dass die Stadt New York wirklich existieren kann? Einiges ist aus unserer Lebenswirklichkeit schwer neu zu denken, da uns die Gelassenheit fehlt Neues zulassen zu können. Welche Kernbotschaften zeigen uns die aktuellen Zahlen in Deutschland?

Wenn wir als Grundlage den Pflegereport der DAK 2024 sowie den Pflegereport der AOK heranziehen wird deutlich, dass einschneidende Änderungen des Systems unumgänglich sind. Wesentliche Inhalte des Reports der DAK (2024) zeigen:

- Kippunkt der Pflege - Ende der 2020er Jahre (mehr Renteneintritte als Neueinsteigende in Ausbildung)
- In 25 Jahren steigt die Zahl der Pflegebedürftigen um 2,3 Mio.
- Pflegekräfte (> 50 Jahre) haben über 50 Krankheitstage pro Jahr
- 1/3 der Pflegenden in Deutschland sind über 50 Jahre
- Pflegekräfte sind durchschnittlich über alle Altersgruppen hinweg, über 30 Tage im Jahr im fehlzeitenbedingen Ausfall

Zur Untermauerung sind hier die wesentlichen Eckpunkte des AOK Pflegereport (2024) auch Stichpunkthaft aufgeführt:

- Regionaler Unterschied beim Anstieg der Pflegebedürftigkeit (Gründe sind unter anderem unterschiedlichen durchschnittlichen Alten
- Inanspruchnahme der Pflegeleistungen (Geld- Sach- Kombinationsleistung; Gebiet West mehr Geldleistungen)
- Fachkräftemangel
- Pflege wird weiterhin regional betrachtet werden und führt zur kommunalen Pflegestrukturplanung
- Fokussierung auf Caring Communities

Folgende zehn Eckpunkte werden aus unserer Sicht im kommenden Jahrzehnt für das Pflegemanagement wichtige Begleitfaktoren werden.

1. Ausbildung – Studium
   - Die gesamte Pyramide der Qualifikationen ist Fokus der Akteure
2. Regionalität neu denken
   - Bindung von bestehendem Personal → Einbindung, Weiterentwicklung und Führungskompetenzen
   - Fokussierung einer gesamtgesellschaftlichen Aufgabe (Gesellschaftsjahr wird eine Renaissance erfahren)
   - Pendel zwischen Professioneller Versorgung und Aktivierung von Nachbarschaftsstrukturen
   - Zuwanderung (Ein Element in Verbindung mit den bestehenden Maßnahmen)

3. Wandel der Familie
   - Fokussierung der Caring Communities
   - Pflege wird künftig wieder ein bedeutendes Thema der Kernfamilie werden müssen (Beispiel: Viele Tätigkeiten welche die Gesellschaft als Pflege interpretiert hat sind Haushaltstätigkeiten).
4. Digitalisierung
   - Personalmangel in allen Bereichen wird die Digitalisierung fördern, da pragmatische Lösungen anstehen.
   - Beispiele: Dringende verpflichtende Vereinheitlichung der Dokumente der verschiedenen Kassen. Sensoren an Intensivbetten oder ähnlichen senden in Echtzeit Kapazitäten
5. Wandel der Arbeitswelt
   - Hinzu einer Intensivierung der Arbeitszeit rund um das Jahr 2030.
   - Beispiel: Reduzierung der Arbeitszeit wird dazu zwingen, für eine negative degressive Proportionalität zu entscheiden und zu einer Steigerung der Vollzeitkräfteäquivalente führen.
   - Beispiel: Fehlzeitenbedingter Ausfall wird künftig den Arbeitgebenden im Sinne der Lohnfortzahlung entlasten als vielmehr zu einem Anstieg der individuellen Kassenbeiträge (Arbeitgebender zahlt max. 2 Wochen, dann springt die Kasse ein, führt zu einem Wettbewerbssprung in der Bundesrepublik).
6. Pflegereform
   - Wandel zu einen Gesamtsystem
   - Ein System welches verständlich alle Ebenen einbezieht
   - Reform der Sozialgesetzbücher und eine klare Vereinheitlichung der Kostenstrukturen
     → Weniger Sektoren (Unfallkasse, Rententräger, Krankenkasse, Pflegekasse, Sozialhilfe, Private Vorsorge, Zuschüsse etc) führt zur Bündelung von einheitlichen Wegen

→ Beispiel: Alle Dokumente gleich welcher Kasse sind einheitlich und werden bundesweit einheitlich vergütet.

7. Case-Management und bedarfsgerechter Steuerung
   - Vernetzung und Steuerung durch eine einheitliche Kapazitätsplanung welche auch Sektorengrenzen berücksichtigt.
   - Alleinige Steuerung durch eine zuständige Pflegefachperson
   - Beispiel: Keine Plan OP ohne sicheren Platz der Anschlussheilbehandlung oder Suche nach einem Platz in der Tagespflege an bestimmten Wochentagen damit der pflegende Angehörige einer Einkommensquelle nachgehen kann.
8. Pflegekompetenzgesetz
   - Schafft die Grundlagen für die bedarfsgerechte Steuerung und vermeidet Bürokratie
   - Beispiel: Eine Pflegekraft wird den Bedarf selbst erfassen und strukturieren.
   - Wegfall von Verordnungen, wie Wundversorgungsmaterialien oder Routinerezepten wie beim Krankheitsbild Diabetes, durch Ärzt*innen oder einer Erfassung durch den medizinischen Dienst wird zur Aufwertung des Berufsbildes führen.
9. Lebenswirklichkeit des ländlichen Raumes
   - Telepflege und regionale Versorgungsnetzwerke werden aufblühen
10. Einzug von Technologie
    - Robotik zur Säuberung der eigenen Wohnung, Monitoring in Pflegeeinrichtungen wie Mobilitätsplatten und Feuchtigkeitssensoren etc. Mobile Devices werden dazu führen die eigene Lebensbestimmtheit beziehungsweise die eigene Lebensweise an bestimmte Behandlungen oder Prozeduren zu knüpfen sowie den Zugang im Sinne

von individuellen Bonussystemen überhaut zu ermöglichen.

Dieses Werk ist in seine Auflagenkontinuität einzigartig im Segment des Pflegemanage-ments. Wir werden in den kommenden Auflagen nachlesen, welche der aufgeführten Entwicklungen sich bewahrheiten und welche im Bereich der Fiktion verweilen werden.

8   Elektronisches Zusatzmaterial zum Download

Die Zusatzmaterialien[13] können Sie unter folgendem Link herunterladen:

   https://dl.kohlhammer.de/978-3-17-043654-1

Mehr als nur ein Buch – Ihr digitaler Praxisvorteil!

Mit dem Buch Praxisleitfaden Stationsleitung erhalten Sie nicht nur wertvolles Fachwissen in gedruckter Form, sondern auch exklusiven Zugang zu unserem Online-Bereich. Hinter dem QR-Code wartet eine prall gefüllte Sammlung an Zusatzmaterialien, die Sie in Ihrem Führungsalltag sofort einsetzen können.

Sie erhalten:

- Stellenprofile für eine klare Rollen- und Aufgabenbeschreibung,
- Gesprächsleitfäden für sichere Mitarbeiter- und Konfliktgespräche,
- Musterdienstpläne als direkt nutzbare Ideenskizze sowie
- fast 50 weitere zusätzliche Materialien – darunter Checklisten, Einarbeitungshilfen, Protokollvorschläge und praxisnahe Tools für die Personalentwicklung.

Und dazu viele weitere Arbeitshilfen, die Ihnen den Alltag als Stationsleitung erleichtern.

Einfach den QR-Code scannen und sofort auf alle Inhalte zugreifen – kompakt, aktuell und jederzeit griffbereit.

So wird Ihr Praxisleitfaden zum digitalen Begleiter, der Sie in allen Fragen rund um Organisation, Führung und Teamarbeit unterstützt.

---

13 Wichtiger urheberrechtlicher Hinweis: Alle zusätzlichen Materialien, die im Download-Bereich zur Verfügung gestellt werden, sind urheberrechtlich geschützt. Ihre Verwendung ist nur zum persönlichen und nichtgewerblichen Gebrauch erlaubt. Jede Verwendung außerhalb der engen Grenzen des Urheberrechts ist ohne Zustimmung des Verlags unzulässig und strafbar. Das gilt insbesondere für Vervielfältigungen, Übersetzungen, Mikroverfilmungen und für die Einspeicherung und Verarbeitung in elektronischen Systemen.

Stichwortverzeichnis